LES

GRANDS ÉCRIVAINS

DE LA FRANCE

NOUVELLES ÉDITIONS

PUBLIÉES SOUS LA DIRECTION

DE M. AD. REGNIER

Membre de l'Institut

MÉMOIRES

DE

SAINT-SIMON

TOME XXXVII

MÉMOIRES

DE

SAINT-SIMON

NOUVELLE ÉDITION

COLLATIONNÉE SUR LE MANUSCRIT AUTOGRAPHE

AUGMENTÉE

DES ADDITIONS DE SAINT-SIMON AU JOURNAL DE DANGEAU

et de notes et appendices

PAR A. DE BOISLISLE

Membre de l'Institut

AVEC LA COLLABORATION DE L. LECESTRE

ET DE J. DE BOISLISLE

TOME TRENTE-SEPTIÈME

PARIS

LIBRAIRIE HACHETTE

BOULEVARD SAINT-GERMAIN, 79

1925

MÉMOIRES

DE

SAINT-SIMON

La banque de Law et son Missisipi étoient lors au plus haut point. La confiance y étoit entière. On se précipitoit à changer terres et maisons en papier, et ce papier faisoit que les moindres choses étoient devenues hors de prix. Toutes les têtes étoient tournées[1]. Les étrangers envioient notre bonheur, et n'oublioient rien pour y avoir part. Les Anglois même, si habiles et si consommés en banques, en compagnies, en commerce, s'y laissèrent prendre[2], et s'en repentirent bien depuis. Law, quoique froid et sage, sentit broncher sa modestie; il se lassa d'être subalterne ;

[Suite de 1719.] Missisipi tourne les têtes. Law se veut pousser et pour cela se faire catholique. L'abbé Tencin l'instruit et reçoit sans bruit son abjuration.

1. Voyez notre tome XXXVI, p. 367 et le chapitre XXXVI de l'*Histoire de la Régence* de Dom H. Leclercq, tome II, p. 385 et suivantes. Les correspondances adressées de Paris à la *Gazette de Rotterdam* depuis le commencement de septembre sont très intéressantes à cet égard. On trouvera aux Additions et Corrections quelques extraits de lettres écrites au cardinal Gualterio sur la folie de l'agiotage.

2. On lit dans le supplément au n° 123 de la *Gazette de Rotterdam*, correspondance de Paris du 17 novembre : « Il est arrivé ici un nombre prodigieux d'Anglois, de Genevois et de personnes de diverses provinces du royaume pour avoir part à ce commerce (des actions). » Voyez aux Additions et Corrections.

Disgression sur cet abbé et sa sœur la religieuse. Caractère de celle-ci. Elle devient maîtresse de l'abbé Dubois. [Add. S^tS. 1616]

il visa au grand parmi cette splendeur[1], et, plus que lui, l'abbé Dubois pour lui, et M. le duc d'Orléans. Néanmoins il n'y avoit aucun moyen pour cela qu'on n'eût rangé deux obstacles : la qualité d'étranger et celle d'hérétique, et la première ne pouvoit se changer par la naturalisation sans une abjuration préalable[2]. Pour cela il fallut un convertisseur qui n'y prît pas garde de si près, et duquel on fût bien assuré avant de s'y commettre. L'abbé Dubois l'avoit tout trouvé, pour ainsi dire, dans sa poche[3]. C'étoit l'abbé Tencin, que le diable a poussé depuis à une si étonnante fortune[4], tant il est vrai qu'il sort quelquefois de ses règles

1. Il veut parler de la place de contrôleur général des finances.

2. Comme il a été dit dans notre tome XXX, p. 92, note 2, Law avait obtenu des lettres de naturalité dès le mois de mai 1716 ; mais il n'avait pas fait enregistrer ces lettres à la Chambre des comptes, ce qui pouvait en entraîner la nullité ou au moins en faire contester la validité. Il y a à ce sujet une consultation de l'avocat Magueux, du 26 juillet 1731, dans le carton G⁷ 1629 des Archives nationales. Le premier obstacle de la qualité d'étranger pouvait donc être regardé comme levé ; il restait celui de l'hérésie. En avril 1718, le bruit avait couru qu'il pensait à se convertir ; mais le financier l'avait alors démenti (*Journal de Dangeau*, tome XVII, p. 295).

3. Le *Dictionnaire de l'Académie* de 1718 indiquait une locution analogue : « On dit *tenir une affaire dans sa poche* pour dire être certain qu'elle réussira. »

4. Pierre Guérin de Tencin (Saint-Simon écrit tantôt *Tencin*, tantôt *Tancin*, et on remarquera l'affectation qu'il met à supprimer le *de* pour l'abbé et pour sa sœur, comme aussi pour leur autre sœur Mme de Ferriol) naquit à Grenoble le 22 août 1679, et fut envoyé de bonne heure à Paris, où il fit ses études au séminaire de Saint-Magloire dirigé par les Oratoriens. Dès 1700, le cardinal le Camus le choisit pour l'accompagner à Rome comme conclaviste. Au retour, en avril 1702, le Roi lui donna l'abbaye de Vézelay, au diocèse d'Autun ; en septembre 1703, l'archevêque de Sens le nomma grand archidiacre de sa cathédrale ; il reçut en Sorbonne le bonnet de docteur en mars 1705, et, la même année, assista à l'assemblée du clergé, comme député de la province de Vienne en qualité de chanoine prébendé de la Mure au diocèse de Grenoble ; nous savons qu'il possédoit encore un autre prieuré près de Dreux (voyez ci-après aux Additions et Corrections). En 1710, il est encore député par la province de Sens, et il reçoit en 1712 l'abbaye d'Abondance, en Bugey, au diocèse de Genève, dont il

ordinaires pour bien récompenser les siens, et par ces exemples éclatants en éblouir d'autres et se les acquérir, que je ne puis me refuser de m'y étendre.

Cet abbé Tencin étoit prêtre et gueux[1], arrière-petit-fils d'un orfèvre, fils et frère de présidents au parlement de Grenoble[2]. Guérin étoit son nom, et Tencin celui d'une

ne dut prendre possession que beaucoup plus tard. Après l'abjuration de Law, Dubois, qui voulait se servir de lui à Rome pour l'obtention de son chapeau à la place de Lafitau, le fit prendre comme conclaviste par le cardinal de Bissy (mars 1721), et l'abbé réussit à obtenir du nouveau pape la promesse du cardinalat pour Dubois. Après le conclave, il resta à Rome comme chargé des affaires de France jusqu'en 1724; peu après son retour (juillet), le Roi le nomma à l'archevêché d'Embrun. Son rôle comme instigateur et président du concile provincial qui condamna Soanen, son suffragant de Senez, (août-septembre 1727) est bien connu. Élevé à la pourpre en février 1739 sur la présentation du Prétendant Jacques III, il passa au début de l'année suivante (février 1740) au siège primatial de Lyon, en récompense des services rendus par lui dans l'élection de Benoît XIV. Au mois d'août 1742, Fleury l'appela au conseil du Roi et lui fit donner le titre de ministre d'État. Depuis lors, il participa activement à la direction de la politique étrangère. Il avoit espéré succéder à Fleury; mais Louis XV renonça à prendre un premier ministre. En juillet 1751, Tencin, s'étant trouvé en désaccord avec le Roi, se retira dans son diocèse et mourut à Lyon le 2 mars 1758.

1. Dans un très bon ouvrage paru en 1910, *Les Guérin de Tencin*, M. Ch. de Coynart a éclairci et rectifié bien des légendes qui, grâce surtout à notre auteur, se sont répandues sur l'abbé de Tencin, sur sa famille et sur sa sœur. Dans le commentaire des pages qui vont suivre, nous allons largement faire usage du livre de ce consciencieux travailleur. Avant lui, outre les *Mémoires pour servir à l'histoire du cardinal de Tencin jusqu'en 1743*, parus en 1758, et qui sont à consulter, l'abbé Audouy avait publié en 1881 une *Notice historique sur le cardinal de Tencin*; voyez aussi un article de la *Correspondance historique et archéologique*, tome II, 1895, p. 130 et suivantes.

2. Pierre Guérin, le premier connu, d'abord colporteur, s'établit en 1520 à Romans comme orfèvre-joaillier, afferma les péages de Valence et de Mirmande et commença la fortune de la famille. Il était, non pas l'arrière-grand-père de l'abbé, mais son quatrième aïeul. — Le père de l'abbé, Antoine Guérin, seigneur de Tencin, conseiller au parlement de Grenoble en 1673, acheta en 1684 une charge de président à mortier, et, lors de la seconde occupation de la Savoie en 1696, fut

petite terre qui servoit à toute la famille[1]. Il avoit deux sœurs : l'une qui a passé sa vie à Paris dans les meilleures compagnies, femme d'un Ferriol assez ignoré[2], frère de Ferriol qui a été ambassadeur à Constantinople, qui n'a point été marié[3] ; l'autre sœur[4] religieuse professe pendant bien des années dans les Augustines de Montfleury[5] aux

nommé par Louis XIV premier président du sénat de Chambéry ; il y mourut le 31 octobre 1705 à soixante-quatorze ans. Il avait épousé Louise de Buffevent, d'une vieille famille du Viennois, à propos de laquelle le maréchal de Tessé écrivait à Chamillart le 9 novembre 1703 : « M. de Tencin est totalement gouverné par sa femme, qui est une cabaleuse intéressée, fausse comme du cuivre jaune, qui a pensé faire tourner la tête à toute la noblesse de Chambéry. Je ne lui connois d'autre qualité que d'être mère de deux jolies filles. » — Le frère était François Guérin de Tencin, né le 16 février 1676 ; d'abord conseiller au parlement de Grenoble, puis président à mortier (mai 1699), il succéda à son père comme premier président à Chambéry (novembre 1705), mais revint par la suite reprendre sa place à Grenoble, et y mourut en 1742.

1. M. de Coynart explique (p. 57 et note 2) comment cette petite terre, située sur la rive droite du ruisseau du même nom, dans la vallée du Graisivaudan, vint à François Guérin vers 1660 par l'héritage de sa belle-mère Mme du Faure.

2. Marie-Angélique Guérin de Tencin, née le 21 août 1674, épousa le 13 mai 1696, Augustin de Ferriol, comte de Pont-de-Veyle et seigneur d'Argental, noms que portèrent ses deux fils ; il était né en 1662, fut trésorier général du Dauphiné de 1693 à 1712, devint conseiller au parlement de Metz le 16 avril 1701, président à mortier en août 1720, et mourut le 3 février 1737. Sa femme était morte le 1er février 1736. Les relations galantes de celle-ci avec Vauban, le maréchal d'Huxelles, Torcy, Bolingbroke, sont bien connues, ainsi que son salon littéraire, que fréquenta Voltaire et les beaux esprits du temps. Il y a des lettres d'elle à Desmaretz dans le carton G^7 553 des Archives nationales, au 28 septembre 1703, 16 octobre 1704, et sans date (avril) 1705. Dès le 24 octobre 1713, le mari et la femme avaient acheté une chapelle à Saint-Roch pour leur sépulture (Archives nationales, S *7096, fol. 145).

3. Charles de Ferriol : tome VI, p. 213.

4. Claudine-Alexandrine Guérin de Tencin, la célèbre Madame de Tencin, née le 27 avril 1682, religieuse professe en 1698, relevée de ses vœux en 1712, morte le 4 décembre 1749 ; voyez ci-après.

5. Ce couvent, merveilleusement situé sur une colline qui domine

environs de Grenoble ; toutes deux belles et fort aimables ; Mme Ferriol avec plus de douceur et de galanterie, l'autre avec infiniment plus d'esprit, d'intrigue et de débauche. Elle attira bientôt la meilleure compagnie de Grenoble à son couvent, dont la facilité de l'entrée et de la conduite ne put jamais être réprimée par tous les soins du cardinal le Camus[1]. Rien n'y contribuoit davantage que l'agrément et la commodité de trouver au bout de la plus belle promenade d'autour de Grenoble un lieu de soi-même charmant, où toutes les meilleures familles de la ville avoient des religieuses. Tant de commodités, dont Mme Tencin abusa largement, ne firent que lui appesantir le peu de chaînes qu'elle portoit[2]. On la venoit trouver avec tout le succès qu'on eût pu desirer ailleurs. Mais un habit de religieuse, une ombre de régularité, quoique peu contrainte, une clôture, bien qu'accessible à toutes les visites des deux sexes, mais d'où elle ne pouvoit sortir que de temps en temps, étoit une gêne insupportable à qui vouloit nager en grande eau[3], et qui se sentoit des talents pour faire un personnage par l'intrigue. Quelques raisons pressantes de dérober la suite de ses plaisirs à une commu-

Grenoble, avait été fondé en 1342 par Humbert II, dauphin de Viennois, qui y avait établi des religieuses de l'ordre de Saint-Dominique, sorte de chanoinesses cloîtrées, qui devaient faire preuves de noblesse, mais pour lesquelles la règle dominicaine avait été adoucie. Elles y élevaient la plupart des jeunes filles de la noblesse et de la bonne société de Grenoble. Il semble qu'au dix-septième siècle la clôture y était mal observée.

1. *Les Guérin de Tencin*, p. 76-80.

2. M. de Coynart a établi que Mlle de Tencin fut mise au couvent de Montfleury pour y faire son éducation dès 1690, à l'âge de huit ans ; que ses parents la contraignirent d'abord à prendre l'habit, puis à faire profession le 25 novembre 1698, alors qu'elle n'avait guère plus de seize ans. Dès le lendemain, elle trouva moyen de faire venir un notaire, devant lequel elle protesta de la contrainte qui lui avait été faite, protestation qu'elle renouvela le 13 novembre 1702.

3. Locution déjà rencontrée dans nos tomes XI, p. 318, XII, p. 446, XIV, p. 278, XXIX, p. 49.

nauté qui ne peut s'empêcher de se montrer scandalisée des éclats du désordre, et d'agir en conséquence, hâtèrent[1] la Tencin de sortir de son couvent sous quelque prétexte, avec ferme résolution de n'y plus retourner[2].

L'abbé Tencin et elle ne furent jamais qu'un cœur et qu'une âme par la conformité des leurs, si tant est que cela se puisse dire en avoir. Il fut son confident toute sa vie ; elle de lui. Il sut la servir si bien par son esprit et ses intrigues, qu'il la soutint bien des années au milieu de la vie du monde, des plaisirs et des désordres, dont il prenoit bien sa part, dans la province et jusqu'au milieu de Paris, sans avoir changé d'état ; elle fit même beaucoup de bruit par son esprit et par ses aventures sous le nom de « la religieuse Tencin ». Le frère et la sœur, qui vécurent toujours ensemble[3], eurent l'art que personne ne

1. Il y a *hasta*, au singulier par mégarde, dans le manuscrit.

2. Alexandrine, malade, alla en 1708 aux eaux d'Aix, et semble ne pas être retournée à Montfleury depuis; en 1710, elle obtint de ses supérieurs la permission de se retirer au couvent de Sainte-Claire d'Annonay, dont était abbesse depuis 1705 la sœur de son beau-frère Ferriol. — M. de Coynart pense que, jusqu'à l'annulation de ses vœux en 1712, la conduite d'Alexandrine fut régulière, ou tout au moins qu'elle n'eut pas d'amant (*Les Guérin de Tencin*, p. 100).

3. Il y eut toujours en effet une grande union entre le frère et la sœur; mais ils ne semblent pas avoir eu toujours le même domicile. Par un acte du 23 mars 1720 (Archives nationales, Y 304, fol. 23 v°), l'abbé fait une convention avec les religieuses de la Miséricorde de l'hôpital Saint-Julien et Sainte-Basilisse, de la rue Mouffetard, pour transporter sur la tête de sa sœur, sa vie durant, une rente de quatre mille livres que les religieuses lui ont constituée pour le versement d'un capital de cent mille; il est vrai qu'il se réserve de pouvoir se faire reverser par sa sœur tout ou partie de cette rente. Lui demeure alors rue Neuve-Saint-Augustin, paroisse Saint-Roch, et elle tout contre la porte Saint-Honoré, dans un appartement dépendant du couvent de la Conception, qu'elle louait cinq cents livres par an (Archives nationales, reg. S*7099, fol. 27 v°). Elle logeait là au moins depuis 1714: le 21 juin de cette année elle avait conclu avec les religieuses de ce couvent un bail à vie d'un appartement, moyennant le versement d'une somme de 7 000 livres; le 16 août suivant, elle fit la

l'entreprit sur cette vie vagabonde et débauchée d'une religieuse professe, qui en avoit même quitté l'habit de sa seule autorité[1]. On feroit un livre de ce couple honnête, qui ne laissèrent pas de se faire des amis par leur agrément extérieur et par les artifices de leur esprit. Vers la fin de la vie du Roi, ils trouvèrent enfin moyen d'obtenir de Rome un changement d'état, et de religieuse la faire chanoinesse, je ne sais d'où, et où elle n'alla jamais[2]. Cette solution demeura imperceptible en nom, en habit, en conduite, et ne fit ni bruit ni changement. C'est l'état où elle se trouva à la mort du Roi. Bientôt après, elle devint maîtresse de l'abbé Dubois, et ne tarda guères à devenir sa confidente, puis la directrice de la plupart de ses desseins

même convention pour le reste de la maison, contre le paiement d'un supplément de 3 500 livres (carton S 4673, dossier 4).

1. Nous allons voir que ceci est erroné; Saint-Simon applique à l'époque qui précéda 1712 ce qui ne peut se dire que d'un temps postérieur.

2. On a dit ci-dessus qu'Alexandrine était depuis 1710 au couvent des Clarisses d'Annonay. En 1711, l'abbesse, venant à Paris, emmena Alexandrine avec elle. Celle-ci profita de ce séjour, avec l'aide de sa sœur Ferriol, pour faire passer à Rome, par l'intermédiaire d'un banquier expéditionnaire, une requête demandant l'annulation de ses vœux, en invoquant la contrainte et les protestations notariées faites par elle. Le 2 décembre 1711, le pape délivrait un bref faisant droit à sa requête, sous la réserve que les faits énoncés seraient reconnus exacts. Une enquête canonique fut donc entamée à cet effet à Grenoble, où la requérante obtint, à cause de sa santé, de ne pas retourner; le cardinal de Noailles l'autorisa à habiter au couvent de Saint-Chamont, près la porte Saint-Denis. Mais, peu de temps après, elle se retira dans un couvent de son ordre, les dominicaines de la Croix, rue de Charonne. Enfin, le 5 novembre 1712, l'official de Grenoble prononçait l'annulation des vœux d'Alexandrine et lui permettait de rentrer dans le siècle (*Les Guérin de Tencin*, p. 101-109); elle avait alors trente ans. — Quant à son affiliation aux chanoinesses de Neufville ou Neuville-sur-Saône, M. de Coynart a cru établir que c'était une fausseté (*ibidem*, p. 110-111); mais, dans le bail indiqué plus haut, elle est qualifiée de « chanoinesse nommée de Neuville » ; peut-être ne prit-elle jamais possession de sa prébende.

et de ses secrets[1]. Cela demeura assez longtemps caché, et tant que la fortune de l'abbé Dubois eut besoin de quelques mesures; mais, depuis qu'il fut archevêque, encore plus lorsqu'il fut cardinal, elle devint maîtresse publique, dominant chez lui à découvert, et tenant une cour chez elle, comme étant le véritable canal des grâces et de la fortune. Ce fut donc elle qui commença celle de son frère bien-aimé: elle le fit connoître à son amant secret, qui ne tarda pas à le goûter comme un homme si fait exprès pour le seconder en toutes choses, et lui être singulièrement utile[2].

Caractère de l'abbé Tencin. Il va à Rome pour le chapeau de l'abbé Dubois; est admonesté en plein Parlement en partant.

L'abbé Tencin avoit un esprit entreprenant et hardi, qui le fit prendre pour un esprit vaste et mâle. Sa patience étoit celle de plusieurs vies, et toujours agissante vers le but qu'il se proposoit, sans s'en détourner jamais, et surtout incapable d'être rebuté par aucune difficulté; un esprit si fertile en ressorts et en ressources qu'il en acquit faussement la réputation d'une grande capacité; infiniment souple, fin, discret, doux ou âpre selon le besoin, capable sans effort de toutes sortes de formes, maître signalé en artifices, retenu par rien, contempteur souverain de tout honneur et de toute religion, en gardant soigneusement les dehors de l'un et de l'autre; fier et abject selon les gens et les conjonctures, et toujours avec esprit et discernement; jamais d'humeur, jamais de goût qui le détournât le moins du monde, mais d'une ambition démesurée; surtout altéré d'or, non par avarice ni par desir de dépenser et de paroître, mais comme voie de parvenir à tout dans le sentiment de son néant. Il joignoit quelque légère écorce de savoir à la politesse et aux agréments de la conversation, des manières et du commerce, une sin-

1. Voyez l'ouvrage de M. de Coynart, p. 142 et suivantes.
2. Saint-Simon ne parlera plus de Mme de Tencin. Il est curieux qu'il n'ait pas fait ici au moins une allusion à ses relations avec le chevalier des Touches, des Touches-Canon, le père de d'Alembert, qu'il dut bien connaître.

gulière accortise à un grand art de cacher ce qu'il ne vouloit pas être aperçu, et à distinguer avec jugement entre la diversité des moyens et des routes[1]. Ce ne fut donc pas merveilles si, produit et secondé par une sœur maîtresse du ministre effectivement déjà dominant, il fut admis par ce ministre, avec lequel il avoit de si naturels rapports, et en même temps si essentiels. Tel fut l'apôtre d'un prosélyte tel que Law, que lui administra l'abbé Dubois. Leur connoissance étoit déjà bien faite. La sœur, dont le crédit n'étoit pas ignoré de Law dès le commencement de l'amour de l'abbé Dubois pour elle, n'avoit pas négligé de se l'acquérir[2]. Elle n'étoit plus débauchée que par intérêt et par ambition, avec un reste d'habitude. Elle avoit trop d'esprit pour ne pas sentir que, à son âge et à son état, une ambition personnelle ne pouvoit la mener bien loin. Son ambition étoit donc toute tournée sur ce cher frère, et, suivant son principe, elle le fit gorger par Law, et le gorgé sut de bonne heure mettre son papier

1. Tout en reproduisant le portrait de l'abbé déjà fait dans l'Addition indiquée ci-dessus, n° 1616, notre auteur l'a un peu développé et surtout l'a rendu moins favorable. Le président Hénault le peint ainsi dans ses *Mémoires* (édition Rousseau, p. 287) : « Mme du Maine disoit de l'abbé de Vaubrun que c'étoit le sublime du frivole, et l'on disoit de l'abbé de Tencin qu'il étoit sublime dans une intrigue de femme de chambre. Sa sœur, qui avoit véritablement de l'esprit, le conduisoit. Il étoit doux, insinuant, faux comme un jeton, ignorant comme un prédicateur, ne sachant pas un mot de notre histoire ; en géographie, plaçant le Paraguay sur la côte de Coromandel ; humilié à tous moments dans le conseil du Roi, dès qu'il falloit opiner sur la politique, et forcé de s'exécuter et d'en sortir, parce qu'il sentoit son déshonneur. »

2. Elle participa certainement au trafic des billets et des actions de la Banque et de la Compagnie des Indes. Le 28 novembre 1719, on la voit former, avec plusieurs de ses parents et amis, dont le président Hénault, et divers agioteurs, une société en commandite à cet effet, au capital de trois millions trois cent cinquante mille livres, dans laquelle elle participe pour près de sept cent mille livres (Ch. de Coynart, *Les Guérin de Tencin,* p. 183-184 et 406-410). Elle n'avait pas attendu jusqu'au temps de Law pour s'occuper d'affaires de finances : voyez ci-après aux Additions et Corrections.

en or[1]. Ils en étoient là quand il fut question de ramener au giron de l'Église un protestant ou anglican ; car lui-même ne savoit guères ce qu'il étoit. On peut juger que l'œuvre ne fut pas difficile ; mais ils eurent le sens de la faire et de la consommer en secret, de sorte que ce fut quelque temps un problème, et qu'ils sauvèrent par ce moyen les bienséances du temps de l'instruction et de la persuasion, et une partie du scandale et du ridicule d'une telle conversion opérée par un tel convertisseur[2].

Quelque habile à se couvrir que fût l'abbé Tencin, ses débauches et ses diverses aventures l'avoient déshonoré dans le bas étage parmi lequel il avoit vécu. Sa réputation d'ailleurs avoit beaucoup souffert de celle de sa sœur et de son identité avec elle. Il n'avoit pu dérober toutes leurs aventures au public ; il en avoit eu d'autres pour des marchés de bénéfices qui avoient transpiré. On savoit aussi, quoique en gros, qu'il avoit tiré immensé-

1. L'abbé ne figure pas en nom dans la société dont il vient d'être parlé. Elle n'était faite que pour trois mois, et les intéressés, grâce à cela, réalisèrent leurs bénéfices avant la débâcle du Système. De bonne heure, l'abbé avait su se mettre dans les bonnes grâces de Mme Law (Coynart, p. 182-183).

2. Le mystère qui entoura d'abord cette conversion, fait que la date en reste assez incertaine : l'opinion la plus probable est que l'abjuration eut lieu à Melun le 17 septembre. Il est certain que ce ne fut pas dans le diocèse de Paris, d'après un mot du cardinal de Noailles cité dans le *Journal* de l'abbé Dorsanne (Bliard, *Dubois cardinal*, tome II, p. 156). Dangeau en parle comme d'un fait accompli le 19 novembre (tome XVIII, p. 158) ; d'autre part, Buvat (*Journal*, tome I, p. 465) la place au 10 novembre, à Saint-Roch ; mais on sait combien sa chronologie est défectueuse. Le *Mercure* de décembre (p. 174) la met au 8 de ce mois ; mais en note il rectifie et dit : en septembre. Il dut y avoir un acte officiel de constatation ; on ne sera certain de la date que quand on le retrouvera. Buvat raconte encore (tome II, p. 74) que Law fit solennellement la communion le jour de Pâques 1720 à Saint-Roch, sa paroisse ; mais les journaux contemporains ni les gazettes n'en parlent pas. Voyez les couplets cités par Mathieu Marais (*Mémoires*, tome I, p. 282), et dans le *Chansonnier historique du dix-huitième siècle*, par É. Raunié, tome III, p. 167 et 170-172.

ment de Law. Enfin il lui avoit été impossible de cacher jusqu'alors ses pernicieux talents à tout le monde. Il y passoit aussi pour un scélérat très dangereux, que son esprit ployant et ses grâces rendoient agréable dans un certain commerce général, où il étoit souffert par ceux qui le connoissoient, et desiré par ceux qui, n'étant pas instruits, se prenoient aisément par des dehors flatteurs. Choisi par l'abbé Dubois pour succéder à Lafitau, et aller à Rome presser sa pourpre encore fort secrète, il dédaigna d'accommoder un procès qui lui étoit intenté en simonie par l'abbé de Veissière[1], et de plus en friponnerie pour avoir dérobé une partie du marché qu'il avoit fait d'un prieuré[2]. Dans la faveur où il se trouvoit, et à la

1. Les cinq derniers mots ont été ajoutés après coup en interligne. — Étienne de Veissière, clerc tonsuré du diocèse de Sisteron, était bibliothécaire et secrétaire du chancelier Daguesseau (*Mémoires de Mathieu Marais*, tome I, p. 270).

2. M. de Coynart a raconté très clairement et impartialement ce procès (p. 191 et suivantes), où il ne s'agissait ni de simonie ni de friponnerie, et que la malignité publique grossit fort. Nous allons en résumer le sujet et les phases d'après son livre, et le compléter par des documents qu'il n'a pas connus. Le prieuré de Sainte-Marie-Madeleine de Merlou, au diocèse de Beauvais (aujourd'hui Mello, dép. Oise), dépendant de l'abbaye de Vézelay, étant devenu vacant, l'abbé de Tencin, abbé de Vézelay, en pourvut, le 29 juin 1717, son neveu Jean-Louis Guérin de Tencin, qu'il qualifiait de « clerc tonsuré du diocèse de Grenoble. » Mais cette provision n'était faite que par « confidence » ou fidéi-commis ; l'abbé de Tencin en réalité devait percevoir à son profit les revenus du prieuré, tractation interdite par les canons de l'Église. A cause de cela, la prise de possession par le neveu se fit assez secrètement le 12 avril 1718, quoique l'acte en ait été « insinué », c'est-à-dire enregistré, au présidial de Beauvais. Le neveu cependant, dont la cléricature semble au moins douteuse, avait obtenu une lieutenance de cavalerie, puis était entré dans l'ordre de Malte ; ce qui semble bien indiquer qu'il ne se destinait pas à l'état religieux. Or l'abbé de Veissière, entre temps, avait demandé à Rome la collation du prieuré, et l'avait obtenue ; il prétendait que l'abbé de Tencin n'avait point le droit d'en nommer le titulaire, et en outre que les provisions faites étaient irrégulières, le jeune Tencin n'étant point clerc, et aussi à cause de la « confidence ». Mais, quand il voulut prendre possession,

veille d'aller à Rome par ordre apparent du Régent, mais en effet par celui de l'abbé Dubois, déjà devenu redoutable, il ne put soupçonner que sa partie osât le pousser, aussi peu que le Parlement imaginât de le condamner dans la brillante position où il étoit. Ce brillant même l'aveugla, et n'effraya point sa partie, qui poussa le procès à la grand chambre. Tencin le soutint ; il fit du bruit ; le bruit se répandit et devint un objet de curiosité. La cause étoit à l'audience du matin à la grand chambre. Plusieurs personnes voulurent se divertir de ce qui se passeroit à ce jugement, dont le jour fut su. M. le prince de Conti, dont la malice ne dédaignoit aucune occasion de se signaler, y entraîna quelques pairs, qui prirent leurs places en séance avec lui [1], et d'autres gens de qualité, qui remplirent les lanternes et le banc des gens du Roi, lesquels étoient présents en leurs places. Aubry, l'avocat qui plaidoit contre l'abbé Tencin [2], poussa le sien et l'en-

le 27 juin 1719, il se heurta à l'opposition de l'abbé de Tencin, et il fallut plaider. L'affaire vint à la seconde chambre des Requêtes, qui, par sentence du 14 juin 1720 (Archives nationales, X^{3B} 1959), donna raison à Veissière ; cette sentence fut confirmée par une seconde du 19 juillet (X^{3B} 893). L'abbé de Tencin en appela à la grand chambre. L'affaire fut plaidée les 20 et 27 mars et 3 avril 1721 ; l'appel fut rejeté, l'arrêt confirmé et l'abbé de Tencin condamné à une amende de douze livres et aux dépens (X^{1A} 7031, fol. 8 v°). Les mémoires et factums des avocats des deux parties se trouvent à la Bibliothèque nationale (*Catalogue des factums*, tome VI, p. 31-32), et nous donnerons ci-après, aux Additions et Corrections, les extraits du registre du greffier de la grand chambre, qui renferment des détails curieux.

1. Les ducs de Sully, de Brissac, de Richelieu, de la Rochefoucauld, de la Meilleraye et de Roannois-la Feuillade ; voyez aux Additions et Corrections.

2. Saint-Simon n'avait pas mis d'abord le nom de l'avocat, de même que dans l'Addition à Dangeau ; il l'a ajouté après coup en interligne, et il aurait mieux fait de ne pas le mettre ; car c'est une erreur. Jacques-Charles Aubry plaidait en effet, non pas contre Tencin, mais pour lui (voir les factums). Il habitait rue des Mathurins, et, lorsqu'il mourut en 1739, à cinquante-deux ans, un contemporain l'appelait « le plus spirituel et gracieux orateur ». L'avocat de l'abbé de Veis-

gagea peu à peu en des assertions assez fortes. Le premier, qui avoit son dessein, foiblit; l'autre reprit des forces: sur quoi le premier avocat l'engagea doucement à des négatives. Le premier répliqua qu'elles étoient sèches[1] et ne prouvoient rien, destituées de preuves, à moins que Tencin, là présent, ne les attestât par serment. Cette dispute, qui donnoit gain de cause à l'abbé en faisant serment, lui parut une ouverture à saisir pour le gain certain de sa cause. Il se leva, demanda la permission de parler et l'obtint. Il parla donc, et très bien, s'écria à l'injure et à la calomnie, protesta qu'il n'avoit jamais traité du prieuré dont il s'agissoit, négative qui emportoit la friponnerie dont il étoit accusé, puisqu'elle ne pouvoit porter que sur un marché qu'il protestoit être faux, et déclara enfin qu'il étoit prêt de lever la main s'il plaisoit à la cour, de l'affirmer tel, et qu'il n'en avoit jamais fait aucun. C'étoit où l'attendoit sa partie, et le piège qu'elle lui avoit tendu. L'avocat qui en avoit eu l'adresse le provoqua au serment sur l'offre qu'il en faisoit lui-même. Il la réitéra, et dit qu'il n'attendoit pour le faire que la permission de la cour. « Ce n'est pas la peine, dit alors ce même avocat, puisque vous y êtes résolu, et que vous l'offrez de si bonne grâce. Voilà, ajouta-t-il, en secouant sa manche, qui cachoit sa main et un papier qu'elle tenoit, voilà une pièce entièrement décisive, dont je demande à la cour de faire la lecture; » et tout de suite il la fit. C'étoit le marché original du prieuré, signé de l'abbé Tencin, qui prouvoit la simonie et la friponnerie à n'avoir pas un mot à répliquer. La pièce passa aussitôt entre les mains des juges, qui furent indignés de la scélératesse et de la hardiesse de Tencin. L'auditoire en frémit, qui, excité[2] par M. le prince de Conti, fit une risée et une huée à plusieurs reprises. Tencin,

sière était Julien de Prunay, dont le talent mordant et caustique ne ménagea pas les Tencin.

1. C'est-à-dire sans portée, inutiles et sans valeur.

2. Il y a *excitée* au féminin, par erreur, dans le manuscrit.

confondu, perdit toute contenance, fit le plongeon[1] et tenta de s'évader; mais sa partie, qui s'étoit flattée de l'enferrer[2] comme elle fit, s'étoit, à tout événement, pourvue de trois ou quatre gaillards, qui, sans faire semblant de rien, s'étoient mis à portée de l'abbé, et l'empêchèrent de sortir de sa place. Cependant Mesmes, premier président, alla aux opinions, qui ne durèrent qu'un instant, et où M. le prince de Conti ni les pairs qu'il avoit menés ne furent point, parce qu'ils n'avoient pas assisté aux plaidoiries précédentes[3]. Le premier président, remis en place, prononça un arrêt sanglant contre Tencin, avec dépens et amende, qui est une flétrissure, puis fit avancer Tencin, et l'admonesta cruellement, sans épargner les termes les plus fâcheux, et de la voix la plus intelligible[4]. Il la finit par le condamner à une aumône, qui est une peine infamante[5]. Alors les huées recom-

1. Tomes XVI, p. 87, XIX, p. 27, XX, p. 243.

2. Le *Dictionnaire de l'Académie* de 1718 ne donnait ce verbe au figuré qu'au mode réfléchi : « On dit figurément *s'enferrer* pour dire se nuire inconsidérément à soi-même par ses paroles, par sa conduite. »

3. C'est pour cela que le greffier dira (ci-après Additions et Corrections) que le premier président ne demanda les opinions que des ducs de Brissac, de la Meilleraye et de Roannois, « qui étoient des juges ».

4. Toute cette scène est absolument controuvée, et on ne comprend pas que Saint-Simon, qui, il est vrai, n'assista pas au procès, mais qui était alors à Paris, ait pu la raconter d'abord dans l'Addition à Dangeau, pour la reproduire ensuite dans ses Mémoires. Aucun contemporain n'en parle, et il serait étonnant que les nombreux ennemis de l'abbé de Tencin n'aient point relevé le faux serment, le coup de théâtre de la preuve, et l'admonestation du premier président. Mais il y a mieux : c'est que le greffier du Parlement lui-même, qui n'en dit rien non plus, établit implicitement que l'abbé de Tencin n'était pas présent, puisqu'il note son départ pour Rome avec le cardinal de Bissy l'avant-veille même du jugement (Archives nationales, U 364, au 1er avril). Un seul point est exact dans le récit de notre auteur : la satisfaction de l'assistance et du public.

5. Il n'est point parlé d'aumône dans le prononcé du jugement, mais seulement d'une amende de douze livres en plus des dépens, ce qui

mencèrent, et, comme il n'y avoit plus rien à ajouter, l'abbé Tencin ne trouva plus d'obstacle pour se couler honteusement dans la presse et se dérober aux regards des honnêtes gens et aux insultes de la canaille. Ce jugement se répandit à l'instant par tout Paris, avec l'éclat et le scandale qui en étoit inséparable[1].

Tout autre que l'abbé Dubois auroit changé d'agent pour Rome; mais celui-ci se trouvoit tellement à son point et dans ses mœurs, et ses talents lui semblèrent si difficiles à rassembler dans un autre, qu'il le fit partir dès le lendemain pour le faire disparoître, et par là faire cesser plus tôt ce que sa présence eût renouvelé[2]. Dubois eut raison sans doute. Ce n'étoit ni du mérite ni de la vertu qu'il attendoit le cardinalat. Son négociateur étoit supérieur à tout autre pour faire valoir utilement l'or, l'intrigue et les divers ressorts où l'abbé Dubois avoit établi toutes ses espérances. Les manèges de son agent à Rome se trouveront en leur lieu[3].

Law achète l'hôtel Mazarin et y

Law fut fort touché d'une aventure si infâme et si publique arrivée à son convertisseur, qui ne fit pas honneur à sa conversion, qui avoit déjà bien fait parler

était en effet une sorte de flétrissure, le Parlement ne l'infligeant qu'en cas d'appel manifestement injuste ou de procédés malhonnêtes.

1. Le 5 avril, M. Caumartin de Boissy écrivait à la marquise de Balleroy : « Le convertisseur a perdu son procès à la grand chambre tout d'une voix. L'assemblée y étoit belle, nombreuse, force pairs; le public y a battu des mains » (*Les Correspondants de Balleroy*, tome II, p. 306-307); voyez aussi les *Mémoires de Mathieu Marais*, tome II, p. 108, 112 et 113-114; la *Gazette d'Amsterdam*, 1721, n° xxx.

2. Voyez ce qui est dit dans *les Correspondants de Balleroy*, p. 307, sur la pression exercée par le Régent sur le cardinal de Bissy pour que celui-ci emmenât Tencin à Rome.

3. Saint-Simon n'en parlera qu'assez brièvement en 1721 : suite des *Mémoires*, tome XVII de 1873, p. 222. Voyez l'ouvrage de Maurice Boutry, *Une créature du cardinal Dubois; intrigues et missions diplomatiques du cardinal de Tencin* (1902); M. le marquis d'Argenson, dans sa *Correspondance du comte d'Argenson, ministre de la guerre* (1922), a donné plusieurs lettres du cardinal à ce ministre.

établit sa banque.

le monde[1]. Il acheta un million l'hôtel Mazarin[2], pour y mettre sa banque, qui avoit été jusqu'alors dans la maison qu'il louoit pour cela du premier président[3], et dont il n'avoit pas besoin par sa place[4], qui donne un magnifique logement au Palais aux premiers présidents du Parlement[5]. Law acheta en même temps cinq cent cinquante mille livres la maison du comte de Tessé[6].

1. Ce procès n'arriva qu'un an et demi après la conversion de Law, et alors que celui-ci avait déjà quitté la France après l'effondrement du Système. Saint-Simon brouille les temps.

2. L'hôtel Mazarin (on disait plutôt le palais Mazarin) comprenait au temps du cardinal presque tout le quadrilatère compris entre les rues Vivienne, Neuve des Petits-Champs, de Richelieu, et une ruelle qui est aujourd'hui la rue Colbert. Après sa mort, il fut partagé en deux : la partie sur la rue de Richelieu revint au duc de Nevers-Mancini, celle sur la rue des Petits-Champs et la rue Vivienne, au duc de la Meilleraye-Mazarin : celle-ci conserva le nom de palais Mazarin. Par actes du 10 mai 1719, Law avait acheté l'hôtel de Nevers pour la Banque, ainsi que la maison du sieur de Varennes au coin de la rue de Richelieu, aux prix respectifs de quatre cent et de cent vingt mille livres; en novembre, il fit l'acquisition du palais Mazarin pour y mettre la Compagnie des Indes, qui y resta après la déconfiture de Law, et c'est là où, à partir de 1724, se tint la Bourse, tandis que l'hôtel de Nevers fut affecté à la Bibliothèque royale en 1721, lorsque la Banque fut supprimée. Dès qu'il eut l'hôtel Mazarin, Law y fit de grands remaniements et notamment reconstruire la porte d'entrée (A. Vitu, *La Maison mortuaire de Molière*, p. 189-194; *Le Cabinet historique*, tome III, 1857, p. 135-137; Piganiol de la Force, *Description de Paris*, édition 1765, tome III, p. 57-58; *Dangeau*, p. 163; *Journal de Buvat*, tome I, p. 462).

3. Dans la rue Sainte-Avoye (tome XVIII, p. 109); nous avons vu le duc du Maine l'habiter en 1716 (tome XXIX, p. 325).

4. Après *place*, Saint-Simon a biffé *de Pr Pt*.

5. Cet hôtel a été nommé dès le début des *Mémoires* : tome II, p. 75; voyez aussi tome XV, p. 346.

6. Dangeau écrivait le 21 novembre : « M. Law a acheté un million l'hôtel Mazarin, et, outre cela, il achète la maison du comte de Tessé cinq cent cinquante mille livres, et la prête pour deux ans à M. de Mazarin sans intérêts, afin que M. de Mazarin eût le loisir d'en faire bâtir une autre pendant ce temps-là. » Le comte de Tessé, René-Mans de Froullay, était le fils aîné du maréchal (tome VII, p. 24), et avait épousé

Conflans[1], homme de beaucoup d'esprit et de savoir, mourut assez jeune[2]. Il exerçoit une des deux charges de premier gentilhomme de la chambre de M. le duc d'Orléans pour le fils encore enfant d'Armentières, son frère, qui l'avoit, et cet enfant après sa mort[3]. Le chevalier de Conflans, troisième frère[4], en eut l'exercice[5]; très savant aussi, avec beaucoup d'esprit.

Mort de Conflans;

Le fameux P. Quesnel mourut à Amsterdam où la persécution l'avait fait retirer[6]. Si la violence lui avoit refusé d'être écouté sur son livre si singulièrement condamné par la constitution *Unigenitus*, et refusé plusieurs fois, malgré toutes ses instances, ses lettres au Pape, et toute la soumission la plus entière, chose qu'on ne refuse pas aux hérétiques ni aux hérésiarques, qu'on presse même de s'expliquer, il eut au moins la consolation d'avoir vécu et de mourir en bon catholique, et de faire en mourant une profession de foi qui fut aussitôt rendue publique, et qui se trouva tellement orthodoxe qu'on ne put jamais

du célèbre P. Quesnel; [*Add. St S. 1017* et *1018*]

Mlle Bouchu. Nous n'avons pu trouver où il demeurait, ni l'acte de cette acquisition.

1. Alexandre-Philippe, marquis de Conflans : tome III, p. 336.

2. Il mourut le 2 décembre (*Gazette*, p. 600 ; *Dangeau*, p. 167) ; il n'avait que quarante-deux ans.

3. C'est-à-dire que cet enfant avait la charge après la mort de son père. — Lorsque, en 1717, Saint-Simon avait annoncé la mort d'Armentières (tome XXXI, p. 178-179), il n'avait pas dit que M. de Conflans n'exerçait la charge qu'à la place de son jeune neveu, Louis de Conflans, marquis d'Armentières (tome XXII, p. 142).

4. Philippe-Alexandre, chevalier, puis bailli de Conflans : tome III, p. 337.

5. C'est Dangeau qui dit cela, p. 168, et qui ajoute que M. de Conflans s'était beaucoup enrichi au Système.

6. Il mourut le 2 décembre, à quatre-vingt-quatre ans. Notre *Gazette* ne mentionna pas cette mort ; Dangeau la nota dans son *Journal*, p. 169, et les gazettes de Hollande durent en parler ; mais les exemplaires que nous avons pu consulter des *Gazettes d'Amsterdam, de Rotterdam* et *de Leyde* étant malheureusement incomplets pour le mois de décembre, il nous a été impossible de nous en assurer.

y toucher[1]. Ce savant homme, et si éclairé, s'est acquis une si grande réputation partout, que je ne m'y étendrai pas davantage. Il avoit plus de quatre-vingts ans et travailloit toujours dans la solitude, la prière et la pénitence.

de Blécourt, dont Louville obtient le gouvernement de Navarrenx ;

Blécourt mourut fort vieux[2]. C'étoit un ancien officier fort attaché au maréchal d'Harcourt, qui l'avoit mené avec lui en Espagne. Il y fut chargé des affaires du Roi pendant les absences d'Harcourt, et il étoit seul à Madrid à la mort de Charles II, comme on l'a vu ici en son temps[3]. Le gouvernement de Navarrenx[4] qu'il avoit, fut donné à Louville[5].

de la princesse de Guémené.

La princesse de Guémené, qui étoit Vaucellas[6], mourut en même temps encore assez jeune[7].

Retour

Le maréchal de Berwick, qui avoit fini sa campagne

1. Dangeau dit que cette profession de foi fut insérée dans les gazettes de Hollande ; elle fut reproduite dans une courte brochure in-12, qui parut dès 1719, intitulée *Relation abrégée de la maladie et de la mort du P. Pasquier Quesnel* et dont l'auteur serait Jacques Fouillou, d'après la *Bibliothèque historique* du P. Lelong ; on publia aussi une *Apologia*, en vers latins, et une sorte de placard intitulé *Circonstances principales de la vie du R. P. Quesnel et ses principaux écrits* : voyez les *Mémoires de Mathieu Marais*, tome I, p. 286-287.

2. Jean-Denis, marquis de Blécourt : tome VII, p. 123. On ignore la date exacte de sa mort, que Dangeau relate au 13 décembre (p. 181).

3. Voyez notre tome VII, p. 123, 211-212, 248, 288, 291-293 et 316-317.

4. Tome XVIII, p. 207. Blécourt avait eu ce gouvernement en 1703 : *ibidem*, p. 206, note 3. — Saint-Simon écrit *Navarrins*.

5. Pour le récompenser des pensions qu'il touchait de l'Espagne, dit Dangeau, et que Philippe V lui avait retranchées.

6. Charlotte-Élisabeth de Cochefillet de Vaucellas : tome V, p. 260.

7. Elle mourut le 24 décembre, à soixante-deux ans (*Gazette* de 1720, p. 11). Elle se trouva mal dans son carrosse, en revenant de la messe, et expira en arrivant chez le prince de Rohan, où elle allait (*Dangeau*, p. 189 ; *Buvat*, p. 477). Certaines généalogies ne lui donnent que cinquante-sept ans. Son portrait en Diane se trouve dans les gravures de mode de Bonnart.

par la prise d'Urgel et de Roses[1], arriva[2]. On arrêta des gens au pied des Pyrénées, qui cherchoient à se couler en Espagne par des chemins détournés; on les trouva chargés de beaucoup de lettres: c'est tout ce qu'on en a su[3]. La politique de l'abbé Dubois, qui a été expliquée en son lieu[4], sur le duc et la duchesse du Maine, fit un secret et des lettres et de qui elles étoient. Cela fut étouffé sous un air de mépris. Je ne pris pas la peine d'en parler à M. le duc d'Orléans. Je crois que je le soulageai; car il ne m'en parla qu'en ce sens et en passant.

du maréchal de Berwick. Porteurs de lettres en Espagne arrêtés.

Il résolut pourtant et travailla bientôt après à une grande augmentation de troupes, dont il ne fut pas longtemps à reconnoître qu'il n'avoit pas besoin[5]. Il avoit paru sur les côtes de Bretagne quelques vaisseaux espagnols. Le maréchal de Montesquiou fit marcher des troupes pour leur empêcher le débarquement; sur quoi, après

Vaisseaux espagnols aux côtes de Bretagne. Bretons en fuite, d'autres arrêtés.

1. La prise de la Seu d'Urgel a été mentionnée dans le précédent volume, p. 358. Mais la ville de Roses, investie le 22 octobre, ne fut pas prise; un accident arrivé aux tartanes qui devaient transporter le gros canon fit suspendre le siège jusqu'au printemps; des inondations avaient beaucoup gêné l'armée pour les approvisionnements (*Gazette de Rotterdam*, n°s 124, 127 et supplément aux n°s 126 et 129; *Dangeau*, p. 153 et 156; Dépôt de la Guerre, vol. 2564).

2. Le 8 décembre (*Dangeau*, p. 169).

3. « On parle de deux hommes qui ont été arrêtés au pied des Pyrénées, voulant passer en Espagne par des chemins fort détournés, et qui étoient chargés de beaucoup de lettres; l'un de ces hommes-là est major du régiment de Luxembourg, qui est au roi d'Espagne, et l'autre est un Italien » (*Dangeau*, p. 170). L'affaire semble avoir été de peu d'importance.

4. Tome XXXVI, p. 18-23 et 49-50.

5. Dangeau, après avoir dit le 23 novembre qu'on parlait d'une grande augmentation de troupes (p. 164), annonce le 7 décembre une levée de quarante mille hommes (p. 168). On lit dans la *Gazette de Rotterdam*, n° 132 : « On parle toujours d'une augmentation considérable de troupes, entre autres de quatre compagnies dans chaque régiment de dragons. » Le 30 décembre parut une ordonnance royale portant une augmentation du nombre d'hommes dans les compagnies de tous les régiments d'infanterie (Archives nationales, AD† 756).

diverses tentatives, ils se retirèrent. C'étoient des vaisseaux de guerre qu'on sut chargés de troupes de débarquement et de beaucoup d'armes[1]. Noyant, gentilhomme de Bretagne qui avoit été exilé et rappelé[2], et qui étoit à Paris, fut mis à la Bastille[3]. Peu de jours après, les femmes de Bonamour et de Lantivy, dont les maris étoient en fuite, furent arrêtées en Bretagne[4]. Pontcallec[5] s'en sauva en même temps; on courut inutilement après lui[6].

Profusions

M. le duc d'Orléans ne se lassoit point de profusions,

1. Alberoni, pour faire une diversion, avait équipé six vaisseaux qui devaient débarquer en Bretagne un corps de deux mille hommes; mais les vents contraires l'en empêchèrent; une seule frégate atteignit le 30 octobre la presqu'île de Rhuys. Le maréchal de Montesquiou, prévenu, concentra des troupes aux environs de Vannes; on arrêta plusieurs gentilshommes, et l'affaire échoua. B. Pocquet a raconté cet incident avec toutes les précisions possibles dans son *Histoire de Bretagne*, tome VI, p. 80 et suivantes; il y a quelques renseignements dans le volume 2575 du Dépôt de la guerre, et dans la *Gazette de Rotterdam*, suppléments aux numéros 120, 122 et 123 de 1719.

2. Tomes XXXII, p. 335, XXXIII, p. 17, et XXXV, p. 13.

3. Le 19 décembre, avec son domestique : Funck-Brentano, *Les Lettres de cachet*, p. 192; *Dangeau*, p. 185. Le 22, on incarcéra aussi, pour la même affaire, une nommée Françoise Bruden, ancienne danseuse à l'Opéra de Pologne.

4. Saint-Simon prend cette nouvelle dans Dangeau, p. 196. Mme de Bonamour était Éléonore-Rose de Freslon, née le 13 août 1685 et mariée depuis le 15 juillet 1709; on a ses dépositions devant la chambre royale de Nantes. Quant au nom de Lantivy (Saint-Simon copiant Dangeau, écrit *Landivy*) c'est une erreur. Il y avait bien parmi les conjurés bretons un Lantivy, Julien-Louis, chevalier du Coscro (ci-après, p. 233); mais il ne fut jamais marié. Il s'agit de Mme de Lambilly, Céleste Magon de la Lande, femme du conseiller au parlement de Rennes dont il a été parlé dans le tome XXXIII, p. 94; son mari s'était réfugié en Espagne et y mourut; elle-même fut traduite devant la chambre de justice.

5. Tome XXXVI, p. 357.

6. Il ne tarda guère à être arrêté. Poursuivi par le colonel de Mianne, fils du commandant du château de Nantes, et traqué de tous côtés, M. de Pontcallec fut surpris le 28 décembre 1719 chez le curé de Lignol, près le Faouët, où il s'était réfugié (Pocquet, *Histoire de Bretagne*, tome VI, p. 87-91).

ni de se faire des ingrats[1]. Il donna plus de quatre cent mille [livres] à la maréchale de Rochefort, dame d'honneur de Mme la duchesse d'Orléans; cent mille à Blanzac, son gendre; autant à la comtesse de Tonnerre sa petite-fille[2]; trois cent mille à la Chastre[3]; autant au duc de Tresmes; deux cent mille livres à Rouillé du Coudray, conseiller d'État, qui avoit été l'âme des finances sous le duc de Noailles[4]; cent cinquante mille livres au chevalier de Marcieu[5]; enfin, à tant d'autres que j'oublie ou que j'ignore, que cela ne se peut nombrer[6]; sans ce que ses maîtresses et ses roués lui en arrachoient, et de plus lui en prenoient les soirs dans ses poches; car tous ces pré-

du Régent.

1. Saint-Simon prend dans le *Journal de Dangeau*, aux 23 et 27 décembre (p. 189 et 191), la mention des libéralités qui vont suivre, qui se faisoient, non point en espèces, mais en actions, comme il va être dit plus loin.

2. Geneviève-Armande de la Rochefoucauld-Roye de Blanzac : tomes III, p. 174, et XV, p. 256.

3. Louis-Charles-Edme, marquis de la Chastre : tome II, p. 132; il était lieutenant général au gouvernement d'Orléanais.

4. Tome XXXIII, p. 48-49.

5. Pierre Emé de Guiffrey de Monteynard, chevalier puis comte de Marcieu, débuta dans la carrière militaire à l'âge de seize ans comme aide-de-camp de M. de Tessé en 1702; l'année suivante il eut une sous-lieutenance au régiment de la Couronne et y devint capitaine en avril 1707; il servit en Espagne jusqu'en 1712. En mars 1719, il fut nommé colonel de Royal-Vaisseaux, et eut en avril suivant les fonctions d'inspecteur général de l'infanterie. Devenu brigadier en avril 1721, il reçut le gouvernement de Valence en septembre de la même année, passa maréchal de camp en août 1734, lieutenant-général en février 1743 et fut nommé commandant du Dauphiné en août suivant. Il se démit en janvier 1745 du gouvernement de Valence en faveur de son neveu, reçut en même temps la grand croix de Saint-Louis, et ne mourut que le 26 août 1778, âgé de quatre-vingt-onze ans. Il semble avoir été en ce moment assez en faveur auprès du Régent; nous le verrons bientôt chargé d'accompagner et de surveiller le cardinal Alberoni, lorsque celui-ci traversa le midi de la France après sa disgrâce.

6. Le 31 décembre, Dangeau note que le Régent a encore donné des actions au marquis de Varennes et à MM. de Courtenay et de Marthon, et à beaucoup d'autres qu'il ignore.

sents étoient en billets, qui valoient tout courant leur montant en or, mais qu'on lui préféroit.

Prince d'Auvergne épouse une aventurière angloise [Add. St-S. 1619]

Cette soif de l'or fit faire un singulier mariage au prince d'Auvergne, nom que le chevalier de Bouillon avoit pris depuis quelque temps[1]. Une Mlle Trant, Angloise, qui se disoit demoiselle, et prétendoit être à Paris à cause de la religion[2], s'étoit fourrée par là chez Mme d'Alègre, de laquelle j'ai parlé plus d'une fois[3]. Elle retira chez elle cette fille d'abord par charité, et la garda longtemps, charmée de son ramage. Elle ne tarda pas à se faire connoître par ses intrigues et par son esprit souple, liant, entreprenant, hardi, qui surtout vouloit faire fortune[4]. Elle

1. Frédéric-Jules de la Tour d'Auvergne (tome II, p. 128), que nous avons vu recevoir récemment une gratification du Régent (tome XXXVI, p. 246).

2. Catherine-Olive Trant (en France on disait plutôt *de Trente* ou *de Trent*, et Saint-Simon adopte cette dernière orthographe) et son frère Laurent, qualifié chevalier, qui figurait parmi les pages de la grande écurie en 1710-12, étaient en effet les enfants d'un gentilhomme qui avait suivi Jacques II en France après la révolution de 1688. Leur père Patrice Trant de Dingle, baronnet du comté de Kerry en Irlande, avait perdu de ce fait une fortune assez considérable et était mort au château de la Tour, en Auvergne, en 1696, ce qui indique des relations anciennes avec les Bouillons; un fils aîné fut tué à Cassano en 1705 (*Mercure*, octobre 1705, p. 124-128; il y a dans le même recueil, février 1728, p. 378-380, une notice sur les baronnets de Trant). Mlle Trant épousa le prince d'Auvergne le 16 janvier 1720 à minuit; le Roi avait signé au contrat, dont des extraits sont au registre Y 302 des Archives nationales, fol. 178 (*Dangeau*, p. 189, 206 et 208); elle devint veuve en 1733 et mourut le 27 décembre 1738, à cinquante ans (*Gazette* de 1739, p. 12).

3. En dernier lieu, tome XXXV, p. 275-276.

4. En 1711, le frère et la sœur adressent au contrôleur général une supplique au sujet des escroqueries dont ils sont victimes de la part du banquier Arthur (Archives nationales, G^7 1727, lettre de M. d'Argenson du 16 mars). Il semble qu'alors ils étaient dans une situation assez précaire : Mlle Trant, qui avait loué en 1707 pour trois ans un logement de trois cents livres de loyer chez les Hospitalières de la place Royale, le quitte dès Pâques 1708 pour en aller occuper un autre de cent cinquante livres chez les Hospitalières de la Roquette; elle dut

attrapa lestement force Missisipi de Law, qu'elle sut faire très bien valoir[1]. Ce grand bien donna dans l'œil au prince d'Auvergne, qui avoit tout fricassé[2]. Il cherchoit à se marier sans pouvoir trouver à qui ; le décri profond et public où ses débauches l'avoient fait tomber, et d'autres aventures fort étranges, ni sa gueuserie, n'épouvantèrent point l'aventurière angloise. Le mariage se fit, au grand déplaisir des Bouillons[3]. Elle mena toujours depuis son mari par le nez[4], et acquit avec lui des richesses immenses par ce même Missisipi. Il est pourtant mort avec peu de bien, parce qu'il avoit été soulagé de presque tout son

vraisemblablement y habiter jusqu'en juin 1716, où on la voit louer pour trois cents livres un pavillon dans la cour du couvent de l'Assomption, rue Saint-Honoré (Archives nationales, S*7093, fol. 244 v°, 7094, fol. 91 v° et 257, et 7100, fol. 173 v°). Pendant la Régence, Mathieu Marais (*Mémoires*, tome II, p. 32 et 448) la qualifiait d'intrigante et d'aventurière, et M. de Caumartin de Boissy, tout en la disant « de très aimable compagnie », ajoutait l'épithète de « fort gaillarde » (*Les Correspondants de Balleroy*, tome II, p. 123).

1. On lui attribuait alors une fortune de cinq millions, suivant le jeune d'Argenson, qui ajoutait : « Voilà du mariage ! » (*ibidem*, p. 95) ; voyez aussi la *Gazette de Rotterdam* de 1720, n° III. Amelot, écrivant au cardinal Gualterio le 25 décembre (British Museum, ms. Addit. 20365, fol. 428), parle de « quatre millions gagnés au Missisipi » et ajoute que la demoiselle a « beaucoup d'esprit ».

2. On a déjà rencontré *fricasser* au figuré dans nos tomes III, p. 197, et VI, p. 327, etc. Quant à *donner dans l'œil*, le *Dictionnaire de l'Académie* de 1718 ne connaissait que *donner dans les yeux* au sens de plaire, avoir un éclat qui surprend ; la dernière édition a une meilleure définition : éblouir, séduire, faire une impression vive.

3. Ils n'en eurent peut-être pas tant de déplaisir, puisque la noce se fit à l'hôtel de Bouillon (*Dangeau*, p. 208). Nous avons dit plus haut que Mlle Trant devait être en relations depuis son enfance avec la famille de la Tour d'Auvergne.

4. Locution annotée dans le tome XII, p. 89. — Dès le mois de mai qui suivit le mariage, M. de Caumartin de Boissy notait qu'il y avait « de grands tapages entre le comte d'Auvergne et son Angloise » (*Les Correspondants de Balleroy*, tome II, p. 161). Le mari avait reçu du Régent le justaucorps brodé le 10 février 1720 (Archives nationales, O[1] 64, fol. 38).

portefeuille, que sa femme avoit eu l'adresse de lui faire prêter, et qu'elle a été fort accusée d'avoir mis de côté. Quoi qu'il en soit, il a été perdu pour le mari et pour les siens, sans moyens contre la femme, qui en demeura brouillée avec tous les Bouillons, et qui n'a point eu d'enfants qui aient vécu[1]. Elle chercha, avant et depuis la mort de son mari, à faire un personnage[2]; mais la défiance la fit rejeter partout. Elle se retrancha donc sur la dévotion[3], la philosophie, la chimie, qui la tua à la fin, au bel esprit surtout, dans un très petit cercle de ce qu'elle put à faute de mieux.

Law se fait garder chez lui.

Avec tout ce florissant Missisipi, il y eut des avis qu'on vouloit tuer Law, sur quoi on mit seize suisses du régiment des gardes chez lui[4], et huit chez son frère qui étoit depuis quelque temps à Paris[5].

1. Il y a *ait vescu*, par mégarde, dans le manuscrit. — La princesse d'Auvergne eut au moins deux fils, le 20 décembre 1720 et le 23 août 1725 (*Mémoires de Mathieu Marais*, tome II, p. 32; *Mercure* de septembre 1725, premier volume, p. 2108); mais tous deux moururent jeunes.

2. Voyez dans le *Journal de Barbier*, en mai 1723 (édition Charpentier, tome I, p. 272) une anecdote sur une scène entre elle, le cardinal Dubois et le Régent.

3. Lors de sa mort, le duc de Luynes (*Mémoires*, tome II, p. 291) disait qu'elle était très janséniste, mais que, d'après le Roi, elle avait fait « abjuration ».

4. *Dangeau*, p. 185. Nous verrons la même mesure prise encore à son égard l'année suivante (suite des *Mémoires*, tome XVII de 1873, p. 91).

5. Guillaume Law, frère du financier, né à Édimbourg le 24 octobre 1675, épousa à Londres, le 3 juillet 1716, Rebecca Desves, et vint en France auprès de son frère. Il eut cinq enfants : Jean, baptisé à Saint-Roch le 3 novembre 1719, Rébecca-Louise, baptisée à Saint-Nicolas-des-Champs le 23 novembre 1720, Jeanne-Marie, Jacques-François et Élisabeth-Jeanne, baptisés à Saint-Philippe-du-Roule les 8 novembre 1722, 27 février 1724 et 18 juin 1725. Guillaume Law fut arrêté en mai 1721, après la déconfiture de son frère. La *National Biography* ne le fait mourir qu'en 1752; cependant, en 1731, on voit *sa veuve* intervenir dans le règlement de la succession de Jean Law (Archives nationales, G^7 1628). Ce furent ses enfants qui héritèrent

Caractère et fortune de Nangis et de Pezé, qui obtient le régiment du Roi d'infanterie, et Nangis force grâces. [Add. St-S. 1620]

J'ai différé à ce temps, où Pezé[1] eut enfin le régiment du Roi-infanterie, à parler plus à fond de lui et de Nangis qui le lui vendit, parce que tous deux ont fait en leur temps une fortune singulière. Celui-ci, porté haut sur les ailes de l'amour et de l'intrigue, déchut toujours; celui-là, avec peu de secours, mais par de grands talents, monta toujours, et par eux touchoit à la plus haute et à la plus flatteuse fortune, lorsque, arrêté au milieu de sa course, il mourut au lit d'honneur[2] environné de gloire et d'honneurs qui, lui promettant les plus élevés et les plus distingués, lui laissèrent en même temps voir la vanité des fortunes et le néant de ce monde.

Nangis, avec une aimable figure dans sa jeunesse, le jargon du monde et des femmes[3], une famille qui faisoit elle-même le grand monde[4], une valeur brillante et les propos d'officier, mais sans esprit et sans talent pour la guerre, une ambition de toutes les sortes, et de cette espèce de gloire sotte et envieuse qui se perd en bassesses pour arriver, a longtemps fait une figure flatteuse et singulière par l'élévation de ses heureuses galanteries et par le grand vol des femmes, du courtisan, de l'officier. Ce groupe tout ensemble forma un nuage qui le porta longtemps avec éclat, mais qui, dissipé par l'âge et par les changements, laissa voir à plein le tuf et le squelette. Il avoit le régiment d'infanterie du Roi, qui, sous le feu

en effet de leur oncle en vertu de l'arrêt du 12 mars 1735, et qui continuèrent la famille.

1. Hubert de Courtarvel, marquis de Pezé : tome XXXV, p. 320. Saint-Simon a raconté alors comment Nangis, après avoir voulu vendre le régiment du Roi, s'était ravisé. Dangeau enregistre l'achat au 13 décembre (p. 181).

2. Blessé grièvement à la bataille de Guastalla, il mourut quelques jours après, 23 novembre 1734.

3. Voyez le portrait déjà fait en 1704 : tome XII, p. 271.

4. Il a dit dans le tome XII que la mère et la grand'mère de Nangis l'avaient produit tout jeune dans le grand monde, « dont elles étoient une espèce de centre ».

Roi, étoit un emploi de grande faveur[1], et qui sembloit devoir mener à la fortune par les distinctions et l'affection particulière qu'il donnoit à ce régiment par-dessus tout autre, et par les privances attachées à l'état du colonel, qui travailloit directement avec le Roi sur tous les détails de ce corps, sur lequel nul inspecteur ni le secrétaire d'État de la guerre n'avoient rien à voir. Après la mort du Roi, l'âge de son successeur et l'incertitude éloignée du goût et du soin qu'il prendroit de ce régiment dégoûtèrent Nangis. On a vu ici en son temps qu'il le voulut vendre au duc de Richelieu, puis à Pezé, et de quelle façon capricieuse, et pire, il cessa de le vouloir vendre[2]. Il ne lui avoit rien coûté, non plus qu'à ses prédécesseurs, et le vendre étoit une grâce que M. le duc d'Orléans auroit bien pu, pour ne pas dire dû, se passer de lui faire. On a vu aussi en son lieu[3] comment et pourquoi j'y étois fort entré pour Pezé, auquel il faut venir maintenant, aux dépens peut-être de quelque répétition, pour mettre mieux le tout ensemble.

Pezé étoit du pays[4] du Maine, bien gentilhomme, mais tout simple[5], parent éloigné du maréchal de Tessé par la généalogie[6], et tout au plus près par la galanterie : il avoit

1. Déjà dit plusieurs fois, et particulièrement tome XIII, p. 119.

2. Tome XXXV, p. 320-322.

3. *Ibidem*, p. 321.

4. Avant *du pays*, il a biffé *un Gentilho*e.

5. Saint-Simon dira plus loin, p. 121, « de la plus petite noblesse ». Cependant la famille de Courtarvel avait une généalogie suivie depuis le milieu du treizième siècle, qui figure dans tous les grands recueils généalogiques. Elle tirait son nom d'un fief de la paroisse de Mont-Saint-Jean, dans le canton actuel de Sillé-le-Guillaume (Sarthe) ; on en trouve divers actes d'état civil dans les registres paroissiaux (*Inventaire des archives départementales de la Sarthe*, tome I, série E supplément, p. 122-124). Des papiers de famille sont conservés aujourd'hui dans le chartrier d'Hunolstein ; les preuves de page de Louis-René, en 1692, sont au Cabinet des titres, Franç. 32111, fol. 243.

6. Nous avons dit dans le tome XXXV, p. 321, n'avoir pu retrouver la parenté.

une mère que le maréchal avoit trouvée aimable[1]. Pezé étoit un cadet; il en prit soin, et le mit de fort bonne heure page de Mme la duchesse de Bourgogne, dont il étoit premier écuyer. Courtarvel, frère aîné de Pezé[2], avoit du bien, mais pour soi seul, et plantoit ses choux chez lui[3]. Leur grand-père avoit épousé la fille aînée d'Artus de Saint-Gelais, seigneur de Lansac, et d'une fille du maréchal de Souvré dont la famille s'étoit crue heureuse de se défaire honnêtement de la sorte par la disgrâce de son corps, et le mari qui la prit s'estima très honoré de faire cette alliance à quelque prix que ce fût[4]. L'autre fille de M. et de Mme de Lansac épousa Louis de Prye, seigneur de Toucy[5], et de ce mariage vint Mme de Bullion[6], grand-mère de Fervacques, chevalier de l'Ordre en 1724[7], et la maréchale de la Motte, laquelle étoit ainsi cousine germaine du père de Pezé[8], et lui, par conséquent, issu de germain des duchesses d'Aumont, mère du duc d'Humières,

1. Cette mère était Marie-Madeleine de Vassan, fille d'un conseiller au Parlement, mariée au marquis de Pezé le 10 juillet 1673. Sa liaison avec Tessé ne fit pas grand bruit.

2. Louis-René de Courtarvel, marquis de Pezé, né le 16 avril 1676, page du Roi en 1692, retourna dans sa province et y épousa sur le tard, en 1732, une la Rochethulon, veuve du marquis de Montifaut. Saint-Simon écrit *Courtalvert*.

3. Locution déjà rencontrée dans le tome XIX, p. 268 et 563.

4. C'est l'arrière-grand-père de Louis-René et de Hubert, René de Courtarvel, qui épousa le 17 octobre 1621 Marie de Saint-Gelais-Lusignan, fille de M. et de Mme de Lansac (tome XIV, p. 349). Cette Marie de Saint-Gelais a une historiette dans Tallemant des Réaux (tome IV, p. 428-429).

5. Louis de Prye, marquis de Toucy, et Françoise de Saint-Gelais-Lansac (tome XVII, p. 11).

6. Charlotte de Prye : tome V, p. 133.

7. Anne-Jacques de Bullion : tome XV, p. 438 et 616.

8. Saint-Simon fait erreur d'un degré : Mme de Bullion et la maréchale de la Motte-Houdancourt étaient cousines germaines du grand-père, et non du père, de notre Pezé, et les trois filles de la maréchale étaient cousines issues de germaine de son père et non de lui-même.

de Ventadour et de la Ferté, toutes trois filles de la maréchale de la Motte. Cette alliance si proche le tira du régiment des gardes, où il étoit entré en sortant de page, et le fit gentilhomme de la manche du Roi[1]. C'étoit un jeune homme de figure commune, avec beaucoup d'esprit et de physionomie, plein de manéges, d'adresses, de finesse, de ressources dans l'esprit, liant et agréable, le ton du grand monde et de la bonne compagnie, où il étoit agréable et bien reçu, et d'une ambition qui lui fit trouver toutes sortes de talents pour arriver à la plus haute fortune. Il fit si bien qu'il persuada au monde que le Roi l'avoit pris en amitié, que cette raison le fit compter, lui acquit des amis considérables à qui il ne manqua jamais
[Add. StS 1621] en aucun temps, et lui fraya le chemin à tout[2]. Je crois avoir reçu la dernière lettre qu'il ait jamais écrite ; il m'a vu toujours très soigneusement et m'a toujours parlé de tout à cœur ouvert. On a vu en son temps que le duc d'Humières fit que je lui fis obtenir le gouvernement de la Meute dès que le Roi eut cette maison[3], puis le régiment du Roi, quand Nangis eut la permission de le vendre, et Pezé ne l'oublia jamais[4]. Enfin Nangis, lassé de ne point vendre, chercha à profiter du desir de Pezé et de l'incroyable facilité de M. le duc d'Orléans, à laquelle je n'eus point de part, mais bien à l'agrément d'acheter exclusif de tout autre. Pezé donna donc cent vingt mille livres[5], desquelles Nangis donna soixante-cinq mille livres

1. Du jeune Louis XV, le 1er avril 1716.

2. Il est curieux que notre auteur, parlant si longuement de Pezé, n'ait pas mentionné une aventure qui lui arriva le 26 mai 1720 avec le jeune roi, qui lui donna un soufflet à la suite d'une impertinence et qui fut obligé par le maréchal de Villeroy de faire des excuses à son gentilhomme de la manche (*Journal de Dangeau*, tome XVIII, p. 293, avec une Addition de notre auteur que nous plaçons ici en regard, sous le numéro 1621).

3. Tome XXXV, p. 291. — 4. Tome XXXV, p. 320-322.

5. Toute la combinaison qui va être expliquée est énoncée par le *Journal de Dangeau* à l'article du 13 décembre (p. 181).

à Saint-Abre[1], qui, moyennant cette somme, lui céda le gouvernement de Salces, en Languedoc, qu'il avoit[2]. Il étoit de dix mille livres d'appointements; il fut mis à seize mille livres en même temps pour Nangis, qui, outre[3] sa pension de six mille livres comme colonel du régiment du Roi, qui lui fut conservée, en eut une autre pour son frère, le chevalier de Nangis, de quatre mille, qui étoit capitaine de vaisseau[4]. Saint-Abre eut par le marché une pension du Roi de cinq mille livres, dont deux mille livres furent assurées à une de ses filles après lui[5]. Ainsi Nangis tira plus de quinze mille livres de rente[6] de ce qui ne lui avoit jamais rien coûté et qu'il desiroit de vendre, et avec cela fut assez sot pour m'en bouder toute sa vie, et fit le mécontent. Aussi lui et Pezé n'ont jamais été bien ensemble. [*Add St S. 1622*]

1. Jean-Isaac-François de la Cropte, seigneur de Saint-Abre, avait eu le gouvernement de Salces en 1674, à la mort de son cousin, tué à la bataille de Sinzheim. Il avait épousé en mars 1677 une La Rochefoucauld-Bayers, dont il était veuf. Il mourut en mars 1727. Notre auteur a donné quelques détails curieux sur M. de Saint-Abre, dans l'Addition indiquée ci-contre, n° 1622.

2. La petite ville fortifiée de Salces, en Roussillon, et non en Languedoc, appartenait à la France depuis 1653; elle est située à quatre lieues au Nord de Perpignan, sur les bords d'un étang qui communique avec celui de Leucate. Le gouvernement valait dix mille livres de rente (*Mémoires de Luynes*, tome VII, p. 82), comme Saint-Simon va le dire. Il y a une description de la place dans les *Mémoires de Henri de Campion*, p. 129.

3. Les mots *qui outre* et, plus loin, toute la fin de la phrase, depuis *en eut*, ont été ajoutés en interligne et sur la marge.

4. Pierre-César de Brichanteau (tome XIII, p. 363), qui venait de quitter l'ordre de Malte.

5. Dans l'Addition, indiquée ci-dessus, n° 1620, notre auteur avait dit que M. de Saint-Abre avait trois filles, dont deux avec lesquelles il ne s'entendait pas, et une qu'il affectionnait beaucoup et qu'il allait marier au mois de janvier suivant avec l'intendant de Dauphiné, Boucher d'Orsay; c'est en faveur de celle-ci que fut stipulée la réversion de pension. Elle s'appelait Louise-Marie-Françoise de la Cropte.

6. Il faudrait lire *vingt-cinq mille*.

Nangis, à force de restes mourants de sa figure passée, devint pour rien chevalier d'honneur de la Reine à son mariage, sans cesser de servir, fut[1] chevalier de l'Ordre, et, quoique sans considération et ayant paru un très ignorant officier général, son ancienneté parmi les autres, pouliée[2] par sa charge, le fit enfin maréchal de France pour ne point servir, et[3] achever sa vie sans considération et comme dans la solitude au milieu de la cour, s'ennuyant et ennuyant les autres, et ne paroissant guères que pour les fonctions journalières de sa charge[4]. Pezé, au contraire, passé en Italie avec le régiment du Roi, y montra tant de talents naturels pour la guerre, qu'il y saisit d'abord toute la confiance des généraux des armées, et devint en très peu de temps l'âme des projets et des exécutions. Il força par sa valeur et par ses lumières l'envie à lui rendre justice. Il[5] mourut des blessures qu'il avoit reçues à la bataille de Guastalle[6], avec l'ordre du Saint-Esprit, qui lui fut envoyé en récompense de tout ce qu'il avoit fait en Italie, et il alloit rapidement au commandement en chef des armées comme généralement reconnu le plus capable, à quoi il s'étoit élevé en fort peu de temps[7].

Ma situation

Pezé me fait souvenir, et on verra bientôt pourquoi[8],

1. *Fut* est en interligne au-dessus d'*estre*, biffé.

2. Verbe rencontré dans le tome XIV, p. 168, et plusieurs fois depuis.

3. Avant *et*, il a biffé *Pezé*, surchargeant *Il*.

4. M. de Nangis, chevalier d'honneur de la reine Marie Leczinska par provisions de mai 1725 (reg. O[1] 69, p. 419), chevalier de l'Ordre en janvier 1728 dans la même promotion que Saint-Simon, fut nommé maréchal de France le 11 février 1741, et était mort depuis le 8 octobre 1742.

5. Avant *il*, Saint-Simon a biffé *et lorsqu'*.

6. Ci-dessus, p. 25, note 2.

7. L'avocat Barbier, en annonçant sa mort (*Journal*, édition Charpentier, tome II, p. 518), ne fait pas de M. de Pezé un éloge aussi complet, et prétend qu'il s'était poussé par l'intrigue et la galanterie.

8. Ci-après, p. 37.

que j'ai dépassé le temps où je devois rapporter la situation où Fleury, évêque de Fréjus, et moi étions ensemble[1]. Ses allures, ses sociétés et les miennes du vivant du feu Roi, furent toujours différentes. Quoique nous eussions des amis communs, il n'y avoit nul commerce entre nous, mais sans aucun éloignement de part et d'autre, et politesse quand nous nous rencontrions. A la fin de son dernier voyage à la cour vers la fin de la vie du feu Roi, je le rencontrai assez souvent chez Mme de Saint-Géran[2]. Il brassoit[3] alors bien sourdement la place de précepteur; il sentit apparemment que je pourrois quelque chose dans la régence que tout le monde voyoit s'approcher de plus en plus par l'état où le Roi paroissoit. Le prélat me parut me rechercher, mais avec adresse, et je répondis avec civilité, mais sans passer les termes de conversations et de plaisanteries générales et indifférentes, et sans nous chercher. Revenu démis de son évêché et précepteur[4], nous nous trouvâmes occupés tous deux à des choses différentes. Vincennes fit encore une séparation de lieu, et il se passa encore quelques mois après l'arrivée du Roi à Paris sans que nous nous approchassions l'un de l'autre que par des civilités générales et passagères, quand rarement nous nous rencontrions. J'eus lieu de croire que cela ne satisfit pas Monsieur de Fréjus.

avec Fleury, évêque de Fréjus, avant et depuis qu'il fut précepteur.

On a vu ici toute la part qu'eut Mme de Lévis à le faire précepteur[5]. C'étoit une femme de beaucoup d'esprit, vive à l'excès, toujours passionnée, et ne voyant ni gens ni

Caractère de Mme de Lévis.

1. Il a déjà parlé de son intimité avec Fleury dans le tome XV, p. 201 et suivantes, et plus encore dans le tome XXXIV, p. 314.

2. Françoise-Madeleine-Claude de Warignies, comtesse de Saint-Géran : tome I, p. 145. Il a déjà été dit (tome VI, p. 50) qu'elle était très liée avec Fleury.

3. Nous avons rencontré *brasser*, au sens actif, et *se brasser*, dans les tomes XI, p. 25, XXIV, p. 236, etc.

4. Tomes XXVI, p. 87, et XXVIII, p. 315.

5. Tome XXVI, p. 85-86.

choses qu'à travers la passion, qui, en bien ou en mal, la possédoit sur les choses et sur les personnes[1]. Elle s'étoit donc coiffée de Monsieur de Fréjus, en vérité jusqu'à la folie, en vérité aussi en tout bien et honneur; car cette femme, avec tous ses transports d'affection ou du contraire, étoit foncièrement pétrie d'honneur, de vertu, de religion et de toute bienséance. Elle étoit fille du feu duc de Chevreuse, par conséquent intimement mon amie, et de tout temps dans la plus étroite liaison avec Mme de Saint-Simon. Causant un soir avec elle, elle se mit sur le propos de Monsieur de Fréjus, et me reprocha que je ne l'aimois point. Je lui en témoignai ma surprise, parce qu'en effet je n'avois nulle raison de l'aimer ni de ne l'aimer pas (le hasard ne me l'avoit point fait rencontrer chez elle dans les derniers temps du feu Roi, où leur amitié se lia, et elle étoit presque la seule personne fort de mes amies qui fût la sienne), et que depuis la Régence, lui et moi, occupés de choses toutes différentes, n'avions point eu d'occasion de nous voir. Cela ne la satisfit pas; elle revint d'autres fois à la charge. Je jugeai donc que c'étoit de concert avec Monsieur de Fréjus, qui de loin vouloit ranger tous obstacles. Je répondis toujours honnêtement pour lui, parce que je n'avois nulle raison de répondre autrement, tellement qu'enfin il m'attaqua de politesse, puis de courte conversation chez le Roi, et, peu de jours après, vint chez moi à l'heure du dîner m'en demander[2]. De là, il vint assez souvent chez moi, souvent aussi dîner, et je l'allois voir quelquefois les soirs. Il étoit, comme on l'a dit ailleurs[3], de bonne conversation et de bonne compagnie, et il avoit passé sa vie dans le monde le plus choisi. A force de nous

1. Comparez le portrait du tome XXXVI, p. 73, à propos de son engouement pour les Belle-Isle.

2. C'est-à-dire me demander à dîner. Saint-Simon, comme tous les grands seigneurs, avait toujours table ouverte pour ses amis; son ordinaire était de douze couverts.

3. Tome VI, p. 49.

voir, les raisonnements sur bien des choses entrèrent dans nos conversations.

Je propose à Monsieur de Fréjus une manière singulière, aisée, agréable et utile d'instruction pour le Roi, et je reconnois tôt qu'il ne lui en veut donner aucune.

Un soir assez tard que j'étois chez lui, quelque temps après qu'il eut commencé ses fonctions de précepteur, on lui apporta un paquet. Comme il étoit tard, et lui en robe de chambre et en bonnet de nuit au coin de son feu, je voulus m'en aller pour lui laisser ouvrir le paquet. Il m'en empêcha, et me dit que ce n'étoit rien que les thèmes du Roi, qu'il faisoit faire aux jésuites[1], qui les lui envoyoient. Il avoit raison de prendre ce secours; car il ne savoit du tout rien que grand monde, ruelle et galanterie. Sur ce propos des thèmes du Roi, je lui demandai, comme ne l'approuvant pas, s'il projetoit de lui mettre bien du latin dans la tête. Il me répondit que non, mais seulement pour qu'il en sût assez pour ne l'ignorer pas entièrement, et nous convînmes aisément que l'histoire, surtout celle de France générale et particulière, étoit à quoi il le falloit appliquer le plus. Là-dessus, il me vint une pensée, que je lui dis tout de suite, pour apprendre au Roi mille choses particulières et très instructives pour lui dans tous les temps de sa vie, et en se divertissant, qui ne pouvoient guères lui être montrées autrement. Je lui dis que Gaignières, savant et judicieux curieux[2], avoit passé sa vie en

1. C'est-à-dire, qu'il faisait corriger par les professeurs jésuites du collège Louis-le-Grand. — Nous n'avons pas les cahiers de thèmes du jeune roi; mais il existe encore à la Bibliothèque nationale, mss. Franç. 1755-57 et 2322-25, plusieurs volumes de versions écrites de sa main.

2. François-Roger de Gaignières, né en Nivernais le 30 décembre 1642, était fils d'un secrétaire du duc de Bellegarde et manifesta de très bonne heure un goût prononcé pour l'histoire et spécialement pour les généalogies. Pourvu d'une charge d'écuyer du dernier duc de Guise, mort en 1671, il fut conservé au même titre par la tante de celui-ci, Mlle de Guise, qui lui donna, par provisions du 18 octobre 1679, la charge de gouverneur de sa principauté de Joinville, et l'autorisa à loger dans son vaste hôtel du Marais les collections de pièces originales, estampes, dessins, portraits, etc., qu'il réunissait déjà avec persévérance. Lorsque, après la mort de sa maîtresse, l'hôtel fut

toutes sortes de recherches historiques, et qu'avec beaucoup de soins, de frais, et de voyages qu'il avoit faits exprès, il avoit ramassé un très grand nombre de portraits, de ce qui en tout genre, et en hommes et en femmes, avoit figuré en France, surtout à la cour, dans les affaires et dans les armées, depuis Louis XI, et de même, mais en beaucoup moindre quantité, des pays étrangers[1], que j'avois souvent vus chez lui en partie[2], parce qu'il y en avoit tant qu'il n'avoit pas pu les placer, quoique dans une maison fort vaste où il logeoit seul vis-à-vis des Incurables[3] ; que Gai-

vendu aux Soubise, Gaignières dut déménager et alla s'installer, avec ses collections, dans une maison de la rue de Sèvres (ci-après) ; ce fut là qu'il mourut le 27 mars 1715. Quand il avait perdu son petit gouvernement à la mort de Mlle de Guise, le duc d'Orléans, nouveau possesseur de la principauté, l'avait indemnisé par le don d'une rente viagère de mille livres (Archives nationales, Y 267, fol. 354, 7 août 1696).

1. Saint-Simon ne parle que des portraits gravés ou dessinés, dont la liste figure dans la *Bibliothèque historique* du P. Lelong, tome IV, appendice, p. 110-133 ; H. Bouchot a donné en 1891 le Catalogue de ceux qui existent à la Bibliothèque nationale. Gaignières avait en outre réuni une quantité considérable de documents originaux relatifs à l'histoire et à la généalogie des familles, et fit copier et reproduire d'innombrables inscriptions, épitaphes, monuments, etc. Voyez L. Delisle, *le Cabinet des manuscrits*, tome I, p. 335-356, les articles de G. Duplessis dans la *Gazette des Beaux-Arts* (1870) et dans les *Nouvelles archives de l'art français*, années 1874 et 1875, ceux de Ch. de Grandmaison dans la *Bibliothèque de l'École des Chartes*, années 1890 à 1892, où ont été publiés de très curieux documents, et l'*Histoire du Dépôt des affaires étrangères*, par Armand Baschet, p. 148-154.

2. Nous avons eu occasion de signaler les relations de Saint-Simon avec Gaignières et les communications ou récits que celui-ci avait dû lui faire : voyez nos tomes II, p. 189, note 1, 317, note 1, 370, note 6, III, p. 170, note 4, VI, p. 468, note, VII, p. 535, VIII, p. 641 et 657-658, XI, p. 97, note 2, etc.

3. Ce n'est qu'en 1701 que Gaignières quitta l'hôtel de Guise pour aller s'installer rue de Sèvres, dans cette maison en face de l'hôpital des Incurables, qu'il avait fait bâtir dans la prévision de son départ de l'hôtel de Guise. Ch. de Grandmaison (*Bibliothèque de l'École des Chartes*, 1890, p. 611-613) a publié de curieux renseignements sur la

gnières, en mourant, avoit donné au Roi tout ce curieux amas[1]. Le cabinet du Roi aux Tuileries avoit une porte qui entroit dans une belle et fort longue galerie, mais tout nue[2]. On avoit muré cette porte; on avoit fait quelques retranchements de simples planches dans cette galerie, et on y avoit mis les valets du maréchal de Villeroy. Je proposai donc à Monsieur de Fréjus de leur faire louer des chambres dans le voisinage, à quoi mille francs auroient été bien loin, d'ouvrir la porte de communication du Roi, et de tapisser toute cette galerie de ces portraits de Gaignières, qui pourrissoient peut-être dans quelque garde-meuble; de dire aux précepteurs des petits garçons qui venoient faire leur cour au Roi de parcourir un peu ces personnages dans les Histoires et les Mémoires, et de dresser avec soin leurs pupilles à les connoître assez pour en pouvoir d'abord dire quelque chose, et ensuite avec plus de détail, pour en causer les uns avec les autres, en suivant le Roi dans cette galerie, en même temps que Monsieur de

construction de cette demeure vaste et commode, que Germain Brice a décrite dans l'édition de 1713 de sa *Description de Paris*, tome III, p. 116 et suivantes. G. Duplessis en a reproduit une vue cavalière dans les *Nouvelles Archives de l'art français*, année 1874-75. — Il a été déjà parlé de l'hôpital des Incurables dans notre tome III, p. 32.

1. Ce n'est pas en mourant, mais quatre ans plus tôt, par contrat notarié du 19 février 1711, que Gaignières avait fait donation au Roi de ses collections, en s'en réservant la jouissance sa vie durant, et moyennant une rente viagère de quatre mille livres, quatre mille francs comptant et vingt mille francs payables à sa mort à qui il désignerait dans son testament. On trouvera à l'appendice II du présent volume le texte de ce document. C'est Torcy qui avait négocié cette acquisition : voyez ce qu'il en dit dans son *Journal* publié par Frédéric Masson, p. 232 et 383. Une lettre de Gaignières à ce ministre, du 2 septembre 1711, est dans le volume *France* 1181, fol. 186. — Coulanges écrivait à Gaignières le 17 mars 1711 (*Lettres de Mme de Sévigné*, tome X, p. 539) : « Votre cabinet mérite bien l'immortalité, et, pour y parvenir, vous ne pouviez mieux faire que de le joindre à celui de Sa Majesté. »

2. Dans le bâtiment qui longeait le quai des Tuileries.

Fréjus en entretiendroit le Roi plus à fond; que de cette manière il apprendroit un crayon[1] de suite d'histoire, et mille anecdotes importantes à un roi, qu'il ne pouvoit tirer aisément d'ailleurs; qu'il seroit frappé de la singularité des figures et des habillements, qui l'aideroient à retenir les faits et les dates de ces personnages; qu'il y seroit aiguisé par l'émulation des enfants de sa cour les uns à l'égard des autres, et la sienne à lui-même de savoir mieux et plus juste qu'eux ; que le christianisme ni la politique ne contraindroient en rien sur la naissance, la fortune, les actions, la conduite de gens morts, eux et tout ce qui a tenu à eux, et que par là, peu à peu, le Roi apprendroit les services et les desservices[2], les friponneries, les scélératesses, comment les fortunes se font et se ruinent, l'art et les détours pour arriver à ses fins, tromper, gouverner, museler[3] les rois, se faire des partis et des créatures, écarter le mérite, l'esprit, la capacité, la vertu, en un mot les manéges des cours dont la vie de ces personnages fournit[4] des exemples de toute espèce ; conduire cet amusement jusque vers Henri IV; alors piquer le Roi d'honneur en lui faisant entendre que ce qui regarde les personnages au-dessous de cet âge ne doit plus être que pour lui, parce qu'il en existe encore des familles et des tenants[5], et, tête à tête, les lui dévoiler; mais, comme il

1. Une esquisse, un résumé, un aperçu. « *Crayon,* disait le *Dictionnaire de l'Académie* de 1718, se prend aussi pour la première idée, le plan grossier d'un tableau qu'on trace avec du crayon ; il se dit aussi figurément des ouvrages d'esprit. » Nous avons eu déjà dans le tome XXVII, p. 215 « un crayon à changer en tableau ». On en trouve des exemples dans Corneille, Molière, Retz, Bossuet, etc.

2. Tome XI, p. 364.

3. Tome XXVIII, p. 126.

4. Il y a *fournissent,* au pluriel par mégarde, dans le manuscrit.

5. « On dit d'un homme qui va souvent dans une maison, et qui y est comme le maître, qu'*il est le tenant* » (*Académie,* 1718), et c'est dans ce sens que nous avons déjà rencontré ce mot dans le tome XXVIII, p. 192 ; ici, c'est plutôt le sens d'allié, de parent par alliance. Comparer la locution usuelle *tenants et aboutissants.*

s'en trouve quantité aussi de ceux-là dont il ne reste plus rien, les petits garçons y pourroient être admis comme aux précédents; enfin, que cela mettroit historiquement dans la tête du Roi mille choses importantes, dont il ne sentiroit que les choses, sans s'apercevoir d'instruction, laquelle seroit peut-être une des plus importantes qu'il pût recevoir pour la suite de sa vie, dont la vue de ces portraits le feroit[1] souvenir dans tous les temps, et lui acquerroit de plus une grande facilité pour une étude plus sérieuse, plus suivie et plus liée de l'histoire, parce qu'il s'y trouveroit partout avec gens de sa connoissance depuis Louis XI, et cela sans le dégoût du cabinet et de l'étude, et en se promenant et s'amusant[2]. Monsieur de Fréjus me témoigna être charmé de cet avis, et le goûter extrêmement. Toutefois il n'en fit rien, et dès lors je compris ce qui arriveroit de l'éducation du Roi, et je ne parlai plus à Monsieur de Fréjus de portraits ni de galerie, où[3] les valets du maréchal de Villeroy demeurèrent tranquillement.

Je m'engage à travailler à faire Fréjus cardinal.

Il témoignoit à Pezé beaucoup d'amitié. Pezé, qui me voyoit fort en liaison avec lui, me proposa de chercher à le faire cardinal; si de lui-même, ou si le prélat lui en avoit laissé sentir quelque chose, je ne l'ai point démêlé. C'étoient deux hommes extrêmement propres à s'entendre et à se comprendre sans s'expliquer. Pezé vouloit que ce fût à l'insu de M. le duc d'Orléans; car, la chose ne pouvant s'acheminer promptement, l'abbé Dubois pouvoit croître en attendant, peut-être quelque autre, qui auroient barré Fréjus. Réflexion faite, je crus pouvoir tâter le pavé, et me conduire suivant ce que je trouverois. On a vu ici

1. Ici encore il y a dans le manuscrit *feroient*, au pluriel, par inadvertance.

2. Feuillet de Conches a parlé de ce projet de Saint-Simon dans les *Causeries d'un curieux*, tome II, p. 455 et suivantes.

3. Toute la fin de la phrase a été ajoutée dans le blanc restant à la fin du paragraphe, et sur la marge.

en son lieu l'étroite liaison où j'avois été avec le nonce Gualterio[1]. Depuis sa promotion au cardinalat et son départ tout de suite, nous étions en usage de nous écrire toutes les semaines, et assez souvent en chiffre[2]. Je le dis à Pezé, et que je sonderois le gué[3] par cette voie, non que le cardinal Gualterio fût en crédit à Rome bastant[4] pour s'en servir ; mais il étoit fort au fait de tout, et propre à indiquer et à conduire. Cette menée dura plusieurs mois sans beaucoup de moyens ni d'apparence, jusqu'à ce que Pezé me pria de la part de Fréjus d'abandonner l'affaire, qu'il avoit reconnue impossible à cacher au Régent jusqu'au bout, et qui pourroit lui tourner à mal. Le rare est que jamais il ne m'en a parlé qu'une fois unique, qui fut pour me dire lui-même ce que Pezé m'avoit dit de sa part, et me remercier à merveilles, sans jamais m'en avoir parlé ni devant ni après, ni moi à lui. Cela néanmoins serra la liaison de sorte qu'il me parloit de tout très librement, et qu'il a continué depuis jusqu'à sa mort la même ouverture sur les gens, les choses, les affaires à un point qui me surprenoit toujours, d'autant plus que ce n'étoient jamais que récits ou dissertations, sans me[5] demander mon avis sur rien ni encore moins d'envie de m'approcher ni des affaires ni de la cour, à quoi je lui donnois beau jeu par n'en avoir pas plus d'envie que lui[6]. Ce court récit suffit maintenant. Il servira à éclaircir bien des choses qu'il n'est pas encore temps de raconter.

Grâces pécuniaires

Le duc de Brancas eut une pension, de l'argent comptant, un logement à Luxembourg[7]. Béthune, chef d'escadre, eut

1. Tomes VII, p. 19, XIII, p. 110-112, XX, p. 290, etc.
2. Voyez en dernier lieu au tome XXIV, p. 6.
3. « On dit figurément *sonder le gué*, pour dire faire quelque tentative sous main dans une affaire, pressentir les dispositions où peuvent être ceux dont elle dépend » (*Académie*, 1718).
4. Au sens de propre à, de suffisant.
5. Avant *me* il a biffé un second *jamais*.
6. Comparez tome XXXIV, p. 314.
7. Dangeau annonce ces grâces le 15 décembre, p. 184, en termes

au duc de Brancas. 6000 # de pension à Béthune chef d'escadre. Torcy obtient l'abbaye de Maubuisson pour sa sœur. Madame de Bourbon, depuis abbesse de Saint-Antoine, quelle.

une pension de six mille livres[1], et Torcy obtint pour sa sœur l'abbesse de Penthemont, à Paris[2], celle de Maubuisson[3] que Madame de Bourbon avoit refusée[4]. Elle étoit fille aînée de feu Monsieur le Duc et de Madame la Duchesse, fort contrefaite, fort méchante, avec de l'esprit. Elle étoit religieuse de Fontevrauld, dont elle vouloit être coadjutrice. Mme de Mortemart, qui en étoit abbesse[5], et qui la connoissoit bien, s'y opposa toujours. A la fin, elle vint au Val-de-Grâce, où elle désola le couvent, et fut enfin abbesse de Saint-Antoine[6]. Elle en traita cruellement les religieuses, dissipa les biens, quoique avec une forte pension du Roi, et en fit tant que, à la prière de Madame la Duchesse, de Monsieur le Duc son frère, de toute sa famille, le Roi la fit enlever un matin par le duc de Noailles, capitaine des gardes du corps, et conduire en la petite abbaye de [la Saussaye[7]],

assez moqueurs : « Le duc de Brancas a eu une pension et quelque argent comptant ; il est présentement logé dans le Luxembourg et dit qu'il est content et à son aise. »

1. C'est-à-dire que la pension de mille écus qu'il avait eue au mois d'avril précédent fut doublée, parce qu'il venait de perdre sa femme « et qu'il ne subsistoit que du bien qu'elle lui avoit apporté », dit Dangeau, p. 184. C'est Louis de Béthune-Selles, dont il a été parlé lors de sa première pension (notre tome XXXVI, p. 229).

2. Notre tome XXXIII, p. 62. Charlotte Colbert de Torcy, née le 26 mai 1678, avait fait profession à l'abbaye du Trésor, puis était venue à Saint-Antoine de Paris ; ce n'est qu'en janvier 1716 qu'elle avait été nommée abbesse de Penthemont (*Dangeau*, tome XVI, p. 296 et 363). Passée à Maubuisson en décembre 1719, elle n'y mourut que le 26 mars 1765.

3. Tome XVII, p. 89.

4. Marie-Anne-Gabrielle-Éléonore de Bourbon-Condé : tome XVII, p. 277.

5. Louise-Françoise de Rochechouart-Mortemart : tome XII, p. 163, note 4.

6. Tome X, p. 103.

7. Le nom est resté en blanc dans le manuscrit. — La Saussaye était un petit prieuré de l'ordre de Saint-Benoît, fondé au douzième siècle près de Villejuif, dans la banlieue de Paris, par Louis VI, pour servir d'asile aux lépreuses de la domesticité royale ; il passa ensuite aux

où elle est demeurée depuis honnêtement prisonnière[1].

Mort et état de l'abbé Morel.

L'abbé Morel[2] mourut fort vieux[3]. C'étoit un homme d'esprit et fort instruit, que la débauche avoit lié avec Saint-Pouenge en leur jeunesse, et toute leur vie le goût du plaisir. Saint-Pouenge, qui lui reconnut des talents, le fit connoître à Louvois, qui en essaya pour négocier des affaires secrètes qu'il souffloit tant qu'il pouvoit au ministre des affaires étrangères. Il s'en trouva si bien, qu'il en parla au Roi, qui s'en servit souvent depuis la mort de Louvois, et lui parloit souvent aussi dans son cabinet, où il le faisoit venir par les derrières. Il disparoissoit quelquefois, et j'entendois dire qu'on l'avoit envoyé en commission secrète. Le Roi et les ministres en furent toujours contents, et ses voyages furent toujours impénétrables. Il avoit pensions et abbayes[4], voyoit bonne compagnie, paroissoit quelquefois à la cour, et le Roi en public lui parloit souvent et avec un air de bonté. En son genre, c'étoit un personnage, et un honnête homme aussi[5].

bénédictines, qui obtinrent en 1676 de se transporter à Saint-Mandé, d'où elles revinrent à la Saussaye quelques années après.

1. C'est le 21 avril 1742 qu'eut lieu cette opération de police ; il y a des détails dans les *Lettres de M. de Marville, lieutenant général de police*, publiées par A. de Boislisle pour la Société de l'histoire de Paris, tome I, p. 19, 24, 25, 35-37, 40 et 43. Il est à remarquer que, si Madame la Duchesse, mère de l'abbesse, vivait encore à cette époque, Monsieur le Duc, son frère, était mort depuis 1740. Elle mourut à la Saussaye le 28 août 1760, et on l'enterra à Saint-Antoine-des-Champs ; Piganiol de la Force (*Description de Paris*, édition 1765, tome V, p. 67) a donné le texte de son épitaphe.

2. Jean Morel : tome II, p. 243.

3. Dangeau annonce sa mort le 21 décembre (p. 188). Les récents éditeurs de la *Correspondance de Bossuet* disent le 17 ; nous n'avons pu trouver confirmation de cette dernière date.

4. En fait d'abbayes, il ne semble pas qu'il en eût d'autre que celle de Saint-Arnoul de Metz, à laquelle il avait été nommé en 1676.

5. Voyez ce qui a déjà été dit à son sujet dans notre tome II, p. 244. Il y a des lettres de lui, adressées au Contrôleur général, aux Archives nationales, G^7 553, 556, 558, 562 et 586, 18 octobre 1703, 17 mars 1705, 15 août 1706, 2 février 1708, 28 janvier 1713.

Promotion de dix cardinaux. Lourdiscussion: Spinola, Althann, Pereira. [*Add. StS. 1623*]

Le Pape fit une promotion de dix cardinaux dont un réservé *in petto*[1]. La France n'en eut point, parce que Bissy avoit passé sur son compte dans les derniers temps de la vie du Roi[2], à la faveur de la Constitution. Les neuf déclarés furent : Gesvres, archevêque de Bourges, pour la Pologne ; Mailly, archevêque de Reims, *proprio motu ;* Spinola, nonce à Vienne[3] ; Bentivoglio, nonce à Paris ; Bossu, archevêque de Malines, *proprio motu ;* Pereira y la Cerda pour le Portugal[4] ; Althann pour l'Empereur, frère de son favori[5] et évêque de Vaccia[6] ; Belluga, évêque de Murcie, pour l'Espagne, et le P. Salerne, jésuite. Il n'y a point de remarques à faire sur Spinola, nonce à Vienne, ni sur Althann et Pereira, nommés par l'Empereur et par le roi de Portugal ; il y en a sur les six autres. On n'en pervertira le rang[7] que sur Mailly, dont on parlera le dernier.

Gesvres. [*Add. StS. 1624*]

Gesvres avoit plus de soixante ans. Il avoit été jeune à Rome ; il s'y étoit initié au Vatican. Innocent XI Odescalchi, tout ennemi de la France qu'il fut toujours, l'avoit tellement pris en affection, qu'il lui donna une

1. Promotion du 29 novembre : *Gazette*, p. 630 ; *Journal de Dangeau*, p. 170-171 ; *Gazette de Rotterdam*, n° 132, qui parle d'une protestation du cardinal de la Trémoïlle contre la promotion des archevêques de Bourges (erreur, pour Reims) et de Malines, et demandant le chapeau pour l'abbé Dubois à la place de M. de Mailly.

2. Tome XXVI, p. 228-229.

3. Georges Spinola : tome XXXII, p. 289.

4. Joseph Pereira de la Cerda, d'abord inquisiteur à Évora, prieur de Saint-Laurent de Lisbonne, évêque de Faro dans les Algarves en juin 1716, fut cardinal du titre de Sainte-Suzanne et mourut dans son diocèse le 29 septembre 1738.

5. Michel-Frédéric, cardinal d'Althann (tome XXXII, p. 289), frère du comte Michel-Jean (tome XXXIV, p. 47).

6. Vacz ou Vaccia, en allemand Waitzen, ville de Hongrie, sur le Danube, dans le comitat de Pest.

7. « On dit *pervertir l'ordre des choses* pour dire, troubler un ordre établi » (*Académie*, 1718). Ce sens a été conservé dans la dernière édition, quoique, de nos jours, on dise plutôt *intervertir*, verbe que l'Académie n'admettait pas encore au dix-huitième siècle.

place de camérier d'honneur[1]. Le nouveau prélat sut lui plaire, et à toute sa cour, dont il prit si bien les manières, qu'il ne s'en est jamais défait depuis, habitude, goût ou politique. Tout lui rioit à Rome ; il y passoit pour un des prélats favoris, et qui touchoit de plus près à la pourpre, et personne ne douta à Rome ni en France qu'il ne l'eût obtenue à la première promotion, lorsque les démêlés sur les franchises entre le Pape et le Roi vinrent au point que le marquis de Lavardin, son ambassadeur à Rome, ne put jamais obtenir audience, qu'il fut excommunié, et que tous les François eurent ordre de sortir de Rome[2]. Gesvres obéit comme les autres, mais à son grand regret et à celui du Pape et de toute sa cour. Phélypeaux, archevêque de Bourges[3], frère de Châteauneuf, secrétaire d'État, venoit de mourir tout à propos. Bourges fut donné à Gesvres en arrivant, pour prix de son obéissance et de l'abandon de ses espérances à Rome ; il fut le premier abbé qui, de ce règne, fut fait archevêque tout d'un coup. Il ne regarda ce poste que comme une planche après le naufrage, et ne songea qu'à s'en faire un échelon pour arriver où il tendoit, aussitôt[4] que les affaires seroient accommodées entre la France et Rome. Il perdit son protecteur en Innocent XI. Ottobon, qui lui succéda sous le nom d'Alexandre VIII, fit passer le Roi par où il voulut, puis se moqua de lui. Son pontificat fut trop court pour donner lieu à Gesvres de travailler utilement pour soi. Pignatelli, dit Innocent XII, qui lui succéda, régna plus longtemps. Il témoigna de l'estime et de la bonté à Gesvres ; mais il n'étoit plus à Rome ni dans la prélature. Gesvres sentoit qu'il lui falloit une nomination. Il n'oublia rien pour se lier étroitement avec Pomponne, Croissy et

1. Déjà dit au tome VI; p. 411.
2. Voyez nos tomes V, p. 43-44, et XXVIII, p. 231-232, pour l'affaire des franchises et l'ambassade de Lavardin.
3. Michel Phélypeaux de la Vrillière : tome VI, p. 412.
4. La syllabe *tost*, oubliée, a été ajoutée en interligne.

Torcy, fils du dernier, gendre de l'autre, qui avoient en commun les affaires étrangères. Il y réussit parfaitement, et il brigua la nomination du roi Jacques d'Angleterre ; mais elle ne put réussir. Il se tourna vers celle de M. le prince de Conti, qui venoit d'être élu roi de Pologne et qui partoit pour se rendre en ce pays-là. On a vu en son lieu le peu de goût de ce prince pour cette couronne, et son prompt retour[1]. Gesvres ne se rebuta point. Les évêques polonois, tous sénateurs du royaume, ont eu le bon sens de ne céder point aux cardinaux, en sorte qu'il n'y a guères que l'archevêque de Gnesne qui le puisse être, parce que, étant primat du royaume et régent dans l'interrègne, il n'y a point de difficulté avec lui ; c'est ce qui rend la nomination de Pologne facile à obtenir aux étrangers[2]. Gesvres sut si bien manéger, qu'il eut celle de l'électeur de Saxe, élu roi de Pologne au lieu de M. le prince de Conti. Dans la suite, le victorieux roi de Suède l'ayant forcé à céder sa couronne à l'heureux Stanislas Leszczinski, Gesvres fit encore si bien, qu'il eut sa nomination, et, ce nouveau roi ayant été précipité du trône par un retour de fortune et l'électeur de Saxe y étant remonté, Gesvres eut encore une nouvelle confirmation de sa précédente nomination, et tout cela avec le consentement du Roi[3]. Il passa donc plus de trente ans de sa vie à pourchasser le cardinalat, et à n'avoir autre chose dans le cœur et dans la tête. Archevêque de nom sans presque jamais de résidence, épargnant tout pour ses agents à Rome et pour ses vues du cardinalat, il avoit tout démeublé ou vendu à Bourges depuis la mort du Roi, et déclaré qu'il n'y retourneroit plus. Parvenu enfin à la pourpre si ardemment et si persévéramment souhaitée, et transporté de joie après tant de soins, de peines et de travaux, qui eût cru que, arrivé

Sagesse et dignité des évêques polonois.

1. Tome IV, p. 193-194 et 206-211.
2. Déjà dit au tome XV, p. 170-171.
3. Voyez nos tomes XV, p. 168-172, XVI, p. 410, et XXVI, p. 95-96.

enfin à l'unique but de toute sa vie, il n'en eût pas joui pleinement? Mais voilà de ces traits des jugements de Dieu qui confondent les hommes. Gesvres fut encore moins cardinal qu'il n'avoit été archevêque. Idolâtre de sa santé et de ses écus, il ne pensa qu'à éviter d'aller à Rome[1], et, pour en montrer son impossibilité, n'alla presque point à Versailles quand la cour y fut retournée, et dînoit en chemin. Il s'abstint des thèses, des sacres, de toutes cérémonies, même de celles du Saint-Esprit après qu'il eut été admis à l'Ordre[2], du conseil de conscience formé *ad honores*, et de toutes sortes d'affaires. Il vécut dans sa maison solitaire[3], où sa pourpre ne lui fut d'aucun usage, que pour la voir dans ses miroirs et s'entendre donner de l'Éminence par ses valets. Point de visites, en recevoit très peu, mangeoit seul, très sobrement et médicinalement[4], avec une très bonne santé, donnoit deux ou trois dîners l'année, avec peu de choix, voyoit quelques nouvellistes italiens et quelques savants obscurs, car il n'étoit pas sans savoir ni sans lumière pour les affaires; se promenoit les matins aux Tuileries pour prendre l'air avec des gens la plupart inconnus[5], et se défit enfin de

1. Il n'y retourna jamais après son cardinalat, même pour les conclaves : *Mémoires de Luynes*, tome III, p. 141.

2. Il fut fait commandeur de l'ordre du Saint-Esprit à la promotion de 1724.

3. Il habitait à Paris une maison de la rue du Bac, appartenant à l'hôpital des Incurables et qu'il louait trois mille livres (Archives nationales, S* 7105, fol. 165).

4. Adverbe que ne donnent pas les lexiques de l'époque, mais dont le *Littré* cite un exemple de Bossuet au sens mystique.

5. Quand il mourut, en 1744, le duc de Luynes écrivait (*Mémoires*, tome VI, p. 139) : « Il menoit une vie fort singulière; il ne voyoit personne que sa famille et quelques intimes amis et n'étoit occupé que du soin de sa santé. Il conservoit avec grand soin tout le cérémonial romain : des pages, des gentilshommes, des estafiers; mais toutes ces sortes de domestiques d'apparat n'étoient point demeurant chez lui; ils y venoient seulement quelques heures dans la journée..... Il avoit une grande quantité de meubles, de vaisselle d'argent et d'argent

son archevêché en faveur de l'abbé de Roye[1], qu'il voulut *mordicus*[2], et pas un autre, non pas même de son neveu[3], quoique fort bien avec lui et avec le duc de Tresmes, son frère, parce qu'il crut que l'abbé de Roye y feroit plus de bien et ne tourmenteroit personne sur la Constitution, qu'il n'avoit jamais honorée que des lèvres, et fit toujours de grandes aumônes dans l'archevêché de Bourges[4].

Bentivoglio avoit quitté tard un régiment de cavalerie qu'il commandoit au service de l'Empereur[5], pour entrer en prélature. Sa naissance[6] lui valut en moins de rien la nonciature de France, où il se signala par toute la débau- Bentivoglio.

comptant : on a trouvé dans un coffre quatre-vingt treize mille livres, dans un autre deux cent mille livres, dans un troisième de l'or et de l'argent en très grande quantité et que l'on n'a pas eu le temps de compter, dans des tiroirs grand nombre de rouleaux d'or... » Tout cela est confirmé par le marquis d'Argenson (*Mémoires*, édition Rathery, tome III, p. 52), qui insiste sur sa fréquente et nombreuse correspondance avec Rome et l'Italie.

1. Frédéric-Jérôme, connu sous le nom de cardinal de la Rochefoucauld : notre tome XXIX, p. 255.

2. Mot latin employé dans le langage familier pour signifier l'opiniâtreté intransigeante. L'*Académie* l'admit dans l'édition de 1798 ; le *Dictionnaire* d'Hatzfeld en cite un exemple de Regnard.

3. Étienne-René Potier de Gesvres (tome XXXIII, p. 170), qui devint évêque de Beauvais après M. de Saint-Aignan.

4. Par son testament, il laissa des sommes importantes au séminaire et à l'hôpital (*Mémoires de Luynes*, tome VI, p. 141).

5. Nous n'avons pas trouvé trace de ces fonctions militaires. Le *Dizionario di erudizione ecclesiastica* de Moroni n'en parle pas et dit au contraire qu'il se destina de bonne heure à l'auditorat de rote. Cependant, comme la première charge qui lui fut confiée fut le commandement du château-fort de Montalto, dans les États romains, on peut penser que le choix fait de lui put être déterminé par sa carrière antérieure.

6. Les Bentivoglio étaient une ancienne maison d'Italie, qui possédait au quatorzième siècle la seigneurie de Bologne, et prétendait descendre d'Entius, roi de Sardaigne, fils de l'empereur Frédéric II ; l'abbé Arnauld dans ses *Mémoires* (édition Michaud et Poujoulat, p. 514) raconte la légende de l'origine du nom. Ils s'étaient alliés aux rois d'Aragon, aux ducs de Milan et à diverses petites maisons souveraines.

che, les emportements, les fureurs dont on a parlé ici[1], et qu'on ne répétera pas. Il ne les signala pas moins à l'unique conclave où il se trouva[2], et assez peu après il mourut d'un emportement de colère, qui l'étouffa et en délivra le monde[3].

Bossu dit Alsace, et comment; est malmené par l'Empereur.

Bossu, dont le nom étoit Hénin-Liétard[4], étoit frère du prince de Chimay mort mon gendre[5], que Charles II avoit fait tout jeune chevalier de la Toison, qui servit depuis Philippe V en Espagne, qui le fit lieutenant général et grand d'Espagne. Bossu fut envoyé tout jeune faire ses études à Rome, et livré aux jésuites pour avoir soin de son éducation et de sa fortune[6]. Ils suppléèrent à ses talents, qui en tout genre étoient nuls; mais ils en firent un grand dévot, et se l'acquirent sans réserve. Des aveugles-nés de grande naissance, qui les peut élever à tout avec du secours, sont merveilleusement propres à la Société, qui n'en laissent[7] guères échapper de ceux dont ils se peuvent saisir, et les familles, qui espèrent bien y trouver leur compte, les leur offrent volontiers: elles mettent ainsi de grands bénéfices et de grandes dignités dans leur maison, et les jésuites règnent avec autorité par des sujets grandement établis, qui ne se connoissent pas eux-mêmes. Bossu revint de Rome[8] parfaitement ro-

1. Voyez nos tomes XXVI, p. 230-231, XXVII, p. 27, XXX, p. 57-58, XXXI, p. 145, etc.

2. Celui de Clément XII, en juillet 1730; il avait dû aussi assister au conclave de Benoît XIII en mai 1724.

3. Il mourut le 31 décembre 1732. La *Gazette* de 1733 annonce sa mort (p. 57), mais sans en noter les circonstances.

4. Thomas-Philippe de Hénin-Liétard de Bossu, qui prit le nom de cardinal d'Alsace : tome XXXVI, p. 126.

5. Charles-Louis-Antoine de Hénin d'Alsace, gendre de Saint-Simon en 1722, mort en 1740 : tome VII, p. 338.

6. Tout ce qui va suivre a déjà été dit plus sommairement dans le tome XXXVI.

7. Il y a bien *laissent* au pluriel, et plus loin *peuvent*, s'accordant avec l'idée, les jésuites.

8. On lit *revint à Rome*, mis par inadvertance, dans le manuscrit.

main et parfaitement jésuite ; c'étoit toute l'instruction qu'il y avoit acquise, la seule dont son génie pût être susceptible, l'unique dont l'intérêt de sa famille et celui de ses instituteurs pût élever sa fortune : aussi lui valut-elle promptement l'archevêché de Malines et une belle et très riche abbaye dans Malines même[1], dont les jésuites furent en effet archevêques et abbés. Ils se trouvèrent si bien d'un disciple si entièrement abandonné à eux, qu'ils n'oublièrent rien pour le faire valoir à Rome et le porter à la pourpre, dont ils tireroient encore plus d'éclat et de fruit. Il auroit eu des concurrents qui lui auroient coupé chemin[2], si on se fût douté à Vienne qu'il pût être sur les rangs d'une promotion. Quelque zèle et quelque soumission que les jésuites aient de tout temps pour la cour impériale, leurs intérêts leur sont encore plus chers, et, le coup frappé, ils ne manquent point de ressources pour le cacher ou le faire oublier. Cette considération, bien loin de les arrêter, ne fit qu'aiguiser leurs sourdes intrigues. Ils firent comprendre Bossu dans cette promotion sans aucune participation de la cour de Vienne, et l'ignorant et dévot Bossu, transporté de joie de sa promotion, en prit à l'instant toutes les marques dans Malines, sans en demander, ni encore moins en attendre, la permission de l'Empereur. Ce monarque, accoutumé à dominer également et ses sujets et la cour de Rome, entra en grande colère, menaça Rome, saisit les revenus du nouveau cardinal, et le traita avec toute la hauteur d'un souverain justement irrité. Les jésuites, qui s'y étoient

1. Lorsque Malines avait été érigé en archevêché en 1560, le pape avait uni à la mense épiscopale l'abbaye bénédictine d'Afflighem, fondée au onzième siècle par le comte de Louvain et dont les archevêques de Malines furent dorénavant abbés ; cette abbaye n'est point « dans Malines même », mais à peu de distance d'Alost.

2. « On dit *couper chemin à quelqu'un* pour dire se mettre au-devant de lui, sur son chemin, pour l'empêcher de passer » (*Académie*, 1718). Ici c'est le sens figuré.

attendus, firent le plongeon[1] comme des serviteurs fidèles qui n'avoient point de part en ce choix, et firent rendre à leur créature rougie les plus grandes soumissions à l'Empereur et à ses ministres. L'affaire étoit faite ; il ne s'agissoit plus que d'en sortir. Avec toutes ces soumissions, Bossu n'en garda pas moins toutes les marques et le rang de sa nouvelle dignité : sa conscience ne lui permettoit pas de manquer au Pape qui la lui avoit conférée ; mais, en même temps, il trahit son humilité : il prit le nom de cardinal d'Alsace. Il prétendit, le premier de sa maison, sortir par mâle des anciens comtes d'Alsace[2]. On en rit en Flandres ; mais partout ailleurs il ne put le faire passer, et ne fut jamais que le cardinal de Bossu. L'Empereur eut grand peine à lui permettre d'aller à Rome pour le conclave. Il ne lui donna main levée de ses revenus pour ce voyage qu'à condition de venir à Vienne directement de Rome, dès que le Pape seroit élu et couronné, demander pardon de sa faute. Il y alla donc, y fut retenu six mois, y reçut tous les dégoûts dont on put s'aviser, qui le poursuivirent toujours depuis en Flandres. La Constitution venue, on peut juger avec quelle aveugle fureur cette créature des jésuites s'y signala.

Belluga ; sa double et sainte magnanimité.

Belluga[3] arriva à la pourpre par des sentiers plus droits. C'étoit un bon gentilhomme castillan, que sa rare piété avoit fait choisir à Philippe V au commencement de son règne pour l'évêché de Murcie. Il s'y conduisit comme on s'y étoit attendu, et y fut en exemple à toute l'Espagne. Quelques années après, la guerre y fut portée jusque

1. Tome XVI, p. 87.

2. La généalogie des anciens comtes et ducs d'Alsace est donnée dans le tome III de l'*Art de vérifier les dates*. Saint-Simon reviendra sur cette « chimère » des Hénin-Liétard dans la suite des *Mémoires*, tome XVIII de 1873, p. 448.

3. Louis-Antoine Belluga y Moncade : tome XIII, p. 408, où a été raconté son dévouement à Philippe V.

dans ses entrailles, le roi et la reine contraints d'abandonner Madrid, sans argent, sans subsistance pour ce qui leur restoit de troupes, sans espérance d'en pouvoir lever, avec fort peu de sauver aucune pièce de la monarchie. Dans cette extrémité, qui fit si grandement éclater l'attachement et la fidélité espagnole à jamais mémorable, l'évêque de Murcie se signala entre les seigneurs et les prélats. Il fournit seul, gratuitement, deux mois de subsistance à l'armée, ou du sien qu'il épuisa et engagea, ou du fonds de ses diocésains qu'il toucha par l'ardeur de ses prédications, et encore plus par son exemple, et il donna, de plus, de quoi payer aux troupes plusieurs prêts qui leur étoient dus. Le sort des armes et les efforts de cette héroïque nation ayant raffermi le trône et rendu la couronne à Philippe V, l'évêque de Murcie ne crut pas qu'il lui fût rien dû ; il compta n'avoir fait que remplir son devoir, ne songea ni à se montrer ni à faire parler de lui, demeura, comme il avoit fait auparavant, renfermé dans son diocèse, uniquement occupé du soin de son salut et de celui de ses ouailles, sans que la cour aussi parût penser à lui. L'épuisement où tant de si cruelles secousses avoient mis les finances fit chercher les moyens de les réparer un peu. La cruzade[1] parut d'un secours plus prompt et plus net ; on l'augmenta fort d'un trait de plume. C'est une imposition sur le clergé que les papes, [qui] dominent en Espagne ainsi que dans tous les pays d'obédience, et surtout dans ceux d'Inquisition, ont accordée souvent aux rois d'Espagne pour la guerre des Maures, et depuis leur expulsion souvent encore, sous prétexte de leur faire la guerre en Afrique. Comme l'Espagne y a toujours eu quelques places, qui ont soutenu des siéges sans fin, parce que les Maures n'entendent rien à l'attaque des places, cette imposition, plus ou moins forte, a presque toujours subsisté et comme passé en ordinaire ; mais la surtaxe, et de la seule autorité du roi, émut le

1. Tome XXX, p. 132.

clergé, et l'évêque de Murcie plus qu'aucun. C'étoit un grand homme de bien, mais de peu de lumière. Il ne crut pas pouvoir en conscience livrer au roi un bien consacré aux autels et aux pauvres ; il fit grand bruit ; il résista avec la plus grande fermeté aux ordres réitérés du roi, et, comme son exemple à lui donner dans sa nécessité avoit été grand et en spectacle à toute l'Espagne, celui de sa résistance n'eut pas moins de crédit pour le refus. Le roi, embarrassé, s'écrie et menace ; Belluga, inébranlable, porta ses plaintes à Rome, et fut cause que l'affaire devint très considérable et ne put finir que par un accommodement.

Lors de son plus grand feu, la promotion se fit, et Belluga, célèbre à Rome par son zèle et sa fermeté pour l'autorité du Pape et pour l'immunité du clergé, y fut compris sans qu'il y eût jamais pensé. Il le montra bien ; il n'en apprit la nouvelle qu'avec surprise, et tout aussitôt déclara qu'il n'accepteroit jamais la pourpre sans la permission du roi, qu'il n'espéroit pas dans la disgrâce où il se trouvoit[1]. En effet, le roi d'Espagne regarda la promotion de Belluga comme une injure qui lui étoit faite, et lui envoya défendre de l'accepter. Mais le refus de Belluga avoit prévenu la défense. Le Pape, piqué à son tour, dépêcha un courrier à Belluga avec un bref impératif d'accepter en vertu de la sainte obéissance[2]. Mais ce bref ne put tenter ni ébranler même ce sublime Espagnol. Il répondit modestement au bref qu'il n'y alloit ni de la religion ni de l'Église qu'il fût cardinal ou qu'il

1. On lit dans la *Gazette* de 1720, p. 128, correspondance de Rome du 20 février : « L'évêque de Murcie, qui avoit été compris dans la dernière promotion, a écrit à Sa Sainteté pour lui témoigner, après l'avoir remercié, qu'il ne pouvoit accepter le cardinalat. »

2. « Dans le dernier consistoire, ...le Pape parla avec de grands éloges de la résolution du cardinal de Moncada de ne point accepter le cardinalat ; mais, après avoir loué sa modestie, il dit qu'il ne vouloit pas accepter la démission qu'il en avoit faite, mais lui ordonner expressément de l'accepter » (*Gazette*, p. 188, 26 mars) ; voyez le *Journal de Dangeau*, tome XVIII, p. 247.

ne le fût pas, mais qu'il y alloit du devoir et de la conscience d'un sujet d'obéir à son roi, de lui être fidèle et soumis, dont nulle puissance ne le pouvoit délier ni le faire départir[1]. C'est qu'il ne s'agissoit ici que d'une dignité; s'il y avoit eu de la religion ou de l'hérésie mêlée, je ne sais si on penseroit au delà des Pyrénées comme on pense en deçà, et comme toute l'antiquité a pensé en tout pays. Quoi qu'il en soit, telle fut la digne réponse du grand évêque de Murcie, dans laquelle il persévéra, malgré tout ce que Rome commise[2] y employa de caresses et de menaces. Ce spectacle plaisoit fort à Madrid, qui laissoit faire sans se remuer, et qui le laissa durer plusieurs mois. Belluga ne se remua pas davantage; il ne fit ni ne laissa faire la plus petite démarche auprès du roi d'Espagne; il ne fut pas moins tranquille ni moins absorbé dans ses devoirs et dans les occupations de sa vie accoutumée. Rome aussi dédaignoit agir auprès du roi d'Espagne, ou plutôt n'osoit se commettre à un refus. Lorsque Belluga n'y

1. Une lettre adressée à la marquise de Balleroy et restée inédite confirme en grande partie ce récit : « L'on parle ici beaucoup de l'évêque de Murcie. La pourpre romaine n'a jamais tant honoré personne que le refus qu'il en a fait l'honore... Lorsque les Allemands chassèrent Philippe V, ce bon évêque se mit à rassembler les troupes qu'il put, et tint pour le roi. Lorsqu'il remonta sur le trône, l'évêque content d'avoir rempli son devoir de bon sujet, ne songea plus qu'aux soins épiscopaux et ne demanda point de récompense. Quand Philippe V, pour faire la guerre à l'Empereur, a voulu faire publier la bulle de la croisade, qui lui permet de lever sur les ecclésiastiques, l'évêque a refusé de la publier et a dit que cette bulle ne permettoit de lever sur les ecclésiastiques que pour une guerre contre les Infidèles ; que l'Empereur n'étoit pas de ce nombre. Ce refus l'avoit brouillé à la cour et donné occasion au pape de lui envoyer la calotte pour récompense de sa fermeté. L'évêque l'a refusée, et a mandé au saint-père qu'il avoit fait serment devant l'autel de ne point recevoir de récompense d'une action qu'il n'avoit faite qu'à regret et pour suivre son devoir ; qu'il étoit né sujet du roi d'Espagne ; qu'il avoit été bien fâché que son devoir l'eût obligé de s'opposer à ses ordres ; mais qu'il croiroit manquer à son devoir de sujet s'il en recevoit récompense. »

2. C'est-à-dire, engagée.

songeoit plus, et que la longueur du spectacle l'eût fait tomber, le roi d'Espagne dépêcha deux courriers, l'un à Belluga, avec ordre d'accepter, l'autre au Pape, portant sa nomination au cardinalat en faveur de Belluga. Ainsi l'affaire fut finie avec une gloire sans égale pour Belluga, qui, sans se hâter, ni changer rien à son habit ni à sa calotte, vint présenter sa barrette au roi d'Espagne, la recevoir de sa main, et l'en remercier comme ne la tenant que de ses bienfaits[1]. Ce contraste fut un peu fort pour les cardinaux d'Alsace et de Mailly, et il fut célébré partout.

Dans la suite, Belluga, qui avoit plus de zèle que de lumière, voulut entreprendre des réformes que les évêques d'Espagne ne purent souffrir. Ils s'élevèrent contre[2] avec d'autant plus de succès que leur résidence, leurs mœurs, leurs aumônes, leur vie pleinement et uniquement épiscopale est en exemple de tout temps soutenu à tous les évêques du monde. Belluga, ne pouvant procurer à son pays le bien qu'il s'étoit proposé, se dégoûta tellement qu'il fit trouver bon au roi qu'il lui remît l'évêché de Murcie, et qu'il se retirât à Rome[3]. Il y fut, comme à Murcie, sujet très attaché à son roi, chargé même de ses affaires

1. Tout cela est-il absolument exact? En tout cas, l'affaire ne dura pas aussi longtemps que le dit Saint-Simon ; car la *Gazette* enregistrait un peu plus tard la nouvelle suivante (correspondance de Rome du 14 mai 1720, p. 271) : « On a eu avis que le cardinal Belluga, évêque de Carthagène, avoit accepté le cardinalat, ayant reçu un commandement exprès du pape, après avoir refusé longtemps d'accepter cette dignité. » L'évêché de Murcie comprenait les deux sièges réunis de Carthagène et Murcie.

2. Il y a aux Affaires étrangères, vol. *Espagne*, Mémoires et documents, 252, des « Représentations sur le misérable état du royaume » adressées au roi d'Espagne par le cardinal Belluga et datées de 1721. Elles ne furent peut-être pas étrangères à la retraite à Rome en 1724 (ci-après).

3. Le cardinal Belluga, étant allé à Rome en 1724 pour le conclave où fut élu Benoît XIII, se décida à ne plus retourner en Espagne et envoya de Rome la démission de son évêché ; il y fut remplacé en novembre suivant par l'évêque d'Oviedo.

dans des entre-temps, et y a eu part dans tous[1], et sa vertu, qui surnagea toujours aux lumières, surtout politiques, lui acquit une vénération, et même, pendant toute sa longue vie[2], une considération que celles-ci ne peuvent atteindre, quoique plus dans leur centre en cette capitale du monde que partout ailleurs.

Salerne étoit un jésuite italien du royaume de Naples, transporté je ne sais par quelle aventure en Allemagne, ni par quelle autre fort bien dans les bonnes grâces de Frédéric-Auguste, électeur de Saxe, en la conversion duquel il eut beaucoup de part[3]; mais je ne sais s'il y eut plus de peine que le Tencin à celle de Law[4]. L'électeur de Saxe vouloit être roi de Pologne, et il ne pouvoit être élu sans être catholique. Ce point étoit fort embarrassant. Nul sujet du duché de Saxe ne pouvoit embrasser la religion catholique sans perdre à l'instant tous les biens qu'il y possédoit. La qualité de chef et de protecteur né de tous les protestants d'Allemagne est attachée à la dignité d'électeur de Saxe, qui est chargé de tous leurs griefs, de les faire redresser, de leur faire maintenir et rétablir tout ce que les diverses paix et pacifications leur ont accordé[5]. Un titre qui a des fonctions si continuelles et si importantes, et qui le met à la tête du corps protestant, et en moyen de le mouvoir, lui donne la première considération dans l'Empire et dans toute l'Allemagne, et une autorité et un crédit qui le fait fort ménager par tous les souverains d'Allemagne, et beaucoup par les empereurs. Auguste ne vouloit pas perdre de si grands avantages, ni se commettre Salerno.

1. Dans tous les temps.

2. Il mourut le 22 février 1743, à quatre-vingts ans.

3. Nous avons déjà rencontré le jésuite Jean-Baptiste Salerni, dit plus tard le cardinal de Salerne, comme compagnon du prince électoral de Saxe lors de son voyage en Europe en 1714 : tome XXV, p. 112-113.

4. Ci-dessus, p. 2 et 10.

5. Tout cela, et ce qui va suivre, a déjà été dit dans le tome XXV, p. 110-111.

avec ses propres États passionnés pour le luthéranisme. Son domestique n'étoit pas plus aisé sur ce point. Le détail de cette grande affaire n'appartient point à ces *Mémoires ;* il s'y faut contenter de l'exposition du fait, et de dire qu'Auguste fut assez habile ou assez heureux pour concilier des choses si fort opposées. Il fut catholique et roi de Pologne ; il ne se brouilla ni avec ses sujets ni avec le corps des protestants; il demeura toujours leur chef et leur protecteur, dont il conserva toujours la considération, le crédit et l'autorité en Allemagne. Sa mère étoit fille de Frédéric III, roi de Danemark[1], qui survécut vingt ans à son couronnement à Cracovie, et qui ne le voulut jamais voir depuis[2]. Il avoit épousé en 1693 Christine-Éberhardine, fille de Christian-Ernest de Brandebourg, marquis de Bareith[3], qui se retira dans un château à la campagne dès qu'elle sut sa[4] conversion, ne prit jamais les marques de reine, ni n'en voulut admettre les traitements, fut plusieurs années sans pouvoir se résoudre à le voir quand il venoit en Saxe, et ne le vit enfin que comme en visites très courtes et très froides, sans avoir jamais voulu approcher des frontières de Pologne[5]. L'électeur s'en consola aisément; mais il avoit encore un autre dessein à exécuter : c'étoit de convertir son fils aîné et de lui assurer la couronne de Pologne, sans perdre après lui la précieuse qualité de chef et de protecteur né des protestants. Pour arriver à ce but, il falloit séparer doucement le jeune prince d'une mère si entêtée de sa religion, sans montrer ses desseins sur lui, et le confier à des personnes assez sûres et assez intelligentes pour tourner le prince électoral suivant ses vues. C'est à quoi il eut encore le bonheur de réussir, et ce qui

1. Anne-Sophie de Danemark (tome XXXII, p. 213).
2. Elle ne mourut en effet qu'en 1717.
3. Tome IV, p. 188-189.
4. Le mot *sa* est répété deux fois, à la fin de la page 2444 du manuscrit et au commencement de la page 2445.
5. Déjà dit dans nos tomes XXV, p. 111, et XXXII, p. 214.

le détermina à le dépayser de Saxe par de longs voyages. Le P. Salerne eut l'honneur de la conversion du fils comme il avoit eu celle du père. Il accompagna le jeune prince dans tous ses voyages, déguisé en cavalier; il le confessoit et le dirigeoit, et, comme il n'étoit pas encore temps que sa conversion parût, il lui disoit la messe avant que la suite du prince le sût éveillé, dont il avoit une permission du Pape. Au retour de ses voyages, la conversion, comme on l'a vu ici[1], fut déclarée, et presque en même temps son mariage avec une archiduchesse[2]. Salerne en porta la nouvelle au Pape, qui le récompensa du chapeau. C'étoit, comme on le voit, un homme d'esprit et d'intrigue, doux, honnête, insinuant et dont les mœurs et la conduite n'ont point reçu de blâme. Il mourut à Rome chez les jésuites, où il voulut toujours loger, neuf ans après sa promotion[3], toujours fort considéré et chargé des affaires de ses prosélytes.

Mailly; son ambition, sa conduite.

Mailly, sans ailes comme en avoit eu Gesvres, ne visa pas moins haut et n'y travailla pas moins que lui. Mis dans l'Église malgré lui par un père et une mère violents et absolus dans leur famille, il fit de nécessité vertu à travers les plus cuisants regrets, et ne prit d'ecclésiastique que ce qu'il n'en put laisser; ni étude ni savoir d'aucune espèce, ni aptitude ni volonté d'en acquérir, ni piété ni mœurs que ce qu'il en falloit à l'extérieur pour ne pas ruiner les espérances de l'état forcé qu'on lui avoit fait embrasser. Il vécut longtemps les coudes percés dans un recoin de Saint-Victor, parce qu'il en coûtoit moins à son père, et que cette demeure l'écartoit davantage du monde, et donnoit une écorce plus régulière[4]. Le mariage du comte de Mailly son frère avec une nièce à la mode de Bretagne

1. Tome XXXII, p. 213-214.
2. On a vu ce mariage dans le précédent volume : p. 343.
3. Il mourut le 29 janvier 1729.
4. Sur tout ceci, voyez nos tomes I, p. 89, IV, p. 349-350, et XIII, p. 106-107.

de Mme de Maintenon, mais dont elle prenoit soin comme de sa véritable nièce, et qu'elle fit dame d'atour de Mme la duchesse d'Orléans, puis de Mme la duchesse de Bourgogne[1], valut enfin une légère abbaye à ce malheureux reclus[2], et quelque liberté ensuite par une place d'aumônier du Roi. Nos maisons, du même pays, étoient anciennement et plusieurs fois alliées[3]; l'amitié et les liaisons s'étoient toujours conservées entre elles. J'étois fort des amis du comte de Mailly et de sa femme. Je le devins de l'abbé de Mailly dès qu'il parut à la cour. Il parvint[4] à force de bras à [l']archevêché d'Arles, à la mort du dernier Grignan[5]. À peine y fut-il nommé, qu'il songea à mettre à profit le voisinage d'Avignon et la facilité de la mer pour le commerce avec Rome[6]. Il fit toutes sortes d'avances à Gualterio, vice-légat d'Avignon, qui y répondit en homme de beaucoup d'esprit et fort liant, qui n'ignoroit pas ce qu'étoit l'archevêque d'Arles et la comtesse de Mailly, sa belle-sœur. Le grand but de ces vice-légats, et ce qui leur fait souhaiter cette vice-légation, est d'en sortir par la nonciature de France, qui leur assure le cardinalat. Pour cela il faut s'y rendre agréable, parce qu'une des distinctions des trois grandes couronnes, l'Empire, la France et l'Espagne, est l'exclusion pour leur nonciature de tout sujet qui leur déplaît, et le choix pour la remplir entre trois ou quatre sujets que Rome leur propose[7]. La liaison

1. Tomes I, p. 87-88, et III, p. 159-160.
2. L'abbaye de Flavigny : tome XIII, p. 107.
3. Tome IV, p. 304, note 8.
4. *Devint* corrigé en *parvint*.
5. Jean-Baptiste Adhémar de Monteil de Grignan, né en 1638, docteur de Sorbonne, coadjuteur de son oncle à Arles en 1666, lui succéda en mars 1689 et mourut à Montpellier le 2 novembre 1697; il avait eu en 1670 l'abbaye d'Aiguebelle, et plus tard celles de la Rivour et du Thoronet.
6. Tout ce commerce a déjà été raconté dans nos tomes VII, p. 18-19, et XIII, p. 106 et suivantes.
7. Tome VII, p. 18.

fut donc bientôt formée entre les deux prélats par leurs vues et leurs besoins respectifs, qui se tourna dans la suite en amitié intime qui ne finit qu'avec leur vie, on l'a vu ici ailleurs, et que ce fut leur amitié qui forma la mienne avec Gualterio, qui a duré jusqu'à sa mort[1]. Il vint bientôt nonce en France. Il y plut extrêmement, et sut gagner si bien les bonnes grâces du Roi, que, devenu cardinal, il lui donna l'abbaye de Saint-Victor à Paris. On a vu ici en son temps qu'il s'étoit noyé à Rome, par la visite qu'il fit en partant de France aux bâtards[2]; ce qui a fait que, depuis lui, aucun nonce n'a reçu la calotte rouge à Paris, et que, sur le point de leur promotion, ils ont toujours été rappelés et ne l'ont reçue qu'à l'entrée de l'Italie. Quelques années après sa promotion, Gualterio revint de Rome tout exprès pour voir le Roi, et on a vu en son lieu ici avec quelle distinction il y fut reçu, jusqu'à donner de la jalousie par l'exemple du cardinal Mazarin[3]. Il retourna à Rome avec parole du Roi de l'ordre du Saint-Esprit à la première promotion. Le Roi mourut sans la faire; Monsieur le Duc en acquitta la promesse en 1724. Mailly, pendant ces années, tâchoit de les employer sourdement par le commerce caché qu'il entretenoit à Rome, où il se faisoit des amis tant qu'il pouvoit. Il trouva moyen de se procurer des occasions d'écrire au Pape et de s'en attirer des brefs, mais tout cela dans le plus ténébreux secret. Depuis la fin de la Ligue, et la force du règne d'Henri IV, il étoit aussi sagement qu'étroitement défendu à tous évêques, bénéficiers et ecclésiastiques d'avoir aucun commerce avec Rome, sans une permission expresse qui passoit par celui des secrétaires d'État qui avoit les affaires étrangères, qui l'accordoit difficilement, qui limitoit le temps, et qui ne s'étendoit jamais au delà de l'af-

Pourquoi les nonces de France, devenant cardinaux, n'en reçoivent plus les marques qu'en rentrant en Italie.

Tout commerce étroitement et sagement défendu aux évêques, etc. de France à Rome, et comment enfin permis.

1. Tome XIII, p. 109-110.
2. Tome XXIV, p. 6-9.
3. *Ibidem*.

faire pour laquelle elle étoit accordée[1]. C'étoit un crime, et sévèrement châtié, qu'y écrire même une seule fois sans en avoir obtenu permission, parce que toutes les affaires ordinaires, comme bulles, dispenses, etc., s'y faisoient par la seule entremise des banquiers en cour de Rome. Le Roi étoit fort jaloux sur ce point. Ce n'a été que tout à la fin de son règne que l'affaire de la Constitution, qui fit tant de fripons, d'ambitieux et de fortunes, et le crédit et l'intérêt du P. Tellier, énervèrent cette loi si salutaire, puis l'anéantirent, dont la France sent encore tout le poids et le malheur. On a vu ailleurs ici[2] combien il y eut de peine et de travail à sauver Monsieur d'Arles, surpris en cette faute à l'occasion des reliques de saint Trophime, dont il avoit envoyé un présent au Pape qu'il s'étoit fait demander, dont il fut sur le point d'être perdu. Cet orage, que Mme de Maintenon eut grand peine à calmer, et qui fit grand bruit à la cour, rendit l'archevêque d'Arles plus timide, mais sans lâcher prise, et lui servit à Rome. On peut juger qu'un homme d'ambition si suivie n'avoit pas négligé de se dévouer aux jésuites et de se les acquérir. Une haine commune les unissoit. La comtesse de Mailly, et les Maillis, leurrés et accoutumés à la voir la nièce favorite de Mme de Maintenon, n'avoient pu digérer la fortune si supérieure de la nièce véritable, et ce que les Noailles avoient tiré de ce mariage. N'osant s'en prendre à Mme de Maintenon, ils s'en prenoient aux Noailles, qu'ils haïssoient parfaitement; l'archevêque d'Arles en étoit irrité plus qu'aucun d'eux. Il ne pouvoit supporter l'éclat du cardinal de Noailles, dont les avances et la douceur ne le purent jamais ramener, en sorte que, se trouvant d'une assemblée du clergé où le cardinal de Noailles, lors en pleine faveur, présidoit, il prit à tâche, sourdement étayé des jésuites, de lui faire contre en toute occasion, sans que

Haine de Mailly contre le cardinal de Noailles, et ses causes.

1. Tout ceci, dit déjà précédemment, a été répété dans le tome XXVII, p. 29-30.
2. Tome XIII, p. 112-114.

la patience et tout ce que le cardinal pût faire pour le rendre plus traitable, y pût réussir, tellement que l'archevêque leva le masque et lui rompit publiquement en visière[1]. Le cardinal, tout modéré qu'il étoit, ne crut pas devoir souffrir cette insulte. Il la repoussa avec sagesse, mais avec la hauteur qui convenoit à sa place, et, comme au fond il avoit raison, et qu'il sut bien l'expliquer et le démontrer, il confondit l'archevêque, qui ne sut que balbutier, et qui fut blâmé publiquement de toute l'assemblée. Cet éclat obligea le cardinal d'en rendre compte au Roi. Le Roi lava doucement la tête à l'archevêque, et l'obligea d'aller faire des excuses au cardinal, sans que les jésuites osassent dire un mot en sa faveur, ni que lui eût pu gagner Mme de Maintenon, qui le tança fortement. Voilà ce qu'il ne pardonna jamais aux Noailles, et qui le rendit l'ennemi ardent et irréconciliable du cardinal de Noailles tout le reste de sa vie, jusqu'à m'avoir dit à moi-même dans le feu de l'affaire de la Constitution, et lui cardinal, sur laquelle nous n'étions pas d'accord, qu'il ne se soucioit de la Constitution, comme telle, en façon du monde; qu'il ne l'avoit jamais soutenue avec ardeur, comme il feroit toujours, que parce que le cardinal de Noailles étoit contre, et qu'il auroit été contre avec la même violence, si le cardinal de Noailles avoit été pour. Il ne me dissimula pas aussi[2] que la vue prochaine du chapeau lui avoit fait faire les fortes démarches qu'il avoit cru utiles pour se l'assurer et se l'accélérer.

Sentiments de Mailly étranges sur la Constitution. Comment transféré d'Arles à Reims; sa conduite dans ce nouveau siège.

Le Tellier, fils du chancelier de ce nom et frère de Louvois, étant mort en 1710[3], archevêque de Reims depuis longues années, et toute sa vie peu ami des jésuites, le P. Tellier se fit un capital de le remplacer d'un homme à tout faire pour les jésuites, et à réparer dans

1. Toute cette histoire a déjà été racontée deux fois : tomes XIII, p. 272-273, et XX, p. 77-79.
2. *Aussy* a été ajouté en interligne.
3. Après cette date, Saint-Simon a biffé *le P. Tellier*.

ce diocèse les longues pertes qu'ils y avoient faites. Il y voulut aussi avec autant de choix un ennemi du cardinal de Noailles, qui, par l'éminence de ce grand siége, devînt un personnage nécessaire, sûr en même temps pour eux et propre à lui opposer. D'autres qualités, il ne s'en embarrassa guères, l'autorité et la violence suppléant aisément à tout. Dès qu'il ne s'agissoit que des deux premières, il ne lui fallut pas chercher beaucoup pour trouver son fait. La naissance, les entours de Mailly, le siége d'Arles qu'il occupoit depuis longtemps, et où il avoit presque toujours résidé, rendirent facile sa translation à Reims. Mailly gagna tout à ce changement, et n'y perdit pas même la facilité qu'il avoit à Arles pour son commerce et ses intrigues à Rome, sur lequel la rigueur de la cour étoit peu à peu tombée par les manèges du P. Tellier, aux vues duquel cette liberté étoit devenue nécessaire. Ainsi Mailly, devenu plus considérable à Rome par l'éclat de son nouveau siége et par sa proximité de Paris et de la cour, redoubla d'efforts à Rome, et n'oublia rien ici pour en mériter l'objet de ses desirs. L'affaire de la Constitution lui en présenta tous les moyens, qu'il en saisit avec avidité, et qui lui fournit ceux d'exercer sa haine contre le cardinal de Noailles. L'orgueil souffroit toutefois de se voir avec son siége, son zèle, son affinité avec Mme de Maintenon, si loin derrière les cardinaux de Rohan et de Bissy, et confondu avec d'autres évêques; mais ce fut une épreuve qu'il fallut essuyer dans l'espérance du chemin qu'elle lui feroit faire. Ainsi s'écoulèrent les restes du règne du Roi et les premiers temps de la Régence. La Constitution y ayant enfin pris le dessus, Mailly s'unit étroitement à Bentivoglio, tous deux dévorés du desir de la pourpre, et tous deux persuadés qu'ils ne se la pouvoient accélérer qu'en mettant tout en feu. Mailly donc n'aspira plus qu'à se faire le martyr de Rome, ne garda plus de mesures, abandonna Rohan, Bissy et les plus violents évêques, comme de tièdes politiques, qui abandonnoient le saint-siége et la cause de l'Église. De là ses lettres et ses mandements multipliés[1], le double mérite qu'il recueillit à Rome d'avoir osé les faire et les publier, et de n'avoir pu être arrêté par tous les ménagements que le Régent avoit eus pour lui. Ce n'étoit pas des ménagements qu'il souhaitoit, c'étoit tout le contraire pour acquérir à Rome la qualité de martyr et en recueillir le fruit. Aussi en fit-il tant que l'emportement d'une de ses lettres la fit brûler par arrêt du Parlement[2]; aussi en fit-il éclater sa joie et son mépris un peu sacrilégement[3]. Il fonda une messe à perpétuité dans son église, à pareil jour, pour remercier Dieu d'avoir été trouvé digne de participer aux opprobres de son Fils unique pour la justice[4]; il espéroit sans doute engager à quelque violence d'éclat par cette étrange fondation, qui le conduiroit plus tôt à son but : il y fut trompé. Le châtiment alors ne pouvoit tomber que sur sa personne, et on ne peut agir contre la personne d'un pair qu'au Parlement, toutes les chambres assemblées et les pairs convoqués. Outre l'embarras d'une affaire de cette qualité, la Constitution et ses suites étoient détestées, et on ne craignoit rien tant là-dessus que l'assemblée du Parlement. On laissa donc tomber l'éclat où l'archevêque vouloit engager. Sa conduite, qui scandalisa jusqu'aux plus emportés constitutionnaires, le décrédita même dans leur parti ; mais les

1. Voyez à la Bibliothèque nationale, *Catalogue de l'histoire de France, histoire religieuse*, Ld[4], nos 842-844, 874-875, 896, 899, 909, 933-937, 946, 975, etc.

2. Arrêt du 19 mars 1718 supprimant une « Lettre de M. l'archevêque de Reims à S. A. R. Mgr le duc d'Orléans », et la condamnant au feu (Archives nationales, AD + 747, n° 57).

3. Adverbe que l'*Académie* n'admettait pas encore en 1718.

4. Nous ne savons si cette fondation de messe est exacte ; mais, à la suite de l'arrêt du 19 mars, l'archevêque envoya une lettre circulaire aux doyens ruraux de son diocèse, datée du 24 et commençant par ces mots : « Prenez part à mon bonheur » (Bibliothèque nationale, Ld[4] 1018).

prélats ne donnoient pas les chapeaux : ce n'étoit qu'à Rome qu'ils se distribuoient, et ce n'étoit que vers Rome que toutes ses démarches se dirigeoient. Enfin il fut content par la promotion dont il s'agit ici ; lui et son ami Bentivoglio y furent compris tous deux. Ces violents procédés ne le servirent peut-être pas mieux que ses flatteries. Le Pape se piquoit singulièrement de bien parler et de bien écrire en latin ; il vouloit s'approcher de saint Léon et de saint Grégoire, ses très illustres prédécesseurs[1] ; il s'étoit mis à faire des homélies[2] ; il les prononçoit, puis les montroit avec complaisance ; pour l'ordinaire, on les trouvoit pitoyables ; mais on l'assuroit qu'elles effaçoient celles des Pères de l'Église les plus savants, les plus élégants, les plus solides. Mailly s'empressa d'en avoir, et encore plus de se distiller en remerciements et en éloges. Ils achevèrent de gagner et de déterminer le Pape, qui le fit cardinal sans participation de la France, ni de pas un de ses parents ou amis de ce pays-ci.

M. le duc d'Orléans, fort irrité de la promotion de l'archevêque de Reims, me mande, me l'apprend, et discute cette affaire avec le Blanc

M. le duc d'Orléans m'envoya chercher un peu après midi ; il n'y avoit pas une heure qu'il avoit reçu la nouvelle de la promotion ; l'abbé Dubois, qui la lui avoit portée, n'étoit déjà plus avec lui. C'étoit le dimanche 10 décembre. Je le trouvai seul avec le Blanc ; la Vrillière y vint une demi-heure après. M. le duc d'Orléans étoit fort en colère ; il m'apprit la promotion, et tout de suite qu'il dépêchoit à Reims, où étoit l'archevêque, le chevalier de Velleron, enseigne des gardes du corps[3], avec un

1. Saint Léon Ier, pape de 440 à 461, et saint Grégoire Ier, pape de 590 à 604, tous deux qualifiés de *grand,* tous deux célèbres par leurs lettres et leurs sermons, dont on fit de très nombreuses éditions, et dont le style est célèbre.

2. Elles ont été imprimées dans les œuvres complètes de ce pape publiées d'abord à Rome par le cardinal Annibal Albani, son neveu, puis à Francfort en 1729, en deux volumes in-folio.

3. Louis-Dominique de Cambis, chevalier de Velleron, baptisé le 10 août 1669, fut admis dans l'ordre de Malte dès 1674, eut une cornette de cavalerie en 1689, et passa capitaine en 1692 ; la même

ordre du Roi de l'empêcher de sortir de Reims, de l'y faire retourner, s'il le rencontroit en chemin, de lui défendre de porter la calotte rouge ni aucune marque ni titre de cardinal, et de la lui ôter de dessus la tête en cas qu'il l'y eût mise[1]. Je sentis tout le crime d'une ambition

et moi, où la Vrillière, gendre du frère de l'archevêque, survient. Velleron *

année, il entra aux gardes du corps comme exempt dans la compagnie de Lorge, dont il fut nommé second enseigne en septembre 1709 ; entre temps, il avait eu le grade de mestre-de-camp en 1703 et le gouvernement de Sisteron en mai 1709. Il fut nommé brigadier de cavalerie en mars 1710, devint en 1716 premier enseigne de sa compagnie, maréchal de camp en mars 1719 et quitta alors l'ordre de Malte. Il passa troisième lieutenant aux gardes du corps en 1720, prit le nom de comte de Cambis en 1721, en épousant une Gruyn, fille du garde du Trésor royal ; il fut envoyé aussitôt après comme ambassadeur en Savoie et y resta jusqu'en 1728. Il était premier lieutenant des gardes du corps depuis 1730, lorsqu'on lui donna en 1733 le commandement du Dauphiné ; il conserva ce poste jusqu'en 1736, ayant été nommé en 1734 lieutenant-général et grand croix de l'ordre de Saint-Louis. Le cardinal de Fleury l'envoya en ambassade en Angleterre en 1737 et lui fit donner l'ordre du Saint-Esprit en 1739. Il mourut à Londres le 12 février 1740.

1. Le Régent avait en outre ordonné dès le 10 décembre au secrétaire d'État Armenonville d'écrire la lettre suivante au lieutenant général du présidial de Reims : « Vous avez sans doute appris que M. l'archevêque de Reims a été compris dans une promotion de neuf cardinaux que le Pape vient de faire ; mais, comme ce prélat a sollicité et obtenu cette dignité étrangère sans en avoir eu ni demandé la permission du Roi, Mgr le duc d'Orléans n'a pu regarder ce procédé de sa part que comme une infraction, non seulement à l'obéissance et à la fidélité que son rang et sa naissance exigeoient de lui, mais même au serment qu'il a prêté en qualité de duc et pair, et S. A. R. n'a pu se dispenser, pour le maintien de l'autorité de S. M. qui est en ses mains, de faire défense à ce prélat d'accepter cette dignité, d'en prendre le titre ni d'en porter les marques. Elle a pour cet effe chargé M. le chevalier de Velleron, enseigne des gardes du corps, de lui porter les ordres de S. M. à ce sujet, et elle m'a ordonné en même temps de vous écrire que son intention est que votre compagnie, ni aucun des officiers qui lui sont subordonnés, ne reconnoisse ce prélat comme revêtu de cette dignité et ne lui rende aucun devoir ni honneur à cette occasion. Je ne doute pas que vous ne vous conformiez

* Après *Velleron*, Saint-Simon a biffé *quel*.

dépêché à l'archevêque avec défense et pis de porter aucune marque de cardinal et de sortir de son diocèse.

désordonnée, qui m'étoit connue depuis si longtemps. Je sentis aussi toute la foiblesse du Régent après le premier feu passé, qui le portoit lors aux extrémités, et tous les embarras à l'égard d'une dignité que les couronnes ont mise en possession paisible de toute indépendance, de toute infidélité et de toute vraie impunité. Je sentis encore que la chose étoit à ce point qu'il falloit perdre cet homme, qui étoit mon parent, et, tel qu'il fût, mon ami depuis si longtemps, ou le laisser en possession de son larcin. Je me conduisis donc en conséquence; je montrai autant de colère que M. le duc d'Orléans; je ne le contredis en rien; je discutai avec lui tous les plus violents partis, sans en exclure ni en inclure pas un; je donnai à sa colère tout le jeu et tout l'essor qu'elle voulut prendre, et j'applaudis à tout. J'aurois tout gâté à faire autrement; il n'étoit pas temps de chercher à diminuer ce feu; je l'aurois embrasé davantage, et j'aurois ôté la force à ce que je me proposois bien de lui représenter peu après. Ces délibérations d'extrémités fort en l'air et peu digérées durèrent jusqu'à près de trois heures. Je ne voulus rien abréger, pour laisser évaporer tout le feu, et paroître aussi fâché que lui. Je l'étois en effet, parce que rien n'est plus préjudiciable à l'État ni plus directement opposé au droit des rois sur leurs sujets qu'une telle porte ouverte à l'ambition des ecclésiastiques, qui, au mépris du souverain, de son autorité, de ses intérêts, se livrent à une puissance étrangère, souvent ennemie, pour en obtenir une dignité amphibie[1] qui les élève à un rang monstrueux, les met à la tête du clergé, les soustrait à tout châtiment et à toute poursuite, quelque félonie qu'ils puissent commettre, leur donne un

en ce qui est en cela aux ordres de S. A. R. Je suis, etc. ARMENONVILLE. » (*Gazette d'Amsterdam*, 1720, Extraordinaire III).

1. « On dit figurément d'un homme qui se mêle de différentes professions opposées l'une à l'autre que c'est *un amphibie* » (*Académie*, 1718). Saint-Simon a déjà employé cet adjectif au figuré dans sa table du *Journal de Dangeau* (notre tome XXIII, p. 413, note 2), et nous le retrouverons ci-après, p. 84.

crédit, une considération, une autorité infinie, avec le droit certain d'avoir pour deux et trois cent mille livres de rente en bénéfices, et d'obtenir tout ce qui leur convient à leur famille, sans rendre le plus léger service à l'État ni à l'Église, séduit une infinité d'autres par l'espérance, et rend le Pape plus maître du clergé que le Roi. Mais Mailly de plus ou de moins n'augmentoit guères cette plaie ; il étoit mon parent et mon ami ; je ne voulois pas laisser casser la corde[1] sur lui ; et d'ailleurs je connoissois trop le Régent pour le sentir capable de lui tenir la même rigueur qu'en pareil et même moindre cas le Roi tint au cardinal le Camus[2]. A la fin le Régent se souvint que nous n'avions pas dîné, et nous congédia.

Ridicule aventure et dépit de Languet, évêque de Soissons ; son état, son ambition, ses écrits, sa conduite. [Add. St-S. 1625]

Le Blanc, que M. le duc d'Orléans employoit pour le moins [autant] en espionnages et en choses secrètes qu'à son fait de secrétaire d'État de la guerre, étoit souvent fort tard au Palais-Royal. Il avoit accoutumé sa femme[3] à faire mettre à table la compagnie chez lui sans lui, quand il n'étoit pas rentré à deux heures, et comme il en étoit près de trois quand il y arriva ce jour-là, il trouva le dîné[4] avancé, et la compagnie en peine de ce qui pouvoit l'avoir tant retardé. Le hasard le fit placer à table vis-à-vis Languet, évêque de Soissons[5]. Le Blanc fit ses excuses, et dit qu'il ne cacheroit point ce qui l'avoit retenu si tard au Palais-Royal, parce que la chose alloit être publique. Chacun dressa les oreilles et demanda de quoi il s'agissoit. Le Blanc répondit que c'étoit de la promotion que le Pape venoit de faire. A ce mot, Languet se met presque en pied, et s'écrie les yeux allumés : « Hé qui ? hé qui ? » Le Blanc nomme les nouveaux cardinaux ; Mailly fut nommé le second, comme il l'étoit dans la liste. A ce nom

1. Locution annotée dans notre tome XXI, p. 89.
2. Tome VII, p. 15-16.
3. Madeleine Petit de Passy : tome XXXI, p. 13.
4. Ainsi orthographié dans le manuscrit.
5. Jean-Joseph Languet de Gergy : tome XVIII, p. 117.

Languet tombe sur sa chaise, la tête sur son assiette, se la prend à deux mains, et s'écrie tout haut : « Ha ! il m'a pris mon chapeau ! » Un éclat de rire de la compagnie, mal étouffé et surpris, après quelques moments de silence [1], réveilla le désintéressé prélat. Il demeura déconcerté, laissa raisonner sur la promotion, balbutia tard, courtement, rarement, tortilla quelques bouchées lentement, et de loin en loin, pour faire quelque chose, devint le spectacle de la compagnie, et la quitta lorsqu'on fut hors de table tout le plus tôt qu'il put. Cette aventure fut bientôt publique, et me fut contée le lendemain par le chevalier de Tourouvre [2], qui vint dîner chez moi, et qui s'étoit trouvé la veille à table chez le Blanc, à côté de Languet [3]. Qui eût dit du plat abbé Languet, bourgeois de Dijon, languissant dans les antichambres de Versailles, où je l'ai vu cent fois, entrant [4] chez le maître ou la maîtresse de l'appartement, et le retrouvant en sortant sur le même coffre de l'antichambre, qui croyoit, avec raison, avoir fait fortune par une place pécuniaire d'aumônier de Mme la duchesse de Bourgogne, et une de grand vicaire d'Autun, qui croiroit, dis-je, que, non content d'être arrivé à se voir évêque, et évêque de Soissons, il ne se seroit pas trouvé au comble, et eût osé lever les yeux jusqu'à la pourpre et en approcher en effet de fort près ? Saint-Sulpice d'abord, dont l'illustre curé étoit son frère [5], bien différent de lui, et la Constitution après, qui le fit évêque en se

1. Les cinq derniers mots ont été ajoutés après coup en interligne.

2. François de la Vove, chevalier de Tourouvre, frère du marin que nous avons rencontré dans le tome XV, p. 421, avait eu une compagnie dans le régiment de Vermandois et succéda en 1706 à son frère aîné comme colonel de ce régiment ; mais il avait quitté le service dès 1709 ; il ne mourut que le 29 mars 1740, âgé d'environ soixante-trois ans.

3. L'anecdote avait déjà été contée dans l'Addition indiquée ci-contre et dans la notice inédite de notre tome IV, p. 518.

4. Lorsque j'entrais.

5. Jean-Baptiste-Joseph Languet de Gergy : tome XXXIII, p. 165.

livrant corps et âme au P. Tellier, lui tournèrent la tête d'ambition. Peu de gens osèrent se déshonorer au commencement de cette affaire par un abandon à découvert. Il fut des premiers, et, bientôt après, il se signala par ces fameux Avertissements ou Tocsins[1], qui firent tant de bruit et de scandale, dont il se donna constamment pour l'auteur. Tout aussitôt qu'ils parurent sous son nom, Mailly, archevêque de Reims, me vint conter, mourant de rire, que Tournély, docteur de Sorbonne[2], qui les avoit faits, mais qui, pour leur donner du poids, les vouloit donner sous le nom d'un évêque, étoit allé les lui porter, et le prier, jusqu'à l'importunité, de les adopter et d'y laisser mettre son nom pour les publier comme son ouvrage; qu'il ne voulut tâter ni de l'ouvrage, ni du mensonge, ni de se revêtir du travail d'autrui, et que sa surprise avoit été sans égale lorsque peu après il les voyoit imprimés sous le nom de Languet, évêque de Soissons, qui s'en déclaroit publiquement l'auteur. Tant que Tournély vécut, ce prélat s'illustra de sa plume parmi les siens; mais, quand la mort la lui eut enlevée, le tuf parut à plein dans les compositions de Languet. Il étoit très vrai qu'il briguoit sourdement la pourpre; mais on ne laissa pas à la fin de le savoir, et on l'en crut même fort proche. Rome, suivant sa politique, l'entretenoit d'espérances, sans la

1. Tome XX, p. 341. — La Bibliothèque nationale ne semble pas posséder ces Avertissements, au nombre de cinq, qui ne sont pas non plus mentionnés dans la *Bibliothèque historique de la France* du P. Lelong, et qui parurent en 1718-19; mais on y trouve, sous la cote Ld[4] n°s 1103 à 1107, des réponses aux trois premiers.

2. Honoré Tournély, né à Antibes le 28 août 1658, vint étudier à Paris, et prit le bonnet de docteur en 1688. Il enseigna la théologie à Douay d'abord, puis à Paris à partir de 1692. Il quitta sa chaire en 1716, et s'occupa alors à publier des ouvrages de doctrine, de controverse et de polémique; il mourut le 26 décembre 1729. Il a une notice dans le *Moréri*, et l'abbé Legendre (*Mémoires*, p. 302) a apprécié son talent. Il avait eu en 1707 et en 1709 les prieurés de Meimac et de Plainpied. — Saint-Simon écrit *Tourneli*.

vouloir prostituer à un sujet aussi infime, et duquel, à beaucoup moins, elle étoit bien sûre de tirer toutes les folies et toutes les fureurs qu'elle voudroit ; aussi ne s'y est-elle pas trompée, et la suite en a donné la pleine démonstration même fort au delà des intentions de Rome. En effet, il se trouvera bien peu d'auteurs, et encore moins d'évêques, aussi hardis à citer faux, à tronquer les passages, à en tirer le contraire précis de ce qu'on y lit lorsqu'on y joint ce qui précède et ce qui suit, à présenter effrontément des sophismes avec une fécondité surprenante, à offrir en thèse la proposition réfutée[1], à supposer des faits et des mensonges clairs avec la dernière audace, à remettre en principe certain le faux dont il a été convaincu. C'est trop en dire pour n'en pas citer au moins un d'une si grande foule.

Transféré à l'archevêché de Sens par des voies peu correctes[2], il y trouva des suffragants d'un autre aloi que lui. Caylus, évêque d'Auxerre[3], dont la vie si épiscopale et les savants écrits et la conduite sur l'affaire de la Constitution ont si avantageusement réparé une légère et courte complaisance pour la cour et pour Mme de Maintenon, qui l'avoit placé, et qui lui ont fait un si grand nom, étoit depuis longtemps exilé dans son diocèse et en butte à tous les opprobres des jésuites et des tenants de la Constitution. Cet état le fit choisir entre les autres suffragants de Sens par l'intègre métropolitain, pour hasarder un éclat dont il ne présumoit pas que l'opprimé prélat osât former

1. Saint-Simon a ajouté en interligne les sept mots qui forment ce membre de phrase, ainsi que les douze qui terminent la phrase depuis *à remettre*. — Comparez ce qui a été déjà dit à ce sujet dans le tome XVIII, p. 117.

2. M. Languet de Gergy fut nommé à Sens en décembre 1730, à la mort de Bouthillier de Chavigny, et on crut que les jésuites et les constitutionnaires avaient eu beaucoup de part à cette nomination ; son prédécesseur avait la réputation d'un prélat de tendances gallicanes.

3. Daniel-Charles-Gabriel de Thubières de Caylus : tome XII, p. 158.

la moindre plainte. Languet publia donc un mandement plein de charité et de zèle, par lequel, supposant qu'il avoit reçu des plaintes et des requêtes de tous les curés et chanoines du diocèse d'Auxerre contre la doctrine de leur évêque, et pour lui demander protection contre la violence qu'il faisoit à leur foi et à leur obéissance à celle de l'Église, il avoit résisté longtemps pour donner lieu par sa patience à la résipiscence de son suffragant[1]; mais qu'enfin, ne pouvant plus être sourd à tant d'instances et de cris redoublés de tous les pasteurs et chanoines du diocèse d'Auxerre, il étoit forcé de rompre le silence pour aller à leur secours, etc. Qui est l'homme assez hardi pour oser douter de la vérité d'un fait de cette nature si nettement et si expressément exposé par un mandement imprimé et répandu partout, dont ce fait si bien énoncé est l'unique matière? Toutefois une si raisonnable confiance ne dura pas longtemps. Trois semaines après que ce mandement fut répandu, il en parut un de l'évêque d'Auxerre, par lequel il témoigne à ses diocésains l'extrême surprise où il est du roman dont son métropolitain abuse le public sous la forme d'un mandement, et joint, pour en démontrer la calomnie et l'imposture[2], une lettre à lui évêque d'Auxerre, écrite et signée par tous les curés et chanoines de son diocèse, à l'exception de quatre, par laquelle ils se plaignent amèrement de la fiction de Languet, protestent que pas un d'eux ne lui a fait de plaintes ni adressé de requête, déclarent à leur évêque qu'ils ont la même foi que lui, et qu'ils ont toujours adhéré, adhèrent et adhèreront toujours à ses sentiments, qu'il a si doctement et si clairement manifestés par ses instructions pastorales, mandements et autres ouvrages ; consentent et demandent que cette leur présente lettre soit rendue publique, comme

1. Phrase irrégulière ; il doit manquer « il disoit que » ou quelque autre verbe analogue entre *Église* et *il avoit résisté*.

2. Les mots *et l'imposture* ont été ajoutés en interligne.

contenant la plus pure vérité et leurs véritables sentiments. Cette lettre, imprimée à la suite du mandement de l'évêque d'Auxerre, fit le bruit qui se peut imaginer, avec une surprise inexprimable. L'archevêque de Sens, confondu et hors d'état de la moindre réplique, se tut à la vérité et se tint quelque temps en silence et assez retiré; mais bientôt il reprit vigueur avec son impudence accoutumée, sans toutefois oser remettre sur le tapis rien qui pût avoir trait au démenti si public qui l'avoit déshonoré si à plein[1]. Cette prudence ne lui étoit pas ordinaire: convaincu cent fois de passages tronqués, de citations fausses et frauduleuses, et de tout ce qui en est dit plus haut, il avoit très ordinairement osé, après quelque intervalle, remettre en preuves décisives ce sur quoi il avoit été convaincu de faux, avec un front d'airain qui ne cherchoit qu'à surprendre et qui ne rougissoit jamais. Mais c'est assez s'arrêter sur un prélat qui, tout vil qu'il est en tout genre, doit pourtant être montré tel qu'il est par les personnages qu'il a faits et par celui qu'il n'a cessé, quoique vainement, de vouloir faire; car sa misérable *Marie Alacoque*, faite par un jésuite, et si longtemps depuis imprimée sous son nom, n'a jamais été adoptée par Languet comme son ouvrage[2] que pour revenir à la pourpre par des détours qu'il a crus sûrs, et qui le

1. Sur cette affaire, qui ne semble pas avoir été absolument conforme à ce que dit Saint-Simon, et sur laquelle vinrent se greffer les controverses nées de la publication de la *Vie de Marie Alacoque*, on peut voir les nombreux documents imprimés indiqués dans le *Catalogue de la Bibliothèque nationale*, tome V, *Histoire religieuse*, Ld[4], nos 1705, 1706, 1736*, 1759, 1760, 1797*, 1800, 1820*, 1839, 1850, etc. Le manuscrit Français 24044 de la Bibliothèque nationale est un recueil de pièces sur les difficultés que l'archevêque eut avec son clergé de Sens.

2. Il a été parlé de cet ouvrage dans le tome XVIII, p. 117, note 7. Il parut en 1729, et cette première édition porte le nom de M. Languet de Gergy (Bibliothèque nationale, Ln[27] 175); mais, ainsi que nous l'avons dit, on crut que le P. de la Colombière en était le véritable auteur.

paroissoient, mais qui sont tout à fait hors et au delà des matières de ces *Mémoires*, qu'il faut maintenant reprendre.

Conduite de l'archevêque de Reims; il obéit aux ordres que Velleron lui porte. Quel étoit Velleron.

Dans le moment que la Vrillière sut la commission résolue pour le chevalier de Velleron, dont j'ai parlé ci-dessus, il dépêcha un courrier à Reims pour en avertir l'archevêque, et qu'il se perdroit sans ressource, si cet officier le trouvoit avec la calotte rouge, qu'il avoit ordre, en ce cas, de lui ôter de gré ou de force, l'exhorta à obéir aux ordres qu'il lui portoit, et lui manda qu'il n'y avoit que ce moyen de calmer l'orage et de parvenir ensuite par degrés au consentement de son cardinalat. La Vrillière étoit gendre du feu comte de Mailly, frère de l'archevêque[1], qui me conta, l'après-dînée du même jour, la précaution qu'il avoit prise, et raisonna avec moi des mesures de conduite auprès du Régent et à l'égard de la tête opiniâtre et enivrée de la pourpre qu'il falloit tâcher d'empêcher de se jeter dans des précipices. L'avis réussit et arriva à temps. L'archevêque avoit déjà fait quelque chose de bien et quelque chose de mal : il avoit reçu la calotte par le courrier du Pape, au lieu de l'envoyer tout de suite au Régent ; mais il n'avoit voulu recevoir à Reims aucun compliment de personne ; il avoit fermé sa porte et il étoit parti pour Paris. Velleron le trouva en deçà de Soissons, sans calotte rouge ni aucune marque de cardinal. Velleron, content de n'avoir point à le faire dépouiller, se contenta de lui déclarer la défense dont il étoit chargé en lui montrant ses ordres. Ils disputèrent un peu de temps dans le chemin tous deux pied à terre, l'archevêque voulant continuer sa route pour remettre lui-même sa calotte au Régent, Velleron insistant sur l'ordre de retourner à Reims et d'y demeurer jusqu'à nouvel ordre. Enfin il l'emporta et il fit retourner l'archevêque à

1. Françoise de Mailly, dont on a vu le mariage avec le secrétaire d'État la Vrillière en 1700 (tome VII, p. 144-145), était fille de Louis, comte de Mailly (tome I, p. 88) et de Mlle de Saint-Hermine, cousine de Mme de Maintenon.

Soissons, où il l'accompagna et où ils couchèrent. L'archevêque écrivit de là au Régent, pour lui rendre compte de sa conduite et de son obéissance, et l'assurer qu'il s'en retournoit à Reims, où il attendroit ses ordres[1]. Velleron le crut de bonne foi. C'étoit un cadet de Provence, d'une médiocre naissance[2], fils pourtant d'une sœur du feu cardinal de Janson[3]. Il avoit du monde, de la politesse, de la figure, de l'honneur et de la valeur, mais rien du tout au delà. Les dames le portèrent; il fit fortune, et il est mort ambassadeur en Angleterre, chevalier de

1. M. de Caumartin de Boissy racontait ainsi l'affaire à la marquise de Balleroy (*Les Correspondants de Balleroy*, tome II, p. 90-91) : « L'archevêque de Reims partit lundi 11 de ce mois de sa ville archiépiscopale, sur les cinq heures du soir, dans une chaise à porteurs sans que l'on sût où il alloit. Il avoit reçu le courrier du saint-père ; le chevalier de Velleron n'étoit pas encore arrivé. Personne ne savoit où il étoit allé, chacun en raisonnoit à son mot. Le tout a été mis au net : le chevalier de Velleron l'a trouvé à Soissons, d'où il venoit à Paris. L'archevêque a obéi ; il est retourné chez lui avec parole de ne point en sortir sans permission. Il a écrit une lettre très soumise au Régent, par laquelle il a marqué qu'il ne recevroit pas la calotte, puisque le Roi ne le vouloit pas. Tout le monde a cru d'abord que son obéissance lui serviroit et que dans peu de temps on lui donneroit toute permission. Cependant on commence à en douter ; car c'est une espèce d'insulte que nous a fait le Pape de lui donner le chapeau, malgré l'exclusion formelle donnée par le cardinal de la Trémoïlle. » Et plus loin (p. 93) : « On vient de m'apprendre un petit détail sur la lettre de cachet de M. de Mailly. Le Roi lui ordonna de renvoyer le chapeau au Pape ou de se retirer à Montrichard. Sur cela on raisonne et on dit qu'il ne le renverra pas et qu'il prétendra que c'est une alternative et qu'il n'aura pas désobéi. »

2. La famille de Cambis, qu'on trouve à Avignon à la fin du quinzième siècle et dont une branche possédait au seizième la baronnie d'Alais, se prétendait, sous le nom de Cambi, d'origine florentine. Ses membres, après avoir occupé des postes élevés dans la république, avaient dû, disaient-ils, quitter Florence à la suite de la conjuration des Pazzi, leurs alliés, et étaient venus s'établir à Avignon.

3. Jeanne de Forbin-Janson, fille comme le cardinal de Gaspard de Forbin et de Claire de Libertat, avait épousé le 30 décembre 1652 François de Cambis, marquis de Velleron ; elle était alors veuve de Sébastien d'Albertas.

l'Ordre, sous le nom de comte de Cambis[1]. Il partit donc de Soissons pour Paris en même temps que l'archevêque pour Reims, quoiqu'il eût ordre de rester auprès de lui. L'archevêque, qui avoit son dessein, sut s'en défaire. Il fut tancé d'être revenu ; mais on ne le renvoya, ni lui ni aucun autre, à Reims. Ils avoient séjourné un jour à Soissons, qui s'étoit passé en disputes et en représentations, qui avoient enfin abouti à ce qui vient d'être expliqué, tellement que Velleron arriva le 14 décembre, le cinquième jour après que le Régent eut su la promotion[2].

Ma conduite avec le Régent sur l'archevêque de Reims.

Je n'avois pas perdu ce temps-là. J'avois vu souvent M. le duc d'Orléans, et agité avec lui plus à tête reposée la diversité des extrémités où on pouvoit se porter et les inconvénients de chacune, et, comme j'étois fort incertain de ce qui arriveroit du voyage de Velleron, je me contentai de me servir de tous les embarras résultants des partis extrêmes, pour laisser le Régent dans celui du choix sans lui montrer aucune affection pour l'archevêque, pour profiter avec plus de force de ce que ce prélat pouvoit faire de satisfaisant, et de la foiblesse du Régent à prendre sérieusement, beaucoup plus à soutenir, un parti extrême de longue haleine. Le succès du voyage de Velleron me mit en état d'entamer un autre langage. Je fis valoir le respect de l'archevêque, même avant d'avoir reçu ni pu recevoir aucun ordre, qui lui avoit fait refuser de recevoir aucun compliment à Reims, et de n'avoir pris aucune marque de cardinal, ainsi que Velleron l'avoit trouvé avec sa calotte noire et son habit ordinaire. Je convins de la sottise d'avoir reçu la calotte rouge du courrier du Pape au lieu de l'avoir envoyée tout de suite ; mais je tâchai de la couvrir de la joie, de la surprise, de la pensée qu'il étoit peut-être plus respectueux de l'apporter lui-même, puisqu'il ne l'avoit pas mise sur sa tête, ainsi que

1. Voyez la note ci-dessus, p. 62.
2. *Journal de Dangeau*, p. 183.

je le supposois, puisqu'il en avoit refusé les compliments, fermé sa porte à tout le monde, et que Velleron l'avoit rencontré en chemin sans en être paré. Enfin je fis valoir son obéissance d'être retourné à Reims.

Rare et insigne friponnerie des abbés Dubois et de la Fare-Lopis à l'égard l'un de l'autre. L'archevêque de Reims clandestinement à Paris; mystère très singulier de ce retour.

Quelque furieux que fût l'abbé Dubois de la promotion de deux François, dont l'une étoit inattendue, qui pourroit porter un grand préjudice à un troisième, qui étoit lui-même, sans oser encore le dire tout haut, et qui, dans cette fougue, animoit tant qu'il pouvoit M. le duc d'Orléans, et par lui-même et par ses émissaires, je m'aperçus incontinent du bon effet de la conduite de l'archevêque, qui ouvroit une porte à M. le duc d'Orléans pour sortir de cette affaire sans violence ; mais non seulement l'archevêque avoit contre lui Dubois, les envieux de sa pourpre, ceux qui raisonnoient bien sur la manière dont il [l']obtenoit, et tous ceux qui étoient opposés à la Constitution, mais les plus ardents de ceux qui la favorisoient, les uns dans le dépit de se voir gagnés de la main, et reculés avec peu d'espérance, les autres piqués de voir leur égal, leur compersonnier[1] dans le maniement de cette affaire, en devenir un des chefs, et les laisser si loin derrière ; les chefs même de se trouver un égal qui voudroit partager leur autorité en partageant leur rang et leurs distinctions, avec qui ce même rang les forceroit de compter, avec des égards qu'il sauroit bien se faire rendre ; qu'ils seroient contraints de ménager même du côté de Rome, et qui ne se détacheroit pas facilement de ses idées particulières de se faire un parti dans le leur, et qui chercheroit sans cesse à pointer et à primer, ce que la naissance ni le siège du cardinal de Bissy ne lui avoit pas permis de tenter à l'égard du cardinal de Rohan. Tant d'obstacles ne me rebutèrent point. Tous ceux-là avoient à combattre une chose faite, l'engagement solennel de la cour de Rome, la foiblesse du Régent, qui étoit la meilleure pièce en faveur

1. Nous avons déjà rencontré ce terme de droit féodal, au sens d'associé, dans nos tomes XXIII, p. 14, et XXXVI, p. 48.

de l'archevêque ; je m'en servis utilement pour lui faire sentir que Rome ne reculeroit pas, et que, à chose faite, et qui malheureusement n'étoit pas sans exemple, il étoit de la prudence de se prendre à tout ce qui pouvoit sauver l'honneur et les apparences, et d'éviter une longue suite des plus épineux embarras, dont on ne pouvoit prévoir ni le terme ni la fin, ni tout ce qu'ils en pouvoient faire naître de plus fâcheux encore. Ces représentations étoient tellement conformes au naturel de M. le duc d'Orléans, qu'elles[1] firent plus de progrès, et plus prompts, que je ne l'avois espéré.

Les choses en étoient là, quand, le mercredi matin du 20 décembre, la Vrillière me vint dire que l'archevêque de Reims étoit arrivé la veille fort tard à Paris[2]. Ce voyage, sans aucun concert avec nous, et fait à l'insu de tout ce qui lui appartenoit, nous parut une équipée qui romproit toutes nos mesures et rejetteroit M. le duc d'Orléans dans sa première colère, pour être venu du lieu de son exil sans sa permission. Nous nous trompions tous : l'abbé de la Fare-Lopis[3], son grand vicaire et son homme à tout

1. Il y a *qu'ils*, par inadvertance, dans le manuscrit.

2. « L'archevêque de Reims est à Paris. Tout le monde va se faire écrire chez lui ; mais il n'a pas encore la permission de prendre le chapeau » (*Les Correspondants de Balleroy*, p. 92, 22 décembre). Il arriva en effet le 19 (*Dangeau*, p. 185).

3. Louis-François de Lopès ou Lopis, abbé de la Fare, qu'on appelait la Fare-Lopis, pour le distinguer de l'abbé de la Fare qui devint évêque de Laon en 1723, appartenait à une famille d'origine espagnole établie à Avignon depuis le quinzième siècle. Grand vicaire de Reims pendant douze ans, il quitta ce poste en 1721, à la mort de M. de Mailly, et reçut alors l'abbaye de Saint-Liguaire, puis en 1730 celle de Saint-Père de Chartres ; il avait été député à l'assemblée du clergé de 1715. En 1733, il tenta d'entrer à l'Académie française ; mais, comme son bagage littéraire se réduisait à un panégyrique de saint Louis prononcé en 1708 et à un sermon de la cène à Versailles en 1712, il ne put réussir (voyez ci-après aux Additions et Corrections) ; il dut mourir en 1748. Son frère, le chevalier de la Fare-Lopis, entré dans l'ordre de Malte, s'était attaché au chevalier d'Orléans, fils naturel du Régent, et ce

faire, étoit un fripon du premier ordre, plein d'esprit et de ressources, qui jusqu'alors s'étoit présenté à tout vainement, parce qu'il s'étoit tellement décrié par son abandon au P. Tellier et aux jésuites, que jusqu'aux chefs de la Constitution en avoient en même temps peur et mépris, et l'avoient écarté de tout. La promotion admise de Mailly lui parut une planche après le naufrage, si elle pouvoit l'être par son industrie. Il s'étoit affronté[1] là-dessus à l'abbé Dubois avec toute la hardiesse et la délicatesse possible, et avoit eu l'art d'en essuyer les plus énormes pouilles en face, sans se fâcher qu'à propos et par mesure. Il eut celui de lui faire revenir qu'il se méprenoit beaucoup, sur ses vues du côté de Rome, de s'élever si fortement contre ce qu'elle venoit de faire en faveur de Mailly, au lieu de s'y faire un mérite de l'y servir, de l'aider à la tirer de l'embarras de l'engagement si public où elle venoit de se jeter, et à Mailly de s'acquérir sur lui le service de lui faciliter le prompt consentement du Régent, au lieu d'irriter ce prélat par ses fougues, duquel il voyoit avec évidence quel étoit son crédit et sa considération à Rome, qui hasardoit sciemment tout pour lui et qui pouvoit lui nuire ou le servir si puissamment pour son chapeau. Ce funeste chapeau étoit la boussole de Dubois, et plus funestement encore Dubois étoit devenu la boussole du Régent. Réflexion faite, le chapeau séducteur, quoique encore vu de si loin, changea subitement Dubois. Il manda l'abbé de la Fare, lui fit cent amitiés, et, à force de prolonger des verbiages, chercha à le faire parler pour profiter du ton qu'il prendroit. La Fare, plus fin que lui encore, parce que, sans fougue et maître de lui-même, rien ne le détournoit des moyens de son but, se mit à rire, et lui dit qu'il

dernier demanda pour lui au Grand Maître en 1719 la commanderie de Poët-Laval, en Dauphiné (Archives nationales, KK 1325, fol. 171).

1. « *Affronter*, attaquer avec hardiesse, » et aussi « tromper sous prétexte de bonne foi, » dit l'*Académie* de 1718, qui ne connaissait pas le mode réfléchi.

n'avoit jamais été un moment la dupe des emportements qu'il lui avoit témoignés ; qu'il avoit senti tout d'abord que ces mêmes emportements étoient le ton et le langage indispensable d'un ministre en tel cas ; qu'il n'en avoit donc rien du tout sur le cœur, ni pour soi ni pour Mailly, et tout de suite ajouta qu'il avoit encore soupçonné que ce grand appareil d'éclat, qui étoit bon pour le monde, pouvoit n'être pas inutile au desir qu'il ne croyoit pas impossible qu'eût Dubois de servir Mailly auprès du Régent par des réflexions qu'il lui feroit naître, et d'autant moins suspectes que la colère de lui Dubois n'avoit pas été moindre, et avoit encore paru avec beaucoup moins de mesures que celle du Régent. A cette ouverture, Dubois, transporté de croire avoir trompé qui le trompoit en effet, embrasse l'abbé de la Fare, avoue qu'il l'a deviné, s'écrie qu'un génie supérieur tel que le sien mériteroit le ministère, l'accable de louanges et de protestations pour Mailly, et, plein de ses desirs qu'il ne peut cacher, lui montre à découvert tout ce qu'il attend à Rome de la reconnoissance de Mailly, et le plus profond secret en l'une et l'autre cour. La Fare, ravi de tenir l'abbé Dubois pris dans le filet qu'il lui avoit tendu, lui promet tout, exagère le crédit de Mailly à Rome, ce que Dubois peut tirer de sa reconnoissance, mais, en même temps, demande tout. Bref ils ne se quittèrent point sans paroles réciproques, dont le gage fut de la part de la Fare des propos en l'air qui ne coûtoient rien, tandis que Dubois lui dit de mander à Mailly de venir secrètement, sans en avertir aucun des siens, de se tenir caché dans sa maison sans y voir que trois ou quatre personnes au plus de ses plus proches ou de ses plus intimes, et qu'il se chargeoit, lui Dubois, de le renvoyer bientôt à peu près content, et en chemin de l'être dans peu tout à fait, parce [que] cette affaire ne se pouvoit conduire à bien que par degrés. Ce mystère demeura religieusement renfermé entre l'abbé Dubois, l'abbé de la Fare et Mailly, archevêque de Reims, qui laissa pleinement croire à la Vrillière, à moi, qui le vîmes tous les jours, et au peu de ce qui le vit, qu'il étoit venu à l'aventure et au hasard de tout ce qui pourroit en arriver.

Foiblesse et ambition de l'archevêque de Reims; son premier succès et ma duperie.

Cependant, quoique venu de la sorte, nous ne crûmes pas prudent, quelque caché qu'il se tînt chez lui, de laisser apprendre à M. le duc d'Orléans son arrivée par d'autres, qui la pourroient découvrir, et qui, en la lui disant, n'iroient pas à la parade de la colère qui en seroit l'effet. Mailly, qui avoit ses raisons qu'il ne nous disoit pas, approuva fort que nous révélassions son arrivée. La Vrillière n'osa s'en charger; le paquet en tomba sur moi. Mailly étoit en calotte noire; mais il avoit la rouge dans sa poche; il l'en tiroit de fois à autre devant moi, la considéroit avec ravissement, par-ci par-là la baisoit, puis me disoit, les yeux enflammés, qu'il [ne] se la laisseroit pas du moins arracher de ses mains. En vérité, je crois qu'il couchoit avec elle, comme font les enfants avec une poupée qu'on vient de leur donner. Je parlai donc dès le lendemain à M. le duc d'Orléans de l'arrivée subite et clandestine de l'archevêque. Ma surprise fut grande de le voir sourire et me dire d'un air affable : « Il a bien envie de porter sa calotte. » Je cherchai à lui faire un mérite de ce qu'il ne l'avoit que dans sa poche, et nulle autre marque de cardinal; puis, voyant le Régent en si belle humeur, j'en profitai pour m'étendre sur le respect, l'obéissance, l'attachement de l'archevêque, dont il pouvoit profiter en le traitant avec bonté, pour éviter des embarras infinis avec Rome sur sa promotion; pour y faire sûrement passer et valoir tout ce qu'il voudroit sans la connoissance des cardinaux de Rohan et de Bissy, lequel l'avoit si traîtreusement trompé, comme lui-même l'avoit vu, le lui avoit reproché, et me l'avoit dit, par ses lettres prises au courrier de Rome, toutes contraires, et avec fureur, à celles qu'il lui avoit donné sa parole formelle d'écrire[1]. Enfin je flattai le Régent par son goût

1. Voyez ci-après, p. 82.

d'opposer, dans le même parti, des chefs les uns aux autres. A mesure que je sentois que mes raisons prenoient, je m'applaudissois de mon bien-dire, tandis que mes discours n'avoient pas la moindre part à leur succès. J'ignorois pleinement l'abbé Dubois gagné et[1] auteur du voyage, qu'il avoit tout aplani en telle sorte que le Régent n'attendoit que la première confidence de l'arrivée de l'archevêque et l'accompagnement de quelques propos là-dessus, pour en venir à la composition résolue entre l'abbé Dubois et lui. Ce fut donc sans peine, et avec grand étonnement, que je crus obtenir que M. le duc d'Orléans verroit l'archevêque, recevroit ses respects, ses pardons, ses excuses, lui prescriroit ses volontés et les conditions sous lesquelles, après un délai raisonnable, il lui permettroit d'être cardinal. Celle que[2] M. le duc d'Orléans mit pour lors fut que je lui amènerois le lendemain, entre six et sept heures du soir, l'archevêque par les derrières, que je serois seul en tiers, et que l'archevêque viendroit et s'en retourneroit seul avec moi dans mon carrosse et sans flambeaux.

Je crus avoir remporté une incroyable victoire, et j'admirois avec quelle facilité. La Vrillière, à qui je la contai, n'en pouvoit revenir, et trouvoit mon crédit suprême[3]. Mailly joua en apparence le même personnage que la Vrillière faisoit tout de bon, et il est vrai que je m'en applaudissois, quoique j'y sentisse toute la foiblesse de M. le duc d'Orléans, mais sans me douter le moins du monde de l'influence de l'abbé Dubois. Je menai donc l'archevêque au Régent avec le mystère qui m'avoit été prescrit. Tous deux d'abord parurent embarrassés l'un

1. Les mots *gaigné et* ont été ajoutés sur la marge à la fin d'une ligne.

2. Avant *que*, Saint-Simon a biffé *en particulier*.

3. On le crut aussi dans le public : l'abbé Legendre (*Mémoires*, p. 358) confirme que ce furent Saint-Simon et la Vrillière qui sauvèrent l'archevêque de la colère du Régent.

de l'autre. Je me mis de la conversation en chancelier de l'archevêque. Ils se remirent, et parlèrent convenablement tous deux. J'avois fort fait le bec[1] à l'archevêque, dont je craignois la hauteur et l'indiscrète vivacité. Autre panneau où je tombai encore : il avoit pris sa leçon de Dubois même par l'abbé de la Fare, que je ne vis ni n'aperçus jamais, dans toute cette affaire, que longtemps après cette présentation. Les propos finis, M. le duc d'Orléans déclara à l'archevêque les conditions auxquelles il voulut qu'il se soumît pour arriver au consentement du Roi d'accepter publiquement la pourpre : n'en porter ni la qualité, ni la calotte, ni aucune marque sur soi, à ses armes, ni dans ses titres, jusqu'à ce qu'il eût reçu la calotte des mains du Roi, retourner aussitôt à Reims, et ne point sortir de son diocèse sans être mandé ; de n'écrire à personne en France que dans son style ordinaire, et ne signer que *l'archevêque-duc de Reims* ; néanmoins permis à lui d'écrire aux étrangers hors du royaume en cardinal, et de signer ces lettres-là : *le cardinal de Mailly*[2]. C'étoit là un si grand pas, que j'en demeurai étourdi. Je me jetai dans les remerciements, et je ne sortois point d'étonnement d'en trouver si peu dans l'archevêque. Je l'attribuai à sa vanité, et n'imaginai jamais qu'il eût en entrant la plus légère idée de ce qui se passeroit, tandis qu'intérieurement il se moquoit de ma simplicité, et sûrement M. le duc d'Orléans beaucoup davantage, et je ne sus avoir été joué de la sorte que des années après que le Roi eut donné la calotte au cardinal de Mailly[3].

1. « On dit *faire le bec à quelqu'un* pour dire l'instruire de ce qu'il doit dire » (*Académie*, 1718).

2. Voyez le *Journal de Dangeau*, p. 188, 190, 193, et la *Gazette d'Amsterdam* de 1720, Extraordinaires III et IV et n° V.

3. En effet, dans l'Addition à Dangeau n° 1623 (ci-après), rédigée vers 1737, il ne dit rien de l'intervention de Dubois et de l'abbé de la Fare-Lopis.

Manège de Dubois à l'égard de l'archevêque de Reims, dont je suis encore parfaitement la dupe.

Achevons tout de suite ce qui regarde ce cardinal presque éclos, jusqu'à ce qu'il le soit tout à fait, pour n'avoir pas à revenir à une matière et à un personnage qui n'a guères d'autre part en celles de ces *Mémoires* que sa promotion. Dubois, résolu de profiter de sa situation, le laissa languir cinq mois[1] dans son diocèse dans cet état amphibie[2], en attendant une occasion utile de l'en tirer et le préparer cependant, par l'ennui et l'impatience, à se rendre flexible à tout ce qu'il pourroit en exiger. De temps en temps je pressois le Régent de finir sa peine; il me répondoit que, à la façon dont l'archevêque s'étoit fait cardinal, il n'avoit pas à se plaindre d'un délai et d'un séjour dans son diocèse, qui le laissoit cardinal au dehors du royaume, et qui lui répondoit enfin d'obtenir sûrement sa calotte des mains du Roi. Je sentois cette vérité peut-être plus encore que ne faisoit celui qui me la disoit. Je laissois un intervalle; puis je demandois quand cet état finiroit. A la fin, j'obtins, à ce que je crus, le retour de l'archevêque, et qu'en arrivant la calotte lui seroit donnée, et je me remerciois de ce que mon éloquence et ma persévérance avoit enfin réussi. La Vrillière ne se lassoit point de me remercier, et toute la famille et les amis; autre duperie, et toute aussi lourde que la première. Je n'eus pas plus de part à la conclusion que j'en avois eu à l'ébauche, et le rare est que, sur toutes les deux, la Vrillière est mort dans l'erreur, et qu'il y a fort peu de gens qui n'y soient encore. Voici donc ce qui mit enfin publiquement la calotte rouge sur la tête du cardinal.

Comment Mailly, archevêque de Reims, obtint enfin de recevoir

J'ai fait mention plus haut, par anticipation[3], du *Corps de doctrine* du cardinal de Noailles, approuvé par les cardinaux de Rohan et de Bissy, et par une assemblée d'évêques tenue chez eux à Paris[4]. Sur quoi je dois avouer

1. Deux mois et demi seulement comme on va le voir plus loin.
2. Ci-dessus, p. 64.
3. Il n'a encore été rien dit de cette affaire.
4. Saint-Simon veut parler des tentatives d'accommodement qui se

des mains du Roi sa calotte rouge, où je le conduisis.

que j'ai confondu une autre affaire de même genre, sur laquelle le cardinal de Bissy écrivit à Rome avec fureur tout le contraire de ce qu'il avoit formellement promis à M. le duc d'Orléans, duquel la défiance fit arrêter le courrier un peu en deçà de Lyon, et prendre les lettres de Bissy, que M. le duc d'Orléans montra à ce cardinal, avec les reproches que méritoit sa perfidie[1]. Ce *Corps de doctrine* ainsi approuvé[2], et que la même perfidie redoublée des cardinaux de Rohan et de Bissy fit aussi échouer, il fut question de le faire approuver par la

produisirent à la fin de 1719 et au commencement de 1720 pour arriver à l'acceptation, par tout le clergé et notamment par le cardinal de Noailles, de la bulle *Unigenitus*. L'affaire sembla un moment s'arranger, et, le 18 mars 1720, le cardinal adressa à ses curés une lettre circulaire pour leur expliquer les raisons de l'accommodement; il y eut même en août une déclaration royale à ce sujet; mais finalement on ne put s'entendre, et l'affaire échoua. Voyez à la Bibliothèque nationale un bon nombre de publications du temps sur ce sujet : Ld[4], n°s 1180 et suivants. Il y a dans la *Gazette d'Amsterdam* de 1720 des mentions fréquentes de ces négociations, notamment dans les Extraordinaires XXI, XXIV, etc. Comme une partie s'en passa pendant le séjour du Parlement à Pontoise, il en est longuement question dans le journal que le président Hénault en tint (*Mémoires*, édition Rousseau, p. 289 et suivantes) ; voyez aussi un article de M. Gazier dans la *Revue politique et littéraire* de décembre 1875, qui a utilisé le journal de l'abbé Couet, grand vicaire du cardinal.

1. Notre auteur a déjà fait allusion à cela plus haut, p. 78 ; mais nous ignorons tout de cette affaire, qui dut demeurer fort secrète, et dont l'époque même n'est pas précisée.

2. Une lettre adressée à la marquise de Balleroy le 29 mars 1720 et restée inédite donne des détails sur l'origine du Corps de doctrine : « Le cardinal [de Noailles], homme doux, sage et modéré, a cru voir que tout le monde se lassoit de la querelle des évêques; que, si les choses demeuroient dans l'état où elles étoient lorsque la majorité [du Roi] arriveroit, les jésuites auroient plus beau jeu qu'aujourd'hui ; que le Régent même n'étoit plus aussi favorable pour nos amis ; qu'ils n'avoient aucun secours à espérer des parlements, trop abaissés pour pouvoir soutenir les appelants. Plusieurs gens de son parti, persuadés ou gagnés, ne lui prêchoient que l'accommodement.... Votre évêque et M. Couet en ont le principal honneur.... Ce sont eux, avec M. le cardinal, qui ont composé le Corps de doctrine. »

signature de tous les autres évêques absents, avant de l'envoyer à Rome. Pour y parvenir, on choisit plusieurs du second ordre bien dévoués à la Constitution et à faire fortune par elle, qu'on endoctrina et qu'on chargea de porter ce *Corps de doctrine* chacun à un nombre d'évêques qu'on leur assigna. L'abbé de la Fare-Lopis n'avoit garde de n'être pas du nombre de ces courriers, et il étoit naturel que, étant grand vicaire et l'homme de confiance de l'archevêque de Reims, il eût la commission de lui porter le *Corps de doctrine* à signer. On craignoit qu'il ne se rendît plus difficile qu'aucun, par sa haine personnelle contre le cardinal de Noailles et par ses ménagements pour Rome dans la conjoncture où il se trouvoit, à laquelle on n'avoit point encore fait part d'un ouvrage qui touchoit ses prétentions de si près. L'abbé de la Fare, à qui le voyage de Reims fut destiné, saisit en habile compagnon la difficulté qu'on craignoit, la grossit tant qu'il put, effraya l'abbé Dubois de l'effet du refus d'un prélat de la vigueur et du peu de ménagement de l'archevêque[1], assis sur un siège tel que celui de Reims, que le Pape venoit de faire cardinal et qui étoit sans doute de fort mauvaise humeur du hoquet qu'on faisoit durer si longtemps à lui en laisser prendre les marques, la qualité, le rang. La Fare n'oublia rien pour augmenter l'embarras de l'abbé Dubois, et le laissa quelques jours dans cette peine. Dubois le mandoit sans cesse pour chercher quelque expédient. Quand la Fare le jugea à son point, il lui dit que, après bien des réflexions, il croyoit lui en pouvoir proposer un, mais qu'il étoit unique, et à son avis *causa sine qua non*. Il verbiagea un peu avant de s'en ouvrir, pour exciter le desir de Dubois ; puis, l'ayant amené à ne rien refuser, il lui dit que, puisqu'il regardoit comme si essentiel d'amener l'archevêque à signer l'approbation d'un *Corps de doctrine* fait par son ennemi et inconnu encore à Rome, il falloit flatter sa vanité dans la manière,

1. Un prélat qui avait la vigueur, etc.

et à la fin le satisfaire ; que, pour cela, il falloit le distinguer des autres prélats, à qui on envoyoit des gens du second ordre, et lui députer à lui l'évêque de Soissons; que cela étoit tout naturel, parce qu'il étoit son premier suffragant, ardent constitutionnaire, d'ailleurs son voisin, dont le voyage seroit imperceptible d'ailleurs, Soissons étant sur le chemin de Paris à Reims ; que cela auroit tout un autre poids auprès de l'archevêque que non pas lui la Fare, son grand vicaire, quoique son ami[1] ; mais que cela ne suffisoit pas encore : qu'il falloit toucher l'archevêque par son intérêt le plus vif et le plus pressant, profiter de l'occasion de mettre fin à un état de souffrance qui ne pouvoit pas toujours durer ; que pour cela il falloit encore s'y prendre avec la délicatesse que demandoit la vanité ; que, après avoir bien tout pesé et balancé, il croyoit qu'il falloit charger Languet de deux lettres de M. le duc d'Orléans pour l'archevêque : par l'une le presser de signer en termes qui flattassent son orgueil, y ajouter que ce n'étoit point comme condition que la signature lui étoit demandée, et que, signant ou refusant, il pouvoit venir, quand il voudroit, recevoir sa calotte des mains du Roi; par l'autre lettre, lui mander qu'il falloit signer nettement et sur-le-champ, ou compter qu'il demeureroit exilé et sans calotte pour toujours ; l'une, pour lui faire un sauve-l'honneur[2] qu'il pût montrer, et donner en même temps plus de poids ici et à Rome à sa signature ; l'autre, pour lui parler françois et lui serrer le bouton[3] par son plus sensible et à découvert. L'abbé Dubois goûta l'expédient, le fit approuver par M. le duc d'Orléans, qui écrivit les deux lettres[4]. Languet, évêque

1. L'abbé de la Fare-Lopis fut envoyé vers d'autres prélats (*Gazette d'Amsterdam*, 1720, Extraordinaire XXVII, et *Dangeau*, p. 259).

2. Nous avons déjà eu cette locution, sous la forme *salve-l'honneur* et *sauve-l'honneur* dans nos tomes VI, p. 119, XIV, p. 312, etc.

3. Locutions déjà rencontrées dans nos tomes XV, p. 100, et XXXV, p. 86.

4. Nous n'en connaissons pas le texte.

de Soissons, si outré que l'archevêque lui eût pris son chapeau, eut le goupillon[1] de le lui aller assurer[2]; il porta les deux lettres à l'archevêque, qui empocha l'une et se para de l'autre. Il signa tout de suite, et se hâta d'accourir jouir en plein de son cardinalat.

Toute difficulté étant ainsi levée, je menai le cardinal, mais encore en calotte noire, à M. le duc d'Orléans. L'accueil fut très gracieux: le Régent lui dit qu'il prendroit le lendemain les ordres du Roi pour le jour et l'heure de lui donner la calotte. Je ne vis jamais homme si transporté de joie de se voir enfin au bout de ses longs et persévérants travaux. Ce fut donc le surlendemain [19 mars][3] que j'allai prendre l'archevêque chez lui sur les dix heures du matin; je le menai dans mon carrosse aux Tuileries. Comme il étoit archevêque de Reims, cardinal ou non, je n'avois point d'embarras avec lui. Nous fûmes aussitôt introduits dans le cabinet du Roi, qui y étoit seul avec M. le duc d'Orléans, le maréchal de Villeroy, Monsieur de Fréjus, et deux ou trois autres. M. le duc d'Orléans le présenta au Roi, ne le nommant qu'archevêque, mais ajoutant ce qui l'amenoit, avec quelque propos obligeant. Aussitôt l'archevêque, qui avoit à la main sa calotte rouge, la présenta au Roi, ôta la noire qu'il avoit sur la tête, se baissa tout le plus bas qu'il lui fut possible, et reçut sur sa tête la rouge des mains du Roi; après quoi, il lui fit une profonde révérence, et quelques mots

1. Saint-Simon écrit *gouspillon*. — Si l'on rapproche ce texte de notre auteur d'un autre de Mme de Sévigné cité par le Littré, on voit que *goupillon* peut être employé au figuré pour signifier le reste ou les suites d'une cérémonie.

2. « On dit que l'évêque de Soissons est allé en poste à Reims pour engager l'archevêque à signer le Corps de doctrine » (*Gazette d'Amsterdam*, 1720, Extraordinaire XXIV).

3. Cette date est restée en blanc dans le manuscrit. Sur cette cérémonie, voyez le *Journal de Dangeau*, tome XVIII, p. 252 et 253; *les Correspondants de Balleroy*, tome II, p. 137; la *Gazette d'Amsterdam*, n° XXVI.

de remerciements. Alors M. le duc d'Orléans l'appela Monsieur le cardinal, lui fit son compliment, et ce qui étoit dans la chambre. Tout cela fut extrêmement court. Nous fîmes tous deux la révérence, et nous nous en allâmes. Le cardinal se contint tant qu'il put; mais il ne touchoit pas à terre. Je le remenai chez lui au bout du Pont-Royal[1]. Ainsi finit cette longue et mystérieuse affaire[2].

Sécheresse où ces Mémoires vont tomber, et ses causes*.

Nous voici arrivés à une époque bien curieuse; mais quel dommage que Torcy n'ait pas poussé plus loin qu'il n'a fait le recueil des extraits des lettres que le secret de la poste lui ouvroit[3], et quel déplaisir de ce que le crédit imposant et toujours augmentant de l'abbé Dubois sur M. le duc d'Orléans ne lui permettoit plus sa confiance accoutumée pour ceux qui lui étoient le plus fidèlement attachés ! Ce double malheur privera désormais ces *Mémoires* des plus curieuses connoissances. Je n'y veux et n'y puis écrire que ce qui a passé sous mes yeux ou ce que j'ai appris de ceux-là même par qui ont passé les affaires. J'aime mieux avouer franchement mon ignorance que de hasarder des conjectures qui sont souvent peu différentes des romans; c'est où j'en serai souvent réduit désormais; mais je préfère la honte de l'avouer et d'en avertir pour le reste de ces *Mémoires*, à me faire de déplorables illusions, et tromper ainsi mes lecteurs, si tant est que ces *Mémoires* voient jamais le jour.

Chute

Les tyrans et les scélérats ont leur terme; ils ne peuvent

1. Il a été parlé de cette maison, contiguë à l'hôtel de Mailly, dans le tome XXIX, p. 10.

2. Cette dernière phrase semble avoir été ajoutée après coup à la fin du paragraphe.

3. Ce regret a déjà été exprimé dans le tome XXXIV, p. 282-283, et nous avons dit alors, et dans la note de la page 280, pourquoi Torcy n'avait pu continuer ses extraits; voyez aussi tome XXXVI, p. 298.

* Il avait d'abord inscrit ici : *Chutte du card. Alberoni, qui passe en Italie*; il a biffé cette manchette, qui se retrouvera plus loin, pour écrire celle que nous imprimons.

du cardinal Alberoni, qui se retire en Italie. [Add. StS. 1626]

outrepasser celui que leur a prescrit l'Arbitre éternel de toutes choses. On a si amplement vu qu'Alberoni étoit l'un et l'autre, par tout ce qui d'après Torcy a été ici rapporté de lui[1], qu'il n'y a plus rien à ajouter sur ce monstrueux personnage. L'Europe entière, victime de ses forfaits par un endroit ou par un autre, détestoit un maître absolu de l'Espagne, dont la perfidie, l'ambition, l'intérêt personnel, les vues toujours obliques, souvent les caprices, quelquefois même la folie, étoient les guides, et dont l'unique intérêt, continuellement varié et diversifié selon que la fantaisie le lui montroit, se cachoit sous des projets toujours incertains, et dont la plupart étoient d'exécution impossible. Accoutumé à tenir le roi et la reine d'Espagne dans ses fers et dans la prison la plus étroite et la plus obscure, où il avoit su les renfermer sans communication avec personne, à ne voir, à ne sentir, à ne respirer que par lui, et à revêtir toutes ses volontés en aveugles[2], il faisoit trembler toute l'Espagne, et avoit anéanti tout ce qu'elle avoit de plus grand par ses violences. Accoutumé à n'y garder aucune sorte de mesure, méprisant son maître et sa maîtresse, dont il avoit absorbé toutes les volontés et tout le pouvoir, il brava successivement toutes les puissances de l'Europe, et ne se proposa rien moins que de les tromper toutes, puis de les dominer, de les faire servir à tout ce qu'il imagina, et se voyant enfin à bout de toutes ses ruses, à exécuter seul et sans alliés le plan qu'il s'étoit formé. Ce plan n'étoit rien moins que d'enlever à l'Empereur tout ce que la paix d'Utrecht lui avoit laissé en Italie de ce que la maison d'Autriche espagnole y avoit possédé, d'y dominer le Pape, le roi de Sicile, auquel il vouloit ôter cette île comme arrachée à l'Espagne par la même paix, dépouiller l'Empereur du secours de la France et

1. Dans nos tomes XXXII, XXXIII et XXXIV.

2. Tomes XXX, p. 23-25, XXXI, p. 107 et 133, XXXII, p. 248 et 267, XXXIII, p. 204 et 242, XXXIV, p. 285-292.

de l'Angleterre, en soulevant la première contre le Régent par les menées de l'ambassadeur Cellamare et du duc du Maine, et, jetant le roi Jacques en Angleterre par le secours du Nord, occuper le roi Georges par une guerre civile; enfin, de profiter pour soi de ces désordres pour transporter sûrement en Italie, que son cardinalat lui faisoit regarder comme un asile assuré contre tous les revers, l'argent immense qu'il avoit pillé et ramassé en Espagne, sous prétexte d'y faire passer les sommes nécessaires au roi d'Espagne pour y soutenir la guerre et les conquêtes qu'il y feroit, et cet objet d'Alberoni étoit peut-être le moteur en lui de ses vastes projets. Leur folie ne put être comprise; ce ne fut qu'avec le temps qu'on découvrit enfin, avec le plus grand étonnement, que son obstination dans son plan, et à rejeter toutes sortes de propositions les plus raisonnables, n'avoit[1] point d'autre fondement que sa folie, ni d'autres ressources que les seules forces de l'Espagne contre celle[s] de l'Empereur, de la France, de l'Angleterre et de la Hollande, que cette dernière couronne entraîna après soi[2]. Pour comble d'extravagance, la découverte de la conspiration brassée en France, et le bon ordre qui y fut mis aussitôt, ni les contretemps arrivés dans le Nord[3], qui ne laissèrent plus d'espérance à Alberoni d'occuper ces deux couronnes[4] chez elles assez puissamment pour leur faire quitter prise au dehors, ne le purent déprendre de pousser la guerre et ses projets, dont les prodigieux préparatifs avoient entièrement achevé d'épuiser l'Espagne sans l'avoir pu mettre en état de tenir un moment contre toute l'Europe, neutre ou alliée pour soutenir l'Empereur en Italie, qui à

1. Il y a *n'avoient*, par mégarde, dans le manuscrit.

2. On crut en effet longtemps qu'Alberoni avait des alliés secrets et n'engagerait pas la guerre sans être soutenu par d'autres puissances : voyez notamment tome XXXIV, p. 82-83.

3. Par la paix du roi de Suède avec l'Angleterre : tome XXXVI, p. 298.

4. C'est-à-dire la France et l'Angleterre.

la fin y gagna Naples et Sicile, et quelques restes de la Lombardie qu'il n'y possédoit pas.

Alberoni, abhorré en Espagne en tyran cruel de la monarchie qu'il s'approprioit uniquement[1], en France, en Angleterre, à Rome, et par l'Empereur comme un ennemi implacable et personnel, sembloit n'avoir pas la moindre inquiétude. Il étoit pourtant impossible que le roi et la reine d'Espagne ignorassent les malheurs de leurs troupes et de leur flotte en Sicile, le danger prochain de la révolution de Naples, l'impossibilité de réparer tant de pertes, et de soutenir avec les seules forces de l'Espagne, qui n'en avoit plus aucune, toutes celles de l'Empereur, de la France et de l'Angleterre, même de la Hollande, unies, et les cris du Pape et de toute l'Italie. Le Régent et l'abbé Dubois, qui n'avoient que trop de raisons de regarder depuis longtemps Alberoni comme leur ennemi personnel à chacun d'eux, étoient sans cesse sourdement occupés des moyens de sa chute[2]; ils crurent ce moment favorable; ils surent en profiter. Le comment, c'est le curieux détail qui n'est pas venu jusqu'à moi, et qui mérite d'être bien regretté. M. le duc d'Orléans a survécu Dubois de trop peu de mois pour que j'aie pu ressasser[3] avec lui beaucoup de choses, et celle-ci est une de celles que je n'ai point mises[4] sur le tapis depuis que sa confiance me fut rouverte, entraîné par le courant et par d'autres choses, et comptant toujours d'avoir le temps d'y revenir. Tout ce que j'ai su avec connoissance par M. le duc d'Orléans dans le temps même, mais en deux mots, et depuis en

1. Voyez notamment tomes XXX, p. 28-29 et 361, et XXXII, p. 267 et suivantes.

2. « Dès le mois d'août 1719, le ministère anglais avait résolu de faire du renvoi d'Alberoni la condition *sine qua non* de la paix avec l'Espagne, et il avait fait partager cette vue par le gouvernement français » (Baudrillart, *Philippe V et la cour de France*, tome II, p. 395).

3. Il écrit ici *resasser*.

Il y a *mise* au singulier dans le manuscrit.

Espagne, sans y avoir trouvé plus d'éclaircissement et de détail, c'est que ce qu'on a vu, dans ce qui a été rapporté ici de Torcy, qu'Alberoni avoit toujours redouté lui arriva. Il trembloit du moindre Parmesan qui arrivoit à Madrid ; il n'omit rien par le duc de Parme et par tous les autres moyens qu'il put imaginer pour les empêcher d'y venir; il regarda sans cesse avec tremblement le peu de ceux dont il n'avoit pu rompre le voyage ni procurer le renvoi[1].

Doña Laura Piscatori, nourrice et azafata de la reine d'Espagne ; son caractère.

Parmi ceux-ci, il ne craignit rien tant que la nourrice de la reine[2], à laquelle, parmi ses ménagements, il lâchoit quelquefois des coups de caveçon[3] pour la contenir, où le raisonnement politique avoit peut-être moins de part que l'humeur. Cette nourrice, qui étoit une grosse paysanne du pays de Parme, s'appeloit doña Laura Piscatori. Elle n'étoit venue en Espagne que quelques années après la reine[4], qui l'avoit toujours aimée, et qui la fit peu après son *azafata*, c'est-à-dire sa première femme de chambre[5], mais qui, en Espagne, est tout autrement considérable qu'ici. Laura avoit amené son mari, paysan de tous points, que personne ne voyoit et ne connoissoit[6]; mais Laura avoit de l'esprit, de la ruse, du tour, des vues, à travers la grossièreté extérieure de ses manières, qu'elle avoit conservées ou par habitude, peut-être aussi par politique pour se faire moins soupçonner, et, comme les personnes de cette extraction, parfaitement intéressée. Elle n'ignoroit pas combien impatiemment Alberoni souffroit sa présence et craignoit sa faveur

1. Tome XXX, p. 119, 131, 241, 255, 262, 276 et 287.
2. Laura Piscatori, qu'il va nommer quelques lignes plus loin, et dont il a déjà été parlé dans le tome XXIX, p. 287.
3. Tomes I, p. 116, et VIII, p. 4.
4. Dès la fin de 1715.
5. Notre tome VIII, p. 177.
6. Non seulement son mari, « stupide paysan », mais aussi son fils, capucin, « fort sot moine, mais pétri d'ambition, qui ne comptoit pas sur moins que gouverner l'Espagne » (tome XXX, p. 241 et 276).

auprès de la reine, qu'il vouloit posséder seul, et, plus sensible aux coups de patte qu'elle recevoit de lui de temps en temps qu'à ses ménagements ordinaires, elle ne le regardoit que comme un ennemi très redoutable, qui la retenoit dans d'étroites bornes, qui l'empêchoit de profiter de sa faveur en contenant là-dessus la reine elle-même, et duquel[1] le dessein étoit de la faire renvoyer à Parme, et de n'oublier rien pour y réussir. Voilà tout ce que j'ai pu apprendre sans autre détail, sinon que, voyant la conjoncture favorable par ce qui vient d'être représenté de la situation des affaires d'Espagne, où la tyrannie d'Alberoni étoit généralement abhorrée, elle fut aisément gagnée par l'argent du Régent et l'intrigue de l'abbé Dubois, pour hasarder d'attaquer Alberoni auprès de la reine, et par elle auprès du roi, comme un ministre qui avoit ruiné l'Espagne, qui étoit l'unique obstacle de la paix pour ses vues personnelles, auxquelles il avoit sacrifié sans cesse Leurs Majestés Catholiques et les avoit commises seules contre toutes les puissances de l'Europe. Comme je ne raconte que ce que je sais, je serai bien court sur un événement si intéressant[2].

1. *Duquel* est en interligne, au-dessus de *dont*, biffé.

2. Sans nier l'influence de la nourrice dans la disgrâce d'Alberoni, il est un peu naïf à notre auteur de lui donner dans cette affaire le rôle prépondérant, et même unique. Dès le mois d'août 1719, comme on l'a dit, la France et l'Angleterre étaient d'accord pour faire du renvoi du cardinal une condition indispensable de la paix avec l'Espagne. D'autre part, le duc de Parme, très menacé par les Autrichiens, poussait son gendre et sa fille à traiter. Il envoya le marquis Scotti à Madrid d'abord, et de là à Paris, où des négociations assez ténébreuses s'engagèrent, auxquelles prit part lord Peterborough, cet anglais habile, mais peu scrupuleux, que nous avons déjà rencontré. Scotti repartit pour Madrid ; il réussit, par l'intermédiaire de Laura, grassement payée, à faire passer à la reine un billet du duc de Parme, puis à voir secrètement Leurs Majestés Catholiques, auxquelles il étala les fourberies d'Alberoni, et les décida à le renvoyer. Lemontey, *Histoire de la Régence*, tome I, p. 277 et suivantes, puis Mgr Baudrillart, *Philippe V et la cour de France*, tome II, p. 395 et sui-

Laura réussit. Alberoni, au moment le moins attendu, reçut un billet du roi d'Espagne, par lequel il lui ordonnoit de se retirer à l'instant, sans voir ni écrire à lui ni à la reine, et de partir dans deux fois vingt-quatre heures pour sortir d'Espagne, et cependant un officier des gardes du corps fut envoyé auprès de lui jusqu'à son départ[1]. Comment cet ordre accablant fut reçu, ce que fit et ce que devint le cardinal, je l'ignore; je sais seulement qu'il obéit, et qu'il prit son chemin par l'Aragon[2]. On eut si peu de précaution à l'égard de ses papiers et des choses qu'il emportoit, qui furent immenses en argent et en pierreries[3], que ce ne fut qu'après les premières journées

vantes, ont raconté sommairement ces intrigues; mais le récit le plus complet et le plus précis, soutenu par une documentation très abondante et variée, a été donné par Dom Henri Leclercq, *Histoire de la Régence*, tome II, p. 369 et suivantes; on peut voir encore l'ouvrage que V. Papa a fait paraître à Turin en 1877, *L'Alberoni e la sua dispartitura di Spagna*, et aussi les *Lettres intimes d'Alberoni* publiées par Ém. Bourgeois, les *Mémoires du marquis de Saint-Philippe*, tome III, et, pour plus de détails, les documents originaux du Dépôt des affaires étrangères et des archives anglaises, espagnoles et italiennes cités par Mgr Baudrillart et par Dom Leclercq.

1. Le 5 décembre, le roi et la reine partirent de bonne heure à la chasse, et aussitôt le secrétaire don Miguel Duran porta au cardinal un ordre de la main du roi lui défendant de s'occuper désormais des affaires et de se présenter devant lui, et lui ordonnant de quitter Madrid sous huit jours et l'Espagne avant trois semaines (Dom Leclercq, p. 377). On sut la nouvelle à Paris le 18 décembre, à Londres le 22, et la joie partout fut extrême (*ibidem*, p. 378; *Dangeau*, p. 185; *Gazette*, p. 629; *les Correspondants de Balleroy*, tome II, p. 91). Voyez aux Additions et Corrections.

2. Il quitta Madrid le 12 décembre et se dirigea par l'Aragon sur la Catalogne. Le courrier, qui apporta à Paris l'annonce de sa chute, demanda en même temps de la part du roi d'Espagne des passeports pour lui permettre de traverser le Languedoc et la Provence, afin de gagner l'Italie; voyez la mention de ces passeports, du 20 décembre 1719, dans le vol. *France* 1241, fol. 221 v°, aux Affaires étrangères.

3. Le supplément au n° I de la *Gazette de Rotterdam* de 1720 dit que le roi d'Espagne, pour consoler le cardinal, lui permit d'emporter deux millions en or et autant en pierreries, et de conserver ses pen-

que le roi d'Espagne fut averti que le testament original[1] de Charles II ne se trouvoit plus. On jugea aussitôt qu'Alberoni avoit emporté ce titre si précieux par lequel Charles II nommoit Philippe V roi d'Espagne, et lui léguoit tous ses vastes États, pour s'en servir peut-être à gagner les bonnes grâces et la protection de l'Empereur en lui en faisant un sacrifice. On envoya arrêter Alberoni. Ce ne fut pas sans peine, et sans les plus terribles menaces, qu'il rendit enfin le testament et quelques autres papiers importants qu'on s'étoit aperçu en même temps qui manquoient[2], en jetant les plus hauts cris[3]. La terreur qu'il avoit imprimée l'étoit si profondément, que jusqu'à ce moment personne n'osa parler ni montrer sa joie, quoique parti; mais, cet événement rassurant contre le retour, ce fut un débordement sans exemple d'allégresse universelle, d'imprécations et de rapports contre lui au roi et à la reine, tant des choses les plus publiques, qu'eux seuls ignoroient, que d'une infinité de forfaits particuliers qui ne sont plus bons qu'à passer sous silence. M. le duc d'Orléans ne contraignit point sa joie, moins encore l'abbé Dubois[4] : c'étoit leur ouvrage qui renversoit

Alberoni arrêté en chemin emportant le testament original de Charles II et quelques autres papiers importants, qu'il ne rend qu'à force de menaces. Joie publique en Espagne de sa chute, et dans toute l'Europe.

sions et les revenus de l'archevêché de Séville. Il doit y avoir beaucoup d'exagération ; mais Alberoni avait certainement mis à l'abri par avance en Italie des fonds importants.

1. Le mot *original* a été ajouté après coup sur la marge du texte, et en interligne pour la manchette.

2. Ce ne fut pas le testament de Charles II qu'emportait le cardinal, mais celui que Philippe V avait fait en 1717, lors de sa grave maladie (notre tome XXXII, p. 273-274 et 281-282) en faveur de la reine et du ministre. Duclos (*Mémoires secrets*, édition Michaud et Poujoulat, p. 555-556), qui copie notre auteur, a fait la même erreur. En outre, on trouva dans les bagages d'Alberoni une correspondance secrète avec l'Italie et trois décrets du roi d'Espagne signés pendant la même maladie et donnant pleins pouvoirs au cardinal pour faire la guerre, conclure la paix et régir les finances, comme il l'entendrait (Dom Leclercq, *Histoire de la Régence*, tome II, p. 378-379 ; voyez la lettre du P. Daubenton au Pape, ci-après, dans notre appendice IV).

3. Ces six derniers mots ont été ajoutés en interligne.

4. La *Gazette d'Amsterdam*, Extraordinaire VII de 1720, publia la

leur ennemi personnel, et avec lui le mur de séparation si fortement élevé par Alberoni entre le Régent et le roi d'Espagne, et du même coup l'obstacle unique de la paix. Cette dernière raison fit éclater la même joie en Italie, à Vienne, à Londres; les puissances alliées s'en félicitèrent; jusqu'aux Hollandois furent ravis d'être délivrés d'un ministre si double, si impétueux, si puissant, et on espéra à Turin trouver des ressources de politique et de ruses qu'Alberoni avoit tant contribué à rendre suspectes ou inutiles.

Marcieu garde honnêtement à vue le cardinal Alberoni jusqu'à son embarquement à Marseille, qui ne reçoit nulle part ni honneur ni civilité. Sa conduite en ce voyage.

M. le duc d'Orléans dépêcha le chevalier de Marcieu [1], homme fort adroit, fort intelligent, et fort dans la main de l'abbé Dubois, aux derniers confins de la frontière pour y attendre Alberoni, l'accompagner jusqu'au moment de son embarquement en Provence pour l'Italie, ne le pas perdre de vue, lui faire éviter les grandes villes, et même les gros lieux, autant qu'il seroit possible, ne pas souffrir qu'il lui fût rendu aucune sorte d'honneur, surtout empêcher quelque communication que ce pût être avec lui sans exception de personne, en un mot le conduire civilement comme un prisonnier gardé à vue. Marcieu exécuta à la lettre cette commission désagréable, mais d'autant plus nécessaire que, tout disgracié qu'étoit Alberoni, on en craignoit encore les dangereuses pratiques, traversant une grande partie de la France, où tout ce qui étoit contraire au Régent avoit eu recours à lui, et où l'affaire de Bretagne n'étoit pas encore finie, et ce ne fut pas sans grande raison que toute sorte de liberté, d'accès, de curiosité même lui fut soigneusement retranchée [2]. On peut juger ce qu'en souf-

lettre que Dubois écrivit au comte Stanhope dès que la nouvelle de la disgrâce arriva à Paris.

1. Ci-dessus, p. 21.

2. Les instructions données au chevalier sont au Dépôt des affaires étrangères, vol. *Espagne* 290, fol. 188. Sa correspondance avec le Régent et avec Dubois pendant sa conduite d'Alberoni est au même

frit un homme si impétueux et si accoutumé à tout pouvoir et à tout faire ; mais il sut s'accommoder à un si grand et si prompt changement d'état, se posséder, ne se hasarder à aucun refus, être sage et mesuré en toutes ses manières, très réservé en ses paroles, avoir l'air de ne prendre garde à rien, à s'accommoder de tout singulièrement, sans questions, sans prétentions, sans plaintes, dissimulant tout, et montrant, sans s'en lasser, de prendre Marçieu comme un accompagnement d'honneur. Il ne reçut donc aucune civilité de la part du Régent, de Dubois, ni de personne, et fit, sans s'arrêter, avec presque nulle suite, les journées marquées par Marcieu, jusqu'au bord de la Méditerranée, où il s'embarqua en arrivant, et passa à la côte de Gênes [1]. Ce fut dans ce voyage où Marcieu apprit de lui l'anecdote si curieuse touchant la disgrâce de la princesse des Ursins, convenue entre les deux rois, dont la nouvelle reine d'Espagne fut chargée pour la manière de l'exécution, qui [2] a été ici racontée au temps de cette disgrâce [3], et que je sus du marquis, depuis maréchal de Brancas [4], à qui Marcieu l'avoit depuis racontée [5]. Alberoni, délivré de son Argus

dépôt, et a été publiée par V. Papa, *L'Alberoni e la sua dispartitura di Spagna*, p. 73-95 ; elle s'étend du 6 au 24 janvier 1720. Lémontey (p. 281-284) et Dom Leclercq (p. 379-381) ont donné un intéressant résumé du Mémoire qu'il rédigea sur sa mission (vol. *Espagne* 294).

1. Le cardinal, entré en France par Collioure et Perpignan, arriva à Montpellier le 9 janvier 1720, puis gagna Nîmes et Marseille sans s'y arrêter, et alla s'embarquer à Monaco, où une galère génoise le prit et le conduisit à Sestri di Levante ; il y débarqua le 5 février (*Gazette d'Amsterdam*, nos xii, Extraordinaire xv, et nos xviii, xix, et xxi).

2. *Qui* corrige *que je*.

3. Tome XXVI, p. 100 et suivantes.

4. Louis de Brancas-Céreste (tome IX, p. 220), qui avait été ambassadeur en Espagne, fort lié avec Saint-Simon.

5. D'après les lettres du chevalier de Marcieu, Alberoni fit à son compagnon des confidences autrement savoureuses sur le ménage royal d'Espagne.

et arrivé en Italie, s'y trouva aussitôt en d'autres embarras par la colère de l'Empereur, qui ne l'y voulut souffrir nulle part, et par l'indignation de la cour de Rome, qui se trouva l'emporter, en cette occasion, sur sa jalousie du respect de sa pourpre. Il fut réduit à se tenir longtemps errant et caché [1], et il ne put approcher de Rome que par la mort du Pape [2]. Le surplus de la vie de cet homme si extraordinaire n'est plus matière de ces *Mémoires*; mais ce qui n'y doit pas être oublié est la dernière marque de rage, de désespoir et de folie qu'il donna en traversant la France. Il écrivit de Montpellier à M. le duc d'Orléans des offres de lui donner les moyens de faire la plus dangereuse guerre à l'Espagne, et de Marseille, prêt à s'embarquer, il lui écrivit de nouveau pour lui réitérer et le presser sur les mêmes offres [3]. Il garda peu [de] décence sur le roi et la reine d'Espagne, et ne put s'empêcher d'ajouter que le Pape, l'Empereur et Leurs Majestés Catholiques rendroient compte à Dieu de

[*Add. St-S. 1627*]

Folles lettres d'Alberoni au Régent sans réponse.

1. A la demande du Pape, transmise par le cardinal-archevêque de Gênes, le doge avait envoyé deux compagnies pour arrêter Alberoni à Sestri, le 25 février; mais le grand conseil de la République ayant désapprouvé cette mesure, le cardinal fut remis en liberté, et il en profita pour partir secrètement sans qu'on sût pendant longtemps le lieu de sa retraite; le Pape nomma une congrégation pour examiner son affaire (*Gazette*, 1720, p. 162, 187, 199, 211, 296, 307 et 331). Il y a au British Museum, ms. Addit. 16481, fol. 140, une « Relazione di cio che è occorso al cardinale Giulio Alberoni arrestato per ordine del Papa, 25 febraio 1720 ». Voyez ci-après, p. 211. La *Gazette d'Amsterdam* (n° XLII de 1720) dit qu'il s'est retiré en Suisse, et Madame (*Correspondance*, recueil Jæglé, tome III, p. 73) précise à l'abbaye de Saint-Gall; d'autres disent à Coire.

2. Nous le verrons assister au conclave de 1721.

3. Ceci est confirmé par Madame (*Correspondance*, recueil Jæglé, tome III, p. 68-69); voyez au Dépôt des affaires étrangères le vol. *Espagne* 294. Dangeau a noté ce qu'il apprit du voyage (p. 201, 205, 210 et 222-223), et c'est là où Saint-Simon prend la plupart des détails qu'il donne. Selon la *Gazette d'Amsterdam*, Extraordinaire XI, lettre de Londres, le Régent envoya à Philippe V l'original de la lettre d'Alberoni.

l'avoir empêché d'avoir les bulles de l'archevêché de Séville.

Aveuglement étrange de souffrir dans le gouvernement aucun ecclésiastique, encore pis des cardinaux.

On ne peut s'empêcher de s'arrêter ici une dernière fois sur Alberoni et sur l'aveuglement de souffrir des ecclésiastiques dans les affaires, surtout des cardinaux[1], dont le privilège le plus spécial est l'impunité de tout ce qui est de plus infamant et de plus criminel en tout genre, ingratitude, infidélité, révolte, félonie, indépendance, sans qu'il en soit rien, pas même le plus souvent dans la conduite de personne à l'égard de ces éminents coupables, même[2] assez peu perceptiblement dans l'opinion commune, qui s'y est accoutumée par les exemples de tous les temps. Il falloit qu'Alberoni eût la tête bien étrangement tournée par la rage et le désespoir, pour faire cette plainte si fort inutile sur Séville. Il avoit voulu soulever l'Europe entière contre l'Empereur pour lui arracher l'Italie, sans s'être jamais rendu à aucune sorte de composition pour l'Espagne, ni de raison; devoit-il s'étonner que l'Empereur, qui le regardoit comme son ennemi personnel, s'opposât à ce qui augmentoit son pouvoir et sa grandeur? Il avoit traité vingt fois le Pape avec la dernière indignité; étoit-il surprenant qu'il ne le trouvât pas favorable pour les bulles de Séville? Que ne devoit-il pas à Leurs Majestés Catholiques, de quelle poussière ne l'avoient-ils pas tiré, à quel degré de puissance et de grandeur ne l'avoient-ils pas élevé, et à quoi et combien de fois ne s'étoient-ils pas commis avec la plus extrême persévérance pour lui obtenir le chapeau? Et il en parle avec le dernier mépris, et s'offre à faire servir à leur ruine la connoissance intime que leur aveugle bonté lui a donnée de toutes leurs affaires, en le faisant régner absolument et si longtemps en Espagne. A qui fait-il des offres si abominables? A un prince qu'il a forcé à

1. Réflexions déjà faites à nombreuses reprises: tomes VII, p. 200-204; XX, p. 40-41; XXXII, p. 23-24, et ci-dessus, p. 64-65.
2. *Mesme* a été ajouté en interligne.

devenir leur ennemi, dont lui-même a fait tout ce qui a été en lui pour renverser la régence par les plus indignes pratiques, et qu'il ne peut douter qu'il n'ait contribué à sa chute, à tout le moins qu'il ne la regarde comme un des plus grands bonheurs qui pussent lui arriver. Voilà donc tout à la fois le comble du crime et de la folie. Aussi M. le duc d'Orléans ne lui fit aucune réponse. Mais il faut dévoiler ici le grand motif de cette rage et de ce désespoir[1] à qui il ne put refuser de s'exhaler par ces deux lettres.

Cause de la rage d'Alberoni ; but de tout ministre d'état ecclésiastique ou qui parvient à se mêler d'affaires. [*Add. StS. 1628*]

Tout ecclésiastique qui arrive, de quelque bassesse que ce puisse être, à mettre le pied dans les affaires, a pour but d'être cardinal et d'y sacrifier tout sans réserve. Cette vérité est si certaine, et tellement fortifiée d'exemples de tous les temps jusqu'aux nôtres, qu'elle ne peut être considérée que comme un axiome le plus évident et le plus certain. On a vu, dans ce qu'on a donné ici d'après Torcy, les ressorts sans nombre et sans mesure qu'Alberoni inventa et fit jouer pour arracher du Pape le cardinalat[2], et s'acquérir ainsi tout droit d'impunité la plus étendue, quoi qu'il commît, de la plus sûre et de la plus ferme considération, et les moyens de revenir toujours à figurer où que ce fût ; mais ce n'étoit qu'un degré : ses vues étoient plus vastes, il vouloit Tolède, et, pour y arriver, il se fit donner le riche évêché de Malaga et se fit sacrer[3]. Tolède ne vacant point, il saisit l'instant de la mort de l'illustre cardinal Arias, archevêque de Séville, et, en attendant Tolède, il se fit nommer à ce second archevêché d'Espagne[4]. De là à Tolède, il n'y avoit plus qu'un pas ; mais, demeurant même archevêque de Séville, avec sa pourpre il étoit à la tête du clergé d'Espagne. La puis-

1. Il avait d'abord écrit *despoir*, qu'il a corrigé par l'addition de *es* en interligne ; voyez notre tome XII, p. 68 et 87.
2. Voyez nos tomes XXX, XXXI et XXXII.
3. Tome XXXII, p. 286-287.
4. *Ibidem*, p. 237-238 et 321-322.

sance où il s'étoit établi lui donnoit tous les moyens nécessaires à le pratiquer sans bruit et se l'attacher. Cardinal et archevêque, rien ne le pouvoit plus tirer d'Espagne; ce nouveau titre l'affermissoit dans la place de premier et de tout-puissant ministre. Appuyé de la sorte il arrivoit au but qu'il s'étoit proposé, de se faire redouter par le roi et la reine, et de devenir même à découvert le tyran de l'Espagne; et si, par impossible à ses yeux, il tomboit enfin du premier ministère, inviolable par sa pourpre, et à la tête du clergé qu'il se seroit attaché, quel odieux personnage, mais quel puissant, ne fût-il pas demeuré en un pays où le clergé a une autorité si grande, qu'il oblige le roi de compter avec lui sur les levées[1] et sur toutes autres choses à tous moments! C'est ce dessein, bien qu'avorté par l'opiniâtre et heureux refus des bulles de Séville, suivi de si près par sa chute, qui le rendit si longtemps inflexible à la démission de Malaga, que le Pape et[2] [le] roi d'Espagne lui demandèrent; c'étoit tenir encore par un filet ce projet qui lui étoit si cher, qui, tout chimérique qu'il fût par n'avoir pas eu le temps de le laisser mûrir et de le faire éclore, étoit toujours le plus avant dans son cœur; et c'est, pour le dire en passant, le danger extrême du gouvernement des ecclésiastiques qui se rendent si facilement indépendants de leur roi, et qui, ce grand pas fait, ont des moyens de se maintenir par une force contre laquelle toute la temporelle a la honte de lutter, ou de souffrir tout, quelquefois d'étranges inconvénients à subir, et toujours en plein spectacle. Sans remonter, pour la France, aux cardinaux Balue, Lorraine, Guise et autres encore, les cardinaux de Retz, Bouillon[3] et celui-ci[4], en rafraîchissent l'importante

1. C'est-à-dire les levées d'impôt, comme la cruzade : voyez ci-dessus, p. 49-50, l'exemple de l'évêque de Murcie.
2. Les mots *Pape et* ont été ajoutés sur la marge.
3. Voyez notre tome XXXII, p. 24.
4. C'est-à-dire le cardinal Alberoni.

leçon, que le cardinal Dubois, s'il eût vécu, eût certainement renouvelée aux dépens de M. le duc d'Orléans, s'il l'avoit pu. Ce n'est pas idée, imagination, mais réalité effective, dont il prenoit déjà sourdement toutes les mesures et les dimensions. Mais le Roi ne le put jamais aimer, de quoi son gouverneur et son précepteur[1], en cela parfaitement de concert, surent parfaitement le garder et l'éloigner, et M. le duc d'Orléans, qui gémissoit sur les fins sous l'empire de sa créature, tout foible à l'excès qu'il fût, ne lui auroit pas laissé le temps de l'expulser[2], connoissant surtout les dispositions du Roi, qui l'aimoit et le montroit à demi, malgré les deux mêmes, et sa disposition contraire à l'égard de Dubois.

Disposition du Roi très différente, et sa cause*, pour M. le duc d'Orléans et pour l'abbé Dubois, également haïs du maréchal de Villeroy et de l'évêque de Fréjus. Conduite de tout cet intérieur.

Si on s'étonne de cette différence à l'égard de deux hommes si principaux, qui étoient également l'objet de la haine du maréchal de Villeroy et de l'évêque de Fréjus, un mot d'éclaircissement ne peut être que curieux. Rien de si désagréable que l'énonciation et le forcé et faux palpable de toutes les manières et de tout l'extérieur de l'abbé Dubois[3], même en voulant plaire. Rien de plus gracieux ni de plus agréable que l'énonciation, l'extérieur et toutes les manières de M. le duc d'Orléans, même sans penser à plaire. Cette différence, qui fait une impression naturelle sur tout le monde, frappe et affecte encore plus un roi de dix ans. Rien encore de si naturellement glorieux que les enfants, combien plus un enfant couronné et gâté ! Le Roi étoit en effet très glorieux, très sensible, très susceptible là-dessus, où rien ne lui échappoit sans le montrer.

1. Le maréchal de Villeroy et l'évêque de Fréjus Fleury, nommés quelques lignes plus loin.

2. Il veut dire que le Régent aurait été forcé de se débarrasser de Dubois avant la majorité du Roi.

3. Il a parlé de son bégaiement factice et désagréable dans le tome XXVI, p. 281 ; voyez aussi le portrait de la suite des *Mémoires*, tome XIX de 1873, p. 139.

* Les mots *et sa cause* ont été ajoutés en interligne.

Dubois ne travailloit point avec lui ; mais il le voyoit et lui parloit avec un air de familiarité et de liberté qui le choquoit, et qui découvroit aisément le dessein de s'emparer de lui peu à peu, ce que le maréchal de Villeroy, et Fréjus encore plus, redoutoient comme la mort. Tous deux faisoient remarquer au Roi et lui exagéroient les airs peu respectueux et indécents de l'abbé Dubois à son égard, et l'éloignoient de lui, pour ainsi dire à la tâche, en lui en inspirant de la crainte. Ils n'étoient pas en de meilleures dispositions pour M. le duc d'Orléans. Le maréchal de Villeroy entre le Roi et lui, ou le seul Fréjus en tiers, donnoit[1] carrière à sa haine ; mais le Roi le craignoit et ne l'aimoit point[2]. L'autorité seule lui donnoit quelque créance, mais foiblement. Fréjus, qu'il aimoit et qui avoit captivé et obtenu toute sa confiance, auroit été dangereux, s'il avoit aidé le maréchal contre le Régent, comme il le secondoit contre Dubois ; mais il se contentoit d'éviter d'être suspect au maréchal, se reposoit sur son bien-dire, sentoit par l'événement du duc du Maine le danger de s'exposer. Il n'imaginoit pas lors qu'une mort si prématurée[3] le porteroit au pouvoir le plus suprême, le plus arbitraire, le plus long, le moins contredit ; mais il ne vouloit pas nuire à ses vues de grandes places et de grand crédit, sous M. le duc d'Orléans, par l'affection du Roi, et par elle peu à peu de le faire compter avec lui ; enfin, si l'art et la fortune le pouvoient porter jusque-là, à chasser M. le duc d'Orléans et à s'emparer de toutes les affaires. Pour arriver là, il falloit donc deux choses : la première, ne se pas faire chasser avant le temps et se trouver perdu sans retour avant d'avoir pu

1. Il y a *donnoient* au pluriel par erreur dans le manuscrit.
2. C'est-à-dire, n'aimait pas le maréchal de Villeroy ; cependant, orsque le maréchal sera arrêté en 1722 et exilé à Lyon par ordre du Régent, Louis XV parut fort affligé et pleura (suite des *Mémoires*, tome XIX de 1873, p. 5-6).
3. Celle du Régent en 1723.

commencer à être ; la seconde, se conduire de façon à ne pas étranger[1] de lui M. le duc d'Orléans le moins du monde, pour en pouvoir espérer facilité à ses desseins d'être ; devenir en effet sous ses auspices, sans lesquels[2] le Roi, quoique majeur, ne l'auroit pas mis dans le Conseil, encore moins en influence et en autorité, et pour cela ménager le Régent avec un extrême soin, mais sans rien, non-seulement d'affecté, mais encore d'apparent, et se reposer contre lui sur le maréchal de Villeroy, avec une approbation la plus tacite qu'il pourroit, en attendant un âge fait du Roi, un progrès plus solide dans sa confiance, une place dans son Conseil, qui lui donnât moyen et caractère de profiter, même de faire naître des conjonctures qui lui donnassent ouverture à devenir le maître et à renvoyer M. le duc d'Orléans à ses plaisirs. Moins plein de soi et plus clairvoyant que le maréchal de Villeroy, il sentoit le goût intérieur du Roi pour M. le duc d'Orléans. Ce prince n'approchoit jamais de lui en public et en quelque particulier qu'ils fussent, qu'avec le même air de respect qu'il se présentoit devant le feu Roi[3]. Jamais la moindre liberté, bien moins de familiarité, mais avec grâce, sans rien d'imposant par l'âge et la place, conversation à sa portée, et à lui et devant lui, avec quelque gaieté, mais très mesurée, et qui ne faisoit que bannir les rides du sérieux et doucement apprivoiser l'enfant. Travaillant avec lui, il le faisoit légèrement, pour lui marquer que rien sans lui en rendre compte[4], ce qu'il proportionnoit, et courtement, à la portée de l'âge, et toujours avec l'air du ministre sous le Roi. Sur les choses à donner, gouvernements, places de toutes sortes, béné-

1. Au sens d'écarter, comme dans les tomes VIII, p. 268, XIX, p. 315, etc.

2. Il y a *sans lesquelles* dans le manuscrit, ainsi que cela a déjà été remarqué dans le tome XI, p. 64, note 6 ; mais nous avons eu *un puissant auspice* dans le tome XXI, p. 290.

3. Déjà dit dans le tome XXIX, p. 383.

4. Qu'il ne faisait rien sans lui en rendre compte.

fices, pensions, il les proposoit, parcouroit brèvement[1] les raisons des demandeurs, proposoit celui qui devoit être préféré, ne manquoit jamais d'ajouter qu'il lui disoit son avis comme il y étoit obligé, mais que ce n'étoit pas à lui à donner, que le Roi étoit le maître, et qu'il n'avoit qu'à choisir et à décider. Quelquefois même il l'en pressoit, quand le choix étoit peu important, et, si rarement le Roi lui paroissoit pencher pour quelqu'un, car il étoit trop glorieux et trop timide pour s'en bien expliquer, et M. le duc d'Orléans y avoit toujours grande attention, il lui disoit avec grâce qu'il se doutoit de son goût, et tout de suite : « Mais n'êtes-vous pas le maître? Je ne suis ici que pour vous rendre compte, vous proposer, recevoir vos ordres et les exécuter », et à l'instant la chose étoit légèrement donnée, sans la faire valoir le moins du monde, et passoit aussitôt à autre chose. Cette conduite en public et en particulier, surtout cette manière de travailler avec le Roi, charmoit le petit monarque; il se croyoit un homme; il comptoit régner, et en sentoit tout le gré à celui qui le faisoit ainsi régner. Le Régent ni les particuliers n'y couroient pas grand risque; le Roi se soucioit peu et rarement[2], et, comme il a été remarqué[3], étoit trop glorieux et trop timide pour le montrer souvent, beaucoup moins pour rien demander. M. le duc d'Orléans étoit encore fort attentif à bien traiter tout ce qui environnoit le Roi de près avec familiarité, pour s'en faire un groupe bienveillant, et à chercher à faire des grâces à ceux pour qui on pouvoit croire que le Roi avoit quelque affection. Cela servoit encore merveilleusement à M. le duc d'Orléans, dans des occasions de grâces et de places peu importantes, sur lesquelles le Roi auroit montré un goût d'enfant. Comme il étoit prévenu par l'expérience de la façon dont M. le duc d'Orléans en usoit toujours là-

1. Tome XXV, p. 237.
2. Se soucioit peu et rarement de quelqu'un en particulier.
3. Ci-dessus, p. 100.

dessus avec lui, cela donnoit à ce prince la liberté et la facilité de lui représenter l'importance du poste et les qualités nécessaires pour le remplir, d'insister, mais en lui disant toujours qu'il étoit le maître, qu'il n'avoit qu'à prononcer; qu'il le supplioit seulement de ne pas trouver mauvais qu'il lui eût dit ses raisons, parce qu'il étoit de son devoir de le faire, et, après, de lui obéir. Il n'en falloit pas davantage; le Roi se rendoit sans chagrin et gaiement; mais ces sortes de cas n'arrivoient presque jamais. Le maréchal de Villeroy étoit toujours en tiers à ce travail; par lui ou par le Roi, il[1] étoit difficile que Monsieur de Fréjus ne sût ce qu'il se passoit, à chaque travail, de cette conduite du Régent, et que le Roi, qui avoit des tête-à-tête avec son précepteur, que le maréchal de Villeroy, qui en enrageoit, ne pouvoit empêcher, ne lui témoignât souvent combien il étoit content de M. le duc d'Orléans. Il n'en falloit pas davantage pour le tenir en bride et laisser au maréchal, qu'il vouloit doucement primer et ruiner, les discours contre le Régent, qui ne pouvoient plaire au Roi dans la disposition favorable où M. le duc d'Orléans le tenoit continuellement pour lui.

M. le duc d'Orléans résolu de chasser le maréchal de Villeroy et de me faire gouverneur du Roi. Il me le dit; je l'en détourne.

Ce prince, délivré d'Alberoni, voyoit la paix et sa réconciliation prochaine avec l'Espagne, ce prétexte et les vaines espérances de ce côté-là ôtées aux brouillons, le duc et la duchesse du Maine hors de toute mesure d'oser plus branler, leurs adhérents de la cour reconnus, épouvantés, et hors d'état et de moyens de plus branler, les autres atterrés, enfin Pontcallec et d'autres nouvellement ou précédemment arrêtés en Bretagne, prêts à subir un jugement de mort, qui achèveroit de faire rentrer partout chacun en soi-même, et de rétablir la tranquillité. Il lui restoit l'embarras des finances et de l'administration de Law, et d'achever de vaincre le Parlement pour n'y avoir plus d'entraves, qui, tout étourdi qu'il avoit été

1. Avant *il,* Saint-Simon a biffé *avec qui le.*

du grand coup porté sur lui au lit de justice des Tuileries, reprenoit peu à peu ses esprits, et ce caractère si cher, mais si dangereusement usurpé, de modérateur avec autorité entre le roi et le peuple. Les mêmes seigneurs, liés secrètement avec M. et Mme du Maine, découverts et déconcertés, et qui l'étoient aussi avec cette Compagnie, n'avoient pas renoncé à chercher de figurer avec elle et par elle. Le maréchal de Villeroy étoit comme leur chef ; il étoit tombé dans le dernier abattement, ainsi que les maréchaux de Villars et d'Huxelles, lorsque M. et Mme du Maine furent arrêtés[1]. Ils y étoient longtemps demeurés ; mais la ridicule issue d'un si grand et si juste éclat leur avoit rendu quelque petit courage, et Villeroy avoit repris tous ses grands airs et ses tons de roi de théâtre, appuyé de sa place et gâté par les pitoyables ménagements de M. le duc d'Orléans, qui s'en croyoit dédommagé en se moquant de lui en absence, tandis qu'il en étoit dominé en présence avec la plus méprisante hauteur du maréchal, qui avoit l'audace de s'en parer au public, et de s'en faire valoir au Parlement et aux Halles, où il vouloit toujours représenter M. de Beaufort[2]. Tout cela pesoit à M. le duc d'Orléans ; il craignit un ralliement public avec le Parlement sur le désordre de Law, qui entraîneroit tout le monde et par l'intérêt particulier et pécuniaire de chacun, et par le fantôme du bien de l'État qu'ils auroient pour eux, et qui tiendroit M. le duc d'Orléans en bride. Je crois que Law, qui sentoit mieux que personne l'état où il avoit mis les finances, et son propre danger[3], et que M. le duc d'Orléans même, le lui grossit, et le pressa de songer à le parer à temps, et qu'il s'y fit aider par Monsieur le Duc et par ses autres confidents, tels que l'abbé Dubois et autres de l'intérieur. Je dis que je le crois, parce qu'aucun d'eux ne

1. Tome XXXVI, p. 86, 143-146 et 225.
2. Tome XXXIII, p. 25.
3. Après *danger*, Saint-Simon a biffé les mots *que seul contre*.

m'en parla, et que je n'ai pu me persuader que, sans une grande et puissante impulsion, M. le duc d'Orléans pût prendre la résolution de chasser le maréchal de Villeroy. C'étoit dans un temps où l'abbé Dubois, qui étoit tout à fait maître, éloignoit ce prince de moi, et où je m'éloignois de lui encore davantage, piqué du retour du duc et de la duchesse du Maine, et indigné de voir Dubois en pleine possession de son esprit. Ainsi tout se passoit tellement sans moi, que je n'eus pas la moindre idée qu'il fût question de se défaire du maréchal de Villeroy.

Travaillant un jour à mon ordinaire, tout à la fin de cette année, avec M. le duc d'Orléans, il m'interrompit, un quart d'heure au plus après avoir commencé, pour me faire ses plaintes du maréchal de Villeroy. Cela lui arrivoit quelquefois; mais de là, s'échauffant en discours de plus forts en plus forts, il se leva tout d'un coup, et me dit que cela n'étoit plus tenable; car ce fut son expression; qu'il vouloit et alloit le chasser, et, tout de suite, que je fusse gouverneur du Roi. Ma surprise fut extrême; mais je ne perdis pas le jugement. Je me mis à sourire, et répondis doucement qu'il n'y pensoit pas. « Comment? reprit-il, j'y pense très bien, et si bien que je veux que cela soit, et ne pas différer ce qui devroit être fait il y a longtemps. Qu'est-ce donc que vous trouvez à cela? » se mit à se promener ou plutôt à toupiller[1] dans ce petit cabinet d'hiver. Alors je lui demandai s'il y avoit bien mûrement pensé. Là-dessus, il m'étala toutes ses raisons pour ôter le maréchal, et toutes celles de me mettre en sa place, trop flatteuses pour les rapporter ici. Je le laissai dire tant qu'il voulut; puis je parlai à mon tour, sans vouloir être interrompu. Je convins de tout sur le maréchal de Villeroy, parce qu'en effet il n'y avoit pas moyen de disconvenir d'aucune de ses plaintes, de ses raisons et de ses conséquences; mais je m'opposai fortement à l'ôter.

1. Tournoyer comme une toupie; Saint-Simon a déjà employé le mot *toupillage* (notre tome XXXV, p. 205).

Je fis d'abord souvenir M. le duc d'Orléans de toutes les raisons que je lui avois alléguées pour le détourner d'ôter à M. du Maine la surintendance de l'éducation du Roi, combien lui-même les avoit trouvées sages et bonnes, combien il en étoit demeuré persuadé, et qu'il n'avoit cédé qu'à la force et à la constante persécution de Monsieur le Duc[1]. Je lui distinguai bien les raisons communes avec ce qui regardoit Monsieur le Duc d'une part, le Parlement de l'autre, d'avec celles qui ne regardoient que le duc du Maine et lui-même, le danger d'intervertir la disposition du feu Roi à l'égard d'une personne aussi chère et précieuse que celle de son successeur. De là, j'entrai en comparaison des personnages ; je lui fis sentir la différence d'ôter un homme, quelque grand et établi qu'il fût, mais haï, mais envié, mais abhorré des princes du sang et du gros du monde, mais toutefois très dangereux à conserver par son esprit, ses vues, sa cabale, d'avec un autre homme mis pareillement de la main du Roi mort entre ses bras, sans esprit ni mérite, peu dangereux par conséquent, adoré du peuple et du gros du monde, orné du masque d'honnête homme, et, pour incapable[2] de pouvoir et de vouloir remuer et faire un parti dans l'État, chéri du Parlement et de toute la magistrature, par les soins qu'il en avoit pris de longue main, toutes choses, excepté le point du Parlement, diamétralement contraires entre le maréchal de Villeroy et le duc du Maine. Je m'étendis là-dessus, et je répondis à toutes ses répliques. Je lui dis que le maréchal de Villeroy n'étoit, à son égard, que ce qu'il le faisoit être, et ce que tout autre seroit avec autant de vent[3] et de fatuité, et aussi peu d'esprit et de sens ; qu'il l'avoit gâté, et le gâtoit sans cesse, dont le maréchal savoit se prévaloir ;

1. Tome XXXV, p. 38, 49-53, 58-60, 86, 95, etc.
2. Quoique incapable.
3. Au sens de vanité, d'apparence sous laquelle il n'y a rien, comme un ballon gonflé.

qu'on ne s'accoutumoit, ni en public ni en particulier, à voir combien il lui imposoit, l'air de supériorité du maréchal avec lui comme s'il eût été encore au temps de Monsieur, et lui en celui de sa première jeunesse ; que pour lui, pour les siens, pour Lyon, pour tous ceux pour qui le maréchal daignoit, non pas demander, mais témoigner quelque petit desir, [tout] étoit accordé sur-le-champ et sans mesure, et que, résolu de lui cacher tout, il lui disoit une infinité de choses, et l'admettoit continuellement dans le secret de la poste ; qu'avec cette conduite, que l'affaire du duc du Maine n'avoit que légèrement altérée, et encore pour fort peu de temps, il ne devoit pas être surpris des avantages que le maréchal en savoit prendre ; qu'il n'y avoit qu'à changer une conduite aussi étrange et aussi dangereuse, et tenir ferme dans ce changement, sans se donner la peine d'aller plus loin ; qu'il verroit tout aussitôt le maréchal de Villeroy se croire perdu, tremblant, petit, respectueux, souple, tel enfin qu'il s'étoit montré à la disgrâce, et bien plus encore à l'éclat de l'affaire du duc et de la duchesse du Maine ; que la durée de ce changement achèveroit de le déconcerter, de le renverser, de le décréditer, en lui ôtant l'opinion du monde que le maréchal lui imposoit, et que lui n'osoit lui résister ; que, déchu de la sorte, et toujours tremblant pour son sort, il ne pourroit jamais lui nuire ; que, dépouillé de qui le rehaussoit, non de sa place, il y paroîtroit tel qu'il étoit, par conséquent méprisable et méprisé ; que c'étoit dans cette réduction, qui étoit entre ses mains, qu'il falloit mettre et tenir toujours le maréchal, qui, en cette posture, lui seroit bien meilleur demeurant dans sa place que destitué, parce qu'il y seroit nu et seul, au lieu que, destitué, il auroit pour lui l'aboiement de tout le monde, l'air et l'honneur de martyr du bien public, celui dont la présence étoit incompatible avec les derniers excès de Law et la ruine universelle ; que, en laissant le maréchal de Villeroy sans y toucher, mais en le traitant constamment comme je venois de le proposer, il l'anéantissoit ; que, le chassant, il en faisoit un personnage, une idole du Parlement, du peuple, des provinces, un point de ralliement sinon dangereux, du moins embarrassant, d'autant plus qu'il avoit laissé passer le moment de l'envelopper avec le duc et la duchesse du Maine ; qu'il ne se pouvoit donc plus agir ici du bien et de la tranquillité de l'État, ni d'intelligences étrangères et criminelles, comme à l'égard du duc et de la duchesse du Maine, et du parti qu'ils avoient formé, mais uniquement de l'intérêt et des soupçons de lui Régent, et d'un sacrifice qu'il se feroit à lui-même du seigneur le plus marqué du royaume, chargé de toute la confiance du feu Roi jusqu'à sa mort, mis uniquement par là auprès du Roi son successeur, de sa main, dont Son Altesse Royale intervertiroit pour la seconde fois les dernières, les plus intimes et les plus sacrées dispositions.

Ébranlé, mais non dépris encore de sa résolution, il essaya de m'affoiblir en redoublant la tentation de la place de gouverneur du Roi, et me comblant sur tout ce qu'il me prodigua là-dessus. Je lui témoignai ma reconnoissance en homme qui sentoit très bien le prix de la place et celui de l'assaisonnement qu'il y mettoit, mais qui n'en étoit pas ébloui. Tout de suite je le suppliai de se rappeler de[1] ce qui s'étoit passé entre lui et moi dès avant qu'on sût que le Roi écrivoit tant de sa main, et qu'on en soupçonnât une disposition testamentaire[2] ; qu'il se souvînt que je lui avois dit qu'il étoit à présumer, même à desirer pour Son Altesse Royale, que le Roi disposât des places de l'éducation du Roi son successeur ; mais que, si, contre toute apparence, il vînt à manquer sans l'avoir fait, jamais lui Régent, lui successeur immédiat par le droit des Renonciations, si le jeune monarque mouroit sans postérité masculine, jamais lui, si cruelle-

1. Il y a bien *se rappeler de* au manuscrit.
2. Voyez notre tome XXVII, p. 53.

ment, si iniquement, mais si universellement accusé de toutes les horreurs alors récentes, et dont le souvenir se renouveloit depuis de temps en temps avec tant d'art et d'audace, ne devoit jamais nommer un gouverneur, ni aux autres places de l'éducation et du service intime, personne qui lui fût particulièrement attaché ; que plus un homme le seroit ou anciennement ou intimement, encore pis l'un et l'autre, plus il en devoit être exclus, quand il auroit d'ailleurs pour ce grand emploi un talent unique, et tous les autres qui s'y pouvoient souhaiter ; qu'il étoit entré dans mon sentiment, et qu'il étoit convenu avec moi de le suivre ; que je le sommois donc maintenant de s'en souvenir, et de ne pas s'écarter d'une résolution qui lui avoit paru alors si salutaire, et qui, par tout ce qui s'étoit passé depuis, surtout par l'expulsion du duc du Maine, l'étoit devenue de plus en plus ; enfin que ce raisonnement si vrai et si fort, résultant de la perverse nature des choses, me rendoit par excellence l'homme de toute la France sur qui le choix devoit le moins tomber, et qui en étoit[1] le plus radicalement exclus par nature ; qu'aussi croirois-je lui rendre le plus mauvais et le plus dangereux office de l'accepter.

M. le duc d'Orléans, qui étoit l'homme que j'aie connu qui avoit les réponses les plus prêtes à la main, et qui s'embarrassoit le moins, même n'ayant rien qui valût à répondre, fut si surpris, ou de la force de mes raisons, ou de la fermeté de mon refus, qu'il resta court et pensif, se promenant la tête basse sept ou huit pas en avant et autant en arrière, parce que ce cabinet étoit fort petit. Je demeurai debout sans le suivre et sans parler, pour laisser opérer ses réflexions, que je ne voulois pas troubler par des redites inutiles, puisqu'en effet j'avois tout dit l'essentiel. Ce silence dura assez longtemps ; puis, il me dit qu'il y avoit bien du bon dans ce que je lui avois exposé, mais

1. Il y a *qui en étois*, à la première personne dans le manuscrit.

que le maréchal de Villeroy étoit tellement devenu insupportable, et que j'étois si fait exprès pour l'emploi en tous sens, sur quoi il s'étendit encore, qu'il avoit bien de la peine à changer d'avis. Les mêmes choses se rebattirent assez longtemps encore; les propos finirent par me dire que nous nous reverrions là-dessus. Je lui répondis que, pour ce qui me regardoit, cela étoit tout vu de ma part, et que très certainement je ne serois point gouverneur du Roi ; que, à l'égard du maréchal, qu'il prît bien garde aux impulsions d'autrui, et à la sienne propre à lui-même, et qu'il se gardât bien de faire un si grand pas de clerc[1]. Nous n'en dîmes pas davantage. Il m'en reparla près à près deux ou trois autres fois, mais toujours plus foiblement, moi toujours de même, et gagnant toujours du terrain sur lui, jusqu'à ce que, la dernière fois, il convint avec moi qu'il n'y songeroit plus, et qu'il en useroit avec le maréchal de Villeroy comme je le lui avois proposé ; mais il n'en eut pas la force : il le traita toujours de même, et le maréchal, par conséquent, toujours sur le haut ton avec lui. J'en étois dépité; mais je n'osai lui en faire de reproche, de peur de ranimer l'envie de le chasser. D'ailleurs, tout alloit tellement de travers, l'abbé Dubois si fort et si publiquement le maître absolu, que, cela joint à la déplorable issue de l'affaire de M. et de Mme du Maine, mon dégoût alloit à ne vouloir plus me mêler de rien, et à voir M. le duc d'Orléans courtement et précisément pour le nécessaire, et pour ne rien marquer au monde si attentif à tout. Ainsi finit l'année 1719.

Année 1720. Comédie entre le duc et la duchesse du Maine, qui ne trompe personne.

Cette année commença par une comédie fort ridicule dont personne ne fut la dupe, ni le public, ni ceux pour qui elle fut principalement jouée, ni ceux qui la jouèrent, si ce n'est peut-être la seule Madame la Princesse, qui y fit un personnage principal, et qui étoit faite pour l'être

1. « On appelle figurément *pas de clerc* une faute commise par ignorance ou par imprudence dans une affaire » (*Académie*, 1718).

de tout[1]. Le duc et la duchesse du Maine, qui, par la perfidie de l'abbé Dubois, avoient eu, comme on l'a vu ici[2], tout le temps nécessaire, et beaucoup au delà, pour sauver leurs papiers et pour s'arranger ensemble, depuis que Cellamare fut arrêté chez lui jusqu'au jour qu'ils le furent eux-mêmes, avoient très bien pris leur parti, et chacun d'eux suivant leur caractère. Mme du Maine, appuyée de son sexe et de sa naissance, s'affubla de tout dans ses réponses aux interrogatoires qu'elle subit, et dont
[*Add. St-S. 1629*] on lut ce qu'il plut à l'abbé Dubois au conseil de régence[3], accusa fortement Cellamare, Laval, etc., sauva tant qu'elle put les Malezieu[4], Dadvisard, et ses intimes créatures, son mari surtout, pour qui elle se fit fort et stipula tout[5], sans, disoit-elle, lui en avoir donné connoissance, c'est-à-dire, sans lui avoir jamais laissé entrevoir ni intelligence en Espagne, ni parti, ni rien qui pût aller à brouiller l'État ni à attaquer le Régent, mais seulement à lui pro-

1. Pour être dupe de tout. Il a déjà parlé de sa nullité, presque de sa bêtise : tome XVI, p. 360, XXII, p. 275, etc.

2. Voyez tome XXXVI, p. 50.

3. Le lundi 15 janvier 1720, Dangeau écrit dans son *Journal* (p. 206-207) : « Il y eut conseil de régence, qui dura jusqu'à huit heures du soir.... On a lu toutes les dépositions de ceux qui sont sortis et de ceux qui sont encore à la Bastille, et ensuite on lut celle de Mme la duchesse du Maine. » Il y a au Dépôt des affaires étrangères un volume entier, *Espagne* 293, qui est intitulé : « Faits principaux concernant la conspiration tramée contre l'État et le gouvernement. — Lu au conseil de régence le 15 janvier 1720. » C'est l'historique du complot. A la suite se trouvent, comme pièces justificatives, des extraits de la correspondance d'Alberoni et de Cellamare, la déclaration originale de la princesse, celles des autres prisonniers en originaux ou en copie, et aussi des explications, mémoires, etc., sur l'affaire. Dans le *Catalogue de la vente Rathery*, en 1876, il a passé, sous le n° 82, des Notes prises par le duc de la Force pendant cette longue séance du conseil de régence.

4. Le père et le fils : tome XXXVI, p. 205.

5. Il faudrait plutôt : pour qui elle s'étoit fait fort et avoit tout stipulé. — L'*Académie* de 1718 disait que, dans la phrase *se faire fort*, le mot de *fort* s'employait toujours « indéclinablement ».

curer de[s] remontrances assez fortes et assez nombreuses pour l'engager doucement à réformer lui-même beaucoup de choses dont on se plaignoit de son administration[1]. Quoi qu'elle avouât, elle ne craignoit rien pour sa tête ni même pour une prison dure et longue : les exemples des princes de Condé la rassuroient dans toutes les générations, qui s'étoient trouvés en termes encore plus forts.

Le duc du Maine, déchu de l'état et de la qualité de prince du sang, trembloit pour sa vie[2]. Ses crimes contre l'État, contre le sang royal, contre la personne du Régent, si longuement, si artificieusement, si cruellement offensée, le troubloient d'autant plus, qu'il sentoit tout ce que raison, justice, exemple, devoir à l'égard de l'État et du sang royal, vengeance enfin, exigeoient de lui. Il songea donc de bonne heure à se mettre à couvert sous la jupe de sa femme. Ses réponses et tous ses propos furent constamment les mêmes d'une parfaite ignorance et dans le plus grand concert entre eux deux. Il n'avoit vu en effet que ses domestiques les plus affidés, Cellamare presque point, et dans le dernier secret, dans le cabinet de Mme du Maine, inaccessible à tous autres de leur confidence, à qui il ne parloit que par la duchesse du Maine : ainsi, ni papiers, ni dépositions à craindre. Ainsi, quand elle eut parlé, avoué, raconté, Laval aussi[3] de rage de ce qu'elle avoit dit[4], et peu d'autres, le duc du Maine, à qui cela fut communiqué à Doullens[5], s'exclama contre sa femme, dit

1. Voyez dans Lémontey, *Histoire de la Régence*, tome II, p. 435, le passage de la déclaration de la duchesse relative à son mari.

2. Notre tome XXXVI, p. 83.

3. Et que Laval eut aussi parlé, avoué, raconté ; voyez au tome XXXVI, p. 281.

4. Il ne semble pas qu'il y eut de nouvelle déposition de M. de Laval après la longue déclaration de la duchesse, où il est si chargé. Lémontey (p. 412-413) en a seulement publié une de Malezieu, datée du 12 janvier 1720, trois jours avant la séance du conseil de régence ; l'original de cette dernière a fait partie de la collection Gourio de Refuge (*Catalogue, Académie française*, n° 112).

5. Nous n'avons pas trace de cette communication au duc du

rage de sa folie et de sa félonie, du malheur d'avoir une femme capable de conspirer, et assez hardie pour le mettre de tout sans lui en avoir jamais parlé, le faire criminel sans qu'il le fût le moins du monde, et si fort hors de tout soupçon des menées de sa femme, qu'il étoit resté hors d'état de les arrêter, de lui imposer, d'avertir même M. le duc d'Orléans, s'il eût trouvé les choses poussées au point de le devoir faire. Dès lors, le duc du Maine ne voulut plus ouïr parler d'une femme qui, à son insu, avoit jeté lui et ses enfants dans cet[1] abime, et, quand, à leur sortie de prison, il leur fut permis de s'écrire et de s'envoyer visiter, il ne voulut rien recevoir de sa part, ni lui donner aucun signe de vie[2]. Mme du Maine s'affligeoit en apparence du traitement qu'elle en recevoit, en avouant toutefois combien elle étoit coupable envers lui de l'avoir engagé à son insu et trompé de la sorte. Ils en étoient là ensemble, quand on les rapprocha de Paris. Le duc du Maine alla demeurer à Clagny, château bâti autrefois tout près de Versailles pour Mme de Montespan[3], et Mme du Maine à Sceaux[4]. Ils virent ensuite M. le duc

Maine; mais nous savons par les *Mémoires de Mme de Staal*, tome II, p. 25-26, que Mme du Maine trouva moyen de lui faire passer à la Bastille, à elle et à Malezieu, une copie de sa déclaration, « pour qu'ils pussent y conformer ce qu'ils auroient à dire ».

1. Il y a *cette* par erreur, dans le manuscrit.

2. Tout cela est confirmé par Mme de Staal (*Mémoires*, tome II, p. 24-25).

3. Tome VI, p. 6.

4. C'est à la fin de décembre 1719 que le Régent rendit la liberté au duc et à la duchesse du Maine. Le mari arriva à Clagny le 8 janvier (*Gazette d'Amsterdam*, 1720, n° vi), et la femme à Sceaux, le 12, après s'être arrêtée à Petitbourg chez le duc d'Antin (*Dangeau*, p. 192, 199 et 205). De Sens, elle écrivit le 6 janvier au Régent une lettre de remerciement que Lémontey a publiée dans les Pièces justificatives du tome II de l'*Histoire de la Régence*, p. 417, et dont l'original a passé en vente publique le 13 juillet 1878, n° 113 du Catalogue. Le greffier du Parlement en notant cette permission de retour au 5 janvier sur son mémorial particulier (Archives nationales, U 363) ajoutait : « ce

d'Orléans séparément, sans coucher à Paris, où ils soutinrent chacun leur personnage[1], et, comme l'abbé Dubois avoit jugé que le temps étoit venu de se donner auprès d'eux le mérite de finir leur disgrâce, tout fut bon auprès de M. le duc d'Orléans, qui voulut bien leur paroître persuadé de l'ignorance du duc du Maine. Pendant leur séjour en ces deux maisons de campagne, où ils ne virent que fort peu de gens[2], Mme du Maine se donna pour faire diverses tentatives auprès du duc du Maine, et lui pour les rebuter. Cette farce dura depuis le mois de janvier, qu'ils arrivèrent à Sceaux et à Clagny, jusque tout à la fin de juillet. Alors ils crurent que le jeu avoit [Add. St-S. 1630] assez duré pour y mettre une fin. Ils s'en étoient trouvés quittes à si bon marché, et comptoient tellement sur l'abbé Dubois, qu'ils pensoient déjà à se remonter en grande partie, et, pour y travailler utilement, il falloit être en mesure de se voir et de se concerter, et commencer par

qui a fait plaisir à tous les honnêtes gens ». La lettre du 13 janvier 1720 de la duchesse du Maine au Régent pour réclamer sa liberté entière, que Lémontey a publiée dans son tome II, p. 418-420, est en original autographe au Dépôt des affaires étrangères, vol. *Espagne* 309, fol. 185. Nous donnons à l'appendice III diverses lettres du duc du Maine écrites pendant sa captivité et après son retour.

1. *Dangeau,* 23 mars, p. 255 : « M. le duc d'Orléans alla le matin à Saint-Cloud, où M. le duc du Maine l'alla trouver. On ne sait rien de ce qui s'est passé entre eux; mais il paroît que le duc du Maine en est content. » Et le 5 avril, p. 264 : « Mme la duchesse du Maine alla au Palais-Royal et fut quelque temps avec S. A. R.... Cette princesse est sortie fort contente de cette conversation; elle a permission de demeurer à Paris et partout où il lui plaira; mais elle ne sera point contente qu'elle n'ait vu M. du Maine. Elle espère le voir bientôt et qu'il se rendra à toutes les instances qu'elle fait pour cela. » Mme de Staal (*Mémoires,* tome II, p. 47) confirme l'obstination du duc du Maine à ne point vouloir voir sa femme.

2. Dangeau dit au contraire que le duc du Maine eut beaucoup de visites (p. 205); pour la duchesse, on ne pouvait aller à Sceaux qu'avec une permission de Madame la Princesse, qui aimait mieux qu'on ne la demandât pas et la refusait souvent (p. 209). Mme du Maine ne pouvait guère quitter Sceaux (p. 221-222).

pouvoir être à Paris comme ils voudroient, où ils ne pouvoient pas ne pas loger ensemble.

L'apparente brouillerie avoit été portée jusqu'à ce point que les deux fils du duc du Maine, revenus d'Eu à Clagny peu de jours après lui, furent longtemps sans aller voir Mme du Maine[1], et ne la virent depuis que très rarement, et sans coucher à Sceaux. Enfin, le parti pris de mettre fin à cette comédie, voici comme ils la terminèrent par une autre. Madame la Princesse prit un rendez-vous avec le duc du Maine, le dernier juillet, à Vaugirard, dans la maison de Landais, trésorier de l'artillerie[2]; elle y arriva un peu après lui avec la duchesse du Maine, qu'elle laissa dans son carrosse. Elle dit à M. du Maine qu'elle avoit amené une dame qui avoit grand envie de le voir. La chose n'étoit pas difficile à entendre ; le concert étoit pris ; ils mandèrent la duchesse du Maine. L'apparent raccommodement se passa entre eux trois. Ils furent longtemps ensemble[3]. Un

1. Ils n'arrivèrent à Clagny qu'en février et, au contraire, allèrent voir leur mère peu après (*Dangeau*, p. 234).

2. Étienne Landais de Montroy avait succédé à son père comme trésorier général de l'artillerie et avait réuni sur sa tête en 1688, 1690 et 1691 les trois charges de trésorier ancien, alternatif et triennal. Sa maison de Vaugirard, assez ancienne bâtisse du seizième siècle dans un enclos de vingt-cinq arpents, était située entre la grande rue de Vaugirard et le sentier Blomet, un peu plus loin que l'endroit où débouchait la rue de la Procession; elle avait appartenu en 1672 à Richard, maître des postes étrangères, puis à Berthelot de Pléneuf, de qui Landais l'avait achetée; le cardinal de Gesvres la possédait en 1734 (Lucien Lambeau, *Vaugirard*, 1912, p. 387, avec un plan de 1734).

3. Tout ceci est la paraphrase peu développée de l'article de Dangeau du 1er août (p. 331); comparez les *Mémoires de Mme de Staal*, p. 47-48, qui semble bien dire qu'il y avait de l'entêtement de la part du prince. Madame écrivait le 18 juin (recueil Brunet, tome II, p. 247) que la duchesse du Maine était venue prier le Régent de la raccommoder avec son mari, et qu'il lui avait répondu que cela dépendait d'elle plutôt que de lui. La scène est racontée avec plus de détails dans le Journal inédit de Brillon, intendant du prince : voyez *En marge de la conspiration de Cellamare*, par H. Soulange-Bodin, dans l'*Annuaire-Bulletin de la Société de l'histoire de France*, 1925.

reste de comédie les tint encore séparés, mais se voyant et se rapprochant par degrés, jusqu'à ce qu'à la fin le duc du Maine retourna demeurer à Sceaux avec elle[1].

Pendant ces six mois, on acheva peu à peu de vider la Bastille des prisonniers de cette affaire, dont quelques-uns furent légèrement et courtement exilés[2]. Laval fut plus maltraité, ou, pour mieux dire, le moins bien traité. Il avoit été l'âme au dehors de toute la conspiration, et dans tout le secret du duc et de la duchesse du Maine, qui en dit assez dans ses interrogatoires, c'est-à-dire dans le peu de ceux qui furent lus au conseil de régence, et sur lesquels l'avis ne fut demandé à personne, et où personne aussi n'opina, pour prouver complétement cela contre lui[3]. Aussi sortit-il de la Bastille enragé contre elle, et ne le lui a pas pardonné, dont elle se soucia aussi peu que font tous les princes et princesses, quand ils n'ont plus besoin des gens, parce qu'ils se persuadent que tout est fait pour eux, et eux uniquement pour eux-mêmes. Le courant de la vie dans tous les temps et les conspirations de tous les siècles en sont la preuve et la leçon.

1. *Mémoires de Staal*, p. 48. En effet, M. du Maine, tout en allant à Sceaux de temps en temps, resta installé à Clagny, au moins jusqu'en juillet 1722, ainsi qu'on le voit par sa correspondance, et ne revint définitivement à Sceaux qu'après cette date.

2. Dès le 5 janvier, on relâcha le marquis de Pompadour, qui fut exilé dans son pays pour quelque temps, le chevalier de Menil, et les laquais et femmes de chambre de Mme du Maine; Malezieu père sortit le 2 février. Mlle de Launay ne fut mise en liberté que le 5 juin; ses refus de parler aux interrogatoires, la déclaration vague qu'elle ne se décida à faire que sur l'ordre de la duchesse du Maine, furent la cause de cette sévérité (ses *Mémoires*, tome II, p. 13-39). Le marquis de Saint-Geniès resta aussi en prison plus longtemps; mais ce fut l'abbé Brigault qui sortit le dernier; il ne fut libéré que le 30 septembre 1721; peut-être l'avait-on oublié. Voyez Funck-Brentano, *Les Lettres de cachet et les prisonniers de la Bastille*, qui donne toutes ces dates.

3. M. de Laval ne fut relâché que le 10 janvier 1721, malgré les instances de Mme du Maine (*Dangeau*, p. 264 et 267; *Mémoires de Villars*, tome IV, p. 136, et l'ouvrage de Funck-Brentano).

Changement de dame d'honneur de Madame la Duchesse la jeune ; pourquoi raconté. Caractère de M. et de Mme de Pons.

On ne s'aviseroit pas de faire ici mention du changement des domestiques de l'hôtel de Condé, si elle ne servoit à montrer l'étrange contraste de la conduite des gens de qualité la plus distinguée, ainsi que de celle de ceux qui en sont les singes : conduite si nouvelle, et en contraste si grand et si public avec elle-même. On a vu en son lieu à quel point le duc et la duchesse du Maine les avoient enivrés[1], et jusqu'à quelles folies ils les avoient jetés en se moquant d'eux pour arriver à leur but personnel, avec toute cette gloire dont M. et Mme du Maine avoient fait leur instrument pour les tromper et les conduire en aveugles. La femme de l'aîné de la maison de Montmorency[2], de laquelle Monsieur le Prince, père du [Add. St-S. 1631] héros, étoit gendre[3], et dont les dépouilles ont constitué ses grands biens, étoit dame d'honneur de Madame la Duchesse la jeune, et y eut tant de dégoûts, qu'elle se retira[4]. Il est vrai que son mari étoit pauvre en tout genre, et elle, avec beaucoup de mérite, de très petite étoffe[5]. Mme de Pons lui succéda avec empressement[6]. Son [Add. St-S. 1632] mari étoit l'aîné de cette grande et illustre maison de Pons, mais si pauvre, que M. de la Rochefoucauld, le favori de Louis XIV, prit soin de lui jusqu'à son logement, son vêtement et sa nourriture. Il avoit de la grâce, une éloquence naturelle, beaucoup d'esprit et fort orné ; beaucoup de politesse, mais à travers laquelle transpiroit,

1. Lors des affaires de la noblesse contre les ducs : tomes XXXI, p. 194 et suivantes, et XXXIII, p. 139-140.

2. Marie-Madeleine-Jeanne Poussemotte de Lestoille, mariée à Léon de Montmorency-Fosseux : tome XXXI, p. 203 ; voyez ci-après aux Additions et Corrections.

3. Henri II de Bourbon, prince de Condé, avait épousé Charlotte-Marguerite de Montmorency, fille du second connétable, d'une branche cadette des Fosseux.

4. En octobre 1713, pour raisons de santé, dit *Dangeau*, tome XIV, p. 438 ; voyez notre tome XXXI, p. 203.

5. Fille d'un président aux requêtes du Palais.

6. Tout cela a déjà été dit, et l'historique qui va suivre déjà fait, dans le tome XXXI, p. 201-204.

même grossièrement, une extrême gloire et une opinion de soi-même rebutante. Il eut du Roi une charge dans la gendarmerie, où il servit comme point, et ne vit guères plus de cour que de guerre. Il avoit un des plus beaux visages qu'on pût voir. Ce visage, soutenu de son esprit, donna dans les yeux de Mme de la Baume, qui l'épousa. Elle étoit fille unique de M. de Verdun, et riche héritière, parce qu'elle étoit restée seule des enfants de son père, qui n'avoit point paru à la guerre ni à la cour, qui étoit riche, et qui avoit beaucoup amassé. Lui et le maréchal de Tallard étoient fils des deux frères, Verdun de l'aîné, et avoit de grandes prétentions contre Tallard, ce qui les engagea à marier leurs enfants. Le mariage ne dura guères. La Baume, fils aîné du maréchal, et qui promettoit beaucoup, mourut sans enfants des blessures qu'il reçut à la bataille d'Hochstedt, perdue par son père comme on l'a vu en son lieu, n'ayant été marié que six mois[1]. Sa veuve se remaria en 1710[2] à M. de Pons, à qui elle porta de grands biens et force procès et prétentions, dont ils tourmentèrent tant le maréchal de Tallard, qu'ils en tirèrent à peu près ce qu'ils voulurent. La femme étoit aussi dépiteusement[3] laide que le mari étoit beau, et aussi riche qu'il étoit pauvre ; d'ailleurs autant de gloire, d'esprit, de débit et d'avarice l'un que l'autre. Cette avarice, et leurs procès, l'emporta sur leur gloire ; ils briguèrent la place que Mme de Montmorency-Fosseux quittoit, et l'obtinrent[4]. Leurs affaires liquidées, Mme de Pons s'en lassa et s'en retira[5]. Elle étoit très méchante, très difficile à vivre, maîtresse absolue de son mari, dont l'humeur étoit

1. Voyez tome XII, p. 34 et 184.
2. Il y a *1610* par erreur dans le manuscrit.
3. Adverbe que ne donne aucun lexique et que notre auteur avait déjà employé à propos de Mme de Rupelmonde dans une Addition à Dangeau, notre tome XII, p. 340.
4. *Dangeau*, tome XV, p. 47-48 ; notre tome XXXI, p. 203.
5. Le *Journal de Dangeau* annonce sa retraite le 1er janvier 1720 et son remplacement par Mme de Dampierre (p. 195).

pourtant dominante, et qui régnoit tant qu'il pouvoit sur tous ceux qu'il fréquentoit. Cette humeur, peu compatible avec celle de MM. de la Rochefoucauld, moins encore avec tous les secours qu'il en avoit reçus, rendit le commerce rare et froid entre eux, dès qu'il n'en eut plus besoin. Le chevalier de Dampierre, écuyer de Monsieur le Duc[1], qui étoit Cugnac, bonne noblesse[2], qui a eu un chevalier du Saint-Esprit en 1595, et lieutenant général d'Orléanois sous Henri IV[3], présenta la femme de son frère[4]. Cet écuyer imposoit aisément à son maître par l'énormité de sa prestance, beaucoup d'esprit et fort avantageux, quoique soutenu d'aucune qualité personnelle, glorieux à l'excès, et qui avoit persuadé Monsieur le Duc qu'il étoit, comme on dit, de la côte de saint Louis[5]. Moyennant ce caquet, sa belle-sœur eut la place ; ils en avoient grand besoin ; car ils n'avoient pas de chausses. Et voilà comme l'excès de l'orgueil et de la bassesse s'accommodent presque toujours.

Abbé d'Entragues ; son extraction, son singulier caractère.

La singularité du personnage et d'un évènement arrivé en ce même temps mérite de n'être pas oubliée. L'abbé d'Entragues[6] étoit un homme qui avoit été extrêmement du grand monde. Il n'étoit rien moins que Balzac[7] ; je ne

1. François de Cugnac, chevalier de Dampierre : tome XXIX, p. 41.

2. *Noblesse* est en interligne au-dessus de *maison*, biffé.

3. Il a été parlé de la maison de Cugnac, en Guyenne, au tome XXIX, p. 42. Celui auquel il est fait allusion ici est François de Cugnac, capitaine de cinquante hommes d'armes, mort le 5 novembre 1615.

4. Ce frère aîné, François IV de Cugnac, titré marquis de Dampierre, avait eu une enseigne aux gendarmes de Berry et était sous-lieutenant à ceux d'Anjou avec le grade de mestre-de-camp de cavalerie ; il mourut en 1724. Il avait épousé le 20 août 1699, Marie-Madeleine-Henriette de Lagny, fille d'un secrétaire du Roi.

5. « On dit figurément d'un homme qui se pique mal à propos d'une haute noblesse qu'*il s'imagine être de la côte de saint Louis* » (*Académie*, 1718).

6. Bernard-Angélique de Crémeaux, abbé d'Entragues : tome XIII, p. 309.

7. Balzac, ou plutôt Balsac, est une seigneurie d'Auvergne, dans la

sais d'où ce nom d'Entragues leur étoit venu, car les Balzac sont fondus dans les Illiers[1]. Le nom de celui-ci étoit Crémeaux, gentilshommes tout ordinaires du côté de Lyon[2]. Ce qui les mit au monde fut le mariage de son frère avec la sœur utérine de Mme de la Vallière, maîtresse du Roi, du nom de Courtarvel, de la plus petite noblesse[3]. Le père de cette sœur s'appeloit Saint-Remy, premier maître d'hôtel de Gaston frère de Louis XIII. Il épousa la

ses aventures. [*Add. St-S. 1633*]

[*Add. S^t-S 1634*]

commune actuelle de Saint-Géron, à deux lieues de Brioude, dont le nom fut porté par une famille noble, qui prétendait remonter jusqu'au neuvième siècle d'après les archives du chapitre de Saint-Julien-de-Brioude, mais dont la filiation régulière n'est établie que depuis le milieu du quatorzième.

1. Toutes les branches de la maison de Balzac s'éteignirent au dix-septième siècle ; la principale se fondit dans la famille d'Illiers par le mariage de Catherine-Charlotte de Balzac avec Jacques d'Illiers, à la fin du seizième ; elle était sœur utérine d'Henriette de Balzac, marquise de Verneuil, maîtresse de Henri IV. Quant aux Illiers, c'était une ancienne famille de Beauce, qui essaima dans le Perche et le Maine : voyez E. Vallée, *Notes généalogiques sur la famille d'Illiers*, 1905. — La terre d'Entragues, dans la Limagne, aujourd'hui Entraigues (Puy-de-Dôme, arr. Riom, canton Ennezat), venait des Balzac, qui la possédaient. En 1532, Jeanne de Balzac épousa Claude d'Urfé, et sa nièce Isabeau d'Urfé porta le nom d'Entragues à Claude de Crémeaux son mari, comme, un peu plus tard, Catherine-Charlotte de Balzac le porta à Jacques d'Illiers. Les deux familles retinrent donc le nom d'Entragues ; mais nous ne savons laquelle des deux possédait la seigneurie.

2. Les Crémeaux étaient en effet une famille de la région lyonnaise, dont la généalogie est établie depuis le quatorzième siècle. Crémeaux est un bourg du Forez, aujourd'hui dans l'arrondissement de Roanne : voyez Morel de Volcine, *Recueil de documents pour servir à l'histoire de l'ancien gouvernement de Lyon*, 1854, p. 165 et suivantes.

3. Ces Courtarvel étaient la même famille que les Courtarvel de Pezé : ci-dessus, p. 26. — Camille de Crémeaux, dit le marquis d'Entragues, gouverneur de Mâcon, mort le 19 octobre 1679, avait épousé Catherine de Courtarvel de Saint-Rémy. Celle-ci, après son veuvage, vint habiter en 1684 dans une des maisons de la rue Saint-Dominique appartenant aux Jacobins, et en 1728 elle renouvelait encore son bail pour neuf ans (Archives nationales, S 4221) ; elle ne dut mourir, très âgée, qu'après son beau-frère l'abbé.

veuve de la Vallière, qui s'appeloit le Prévost, et qui n'étoit rien, veuve en premières noces de Bénard Rezay, conseiller au Parlement, dont elle n'avoit point eu d'enfants[1]. De la Vallière elle eut la maîtresse du Roi et le grand-père du duc de la Vallière d'aujourd'hui[2]; de son dernier mari, cette Mme d'Entragues, belle-sœur de l'abbé dont il s'agit. La différence d'une mère avouée que n'avoient pas les enfants de Mme de Montespan, et l'attachement dont Mme la princesse de Conti se piqua toujours pour sa mère et pour tous ses parents, les distingua[3]. Ce fut donc la protection de Mme d'Entragues, propre tante de Mme la princesse de Conti, qui introduisit chez elle l'abbé d'Entragues. Elle aima toujours beaucoup Mme d'Entragues, qui étoit aussi fort aimable par son esprit[4], fait pour le grand monde, dont elle fut toujours. De là, l'abbé d'Entragues se mit dans les bonnes compagnies, dont il avoit le ton et le langage, avec une plaisante sin-

1. Françoise le Prévost épousa en premières noces Pierre Bénard, seigneur de Rezay, et en resta veuve en 1634; elle se remaria en novembre 1640 avec Laurent le Blanc de la Baume, seigneur de la Vallière, lieutenant au gouvernement d'Amboise, né le 25 juin 1611, et mort au début de 1654; elle épousa en troisièmes noces, le 2 mars 1655, Jacques de Courtarvel, seigneur de Saint-Remy, premier maître d'hôtel de Monsieur Gaston, au sujet duquel Madame Palatine (*Correspondance*, recueil Brunet, tome II, p. 341) raconte une anecdote. Voyez *Madame de la Vallière et Marie-Thérèse d'Autriche*, par l'abbé H. Duclos (1869), p. 133-134, et J. Lair, *Louise de la Vallière et la jeunesse de Louis XIV*, chapitre Ier.

2. Le duc de la Vallière de 1746 est Louis-César le Blanc de la Baume, né le 5 octobre 1708, colonel d'infanterie en octobre 1727, duc de Vaujours par démission de son père en février 1732, puis duc de la Vallière et gouverneur de Bourbonnais à sa mort en août 1739, brigadier d'infanterie en janvier 1740, grand fauconnier de France en mai 1748, chevalier du Saint-Esprit en février 1749, mort le 16 novembre 1780; c'est le célèbre bibliophile. Son grand-père était Jean-François, marquis de la Vallière : tome XV, p. 87.

3. Voyez nos tomes XV, p. 99, et XIX, p. 391-392.

4. Après *esprit*, il a biffé *fort aimable et*, quand il s'est aperçu de la répétition.

gularité, qui le rendoit encore plus amusant, qui étoit son vrai caractère; mais ce caractère n'étoit pas sûr; il étoit méchant, se plaisoit aux tracasseries et à brouiller les gens, ce qui le fit chasser de beaucoup de maisons considérables. Il eut abbayes et prieurés[1], mais jamais d'ordres. C'étoit un grand homme, très bien fait, d'une pâleur singulière[2], qu'il entretenoit exprès à force de saignées, qu'il appeloit sa friandise; dormoit les bras attachés en haut pour avoir de plus belles mains, et, quoique vêtu en abbé, il étoit mis si singulièrement qu'il se faisoit regarder avec surprise. Ses débauches le firent exiler plus d'une fois[3]. L'étant à Caen, il y vint des grands jours[4], parmi lesquels étoit

1. Il n'avait, semble-t-il, que la petite abbaye bénédictine de Joug-Dieu, en Beaujolais, près Villefranche-sur-Saône, qui fut sécularisée en 1730 et réunie au chapitre de Villefranche.

2. « Cette face plâtrée et à grande perruque bouclée », lit-on dans *les Correspondants de Balleroy*, tome II, p. 95.

3. Nous ne connaissons qu'un exil de l'abbé d'Entragues, en mars 1694, parce que, dit Dangeau (tome IV, p. 465), « il menoit une vie qu'on n'a pas trouvée assez bien réglée pour un ecclésiastique »; voyez aussi les *Mémoires de Sourches*, tome IV, p. 318. Il fut envoyé à Bayeux, mais eut peu après permission de venir à Caen (*Mémoires de N.-J. Foucault*, p. 308). Un autre abbé d'Entragues, mais un Illiers, avait été mis à Saint-Lazare en 1688. L'exil de notre abbé dura plusieurs années; car, à la fin de novembre 1700, il obtint la permission de venir passer six mois à Paris (Archives nationales, O[1] 44, fol. 579); peut-être fut-ce la fin de sa punition. Entre temps, il avait eu, le 2 octobre 1696, la permission de séjourner quatre mois à Mâcon pour voir sa mère; puis, le 10 novembre, permission d'aller en Italie; en août 1697, on l'autorise à fixer sa résidence en Bourgogne ou en Normandie, à son choix; enfin, en janvier 1699, on lui permet de venir passer trois mois à Paris, à condition de loger à l'abbaye de Saint-Victor (Archives nationales, O[1] 40, fol. 310 v°, 311 et 325, 41, fol. 121 v°, et 43, fol. 33).

4. Le *Dictionnaire de l'Académie* de 1718 définissait *les grands jours* « une assemblée ou compagnie extraordinaire de juges tirés ordinairement des cours supérieures, qui ont commission d'aller dans les provinces éloignées pour écouter les plaintes des peuples et faire justice ». Les plus connus du règne de Louis XIV sont ceux de Clermont en 1665, dont Fléchier a laissé un intéressant récit. Il ne semble

Peletier de Souzy, qui a eu depuis les fortifications, père de des Forts, qui a été ministre et contrôleur général des finances. Peletier, qui avoit connu l'abbé d'Entragues, quoique assez médiocrement, crut que, arrivant au lieu de son exil, il étoit honnête de l'aller voir. Il y fut donc sur le midi. Il trouva une chambre fort propre, un lit de même, ouvert de tous côtés, une personne dedans à son séant, galamment mise, qui travailloit en tapisserie, coiffée en coiffure de nuit de femme, avec une cornette à dentelle, force fontanges[1], de la parure[2], une échelle de rubans à son corset, un manteau de lit volant et des mouches. A cet aspect, Peletier recula, se crut chez une femme de peu de vertu, fit des excuses, et voulut gagner la porte, dont il n'étoit pas éloigné. Cette personne l'appela, le pria de s'approcher, se nomma, se mit à rire : c'étoit l'abbé d'Entragues, qui se couchoit très ordinairement dans cet accoutrement, mais toujours en cornettes de femme plus ou moins ajustées[3]. Il y auroit tant

pas qu'il y ait eu de grands jours à Caen (qui était du ressort du parlement de Normandie) pendant le temps de l'exil de l'abbé d'Entragues. Si l'aventure qui va être racontée arriva bien à le Peletier de Souzy, ce ne peut être qu'au cours d'une mission qu'il aurait eue dans la généralité de Caen, tandis qu'il était intendant des finances.

1. On appelait *fontange* un nœud de rubans que les femmes portaient sur le devant de la tête, au-dessus du front, pour attacher leur coiffure. L'origine en venait, dit-on, de Mlle de Fontanges, qui, s'étant trouvée décoiffée à la chasse, rattacha sa chevelure par un nœud de cette façon. Par la suite, on appliqua ce nom à tous les nœuds de rubans qui ornaient le devant des coiffes de femmes.

2. Saint-Simon avait d'abord écrit *des mouches*; il a biffé *mouches* pour mettre en interligne *la parure*; mais il a laissé *des*.

3. A propos de cet « accoutrement », voyez les *Mémoires de Mathieu Marais,* tome I, p. 278 ; Madame (*Correspondance,* recueil Brunet, tome II, p. 220) raconte qu'il avait été élevé par sa mère comme une fille. On lit dans le ms. Nouv. acq. franç. 4529 de la Bibliothèque nationale, p. 46 : « L'abbé d'Entragues faisant le beau, le poupin et mettant du rouge, on l'avertit, quoiqu'il n'en fût rien, que l'on l'avoit dit au Roi et qu'il feroit bien de s'en justifier; ce qu'il fit sur le champ et attendit le Roi au sortir de chez Mme de Montespan et lui

d'autres contes à faire de lui qu'on ne finiroit pas. Avec cela, beaucoup de fonds d'esprit et de conversation, beaucoup de lecture et de mémoire, du savoir même, de l'élégance naturelle et de la pureté de langage; fort sobre, excepté de fruit et d'eau[1].

Dans le temps dont il s'agit, il passoit sa vie chez Mme la princesse de Conti, chez Beringhen, premier écuyer, et dans plusieurs maisons considérables qui lui étoient restées. On sut, sans que rien eût pu s'en faire douter, qu'il avoit été faire la cène un dimanche au prêche chez l'ambassadeur d'Hollande[2]; il s'en vanta même, et dit qu'il avoit eu enfin le bonheur de faire la cène avec ses frères. On en fut d'autant plus surpris, qu'il étoit de race catholique, et qu'aucune religion n'avoit pas jusqu'alors paru l'occuper ni le retenir. L'éclat de cette folie, et le bruit qu'en fit le clergé, ne permit pas à M. le duc d'Orléans de se contenter d'en rire comme il eût bien voulu. Il donna donc ordre, au bout de trois ou quatre jours, de l'arrêter et de le mener à la Bastille; mais, dans l'intervalle, il avoit pris le large et gagné Anchin pour sortir du royaume; de là à Tournay, rien de plus court ni de plus aisé. La fantaisie le prit d'aller à Lille, et de se nommer chez le commandant. On avoit averti aux frontières, et celle-là, comme la plus proche, l'étoit déjà. Le commandant s'assura de lui, et en rendit

dit qu'il étoit bien malheureux que l'on lui eût rendu de mauvais offices auprès de Sa Majesté. Le Roi lui dit : « Qu'est-ce que c'est? » -- « L'on vous a dit, Sire, que je me fardois, et c'est une grande sup« position. » — « Je n'en ai jamais ouï parler. » Et après le Roi conta la chose et s'en divertit fort. » Madame (*Correspondance*, recueil Brunet, tome II, p. 210) prétend que, dans sa petite enfance, il avait été mutilé par des poules.

1. Au sujet de son régime frugal, il y a dans l'Addition à Dangeau indiquée ci-dessus, n° 1632, une amusante anecdote, qui n'a pas été reproduite dans les *Mémoires*.

2. C'était Corneille, baron Hop, qui avait fait son entrée à Paris le 23 juillet 1719 (*Gazette*, p. 370), et qui fut plus tard plénipotentiaire des Provinces-Unies au congrès de Cambray.

compte à M. le duc d'Orléans, qui le fit mettre dans la citadelle[1]. L'abbé d'Entragues s'en lassa, et fit là son abjuration[2], après laquelle il revint enfin à Paris, sans qu'il en fût autre chose, ni à son égard, ni à celui de ses bénéfices. Comme on ne pouvoit rien imaginer de sérieux d'un homme si frivole, il fut reçu chez Madame la Duchesse, chez Mme la princesse de Conti, chez Mme du Maine, et dans toutes les maisons qu'il avoit accoutumé de fréquenter, et où il étoit très familier, et reçu comme s'il ne lui étoit rien arrivé. Il affecta quelque temps de se montrer à la messe avec un grand bréviaire, puis revint peu à peu à sa vie et à sa conduite ordinaire. Il ne laissoit pas, avec toute la dépravation de ses mœurs et un jeu qui l'avoit souvent dérangé, de donner toute sa vie considérablement aux pauvres, et, avec tous les fruits et la glace qu'il avaloit, de passer quatre-vingts ans sans infirmité. Il soutint avec beaucoup de courage et de piété la

1. C'est Madame qui donne le plus de détails sur cette aventure, qui se passa dans les derniers jours de 1719, et pour laquelle, en ex-luthérienne qu'elle était, elle se montre fort indulgente : *Correspondance*, recueil Brunet, tome II, p. 209, 210, 212, 215 et 220; recueil Jæglé, tome III, p. 66, 67, 69; voyez aussi le *Journal de Buvat*, tome II, p. 1, *les Correspondants de Balleroy*, tome II, p. 94, les *Mémoires de Mathieu Marais*, tome I, p. 278, le *Journal de Dangeau*, p. 195, 199 et 204, et la *Gazette d'Amsterdam*, n° VI. Il n'y a pas trace de l'arrestation de l'abbé d'Entragues ni dans les archives de la Bastille, ni dans les registres du secrétariat de la Maison du Roi. C'est probablement à cause de lui pourtant que fut rendue l'ordonnance du 19 juillet 1720, dont le texte se trouve dans le registre O[1] 64, fol. 206 : « Sa Majesté étant informée que, au préjudice des édits et déclarations, plusieurs nouveaux catholiques françois s'ingèrent d'assister aux exercices de la religion protestante que les ambassadeurs et ministres des princes protestants font faire dans leurs maisons, et voulant y pourvoir, Sa Majesté, de l'avis etc., a ordonné et ordonne que ceux de ses sujets qui seront trouvés sortant desdits exercices seront arrêtés et conduits en prison. »

2. *Dangeau* (p. 289) annonce cette abjuration le 17 mai. Mathieu Marais (*Mémoires*, tome I, p. 278) dit qu'on enferma l'abbé quelque temps au château d'Angers.

longue maladie dont il mourut, et il finit fort chrétiennement une vie fort peu chrétienne[1].

Le désordre des finances augmentoit chaque jour, ainsi que les démêlés d'Argenson et de Law, qui s'en prenoient l'un à l'autre. Celui-ci avoit l'abord gracieux; il tenoit par son papier un robinet de finance qu'il laissoit couler à propos sur qui le pouvoit soutenir. Monsieur le Duc, Madame la Duchesse, Lassay, Mme de Verue y avoient puisé force millions et en tiroient encore; l'abbé Dubois y en prenoit à discrétion. C'étoient de grands appuis, outre le goût de M. le duc d'Orléans, qui ne s'en pouvoit déprendre. Les audiences du Garde des sceaux, plus de nuit que de jour, désespéroient ceux qui travailloient sous lui et ceux qui y avoient affaire[2]. La difficulté des finances et ses luttes contre Law lui avoient donné de l'humeur, qui se répandoit dans ses refus. Les choses en étoient venues au point qu'il falloit que l'un des deux cédât à l'autre une administration où leur concurrence achevoit de mettre la confusion. Quelque liaison, même intime, qui subsistât entre lui et l'abbé Dubois, qui avoit échoué à les faire compatir ensemble, la vue du cardinalat et la nécessité de beaucoup d'argent à y répandre ne permit pas à Dubois de balancer dans cette extrémité, qui ne pouvoit plus se soutenir. La conversion de Law avoit un but auquel il étoit temps qu'il arrivât. Il étoit pénétré de la bonté de son Système[3], et il s'en promettoit des merveilles de la meilleure foi du monde, sitôt qu'il ne seroit plus traversé. [Add. St-S. 1635]

Argenson voyoit l'orage s'approcher; il se sentoit dans Law contrôleur

1. Il mourut le 24 février 1733, à quatre-vingt-trois ans. Saint-Simon, dont la maison rue Saint-Dominique n'était pas éloignée de celle de la belle-sœur de l'abbé (ci-dessus, p. 121, note 3), put avoir des renseignements précis sur la fin chrétienne de celui-ci.

2. Tome XXXIII, p. 113.

3. Sur ce nom, voyez le passage des *Mémoires de Mathieu Marais*, tome I, p. 264.

général des finances ; grâces singulières faites aux enfants d'Argenson. Machault et Angervilliers conseillers d'État en expectative.

une place non moins fragile que relevée ; il vouloit la sauver. Il avoit trop d'esprit et trop de connoissance du monde, et de ceux à qui il avoit affaire, pour ne pas sentir que, s'opiniâtrant aux finances, elles entraîneroient les sceaux. Il céda donc à Law, qui fut enfin déclaré contrôleur général des finances[1], et qui, dans cette élévation si singulière pour lui, continua à venir chez moi tous les mardis matins[2], me voulant toujours persuader ses miracles passés et ceux qu'il alloit faire. Argenson demeura garde des sceaux, et se servit habilement du sacrifice des finances pour faire passer sur la tête de son fils aîné sa charge de chancelier de l'ordre de Saint-Louis, et le titre effectif sur son cadet[3]. Sa place de conseiller d'État qu'il avoit conservée, il la fit donner à son aîné avec l'intendance de Maubeuge[4], et fit son cadet lieutenant de police[5]. Le murmure fut grand de voir un étranger contrôleur général, et tout livré en France à un système dont on commençoit beaucoup à se défier. Mais les François s'accoutument à tout, et la plupart se consolèrent de n'avoir plus à faire aux heures bizarres et à l'humeur ai-

1. Le 6 janvier, le Régent mena Law au Roi, et il fut déclaré contrôleur général; le bruit s'en était répandu dès la veille (*Dangeau*, p. 200; *Gazette d'Amsterdam*, n° v; *les Correspondants de Balleroy*, tome II, p. 99-101).

2. Tome XXXIII, p. 2.

3. Cette particularité ne vient pas de Dangeau.

4. *Dangeau*, p. 200 et 205. Pour la place de conseiller d'État, M. Bignon de Blanzy passa ordinaire à la place de M. d'Argenson père, et le jeune marquis d'Argenson eut celle de semestre que quittait Bignon (Archives nationales, O[1] 64, fol. 2 v° et 3, 5 et 6 janvier 1720). Sa nomination comme intendant de Hainaut coïncida avec un grand mouvement dans les intendances.

5. Pierre-Marc, comte d'Argenson, remplaça M. de Machault comme lieutenant général de police par provisions du 18 janvier, et cette grâce fut complétée le 12 avril par la concession d'un brevet d'assurance de cent cinquante mille livres équivalent à celui qu'il payait à Machault (reg. O[1] 64, fol. 9 et 100). Il fut reçu au Parlement et installé au Châtelet le 26 janvier (Archives nationales, U 363).

grie d'Argenson. M. le duc d'Orléans me dit bien d'avance ce qu'il alloit faire, mais sans consultation. L'abbé Dubois avoit tout envahi, et j'évitois, au lieu de m'avancer à rien. On verra bientôt quel fut le succès de ce choix[1]. Les enfants d'Argenson furent les seuls qui en profitèrent. On n'avoit jamais ouï parler d'un conseiller d'État et intendant de Hainaut de vingt-quatre ans, ni d'un lieutenant de police encore plus jeune[2]. On changea en même temps la face et les départements du conseil des finances[3], dont le duc de la Force, déjà entré dans celui de régence, ne fut plus. On donna une expectative de conseiller d'État à Machault, qui quitta volontiers la place de lieutenant de police pour celle-ci[4], et pour les cinquante mille écus qu'il avoit donnés au Garde des sceaux, qu'il lui rendit. Angervilliers, intendant d'Alsace, puis de Paris[5], eut en même temps une pareille expectative[6]. On en fait ici mention à cause qu'on le vit depuis ministre et secrétaire d'État ayant le département de la guerre[7], et que sa capacité le distingua extrêmement dans tous ses emplois, ainsi que sa probité.

Law maltraité par l'avidité du prince de

La place de contrôleur général que Law occupoit si nouvellement ne le mit pas à l'abri du pistolet sur la

1. Ci-après, p. 178.

2. Il était sous la tutelle de son père : *Dangeau*, p. 200 et 207.

3. *Dangeau*, p. 200-201, et les nos v et vi de la *Gazette d'Amsterdam*, nouvelles de Paris.

4. M. de Machault n'eut d'abord qu'une expectative ; mais, dès le mois de décembre suivant, il fut nommé conseiller d'État semestre à la place de Trudaine, passé ordinaire par la mort de M. de Caumartin (reg. O[1] 64, fol. 8 et 312).

5. Nicolas-Prosper Bauyn d'Angervilliers (tome XII, p. 463) était intendant d'Alsace depuis 1715 ; il ne passera à la généralité de Paris qu'en 1724.

6. *Dangeau*, p. 207.

7. Nommé secrétaire d'État de la guerre le 23 mai 1728, en remplacement de le Blanc, M. d'Angervilliers mourut en exercice le 15 février 1740. Les contemporains s'accordent en général sur l'éloge que Saint-Simon va faire de son administration et de son caractère.

Conti, qui en est fortement réprimandé par M. le duc d'Orléans [*Add. St-S. 1636*]

gorge[1], pour ainsi dire, de M. le prince de Conti. Plus avide que pas un des siens, et que n'est-ce point dire! il avoit tiré des monts d'or de la facilité de M. le duc d'Orléans, et d'autres encore de Law en particulier. Non content encore, il voulut continuer. M. le duc d'Orléans s'en lassa; il n'étoit[2] pas content de lui. Le Parlement recommençoit sourdement ses menées : elles commençoient même à se montrer, et le prince de Conti s'intriguoit à tâcher d'y faire un personnage indécent à sa naissance, peu convenable à son âge, honteux après les monstrueuses grâces dont il étoit sans cesse comblé[3]. Rebuté par le Régent, il espéra mieux de Law. Il fut trompé en son attente; les prières, les souplesses, les bassesses, car rien ne lui coûtoit pour de l'argent, n'ayant rien opéré, il essaya la vive force, et n'épargna à Law ni les injures ni les menaces. En effet, il lui fit une telle peur [que[4]] le prince de Conti, ne pouvant lui pis faire pour renverser sa Banque, y fut avec trois fourgons, qu'il

1. Locution figurée qui n'est donnée par aucun lexique au mot PISTOLET, et que le *Littré* ne mentionne qu'au mot GORGE, en l'associant aux locutions *mettre le pied ou le poignard sur la gorge* et sans en citer aucun exemple. Ce n'est point en effet à la gorge que, pour menacer quelqu'un, on porte le pistolet, si l'on entend ce mot au sens de petite arme à feu, comme c'était le sens unique depuis le dix-septième siècle. Mais un texte du seizième cité par Littré d'après Lacurne de Sainte-Palaye éclaircit la question : on donna d'abord ce nom à de petites dagues ou poignards qu'on forgeait à Pistoie, près Florence; lorsqu'on fabriqua de petites armes à feu dont on pouvait se servir d'une seule main, on leur appliqua le nom de pistolet. *Pistolet sur la gorge* est donc l'équivalent de *poignard sur la gorge*.

2. *N'avoit* corrigé en *n'estoit*. Dans l'Addition indiquée ci-dessus, il avait mis *n'avoit pas été content*, parce qu'il avait parlé alors de la conduite passé du prince vis-à-vis du Parlement, tandis qu'ici il parle d'agissements présents.

3. Cela sera encore plus vrai dans l'été qui va suivre : voyez un passage d'une lettre de Saint-Simon de juin 1720, à propos des intrigues du prince, dans le tome XIX de l'édition des *Mémoires* de 1873, p. 303.

4. Ce mot *que*, en abrégé, a été surchargé après coup par *le*; nous

ramena pleins d'argent pour le papier qu'il avoit, que Law n'osa refuser à ses emportements[1], et manifester par ce refus la sécheresse de ses fonds effectifs; mais, craignant d'accoutumer à ces hauteurs et à cette tyrannie un prince aussi insatiable, il ne le vit pas plus tôt parti avec son convoi, qu'il en fut porter ses plaintes à M. le duc d'Orléans. Le Régent en fut piqué; il sentit les dangereuses suites et le pernicieux exemple d'un procédé si violent à l'égard d'un étranger sans appui qu'il venoit de faire contrôleur général bien légèrement. Il se mit en colère, envoya chercher le prince de Conti, et contre son naturel lui lava si bien la tête, qu'il n'osa branler et eut recours aux pardons[2]; mais, outré d'avoir échoué, peut-être plus encore que de la plus que très verte réprimande, il eut recours au soulagement des femmes. Il se répandit en propos contre Law[3], qui ne lui firent plus de peur, et moins de mal encore, mais qui firent peu d'honneur à M. le prince de Conti, parce que la cause en étoit connue, et qu'on n'ignoroit pas en gros tout ce qu'il avoit tiré de Law. Le blâme fut général, et d'autant plus pesant que Law étoit fort déchu de la faveur et de l'éblouissement public, qu'une bagatelle tourna en dépit et en indignation.

Le maréchal de Villeroy, incapable d'inspirer rien au Roi de solide, adorateur du feu Roi jusqu'au culte, plein de vent et de frivole, et de la douceur du souvenir de ses jeunes années, de ses grâces aux fêtes et aux ballets, de

Ballet du Roi.

croyons cependant devoir le rétablir pour rendre plus compréhensible cette phrase très incorrecte.

1. L'histoire des trois fourgons n'est rapportée que par Saint-Simon, et par ceux qui ont copié notre auteur comme Duclos et La Place dans ses *Pièces intéressantes et peu connues*. Cependant une observation du Régent au prince de Conti et à Monsieur le Duc rapportée par Buvat (*Journal*, tome II, p. 43-44) montre que ces deux princes s'étaient en effet fait rembourser en espèces des sommes énormes.

2. Voyez le *Journal de Dangeau*, p. 208, qui rapporte la réprimande d'une façon moins brutale.

3. *Ibidem*, p. 210.

ses belles galanteries, voulut que, à l'imitation du feu Roi, le Roi dansât un ballet[1]. C'étoit s'en aviser trop tôt : ce plaisir étoit trop pénible pour l'âge du Roi, et il falloit vaincre sa timidité peu à peu, et l'accoutumer au monde, qu'il craignoit, avant de l'engager à représenter en public et à danser des entrées sur un théâtre. Le feu Roi, élevé dans une cour brillante, où la règle et la grandeur se voyoient avec distinction, et où le commerce continuel des dames de la Reine mère et des autres de la cour l'avoit[2] enhardi et façonné de bonne heure, avoit primé et goûté cès sortes de fêtes et d'amusements[3] parmi une troupe de jeunes gens des deux sexes, qui tous portoient avec droit le nom de seigneurs et de dames, et où il ne se trouvoit que bien peu ou même point de mélange, parce qu'on ne peut appeler ainsi trois ou quatre hommes peut-être de médiocre étoffe, qui n'y étoient admis visiblement que pour être la force et la parure du ballet par la grâce de leur figure et l'excellence de leur danse, avec quelques maîtres à danser pour y donner la règle et le ton. De ce temps-là à celui d'alors, il y avoit bien loin. L'éducation de ce temps passé formoit chacun à la grâce, à l'adresse à tous les exercices, au respect, à la politesse proportionnée et délicate, à la fine et honnête galanterie. On voit d'un coup d'œil toutes les étranges différences, sans s'arrêter ici à les marquer. La réflexion n'étoit pas la vertu principale du maréchal de Villeroy. Il ne pensa à aucun des obstacles, soit du côté du Roi, soit du côté de la chose, et déclara que le Roi danseroit un ballet. Tout fut bientôt prêt pour l'exécution ; il n'en fut pas de même pour l'action. Il fallut chercher de jeunes

1. Saint-Simon a déjà raconté sommairement par avance cette anecdote du ballet du jeune roi, en se trompant d'époque : tome XXXIII, p. 53-54 ; ici il la place bien au temps voulu.

2. Le manuscrit porte *l'avoient*, par inadvertance.

3. Il a été donné dans notre tome XIII, p. 573-577, un appendice sur les ballets dansés par Louis XIV.

gens qui dansassent, bientôt se contenter qu'ils dansassent bien ou mal, enfin prendre qui on put, par conséquent marchandise fort mêlée[1]. Plusieurs qui n'étoient pas pour y être admis le furent si facilement, que, de l'un à l'autre, [Add. StS. 1637] Law, au point où il étoit parvenu, se hasarda de demander à M. le duc d'Orléans que son fils[2] en pût être, qui dansoit bien, et qui étoit d'âge à y pouvoir entrer. M. le duc d'Orléans, toujours facile, toujours entêté de Law, et, pour en dire la vérité, contribuant de dessein à toute confusion autant qu'il lui étoit possible, l'accorda tout de plain pied, et se chargea de le dire au maréchal de Villeroy. Le maréchal, qui haïssoit et traversoit Law de toutes ses forces, rougit de colère, et représenta au Régent ce qu'il y avoit en effet à dire là-dessus; le Régent lui en nomma qui, quoique d'espèce fort supérieure, n'en étoient pourtant pas à être du ballet, et, quoique les réponses fussent aisées à l'égard de l'exclusion du petit Law, le maréchal n'en trouva que dans de vaines exclamations. Il ne put donc résister au Régent, se trouvant sans ressource du côté de Monsieur le Duc, surintendant de l'éducation du Roi, grand protecteur de Law et des confusions, tellement que le fils de Law fut nommé pour être du ballet[3]. On ne peut exprimer la révolte publique

1. Dangeau annonce la fête dès le début de décembre (p. 169) et donne (p. 199) la liste des jeunes courtisans qui devaient danser le ballet avec le Roi, tous de la première noblesse : voyez ci-après, note 3.

2. Guillaume Law devait avoir alors une quinzaine d'années; après la déconfiture de son père, il se retira aux Pays-Bas, prit du service en Autriche, devint colonel d'infanterie et mourut à Maëstricht en février 1734.

3. Dangeau explique (p. 222 et 225) que, sept ou huit des jeunes gens qui devaient danser avec le Roi ayant été pris de la rougeole, il fallut les remplacer sans tarder, et c'est ce qui fit désigner le jeune Law et d'autres. « C'est un espèce de petit seigneur, que l'on n'aime pas beaucoup », écrivait M. Caumartin de Boissy, qui raconte une sorte d'affront que le prince de Conti lui fit à l'Opéra (*Les Correspondants de Balleroy*, tome II, p. 128).

que cette bagatelle excita, dont chacun se tint offensé. On ne parla d'autre chose pendant quelques jours, et sans ménagement, non sans quelques éclaboussures sur quelques autres du ballet[1]. Enfin le public fut content : la petite vérole prit au fils de Law, et à cause du ballet, dont il ne pouvoit plus être, ce fut une joie publique[2].

[Add. St-S. 1638] Ce ballet fut dansé plusieurs fois[3], et le succès ne répondit en rien aux desirs du maréchal de Villeroy : le Roi fut si ennuyé et si fatigué d'apprendre, de répéter et de danser ce ballet, qu'il en prit une aversion pour ces fêtes et pour tout ce qui est spectacle, qui lui a toujours duré depuis, ce qui ne laisse pas de faire un vuide dans une cour, en sorte qu'il cessa plus tôt qu'on ne l'avoit résolu, et que le maréchal de Villeroy n'en osa plus proposer depuis.

Force grâces pécuniaires. J'obtiens 12000 ₶ d'augmentation

M. le duc d'Orléans, par sa facilité ordinaire, ou pour adoucir au monde la nouvelle élévation de Law à la place de contrôleur général, fit quantité de grâces pécuniaires : il donna six cent mille livres à la Fare, capitaine de ses

1. Tout ceci semble fort exagéré.

2. La sœur du jeune Law ayant été prise de la rougeole, dont il y avait alors une grave épidémie à Paris, on craignit la contagion pour le jeune Roi ; Saint-Simon, emporté par sa passion, lit mal Dangeau (p. 229). Notre auteur se garde bien de dire que son fils aîné, le duc de Ruffec, fut également malade (*ibidem*, p. 235), et ne put danser.

3. Les 7, 10, 17, 21 et 24 février. *Dangeau* (p. 199 et 218-240 *passim*) fait beaucoup d'éloges de la danse du jeune roi, et Caumartin de Boissy écrit à la marquise de Balleroy (tome II, p. 118) : « Le Roi a dansé dans la dernière perfection. » Le correspondant de la *Gazette d'Amsterdam* lui écrivait de Paris le 9 février (nº XIV) : « Avant-hier, on représenta au palais des Tuileries la comédie de l'*Inconnu*, entremêlée de ballets, où S. M. a dansé avec beaucoup de grâce, de même que le duc de Chartres et divers seigneurs de la cour » ; voyez aussi l'Extraordinaire IX de la même gazette, et le *Mercure* de février, p. 182-186. C'était Lalande qui avait composé les « divertissements » et Ballon qui réglait les danses. Le 21 février, les gens du Roi au Parlement furent invités à la représentation et y assistèrent en robes (Archives nationales, U 363).

gardes ; cent mille à Castries, chevalier d'honneur de Mme la duchesse d'Orléans ; deux cent mille livres au vieux prince de Courtenay, qui en avoit grand besoin ; vingt mille livres de pension au prince de Talmond ; six mille livres à la marquise de Bellefonds, qui en avoit déjà une pareille[1], et, à force de cris de M. le prince de Conti, une de soixante mille livres au comte de la Marche, son fils, âgé à peine de trois ans[2]. Il en donna encore de petites à différentes personnes. Voyant tant de déprédation et nulle vacance à espérer, je demandai à M. le duc d'Orléans d'attacher douze mille livres en augmentation d'appointements à mon gouvernement de Senlis, qui ne valoit que mille écus, et dont mon second fils avoit la survivance[3], et je l'obtins sur-le-champ[4].

d'appointements sur mon gouvernement de Senlis, qui n'en valoit que trois mille.

Tout ce que je voyois de jour en jour du gouvernement et des embarquements[5] de M. le duc d'Orléans, au dedans et au dehors, m'affligeoit de plus en plus, et me convainquoit de plus qu'il n'y avoit de remède que par le conseil étroit que je lui avois proposé, tel qu'on l'a vu

Je fais les derniers efforts pour un conseil étroit, fort inutilement.

1. Dangeau annonce les grâces faites à la Fare et à M. de Castries le 10 janvier (p. 204) ; le 1er février la pension du prince de Talmond, avec cent mille écus pour payer ses dettes (p. 222) ; le lendemain, les quatre mille livres (et non six) de pension à Mme de Bellefonds (p. 224) ; enfin, le 6 février, les deux cent mille livres de M. de Courtenay (p. 229), qui préféra cela à vingt mille livres de pension. Tous ces gros présents étaient en papier de la Banque.

2. Brevet du 15 février (Archives nationales, reg. O[1] 64, fol. 46 ; *Dangeau*, p. 235).

3. Dès la fin de 1715 : notre tome XXIX, p. 122 et note 8.

4. « On assure que M. le duc de Saint-Simon a obtenu pour le cadet de ses enfants une augmentation considérable d'appointements pour le gouvernement de Senlis qu'il lui a cédé » (*Dangeau*, p. 251, 14 mars). L'arrêt du Conseil du 4 mars, qui lui accorde dorénavant six mille livres d'appointements comme gouverneur et six mille comme bailli de Senlis, est dans le registre E 2012 des Archives nationales. Il obtint en outre, le même jour, une ordonnance de paiement de douze mille livres d'appointements arriérés (reg. O[1] 64, fol. 58 v°).

5. Expression déja rencontrée dans le précédent volume, p. 6.

p. 2432[1]. Plus j'en sentois la difficulté par la légèreté de M. le duc d'Orléans et par l'intérêt capital de l'abbé Dubois, si fort devenu son maître, plus j'y insistois souvent, quoique je me retirasse de tout le plus qu'il m'étoit possible, et que M. le duc d'Orléans m'y donnât beau jeu pour complaire à la jalousie de Dubois, qui craignoit tout, et moi sur tous autres. J'allai même jusqu'à presser M. le duc d'Orléans de mettre dans ce conseil étroit le duc de Noailles, Canillac, et tout ce qu'il me savoit le plus opposé, non pas que j'estimasse leur probité ni leur capacité, comme je le lui dis, mais pour lui marquer à quel point je croyois cet établissement important et pressant à faire, et que, tels que fussent ceux que je lui nommois, j'aimerois mieux les y voir, et que ce conseil fût établi. L'argument étoit pressant; aussi M. le duc d'Orléans en fut-il surpris et embarrassé, parce qu'il en sentit toute la bonne foi de ma part, conséquemment toute l'énergie. Il ne se défendoit point, mais tiroit de longue[2]. Je revenois de temps en temps à la charge. Une des dernières fois que je le pressois le plus, et qu'il ne savoit que répondre, et c'étoit encore en nous promenant tous deux dans sa petite galerie, devant son petit cabinet d'hiver[3], il se tourna tout d'un coup à moi, et me dit avec quelque vivacité : « Mais vous me pressez toujours là-dessus ; vous voulez ce conseil à tel point que vous consentez que j'y mette qui je voudrai, jusqu'à ceux que vous haïssez le plus, et vous, vous n'en voulez pas être ; franchement, n'est-ce point que vous sentez qu'il sera pour le moins aussi bon et plus sûr de n'en avoir point été quand le Roi sera devenu grand ? » A l'instant je lui saisis le bras,

1. Tome XXXVI, p. 359 et suivantes.

2. Locution déjà rencontrée aux tomes VIII, p. 222, et XXIX, p. 161, etc.

3. Saint-Simon a déjà parlé du petit cabinet d'hiver du Régent, mais pas de cette petite galerie. Nous sommes fort mal renseignés sur la disposition des appartements du Palais-Royal à cette époque et sur les noms qu'on leur donnait alors.

et[1], d'un ton bien ferme, en le regardant entre deux yeux, je lui répondis : « Oh ! Monsieur, puisque cette idée vous entre dans la tête, je vous demande d'être de ce conseil, et je vous déclare que j'en veux être. Je vous ai toujours dit que je n'y voulois point entrer, parce que je vous connois, que vous auriez cru que je ne vous proposois et pressois d'établir ce conseil étroit que parce que, tout devant y passer, je voulois augmenter par là mon autorité, mon crédit, et me mêler avec poids de toutes les affaires à mon sens et à mon gré, et que cette opinion vous auroit éloigné d'un établissement si nécessaire, dans votre idée[2] que je ne vous le proposois et vous en pressois que pour mon intérêt particulier ; au lieu que, n'en voulant pas être, je vous ôtois toute défiance d'intérêt particulier, que, par cela même, je donnois plus de poids à ma proposition, et qu'elle devoit vous sembler d'autant plus pure, que ni vous ni moi ne pouvions pas nous dissimuler que, faisant ce conseil et ne m'en mettant pas, c'étoit[3] pour moi un dégoût public, une diminution très grande, très marquée, très publique de ma situation auprès de vous, parce que peu de gens sauroient que je n'en avois pas voulu être, et que, entre ce peu-là, la plupart seroient persuadés que c'étoit un discours, et qu'en effet je n'avois pu y entrer. Mais, puisque votre défiance se tourne du côté que vous me la montrez, je vous répète que je veux être de ce conseil, que je vous le demande, et que, dès que je fais tant que d'insister auprès de vous pour y entrer, vous ne pouvez me le refuser. Reste donc à nommer les trois autres. Il y a longtemps que je vous presse de le composer ; toutes vos réflexions sur le choix doivent être faites. Nommez-les donc, et, au nom de Dieu, finissons ce

1. Après *et,* notre auteur a biffé *luy répondis,* qui se retrouvera plus loin.
2. *Idée* est en interligne, au-dessus d'*opinion,* biffé.
3. Avant *c'estoit,* Saint-Simon a ajouté en interligne un *que* inutile, que nous supprimons.

qui devroit être fini et établi huit jours après que je vous en ai parlé la première fois. » Il demeura atterré et immobile, honteux, je crois, de m'avoir montré une défiance si injuste, pour ne dire pis, et si nettement repoussée, plus embarrassé encore entre la salubrité de ce dont je le pressois, contre laquelle il sentoit qu'il n'avoit aucune sorte de raison à opposer, et l'intérêt radicalement contraire de l'abbé Dubois, qui n'oublioit rien pour l'en empêcher, et qui le tenoit très et trop réellement dans ses fers. J'insistai encore d'autres fois pour cet établissement, et toujours depuis cette conversation pour en être, et toujours inutilement. A la fin je m'en lassai[1], et abandonnai la barque aux courants. J'ai rapporté de suite ce qui se passa là-dessus à diverses reprises, pour n'avoir point à revenir inutilement sur une chose qui n'a point eu d'exécution.

Mariage de Soyecourt avec Mlle de Feuquières. Réflexions sur les mariages

Mme la princesse de Conti[2] fit le mariage de la fille unique de Mme de Feuquières, sa dame d'honneur[3], avec Boisfranc[4], du nom de son père, frère de la défunte femme du duc de Tresmes[5], qui se faisoit appeler Soyecourt[6], dont étoit sa mère, qui, mariée pour rien à ce vilain, hérita,

1. Il y a *laissay*, par mégarde, dans le manuscrit.

2. La fille de Mlle de la Vallière, celle qu'on appelait la « première douairière ».

3. La marquise de Feuquières était Marie-Madeleine-Thérèse-Geneviève de Monchy-Hocquincourt (tome X, p. 95) ; elle n'était que depuis 1717 dame d'honneur de la princesse de Conti. Sa fille, Pauline-Chrysante ou Corisande de Pas-Feuquières, a été nommée au même endroit (p. 96). Il a été parlé par avance de ce mariage et de ses suites dans le tome XX, p. 249-251. Il fut célébré le 21 janvier : *Dangeau*, p. 216.

4. Joachim-Adolphe de Seiglière de Boisfranc, titré marquis de Soyecourt : tome XX, p. 250.

5. Timoléon-Gilbert de Seiglière de Boisfranc (*ibidem*), dont la sœur, Marie-Madeleine-Geneviève-Louise (tome VI, p. 412), morte en 1702, avait épousé Bernard-François Potier, duc de Tresmes ou de Gesvres (tome V, p. 162).

6. Saint-Simon écrit *Saucourt*, comme on prononçait.

comme on l'a vu ici en son temps, de tous les biens de sa maison par la mort de ses deux frères sans alliance, tués tous deux à la bataille de Fleurus[1]. A ces grands biens il en venoit d'ajouter de plus considérables depuis peu d'années par l'héritage entier de tous ceux du président de Maisons[2]. Ce Soyecourt en masque et vilain en effet étoit donc extraordinairement riche et avoit de très belles terres[3]. Mme de Feuquières, veuve de celui qui a laissé de si bons Mémoires de guerre[4], avoit des affaires si délabrées, qu'elle avoit été réduite à se mettre ainsi en condition pour vivre, et pour une protection qui lui aidât à débrouiller les biens de la maison d'Hocquincourt, dont elle étoit la dernière et l'héritière, et ceux de la maison de Pas, dont sa fille étoit aussi la dernière et l'héritière, le frère de son père[5] étant cadet, qui avoit épousé la fille de Mignard, peintre célèbre, pour sa beauté, qui avoit plus de quatre-vingts ans, et qui n'avoit point eu d'enfants[6]. Il y avoit de grands restes, et bons, dans ces deux succes-

des filles de qualité avec des vilains. [*Add. St-S. 1639*]

1. C'est dans le tome XX, p. 250-251, que notre auteur a parlé du mariage de Marie-Renée de Belleforière de Soyecourt avec M. de Boisfranc et de la mort prématurée de ses deux frères, le marquis et le chevalier de Soyecourt. Il y avait une autre sœur, Mme de la Chesnelaye, morte jeune sans enfants.

2. Ce n'est qu'en 1732, à la mort du fils enfant du dernier Maisons (tome XXVII, p. 166) que la vieille Mme de Boisfranc (et non son mari, mort dès 1695) hérita des grands biens des Longueil. Elle était fille en effet de Marie-Renée de Longueil, fille elle-même du surintendant de Maisons.

3. Notamment celle de Tilloloy, venant des Belleforière, « une maison royale », disait Mme de Sévigné.

4. Antoine de Pas, marquis de Feuquières (tome I, p. 243), dont les Mémoires ont déjà été cités avec éloge (tomes X, p. 94-95, et XX, p. 247).

5. Jules de Pas, comte de Feuquières, qui ne mourut qu'en 1741 : tome III, p. 33.

6. Catherine-Marguerite Mignard : tomes II, p. 282, et III, p. 33. Elle ne mourut qu'en 1742, à quatre-vingt-cinq ans selon le *Dictionnaire* de Jal, à quatre-vingt-dix, d'après la *Gazette*, p. 78. En 1720, son mari n'avait que soixante-six ans environ.

sions ; mais il falloit du temps, de la peine, du crédit, de l'argent pour les liquider et en jouir, et c'est ce qui faisoit, en attendant, mourir de faim Mme et Mlle de Feuquières, et la marier comme elle la fut. Ainsi ce Seiglière, car c'étoit le nom de la famille de ce faux Soyecourt [1], joignit encore les biens de ces deux maisons à ceux dont il avoit déjà hérité. On le marque encore ici, à dessein de montrer de plus en plus le désastre, l'ignominie, la déprédation des mésalliances si honteuses des filles de qualité dont on croit se défaire pour leur noblesse sans leur rien donner, et dont le sort ordinaire est de porter tous les biens de leurs maisons, dont elles deviennent héritières par une punition marquée, à la lie qu'on leur a fait épouser en victimes de la conservation de tous ces biens à leurs frères, qui meurent sans postérité [2]. Pour rendre complet le malheur de ce mariage, Soyecourt, avec de l'esprit, de la figure, de l'emploi à la guerre, se perdit de débauches, de jeu, de toutes sortes d'infamies, tellement que, de juste frayeur des arrêts qui le pouvoient conduire au gibet, il sortit de France peu d'années après, se cacha longtemps dans les pays étrangers, et mourut enfin en Italie [3], au grand soulagement de sa femme, de ses enfants [4] et de MM. de Gesvres [5].

1. Sur les Seiglière de Boisfranc, voyez notre tome XX, p. 250, note 6.

2. Réflexions déjà faites dans le tome XX, p. 251, et répétées au tome XXII, p. 223.

3. Il mourut à Venise ou à Gênes, le 25 mars 1738.

4. Outre Louis-Armand, nommé dans le tome XX, p. 251, M. de Soyecourt laissait deux autres fils : Antoine-Adolphe de Seiglière, titré marquis de Feuquières, né le 10 mai 1723, major du régiment de cavalerie Dauphin-étranger, grand bailli d'épée et lieutenant général de Picardie, et Joachim-Charles, comte de Soyecourt, capitaine de dragons, qui périt sur l'échafaud révolutionnaire le 23 juillet 1794.

5. Ses cousins : ci-dessus, p. 138, note 5. — Saint-Simon n'a pas reproduit ici la fin de l'Addition à Dangeau indiquée ci-contre (n° 1638), où il déplorait le mariage du fils aîné de ce Soyecourt avec Mlle de Saint-Aignan en 1736 ; voyez à ce sujet le passage des *Mémoires du duc de Luynes*, tome I, p. 84.

Mort du comte de Vienne; son caractère, son extraction.

Le comte de Vienne mourut assez subitement dans un âge peu avancé[1]. C'étoit un fort honnête homme, qui avoit de l'esprit et de la grâce, qui étoit fort du monde, au contraire de son frère aîné le marquis de la Vieuville, dont la femme étoit dame d'atour de Mme la duchesse de Berry[2]. Leur nom est Coskaer[3]; ils sont Bretons, et rien moins que des la Vieuville de Flandres, dont ils ont pris le nom et les armes, qu'ils ont avec raison trouvés meilleurs que les leurs; on en a parlé ailleurs[4]. Le comte de Vienne n'eut point d'enfants de sa femme[5], dont il portoit le nom[6], et qu'on [a] vu, il n'y a pas longtemps ici, qu'il avoit perdue subitement[7].

Mort du prince de Murbach. [Add. St S. 1640]

Le prince de Murbach mourut en même temps vers Cologne[8]. Il étoit frère de Mme de Dangeau, bien fait et de bonne compagnie; il avoit fait plusieurs séjours à la cour; il avoit force bénéfices et étoit riche[9]. Le nom qu'il

1. Charles-Emmanuel Coskaer de la Vieuville, comte de Vienne, né le 25 juillet 1656, fut mestre-de-camp du régiment de cavalerie du Roi, mais s'en défit en 1693 pour raison de santé, ayant été nommé chevalier de Saint-Louis l'année précédente (*Dangeau*, tome IV, p. 195 et 273; *Mémoires de Sourches*, tome IV, p. 142, 192, 196 et 300). Il mourut le 17 janvier, et Dangeau n'annonce sa mort que le 24 (p. 218); il avait soixante-trois ans.

2. René-François, marquis de la Vieuville (tome XIX, p. 341), et Marie-Louise de la Chaussée-d'Eu d'Arrest (tome IV, p. 319).

3. Saint-Simon écrit ici *Coksheart*.

4. Dans le tome XIX, p. 342-343; voyez la note 11 de la page 342.

5. Marie-Anne Mitte de Chevrières : tome XXV, p. 119.

6. Le nom de Vienne ne venait pas de sa femme, mais de sa mère, Françoise de Vienne, comtesse de Châteauvieux et de Confolens. C'est leur fils qui prit le nom de Saint-Chamond, terre patrimoniale des Mitte de Chevrières.

7. En 1714 : tome XXV, p. 119.

8. Philippe-Éberhard de Levenstein (tome VII, p. 94, et note 2) mourut le 19 janvier dans son abbaye de Murbach en haute Alsace (*Dangeau*, p. 221; *Gazette d'Amsterdam*, Extraordinaire XI, lettre de Cologne du 2 février; *Gallia christiana*, tome XIII, col. 892).

9. Il était abbé de Lure (unie à Murbach) et de Gorze, et grand doyen de Strasbourg.

portoit étoit celui de son abbaye commendataire de Murbach, qui donne titre de prince de l'Empire[1], mais qui en France n'opère aucun rang.

Mort de l'impératrice mère, veuve de l'empereur Léopold; son deuil et son caractère.

L'Impératrice mère, veuve de l'empereur Léopold et sœur de l'électeur palatin, etc., mourut à Vienne d'apoplexie[2], qui fut un deuil de six semaines pour le Roi[3]. C'étoit une princesse fort haute et fort absolue dans sa cour et dans sa famille, qui avoit eu un grand crédit sur l'esprit de l'empereur Léopold[4], et plus encore sur celui de l'Empereur son fils, ce qui lui avoit donné et conservé une grande considération. Sa prédilection de tout temps marquée pour ce prince son second fils, et l'humeur impétueuse de l'empereur Joseph, son fils aîné, l'avoit fort écartée sous son règne. Elle étoit haute, fière, altière, grossière avec de l'esprit; elle aimoit et protégea tant qu'elle put sa maison, et fut toujours fort opposée à la France[5]. Sans être du conseil, elle entra fort dans les affaires, excepté pendant le régne de l'empereur Joseph[6], et y donna un grand crédit à l'électeur palatin[7], même à ses autres frères.

1. Notre tome VII, p. 94, note 1. Saint-Simon écrit *Murbach* et *Murback*.

2. Éléonore-Madeleine-Thérèse de Bavière-Neubourg mourut le 19 janvier 1720 (c'est par erreur qu'on a imprimé 17 février dans notre tome III, p. 305, note 4); elle avait eu une attaque d'apoplexie le 31 décembre (*Gazette*, p. 38-39, 52 et 63-65; *Journal de Dangeau*, p. 222; *Gazette d'Amsterdam*, n°s VI-IX et Extraordinaire X; le n° XI contient l'énumération de ses neuf enfants et de ses seize frères et sœurs; *Mercure* de février, p. 135-137).

3. Le baron de Pentenrieder, ambassadeur impérial, donna part officielle de la mort de l'impératrice le 20 février, et le Roi prit le deuil le 25 (*Dangeau*, p. 238 et 240).

4. Le maréchal de Villars, qui fut ambassadeur à Vienne en 1698, confirme ce portrait (*Mémoires*, tome I, p. 202).

5. Déjà dit dans notre tome VI, p. 2-3.

6. Cependant les instructions données au comte du Luc en 1715 disent que l'Empereur (Charles VI) ne laisse « nul crédit à l'Impératrice sa mère » (*Recueil des instructions données aux ambassadeurs: Autriche*, p. 165).

7. Deux de ses frères furent successivement électeurs palatins pen-

Mort du cardinal de la Trémoïlle. Étrange friponnerie, et bien effrontée de l'abbé d'Auvergne pour lui escroquer son archevêché de Cambray.

Le cardinal de la Trémoïlle mourut à Rome[1], assez méprisé et à peu près banqueroutier[2]. Il avoit pourtant des pensions du Roi, et les fortes rétributions attachées au cardinal chargé des affaires du Roi, le riche archevêché de Cambray, et cinq abbayes, dont deux fort grosses, Saint-Amand et Saint-Étienne de Caen[3]. Son ignorance, ses mœurs, l'indécence de sa vie, sa figure étrange, ses facéties déplacées, le désordre de sa conduite[4], ne purent être couvertes[5] par son nom, sa dignité, son emploi, la considération de sa fameuse sœur la princesse des Ursins, quoique raccommodé avec elle par sa promotion, qu'elle avoit arrachée[6]. C'étoit un homme qui ne se soucioit de rien, et qui pourtant craignoit tout, tant il étoit inconséquent, et qui, pour plaire ou de peur de déplaire, n'avoit sur rien d'opinion à lui. On a assez parlé ici de lui, en d'autres endroits, pour n'avoir rien à en dire davantage. Sa mort me fait réparer un oubli qui mérite de trouver [*Add. St S. 1641*]

dant son règne et celui de ses fils : Jean-Guillaume, mort en juin 1716, et Charles-Philippe, qui lui succéda.

1. Le 9 janvier ; il n'était malade que depuis trois jours et n'avait que soixante et un ans ; ses obsèques se firent le 13 à Saint-Louis-des-Français, où on lui éleva un monument avec son buste en marbre (*Gazette*, p. 47, 55-56 et 68 ; *Dangeau*, p. 210-211 ; *Journal de Buvat*, tome II, p. 5 ; *Gazette d'Amsterdam*, n° x ; *Mercure* de janvier, p. 165).

2. Buvat (*Journal*, tome II, p. 18) dit qu'il laissa cinq cent mille livres de dettes. Il y a aux Archives nationales, carton G⁷ 543, deux lettres du duc de Noirmoutier, son frère, au contrôleur général, qui montrent sa situation pécuniaire comme très embarrassée en 1708-1709 ; voyez aussi A. Geffroy, *Lettres de la princesse des Ursins*, p. 337-338.

3. Nous connaissons déjà ces deux abbayes : tome XX, p. 69 et 89 ; les trois autres étaient Sorrèze, Bonnecombe et Grandselve.

4. Voyez le portrait déjà fait dans notre tome XIII, p. 68-69, et celui qu'a tracé Albert Le Roy dans *la France et Rome de 1700 à 1715*, p. 205-207 ; Maurepas parle de lui dans ses *Mémoires*, tome I, p. 63-67.

5. Il y a bien *couvertes*, au féminin pluriel, dans le manuscrit.

6. Tome XIII, p. 69-72 et 243-244.

place ici, et qui, à l'esprit près, montrera la parfaite ressemblance de l'abbé d'Auvergne au cardinal de Bouillon. On se souviendra ici de ce qu'il y a été dit du duc de Noirmoutier, aveugle, frère de Mme des Ursins et du cardinal de la Trémoïlle, de son esprit et de toute la bonne compagnie qui abonda toujours chez lui[1]; qu'il se mêloit d'une infinité de choses et d'affaires importantes ; que, quoique souvent fraîchement avec Mme des Ursins, il étoit toujours, par le besoin, son plus intime correspondant, et il l'étoit pareillement du cardinal de la Trémoïlle. Les Bouillons se piquoient fort d'être de ses amis, et le voyoient tous sur le pied d'amitié particulière de tout temps. L'abbé d'Auvergne[2] étoit sur le même pied et tâchoit même d'en tirer avantage dans le monde. Un an à peu près après que Cambray eut été donné au cardinal de la Trémoïlle[3], M. de Noirmoutier, dont la maison joignoit la mienne, qui, comme moi, avoit une porte dans le jardin des Jacobins de la rue Saint-Dominique[4], m'envoya prier de vouloir bien lui donner un moment chez moi, et, par l'état où il étoit, de lui marquer un temps où, s'il se pouvoit, il n'y auroit personne. Quoiqu'il vît beaucoup de monde chez lui, mais choisi, il n'aimoit pas à sortir, ni à se montrer à personne. C'étoit presque au sortir de dîner; je demandai à son valet de chambre s'il avoit du monde chez lui, et ce qu'il faisoit. Il me dit qu'il étoit seul avec la duchesse de Noirmoutier[5]. C'étoit une femme d'esprit,

1. Voyez nos tomes VII, p. 62-66 et XIII, p. 62-68.

2. Henri-Oswald de la Tour : tome IV, p. 75.

3. Il avait eu cet archevêché en mars 1718 (tome XXXIII, p. 101), à la mort de l'abbé d'Estrées. L'anecdote qui va suivre serait donc de 1719; dans l'Addition, ci-après p. 403, il la place en 1718.

4. Déjà dit au tome XXVI, p. 178. Saint-Simon habitait la cinquième maison bâtie par les religieux sur leur terrain, à partir de l'entrée du couvent (aujourd'hui rue Saint-Thomas-d'Aquin) du côté de la rue Saint-Guillaume ; M. de Noirmoutier logea dans la sixième maison, au moins jusqu'en 1721, et probablement plus tard ; il alla alors dans la rue de Grenelle (notre tome VII, p. 67, notes 1 et 2).

5. Marie-Élisabeth Duret de Chevry : tome VII, p. 64.

de sens et de mérite, en qui il avoit toute confiance, et qui suppléoit en tout à son aveuglement[1]. Je dis au valet de chambre que je ne voulois pas donner la peine à M. de Noirmoutier de venir chez moi, qu'il me fît ouvrir sa porte sur le jardin des Jacobins, et je m'y en allois par la mienne. M. de Noirmoutier fut d'autant plus sensible à cette honnêteté que je ne le connoissois en façon du monde, et ne lui avois jamais parlé ni été chez lui. Après les premiers compliments, il m'en fit un sur la confiance que lui donnoit ma réputation, sans me connoître, de s'ouvrir à moi de la chose du monde qui le peinoit et l'embarrassoit le plus, lui et le cardinal de la Trémoïlle, et que, après avoir bien pensé, cherché et réfléchi, il n'avoit trouvé que moi à qui il pût avoir recours. Si ce début me surprit, la suite m'étonna bien davantage. Il commença par me prier de lui parler sans déguisement, et de ne rien donner à la politesse et aux mesures dans ma réponse à la question qu'il m'alloit faire, et tout de suite me pria de lui dire sans détour comment son frère étoit dans l'esprit de M. le duc d'Orléans, et s'il étoit ou n'étoit pas content de lui. Je lui répondis que, pour le faire aussi correctement qu'il le desiroit, il y avoit du temps que rien ne s'étoit présenté entre M. le duc d'Orléans et moi où il fût question de lui, mais qu'il m'en avoit toujours paru content. Il insista et me conjura de lui dire si le cardinal n'avoit point eu le malheur de lui déplaire. Sur ce que je le rassurai fort là-dessus, il me dit que cela augmentoit sa surprise. Alors il me dit que l'abbé d'Auvergne, qu'il voyoit très souvent, parce qu'il étoit ami particulier de tout temps de toute sa famille, et qui se donnoit pour être fort le sien et celui du cardinal de la Trémoïlle, avoit fait proposer à ce cardinal de lui donner la démission de l'archevêché de Cambray, et fait entendre que M. le duc d'Orléans le vouloit ainsi, mais qu'il aimoit mieux n'y pas paroître; que le cardinal, à qui cela avoit semblé extraordinaire, n'y avoit pas

1. Au sens de cécité, comme dans le tome XIII, p. 64.

ajouté grande foi, mais que, les instances s'étant redoublées avec des avertissements qui dénonçoient la menace, il n'avoit pu croire que l'abbé d'Auvergne allât jusque-là de soi-même ; que, dans cette inquiétude, il lui en avoit écrit, à lui duc, pour savoir ce qu'il plaisoit au Régent, à qui il donneroit sa démission pure et simple toutes les fois qu'il le desireroit, puisqu'il tenoit la place du Roi et que c'étoit de sa grâce qu'il avoit reçu cet archevêché ; que cette affaire les affligeoit fort l'un et l'autre[1] ; qu'il avoit cherché les moyens d'être éclairci des volontés du Régent sans avoir pu trouver de voie sûre ; que, tandis qu'il les cherchoit, les instances s'étoient redoublées avec un équivalent de menaces, des conseils de céder, de s'en faire un mérite, et des protestations de la peine et de la douleur où cette volonté déterminée du Régent le jetoit lui-même abbé d'Auvergne, son ami, son parent, son serviteur de lui et de son frère de tous les temps, ainsi que de toute sa famille, etc. ; que, dans cette crise, ne sachant au monde à qui s'adresser, il avoit imaginé la voie qu'il prenoit avec confiance, et le compliment au bout.

Ma surprise fut telle que je me fis répéter la chose deux autres fois, sur quoi la duchesse de Noirmoutier alla chercher les lettres du cardinal, et m'en lut les articles qui regardoient et qui énonçoient ces faits, et la perplexité où ils le mettoient. Je leur dis que je leur rendrois confiance pour confiance dès cette première fois, mais sous le même secret qu'ils m'avoient demandé ; que, à la mort de l'abbé d'Estrées, nommé à Cambray, M. le duc d'Orléans s'étoit hâté de donner cet archevêché au cardinal de la Trémoïlle, pour le bien donner par la dignité, la naissance et l'actuel service à Rome, mais en même temps pour se délivrer de la demande que la maison de Lorraine auroit pu lui en faire pour l'abbé de Lorraine[2], à qui il ne vouloit pas don-

1. Ici Saint-Simon a biffé *et leur paroissoit d'autant plus sérieuse.*

2. François de Lorraine-Armagnac.

ner ce grand poste si frontière, et de celle aussi des Bouillons pour l'abbé d'Auvergne, à qui il l'auroit moins donné qu'à qui que ce fût, à cause de sa mère, de sa belle-mère, de sa belle-sœur, de sa nièce, toutes des Pays-Bas[1], et de leurs biens et alliances; que j'étois parfaitement sûr de cette disposition de M. le duc d'Orléans, qui me l'avoit dite dans le temps même[2], et que je n'avois rien aperçu depuis qui l'eût pu faire changer de sentiment; que, de plus, c'étoit un prince si éloigné de toute violence, qu'il seroit fort difficile d'imaginer qu'il songeât à en faire une de telle nature, et à un homme de l'état et de la naissance du cardinal de la Trémoïlle, et dont je ne l'avois point vu mécontent. M. de Noirmoutier se sentit fort soulagé de cette opinion d'un homme aussi avant que je l'étois dans la confiance de M. le duc d'Orléans; mais il desira davantage, et me demanda si ce ne seroit point abuser de moi dès la première fois que de me prier d'en parler franchement au Régent. J'y consentis, mais en avertissant Noirmoutier que je ne le pouvois qu'en faisant à M. le duc d'Orléans la confidence entière; à quoi il me répondit qu'il l'entendoit bien ainsi, en le suppliant du secret, et lui offrant la démission du cardinal, dont il avoit pouvoir, si elle lui étoit agréable. Je lui dis que j'étois fâché de n'avoir pas été averti deux heures plus tôt, parce que je sortois d'avec M. le duc d'Orléans, qui en effet m'avoit envoyé chercher tout à la fin de la matinée, auquel j'en aurois parlé. Là-dessus M. de Noirmoutier se mit aux regrets à cause de l'ordinaire de Rome[3]. Je voulus lui faire le

1. La mère de l'abbé d'Auvergne était Henriette-Françoise de Hohenzollern; sa belle-mère, seconde femme de son père, Élisabeth de Wassenaer; sa belle-sœur, femme du prince d'Auvergne, Marie-Anne d'Arenberg; quant à sa nièce, Henriette de la Tour d'Auvergne, elle ne devait épouser qu'en 1722 le prince de Sulzbach. Nous connaissons toutes ces dames.

2. Il a été moins précis en 1718 (tome XXXIII, p. 101), lorsqu'il a raconté la nomination à Cambray du cardinal de la Trémoïlle.

3. D'après l'*Almanach royal* de 1719, le courrier ordinaire pour

plaisir entier, et retournai sur-le-champ au Palais-Royal.

Le Régent, surpris d'un retour si prompt et si peu accoutumé, m'en demanda la cause; je la lui dis, et le voilà à rire aux éclats, et à se récrier sur l'insigne friponnerie et l'impudence sans pareille. Il me chargea de dire de sa part au duc de Noirmoutier que jamais il n'avoit ouï parler de rien d'approchant ni n'en avoit eu la moindre pensée ; qu'il étoit très content du cardinal de la Trémoïlle, et très éloigné de se repentir de lui avoir donné Cambray ; qu'il le prioit donc de le garder sans aucune inquiétude ; mais qu'il les prioit aussi l'un et l'autre d'être de plus bien persuadés que, quand bien même il seroit possible que la volonté de s'en démettre vînt au cardinal, et qu'on ne pût l'en empêcher, il n'y avoit en France évêque ni abbé à qui il ne donnât Cambray plutôt qu'à l'abbé d'Auvergne. Comme l'heure des plaisirs du soir approchoit, je ne fis pas durer la conversation, et je me hâtai d'aller délivrer M. et Mme de Noirmoutier, qui se dilatèrent merveilleusement à mon récit. On peut juger ce qu'il fut dit entre nous trois de leur bon parent et ami l'abbé d'Auvergne, auquel toutefois ils résolurent de n'en pas faire semblant, mais de lui faire écrire par le cardinal de la Trémoïlle une négative si nette et si sèche, qu'il n'osât plus retourner à la charge, et qui lui fît sentir qu'il étoit découvert. Il le sentit en effet si bien qu'il demeura tout court, mais sans cesser de voir M. de Noirmoutier, comme si jamais il n'eût été question de cette affaire, avec une effronterie en vérité incroyable.

Quelque hardies, quelque peu imaginables, quelque finement ourdies que fussent les friponneries de ce bon ecclésiastique et de son oncle, elles ne furent pas heureuses. On a vu ici, p. 142[1], la double friponnerie par

Rome et l'Italie partait tous les lundis au soir ; il fallait compter de douze à quinze jours pour le trajet.

1. Cette page du manuscrit correspond aux pages 110 et suivantes de notre tome V.

laquelle le cardinal de Bouillon, chargé lors des affaires du Roi à Rome, et surtout de s'opposer en son nom à la promotion du duc de Saxe-Zeitz, évêque de Javarin[1], que l'Empereur vouloit absolument porter à la pourpre, la double friponnerie, dis-je, par laquelle il pensa tromper le Pape et le Roi en faisant passer l'évêque et l'abbé d'Auvergne avec lui, disant au Pape que le Roi ne consentiroit à l'évêque qu'à cette seule condition en faveur de son neveu par amitié pour lui, et mandant au Roi que, ne pouvant plus empêcher la promotion de l'évêque, il avoit au moins obtenu qu'un François fût promu avec l'Impérial, à quoi le Pape n'avoit jamais voulu consentir que pour l'abbé d'Auvergne, par amitié pour lui, cardinal de Bouillon. Le Pape, depuis si longtemps arrêté sur la promotion de l'évêque de Javarin par les plus fortes protestations du Roi, qui n'avoit jamais voulu écouter nulle condition là-dessus, fut si étonné de la proposition du cardinal de Bouillon, dont l'ambition étoit connue et la probité fort démasquée, que Sa Sainteté prit le parti de mander le fait au Roi par un billet de sa main, pour être éclairci par sa réponse, et de faire passer ce billet droit à Torcy, pour le remettre au Roi sans aucune participation de son nonce ni de ses principaux ministres à Rome. Le Roi lui répondit de sa main par la même voie, le remercia, lui témoigna toute son indignation, et, insistant également contre la promotion de l'évêque de Javarin, lui déclara qu'il aimeroit mieux qu'il le fît cardinal seul que de faire avec lui l'abbé d'Auvergne, qu'il ne souffriroit pas qu'il le fût. Ce mot n'est que pour en rappeler ici la mémoire ; l'histoire entière se trouve mieux au temps où elle arriva et où elle a été ici rapportée[2].

1. Christian-Auguste, duc de Saxe-Zeitz, évêque de Javarin ou Raab : tome IV, p. 177.

2. Dans le récit du tome V, il n'est pas parlé du billet du Pape au Roi avec réponse de celui-ci, à moins qu'on n'y voie une allusion dans le dernier membre de phrase de la narration (p. 116), que nous avons

Disgression sur les alliances étrangères du maréchal de Bouillon et de sa postérité.

Mais, à propos des raisons d'exclusion de l'abbé d'Auvergne sur Cambray par rapport à sa famille, je ne puis m'empêcher de remarquer ici, puisque cela s'y présente naturellement, l'esprit suivi des Bouillons depuis qu'Henri IV eut fait la fortune du vicomte de Turenne en lui faisant épouser l'héritière de Sedan, le fit maréchal de France pour y atteindre, et le soutint pour en conserver les biens contre l'oncle paternel et ses enfants, quoique le maréchal n'eût point eu d'enfants de leur nièce et cousine[1]. Je ne parle point de tout ce qu'il fit contre Henri IV et contre Louis XIII depuis qu'il se figura être prince, ni de ce que firent ses enfants. Je me borne ici à dire un mot de leurs mariages pour se fortifier au dehors pour leurs félonies, dont la vie de ce maréchal, depuis cette époque, et celle de ses fils n'a été qu'un tissu, et les mariages de leur postérité, quoique leur foiblesse et la puissance de Louis XIV depuis la paix des Pyrénées ne leur ait laissé que la volonté d'imiter leurs pères, sans leur en laisser les moyens. Ce n'est pas leur rien prêter : on le prouve par la désertion du prince d'Auvergne en pleine guerre, en plein camp, sans mécontentement aucun, et par la seule et folle espérance de devenir stathouder d'Hollande en se signalant comme il fit contre le Roi en propos et en service[2] ; on le prouve par la félonie du cardinal de Bouillon ; on le prouve par le refus de se reconnoître sujets du Roi, comme le cardinal eut le front de le lui écrire, et comme son frère aîné aima mieux risquer tout

dit avoir été ajouté après coup sur le manuscrit, probablement lorsque notre auteur, écrivant le présent second récit, s'est reporté au premier. On a vu (tome V, p. 115, note 5) qu'il n'y a pas trace de tout cela dans les correspondances du Dépôt des affaires étrangères.

1. Saint-Simon va répéter tout ce qu'il a dit si souvent sur les félonies des Bouillons ; voyez notamment nos tomes XIV, p. 178 et suivantes, et XX, p. 55 et suivantes, et le Mémoire sur les maisons de Lorraine, de Rohan et de la Tour, publié par P. Faugère dans le tome III des *Écrits inédits de Saint-Simon*.

2. Tome X, p. 247-251.

que de s'avouer tel, comme cela est expliqué ici p. 1029 jusqu'à 1032[1], et l'adresse fort étrange par laquelle Daguesseau, lors procureur général, le sauva sans s'avouer sujet. Mais revenons à leurs mariages.

Henri de la Tour, vicomte de Turenne, qui se fit huguenot, à quoi il gagna tant, et qui servit si bien Henri IV jusqu'à ce que ce prince lui fît épouser l'héritière de la Marck, dame de Bouillon, Sedan, etc., et qui lui fut depuis si perfide, si ingrat et si félon, lui et sa postérité, et à celle de ce monarque, qui l'avoit fait maréchal de France pour ce mariage, si connu auparavant sous le nom de vicomte de Turenne, et depuis sous celui de maréchal de Bouillon, n'avoit point eu de mères que de la noblesse françoise[2]. Veuf sans enfants de cette héritière, qui avoit un frère de son père[3] et des cousins germains, il conserva par force et par la protection d'Henri IV, qui s'en repentit bien depuis, comme on le voit par les Mémoires de Sully et par tous ceux et les Histoires de ce temps-là, il conserva, dis-je, toute la succession de l'héritière, qui lui servit à figurer contre son roi et son bienfaiteur au dedans et au dehors du royaume, en s'appuyant des huguenots françois et étrangers, et par des mariages étrangers qu'ils lui facilitèrent. Ainsi il se remaria à la fille puînée du célèbre Guillaume de Nassau, prince d'Orange, fondateur de la république des Provinces-Unies[4], qui, cherchant de son côté à s'assurer des huguenots de France, pour se faciliter et se continuer l'appui si nécessaire de cette couronne à sa république naissante et à la continuité de la grandeur et de la puissance qu'il y avoit acquise, et la transmettre aux siens, fit volontiers ce mariage de sa fille,

1. Ces mentions de pages du manuscrit ont été ajoutées en interligne ; elles correspondent aux pages 51 à 66 de notre tome XX.

2. La phrase est embrouillée : il veut dire que les la Tour d'Auvergne jusqu'à ce maréchal de Bouillon n'avaient contracté d'alliance qu'avec des Françaises.

3. Charles-Robert de la Marck, comte de Maulévrier : tome V, p. 267.

4. Isabelle de Nassau : tome X, p. 250.

et d'une autre encore, fort peu après, avec Claude[1] de la Trémoïlle, second duc de Thouars[2], pair de France, qui étoient les deux plus grands seigneurs huguenots de France. Mais, pour montrer quelles alliances celle-là leur donna au dehors, il faut voir ici les enfants que ce célèbre prince d'Orange eut de quatre femmes qu'il épousa successivement. D'Anne d'Egmont, fille du comte de Buren[3], il laissa Philippe-Guillaume, qui, à sa mort en 1582 par un assassin, à cinquante et un ans[4], étoit entre les mains des Espagnols[5], fut catholique et attaché à eux toute sa vie, et n'eut point d'enfants d'une fille du prince de Condé mort à Saint-Jean d'Angély, et de Charlotte de la Trémoïlle[6]. Il étoit mort particulier en 1618[7], un an avant son épouse. Sa sœur unique de même lit fut la comtesse d'Hohenlohe[8]. D'Anne, fille de Maurice électeur de Saxe[9], il eut Maurice, prince d'Orange, qui succéda à ses charges et à sa puissance dans la république des Provinces-Unies, et ne s'y rendit pas moins célèbre; mais il ne se maria point, et mourut en 1625, à cinquante-huit ans[10]; Louis, comte de Nassau, mort sans alliance aux

1. Le manuscrit porte *Ch.* (Charles), par erreur.

2. Claude, duc de la Trémoïlle, et sa femme Charlotte-Brabantine de Nassau : tome XV, p. 306.

3. Fille de Maximilien d'Egmont, comte de Buren, elle mourut en 1559. Saint-Simon se sert du *Moréri* pour tout cet exposé généalogique.

4. Les mots *à 51 ans* ont été ajoutés en interligne. — C'est le père et non le fils qui fut assassiné le 10 juin 1584, et non 1582.

5. C'est la phrase même du Moréri.

6. Éléonore de Bourbon, fille de Henri Ier de Bourbon, prince de Condé, et de sa seconde femme Charlotte-Catherine de la Trémoïlle, fut mariée en 1606 et mourut le 20 janvier 1619.

7. Le 20 février 1618; il était revenu aux Pays-Bas depuis quelque temps.

8. Marie de Nassau, mariée le 17 février 1595, à Philippe, comte de Hohenlohe, morte en 1616.

9. Anne-Marie, mariée 10 août 1561, fille de Maurice (1521-1553), électeur de Saxe après son père, le 19 août 1541.

10. Maurice de Nassau n'avait que dix-huit ans à la mort de son père en 1584; il mourut sans alliance le 23 avril 1625.

guerres des Pays-Bas[1]; et une fille mariée à un bâtard du bâtard don Antoine, prieur de Crato, qui se prétendit roi de Portugal, après la mort du cardinal-roi, lorsque Philippe II envahit cette couronne sur la branche de Bragance, qui y fut depuis rétablie[2]. Ce gendre du prince d'Orange courut les mers en qualité de vice-roi des Indes[3], et n'eut point de postérité. De Charlotte de Bourbon, professe et abbesse de Jouarre, qui en sauta les murs, se fit huguenote et se sauva chez l'électeur palatin, fille du premier duc de Montpensier, mariée 1572, morte 1582 de la peur qu'elle eut à Anvers du premier assassinat de son mari, manqué et blessé légèrement d'un coup de pistolet, à table auprès d'elle[4], il eut Louise-Julienne, épouse de Frédéric IV, électeur palatin, qui de luthérien se fit calviniste, et qui mourut en 1610[5]. Il eut d'elle quantité d'enfants, entre autres Frédéric V, électeur palatin, qui se perdit en usurpant la couronne de Bohême[6], et fut

1. Saint-Simon lit mal le *Moréri*. Outre Maurice, Anne de Saxe n'eut que deux filles : Anne, qui épousa, paraît-il, son parent Guillaume-Louis, prince de Nassau, et celle qui va suivre.

2. Émilie de Nassau épousa en 1597 Emmanuel de Portugal, fils naturel d'Antoine, dit le prieur de Crato, né en 1531, qui prit le titre de roi de Portugal en 1580 à la mort du roi Henri, et mourut à Paris le 25 août 1595. Emmanuel mourut à Bruxelles le 22 juin 1628, ayant perdu sa femme en 1624. Le cardinal-roi est Henri, cinquième fils du roi Emmanuel le Grand, né le 31 janvier 1512, qui fut successivement archevêque de Braga (1533), d'Evora (1540) et de Lisbonne (1564), fut créé cardinal en 1545, et succéda en 1578 à son petit-neveu le roi Sébastien ; il mourut le 31 janvier 1580, et les rois d'Espagne s'emparèrent alors de la couronne de Portugal. Le prieur de Crato était un bâtard du duc de Beja, second fils du roi Emmanuel ; il était grand prieur de l'ordre de Malte en Portugal et possédait à ce titre le prieuré de Crato, ville de la province d'Alemtejo.

3. Après la conquête du Portugal par Philippe II, il se retira au Brésil en qualité de vice-roi, ce pays n'ayant pas été soumis par les Espagnols.

4. Il a été parlé de cette abbesse de Jouarre, princesse d'Orange, dans le tome XIV, p. 193, ainsi que de son père.

5. *Ibidem*, p. 183. — 6. Tome VIII, p. 258.

grand-père de Madame, de Madame la Princesse, etc., la duchesse des Deux-Ponts[1], l'électrice de Brandebourg, épouse de l'électeur Georges-Guillaume[2]. De ce même lit, le prince d'Orange eut la maréchale de Bouillon, morte 1642[3], la comtesse d'Hanau[4], la duchesse de la Trémoïlle[5], une abbesse de Sainte-Croix de Poitiers, qui se sauva de l'hérésie[6], et une autre fille, mariée à un prince palatin de Landsberg[7]. Enfin de Louise, fille du célèbre amiral de Coligny, veuve sans enfants du seigneur de Téligny[8], il laissa Henri-Frédéric, prince d'Orange, qui succéda à ses charges et à son autorité en Hollande, mort en 1647[9], et qui fut grand-père du fameux Guillaume, prince d'Orange, mort, dernier de cette branche, sur le trône d'Angleterre, 19 mars 1702. On voit d'un coup d'œil quelles et combien

1. Louise-Julienne de Bavière, mariée le 4 mai 1612 à Jean II de Bavière, duc de Deux-Ponts, dont elle fut la seconde femme ; morte en 1640.

2. Il y a *J. Guillaume* par erreur dans le manuscrit. — Georges-Guillaume de Brandebourg, né le 3 novembre 1595, devint électeur après son père en décembre 1619, et mourut le 21 novembre 1640. Sa femme, Élisabeth-Charlotte de Bavière, a déjà été nommée dans le tome XIV, p. 183.

3. Isabelle de Nassau : ci-dessus.

4. Catherine-Belgique de Nassau : tome XX, p. 5.

5. Ci-dessus, p. 152, note 2.

6. Charlotte-Flandrine de Nassau, née le 10 août 1578, fut élevée au Paraclet, puis à Jouarre, et fit profession à Sainte-Croix de Poitiers le 21 novembre 1593 ; d'abord prieure du monastère, puis coadjutrice de sa tante Jeanne de Bourbon-Montpensier, elle devint abbesse le 25 juillet 1605 et mourut le 10 avril 1640. L'abbaye de Sainte-Croix avait été fondée à Poitiers au sixième siècle par la reine sainte Radegonde, qui s'y retira ; elle appartenait à l'ordre de Saint-Benoît.

7. Émilie ou Amélie, mariée le 24 juin 1616 à Frédéric-Casimir de Bavière, comte ou duc de Landsberg (1585-1645).

8. Louise de Coligny, née le 28 septembre 1555, épousa en mai 1571 Charles, seigneur de Téligny en Rouergue, et se remaria le 12 avril 1583 au prince d'Orange ; elle mourut en 1620.

9. Ces trois derniers mots sont en interligne. — Pour Henri-Frédéric, voyez notre tome I, p. 213.

d'alliances étrangères son mariage donna au maréchal de Bouillon[1] parmi les protestants.

Ceux[2] de ses filles et du célèbre vicomte de Turenne, son second fils, qui n'eut point d'enfants, ne lui en procurèrent[3] pas moins en leur genre, parmi ce qu'il y eut de plus considérable parmi les protestants de France, de tous lesquels le père et les enfants surent tirer de grands et de continuels avantages au dedans et au dehors; c'est ce qui détermina le cardinal Mazarin, effrayé des dangers qu'il avoit courus et dans lesquels il avoit entraîné le royaume, à s'attacher deux hommes tels que les deux fils du maréchal de Bouillon, mort à Sedan, en mars 1623, à soixante-huit ans, et à ne rien épargner pour s'en faire un bouclier personnel, en leur donnant par le traité de l'échange de Sedan, qu'ils avoient perdu et qu'ils ne pouvoient ravoir ni le conserver après tant et de si étranges félonies, en leur donnant, dis-je, des millions, des terres qui se peuvent appeler des États, des emplois les plus importants et un rang inconnu en France, qui en souleva toute la noblesse[4], et qui étoit inouï, même si nouveau pour ceux de maison effectivement souveraine, composé d'usurpations, de ruses, de violences, parmi les troubles, les tourbillons et les forfaits de la Ligue.

Le duc de Bouillon, fils aîné du maréchal, épousa en 1634 une fille de Frédéric, comte de Bergh[5], gouverneur de Frise, qui n'avoit pas moins d'esprit, de courage, d'entreprise et d'intrigues que son mari, ni moins de capacité à les ourdir et à les conduire, avec de la beauté, de la vertu, un mérite aimable et soutenu, et de la grandeur d'âme; elle mourut à quarante-deux ans, en 1657, et

1. Avant *donna,* Saint-Simon a biffé *leur,* et les mots *au Mal de Bouillon* sont en interligne.
2. Les mariages.
3. Il y a *procura,* par mégarde, dans le manuscri
4. Tome XIV, p. 212 et suivantes.
5. *Ibidem,* p. 215.

M. de Bouillon à Pontoise, où étoit la cour, en 1652, à quarante-sept ans.

M. de Turenne, son frère, prit soin de ses neveux et de ses nièces. On a vu à quelle fortune il porta ses trois neveux[1]; les deux autres furent tués en duel avant qu'il eût eu le temps de les agrandir[2]. Des cinq nièces, l'une ne daigna pas se marier, et mourut à quarante-trois ans, sans avoir trouvé parti digne d'elle[3]; deux furent religieuses de Sainte-Marie[4], les deux autres mariées, l'aînée au duc d'Elbeuf, dont les deux derniers ducs d'Elbeuf[5]; la dernière, en 1668, à Maximilien, frère de l'électeur de Bavière père des électeurs de Cologne et de Bavière, mis au ban de l'Empire pour s'être attachés à la France[6]. Ce duc Maximilien n'en eut point d'enfants; il mourut à Turckheim, en 1705, et elle au même lieu, en 1706[7], à quarante-deux ans.

M. de Bouillon, frère du cardinal, et ses enfants: leurs mariages sont connus; au moins épousa[-t-]il une Italienne,

1. Godefroy-Maurice, duc de Bouillon, le cardinal de Bouillon, et Frédéric-Maurice, comte d'Auvergne: voyez tome XIV, p. 218-219.

2. Constantin-Ignace et Henri-Maurice, tous deux qualifiés chevaliers de Bouillon: *ibidem*.

3. Louise-Charlotte, Mlle de Bouillon: *ibidem*.

4. Émilie-Léonore et Louise-Charlotte-Hippolyte, toutes deux carmélites au couvent de la rue Saint-Jacques, à Paris et non pas visitandines.

5. Élisabeth de la Tour d'Auvergne (tome XIV, p. 230), seconde femme de Charles III de Lorraine, duc d'Elbeuf, mère de Henri de Lorraine, mort en 1748 (tome I, p. 46), et d'Emmanuel-Maurice, duc d'Elbeuf après son frère (tome XIII, p. 333).

6. Maximilien-Philippe-Jérôme et sa femme Mauricette-Fébronie de la Tour (tome X, p. 249). Il était frère de Ferdinand-Marie, électeur de Bavière, né 21 octobre 1636, électeur en septembre 1651, mort 27 mai 1679, père de Maximilien-Emmanuel, électeur, et de Joseph-Clément, archevêque de Cologne, et de la Dauphine, belle-fille de Louis XIV.

7. Il y a *1605* et *1606*, par erreur, dans le manuscrit.

sœur de la connétable Colonne[1], et un de ses fils une Irlandoise fort intrigante[2].

Mais on ne peut s'empêcher d'admirer la profonde réflexion de son fils[3], qui lui fit dénicher un parti très singulier pour son fils, l'art et la dépense qu'il sut employer pour l'obtenir, et, ce fils mort aussitôt après la consommation du mariage[4], tout ce qu'il mit en œuvre pour obtenir dispense de la faire épouser à son second fils[5]. On supprime ici l'étonnement où elle fut de se trouver ici bourgeoise du quai Malaquais[6], comme elle l'osa dire, ayant compté d'épouser un souverain, et de tenir une cour[7]. Aussi le mariage fut-il peu heureux, et, après quelques années, finit par retourner en Silésie, au grand contentement de son mari et au sien, d'où elle n'est plus revenue.

Le comte d'Auvergne (on a expliqué ici, p. 56 et 581 et suivantes[8], ces noms de comte et de prince d'Auvergne), frère du duc et du cardinal de Bouillon, fut marié, par

1. Marie-Anne Mancini, nièce du cardinal Mazarin et sœur de Marie, connétable Colonna (tomes I, p. 111, et XIII, p. 104).

2. C'est le prince d'Auvergne, dont nous avons vu le mariage avec Mlle Trant : ci-dessus, p. 22.

3. Emmanuel-Théodose, duc d'Albret.

4. Frédéric-Maurice-Casimir, prince de Turenne (tome XXXI, p. 51), dont notre auteur racontera, dans la suite des *Mémoires*, tome XIX de 1873, p. 153, le mariage avec Marie-Charlotte Sobieska, et la mort dix jours après.

5. Marie-Charlotte Sobieska (tome XXXV, p. 305, note 3), seconde fille du prince Jacques et aînée par conséquent de la femme du Prétendant, épousa le 20 septembre 1723 le prince de Turenne, devint veuve le 1er octobre et se remaria le 1er avril 1724 à son beau-frère Charles-Godefroy (tome X, p. 276), qui devint duc de Bouillon en 1730.

6. L'hôtel de Bouillon était situé sur ce quai. Saint-Simon écrit *Malacquest*.

7. En 1718, lors du mariage de sa sœur avec le Prétendant, il avait été question qu'elle épousât le duc de Guastalla (*Gazette de Leyde* de 1718, n° 80, supplément).

8. Les mots *et 581 et suiv.* ont été ajoutés en interligne. Ces mentions correspondent aux pages 202-203 de notre tome II, et 233 et suivantes de notre tome XIV.

M. de Turenne, son oncle, en 1662, à la fille unique de Frédéric de Hohenzollern et d'Élisabeth héritière de Berg-op-Zoom[1], qui lui apporta dès lors cette grande terre et d'autres biens en mariage, avec les alliances d'Allemagne et des Pays-Bas. Elle mourut à Berg-op-Zoom, où elle étoit allée faire un voyage, en 1698, laissant plusieurs enfants. Il se remaria dès 1699, et toujours en Hollande, et il épousa à la Haye Élisabeth Wassenaer, qui se fit depuis catholique à Paris, et qui y mourut sans enfants peu d'années après[2]. Le comte d'Auvergne mourut ensuite à Paris, à la fin de 1707, à soixante-sept ans.

Le seul de ses enfants, fils et filles, qui se soit marié, est le prince d'Auvergne, dont la désertion et la conduite ont été rapportées ici, p. 352[3], en leur temps. Passé, sans cause que de folles espérances de sa maison fondées sur leurs alliances en Allemagne et en Hollande, de la tête de son régiment au camp ennemi dès l'entrée de la campagne, il fut trouver d'abord sa tante en Bavière, et deux mois après se mit au service des États-Généraux. Ce fut lui qui, à la tête d'un gros détachement, alla recevoir le cardinal de Bouillon, dont la fuite aux ennemis étoit concertée[4]. Il épousa, en 1707, la sœur du duc d'Arenberg[5], et mourut en 1710[6], à trente-cinq ans. C'étoit un gros garçon, fort épais de corps et d'esprit, grossier, et qui comptoit sottement devenir stathouder des Provinces-Unies. Il ne laissa point de garçons; sa fille épousa, en 1722, Jean-Christian, prince palatin de Sulzbach[7], morte à Hilpolstein[8], en 1728, à vingt ans, laissant un fils unique,

1. Tomes VI, p. 31-32, et XIV, p. 229.
2. Tomes VI, p. 136, et XII, p. 253-257.
3. Les mots *p. 352* sont en interligne; ils correspondent aux pages 247-251 de notre tome X.
4. Tome XX, p. 13 et 36.
5. Marie-Anne d'Arenberg : tome XV, p. 288.
6. Dans le manuscrit *1610,* par erreur.
7. Marie-Henriette de la Tour d'Auvergne : tome XX, p. 67-68.
8. Petite ville de la moyenne Franconie, avec un château qui était

Charles-Théodore[1], prince de Sulzbach par la mort de son père, en 1733, et devenu électeur palatin à la fin de 1742[2]. C'est de ces alliances palatines dont le duc de Bouillon d'aujourd'hui cherche à s'appuyer, en se parant du nouvel ordre de l'électeur palatin[3].

Tels ont été l'esprit et les vues constantes de cette branche de la maison de la Tour depuis que par l'usurpation de Sedan elle a tâché sans cesse de se séparer de son être, de ne vouloir plus faire partie de la noblesse françoise, et de démentir son[4] origine et leurs pères, qui de cette origine ont tiré tout leur honneur et leur lustre, qui ont vécu parmi elle sans prétention, qui se sont toujours glorifiés d'être sujets de nos rois. Les réflexions sur tout cela se présentent en foule et bien naturellement d'elles-mêmes.

Abbé d'Auvergne; comment fait archevêque de Tours, puis de Vienne

Encore un mot sur l'abbé d'Auvergne. Lorsque l'abbé de Castries, sacré archevêque de Tours, passa peu après à l'archevêché d'Albi, l'abbé d'Auvergne eut celui de Tours[5]. L'abbé de Thésut, secrétaire des commandements de M. le duc d'Orléans, qui avoit alors la feuille[6], travaillant avec ce prince, fit un cri épouvantable quand il entendit cette nomination, dont il dit son avis par l'horreur qu'elle lui fit. Le Régent convint de tout, y

la résidence habituelle des princes de Sulzbach. Saint-Simon, comme le *Moréri*, écrit *Hippolstein*.

1. Saint-Simon a écrit en abrégé *Ch.-Ph.*, par erreur.

2. Tome XX, p. 68; il avait dit alors qu'il allait hériter de l'électeur palatin, parce qu'il écrivait avant la mort de ce prince (31 décembre 1742).

3. Sans doute l'ordre de Saint-Hubert, créé en 1708 par l'électeur Jean-Guillaume-Joseph.

4. *Son* corrige *leur* avant *origine*; mais la correction n'a pas été faite avant *pères*.

5. Déjà dit dans le tome XXXVI, p. 372, où l'anecdote qui va suivre a été sommairement racontée.

6. La feuille des bénéfices. — L'abbé de Thésut eut en juin 1721 une exspectative de conseiller d'État ecclésiastique : reg. O^1 65, fol. 129 v° et 173.

ajouta même le récit d'aventures de laquais fort étranges et assez nouvelles, et, comme cet énorme genre de débauche n'étoit pas la sienne, il avoua à Thésut qu'il avoit eu toutes les peines du monde à faire l'abbé d'Auvergne évêque, mais qu'il en étoit depuis longtemps si persécuté par les Bouillons, qu'il falloit à la fin se rédimer[1] de vexation. Thésut insista encore, puis écrivit la nomination sur la feuille en haussant les épaules. C'est lui-même qui me raconta ce fait deux jours après. Cela n'a pas empêché peu après la translation de l'abbé d'Auvergne, sacré archevêque de Tours, à l'archevêché de Vienne, qu'il aima mieux[2]. Tel fut le digne choix du cardinal Fleury pour la pourpre à la nomination du Roi[3], dont le scandale fut si éclatant et si universel, que le cardinal Fleury n'en put cacher sa honte[4]. On se contentera ici de ce mot pour achever de présenter[5] la fortune de l'un et montrer le digne goût de l'autre, parce que cette promotion dépasse les bornes de ces *Mémoires*.

Comte Stanhope à Paris. Paix

Le comte Stanhope, ministre d'État fort accrédité du roi d'Angleterre, dont il a été fait si souvent mention

1. « *Se rédimer,* se racheter, se délivrer. Il se dit principalement en parlant des poursuites judiciaires, et des vexations qu'on fait à quelqu'un » (*Académie,* 1718).

2. L'abbé d'Auvergne, nommé à l'archevêché de Tours en novembre 1719, n'était pas encore préconisé, lorsque l'archevêque de Vienne, François Berton des Balbes de Crillon, vint à mourir le 30 octobre 1720. Il demanda aussitôt à lui succéder et obtint la nomination du Roi le 9 janvier 1721 ; mais il ne fut sacré que le 10 mai 1722 et ne vint prendre possession de son siège qu'en août suivant.

3. L'archevêque de Vienne fut nommé cardinal dans le consistoire du 10 décembre 1737, et prit le nom de cardinal d'Auvergne, comme on l'a déjà dit.

4. Lors de la promotion, le duc de Luynes en parle discrètement dans ses *Mémoires* (tome I, p. 434-435) ; mais l'avocat Barbier (*Journal,* édition Charpentier, tome III, p. 118), moins réservé, dit que le nouveau cardinal est « véhémentement soupçonné du libertinage romain ».

5. Saint-Simon avait d'abord écrit *monstrer* ; il l'a remplacé par *présenter,* lorsqu'il s'est aperçu de la répétition.

dans ce qui a été rapporté ci-devant d'après Torcy sur les affaires étrangères[1], vint de Londres conférer avec l'abbé Dubois et M. le duc d'Orléans[2] à l'occasion de la paix où l'Espagne ne tarda pas d'accéder dès qu'Alberoni fut chassé[3]. Cette grande démarche fut même accom-

d'Espagne. Grimaldo supplée presque en tout aux fonctions de premier

1. Voyez nos tomes XXXII, XXXIII et XXXIV.

2. Le comte Stanhope arriva à Paris le 8 janvier et eut des entretiens fréquents avec Dubois et avec le Régent (*Dangeau*, p. 203, 204 et 206; *Gazette d'Amsterdam*, nº VI, de Londres, VII et VIII, de Paris). C'est à propos de son arrivée que Saint-Simon a fait au *Journal de Dangeau* l'Addition qui a été placée dans notre tome XVIII en regard de la page 49, sous le nº 891. Le ministre anglais repartit le 19 ou le 20 janvier, très satisfait de son voyage. Le Régent lui avait fait un cadeau de vins de Bourgogne et de Champagne (*Dangeau*, p. 210; *Gazette d'Amsterdam*, nº VIII et Extraordinaire IX).

3. Saint-Simon ne reviendra pas sur la paix conclue avec l'Espagne; il convient donc d'en résumer les phases. Dès le 3 janvier, Philippe V écrivait aux États-Généraux des Provinces-Unies pour déclarer qu'il adhérait à la Quadruple alliance et donnait pleins pouvoirs à son ambassadeur Beretti-Landi pour signer en son nom, moyennant l'adoption des onze conditions dont il joignait l'énoncé à sa lettre. Ces conditions, apportées à Paris le 16 janvier, parurent exorbitantes de la part d'un vaincu. Stanhope, alors à Paris, signa avec Dubois la déclaration du 19 janvier, qui les repoussait et demandait une acceptation pure et simple. Dubois écrivait en même temps deux lettres conformes à l'abbé Landi et au marquis Scotti, ministres de Parme à Paris et à Madrid, et Schaub fut envoyé en Espagne pour y porter ces documents. Philippe V, dès son arrivée, reconnaissant son erreur, signa le 26 janvier l'acceptation des conditions de la convention de Londres du 18 juillet 1718, et donna pleins pouvoirs à Beretti. La nouvelle en parvint à Paris dès le 3 février, et, le 17, Beretti signait à la Haye, avec les plénipotentiaires des quatre puissances, l'instrument qui mettait fin à la guerre, et qui fut régularisé par le traité de Madrid, 13 juin 1721. Tous les documents que nous venons d'énoncer furent publiés par la *Gazette d'Amsterdam*, nºˢ X et XIII, et Extraordinaires VIII, IX, X et XIII, et les derniers se trouvent dans le *Corps Diplomatique* de Du Mont, tome VIII, deuxième partie, p. 17, 26 et 33-36; voyez aussi le *Journal de Dangeau*, p. 207, 209, 218, 224, 225 et 227; Baudrillart, *Philippe V et la cour de France*, tome II, p. 400-402; Dom H. Leclercq, *Histoire de la Régence*, tome II, p. 382-383, et les correspondances du Dépôt des affaires étrangères, *Espagne*, Correspondance diplomatique, vol. 294, et Mémoires et documents, vol. 142.

ministre d'Espagne sous le titre de secrétaire des Dépêches universelles. Sa fortune, son caractère.

pagnée d'une lettre très amiable[1] du roi d'Espagne au Régent, en sorte que la bonne intelligence parut rétablie[2]. La place de premier ministre d'Espagne ne fut point remplie. Alberoni en avoit dégoûté Leurs Majestés Catholiques, et leurs sujets exultèrent de n'en avoir plus; mais elle fut en quelque sorte remplacée sans titre et sans puissance personnelle par un homme qui doucement en fit toutes les fonctions d'une manière plus agréable[3], c'est-à-dire qu'il fut comme le seul qui travaillât avec le roi sur toutes les matières des autres bureaux, dont les secrétaires d'État lui envoyoient les affaires qui se devoient rapporter, à qui il les renvoyoit avec l'ordre du roi sur chacune. Ainsi les autres secrétaires d'État travailloient; c'étoit à eux qu'on s'adressoit pour les affaires de leur département; la direction et le détail leur en demeuroit; mais ils n'alloient au roi presque que par Grimaldo[4], hors des occasions fort rares, et c'étoit toujours à lui à qui il en falloit dire un mot, et tâcher de l'avoir favorable, après avoir sollicité les autres secrétaires d'État, chacun selon que l'affaire le regardoit, et qu'elle étoit envoyée à Grimaldo pour en parler au roi.

[Add. St-S. 1642]

Ce Grimaldo étoit un Biscayen de la plus obscure naissance et d'une figure tout à fait ridicule et comique, surtout pour un Espagnol; c'étoit un fort petit homme blond comme un bassin[5], gros et fort pansu[6], avec deux petites mains appliquées sur son ventre, qui, sans s'en décoller, gesticuloient toujours, avec un parler doucereux, des yeux bleus, un sourire, un vacillement de tête qui don-

1. Adjectif déjà rencontré dans le tome IV, p. 233.

2. Nous ne connaissons pas le texte de cette lettre, qui sans doute ne nous est pas parvenue.

3. *Agreable* est en interligne, au-dessus de *douce*, biffé.

4. Joseph Guttierez, titré marquis Grimaldo: tome VIII, p. 156.

5. Dans l'Addition indiquée ci-contre, il avait dit plus clairement: « blond comme un bassin de vermeil ».

6. Saint-Simon écrit *pensu*, et plus loin *doucerreux*; ces deux mots sont dans l'*Académie* de 1718.

noient l'accompagnement du visage à son ton et à son discours, avec beaucoup d'esprit; il l'avoit très fin, très adroit, très insinuant, très politique, bas et haut à merveilles, suivant ce qui lui convenoit et à qui il convenoit, et avoit l'art de ne s'y point méprendre. La première fois que le duc de Berwick, qui me l'a conté, fut en Espagne, on le lui voulut donner pour secrétaire espagnol, et il l'auroit pris s'il eût su l'espagnol, dont il ne savoit pas un mot alors, ou si Grimaldo eût entendu tant soit peu le françois[1]. Hors d'espérance de cette condition, il en chercha une autre, et il entra commis dans les bureaux d'Orry avant qu'Orry fût devenu homme principal en Espagne. Il goûta Grimaldo par son esprit et sa douceur, plus encore parce qu'il le trouva net et infatigable au travail, fécond en ressources, et ne se rebutant jamais de rien. Ces qualités le portèrent à la tête d'un des bureaux de son maître, et ce bureau crût en commis sous lui et en affaires, à mesure qu'Orry crût en autorité et en puissance. Orry le fit goûter et connoître à la princesse des Ursins, et par eux[2] du roi et de la reine, approché d'eux, et peu à peu admis à travailler avec eux au lieu d'Orry, quand celui-ci n'en avoit pas le temps ou ne vouloit pas le prendre. De là il parvint à être secrétaire d'État avec le département de la guerre[3], où il n'avoit rien à faire qu'à recevoir et à exécuter les ordres d'Orry et de Mme des Ursins, auxquels il faut dire à son honneur qu'il demeura fidèle à tous les deux après leur chute, et à leurs amis et créatures tant qu'il a vécu. Dans une telle dépendance, on peut juger qu'il fut un des premiers dont Alberoni se défit, et qu'il ne le laissa pas rapprocher tant qu'il fut le maître[4]. Dans cette espèce d'exil, Grimaldo, tou-

1. Dans la suite des *Mémoires*, tome XVII de 1873, p. 347, il dira que Grimaldo entendait parfaitement le français, mais ne le voulait pas parler.

2. Et il le fut par eux.

3. En 1705, lorsque ce département fut érigé en secrétairerie d'État.

4. Notre auteur avait dit le contraire en 1717 (notre tome XXXI,

jours titulaire de son emploi, mais dont il n'exerçoit aucune partie, demeura retiré dans sa maison de Madrid, ayant conservé l'affection publique et beaucoup d'amis par les manières gracieuses et polies dont il avoit usé avec tout le monde, et son caractère obligeant qui le portoit à servir, toutefois presque sans aucun commerce, tant on craignoit Alberoni, et ce peu de commerce avec ses meilleurs amis ne subsistoit qu'avec de grandes mesures. Le roi d'Espagne, malgré cet éloignement, n'avoit point changé pour lui ; il le fit même venir deux ou trois fois parler à lui la nuit et dans le plus profond secret. Don Alonzo Manriquez, de tout temps favori du roi et ami intime de Grimaldo[1], étoit le dépositaire de ce secret et le conducteur de Grimaldo au palais. C'est cet Alonzo, dont on aura à parler dans la suite, qui ne ploya jamais devant Alberoni, dont Alberoni ne put jamais se défaire, connu depuis sous le nom de duc del Arco, grand d'Espagne et grand écuyer, qui est l'une des trois grandes charges. Grimaldo, demeuré dans cette situation secrète auprès du roi d'Espagne, fut remis en place à l'instant de la chute d'Alberoni, et de secrétaire d'État de la guerre, dont le seul titre lui étoit demeuré, fut fait secrétaire des dépêches universelles[2], ce qui le fit travailler seul avec le roi à l'exclusion de tous les autres secrétaires d'État ou chefs de ce peu qui restoit de conseils, et porter sans eux leurs affaires au roi, comme il a été expliqué plus haut, ainsi que toutes les grâces, et en particulier toutes les affaires étrangères, qui ne passoient que par lui et ne

p. 107) : « Mme des Ursins chassée, Grimaldo demeura obscur dans les bureaux, d'où il fut tiré par Alberoni, à mesure qu'il crût en puissance. Il en fit son principal secrétaire confident pour les affaires. » Cependant il est certain qu'il le laissa vite de côté, et ce fut Patiño qui eut le secret et la direction de l'expédition de Sardaigne (notre tome XXXII, p. 148).

1. Alphonse Manrique de Lara, duc del Arco : tomes VIII, p. 167, et XXVI, p. 171-176.

2. Ou le *Despacho universal :* tome VII, p. 261, note 1.

se traitoient qu'avec lui[1]. Il revint le même qu'il avoit été. Le crédit et l'autorité supérieure ne le gâtèrent point; il se fit considérer, respecter et aimer de tout le monde, si on en excepte un petit nombre d'envieux; car jusqu'aux refus il les savoit assaisonner avec tant de grâce qu'on ne pouvoit lui en savoir mauvais gré. Il faut pourtant dire que dans cette élévation il ne put résister à la foiblesse de vouloir être homme de qualité[2]. Il joua donc sur le mot, s'entêta de la proximité de nom de Grimaldo à Grimaldi; il voulut être de cette maison[3], il en prit les armes pleines[4], et, quand avec les années il crut y avoir accoutumé le monde, il osa, quoique inutilement, aspirer à la grandesse. C'en est assez sur lui pour à présent. Je le trouvai en Espagne dans ce grand emploi et dans toute la faveur et la confiance du roi d'Espagne. Ce fut donc avec lui que j'eus à traiter, et j'aurai occasion d'en parler davantage lors de mon ambassade[5]. J'ajouterai seulement ici que la reine, qui avoit chassé Mme des Ursins, et Orry par conséquent, et qui avoit mis Alberoni en leur place, dont toutes les impressions en mal lui restèrent toujours, n'aima jamais Grimaldo, mais le traita comme si elle l'aimoit, parce qu'elle n'avoit pu l'ébranler auprès du roi d'Espagne, qu'il ne donnoit pas la moindre prise sur lui, qu'il n'étoit haï de personne, mais aimé et estimé de tous, et que son estime passa partout au dehors par la manière dont il se conduisit toujours et dont il mania les affaires.

1. Cependant le maréchal de Villars l'accuse (*Mémoires*, tome IV, p. 300 et 304) d'avoir été pensionné par l'Angleterre, et Tessé avait la même opinion (voyez Lémontey, *Histoire de la Régence*, tome I, p. 426 et note).

2. Il avait depuis 1714 un titre castillan de marquis.

3. Les Grimaldi étaient originaires de Gênes; leur branche principale possédait dès le treizième siècle la seigneurie de Mourgue ou Monaco.

4. Les armes de Grimaldi étaient un fuselé d'argent et de gueules.

5. Voyez la suite des *Mémoires*, tome XVII de 1873, p. 335 et suivantes.

Disgression déplacée, mais fort curieuse, sur le premier président de Mesmes.

Comme j'en étois en cet endroit[1], j'appris de M. Joly de Fleury, procureur général, une anecdote trop singulière et trop curieuse pour ne la pas mettre ici, quoique hors de place, et que j'aurois insérée, si je l'avois sue, peu de jours après que le duc et la duchesse du Maine furent arrêtés. Il m'apprit donc, causant ensemble de ces temps passés, que Mlle de Chausserais[2], celle dont il a été parlé plus d'une fois ici, et qui toute sa vie s'est mêlée de tant de choses[3], que le premier président de Mesmes, inquiet au dernier point, peu après que M. et Mme du Maine furent arrêtés[4], la pressa de lui obtenir une audience de M. le duc d'Orléans qui fût secrète, et qu'il n'osoit lui-même demander; elle la demanda donc, et n'en put venir à bout[5] qu'avec peine. Au jour et heure marquée, elle se rendit au Palais-Royal, et M. le duc d'Orléans eut la complaisance de donner à son valet de chambre, qu'elle avoit amené exprès, nommé du Plessis, fort connu de lui et de tout le monde[6], sa clef d'une de ses portes secrètes; car

1. Saint-Simon veut dire : « comme j'en étois à cet endroit de mes Mémoires. » L'anecdote qui va suivre lui fut donc racontée par Joly de Fleury au commencement de 1747, et il l'insère toute fraîche. Rappelons que ce procureur général quitta ses fonctions en juin 1746, mais ne mourut que dix ans plus tard, quelques mois après notre auteur.

2. Marie-Thérèse le Petit de Verno : tome XVIII, p. 377.

3. Il l'a mise en scène en 1746 (tome XXX, p. 153-159) dans une anecdote relative au cardinal de Noailles.

4. Les dix mots qui précèdent ont été ajoutés en interligne et sur la marge.

5. Saint-Simon a écrit par mégarde dans son manuscrit *et n'en put en venir à bout*.

6. Benoît de Bussy, dit du Plessis, a été nommé dans notre tome XVIII, p. 380, note 5; mais on l'a qualifié à tort de premier valet de chambre du Régent. En réalité, il était valet de chambre et quasi intendant de Mlle de Chausserais, qui, outre les deux grosses donations que nous avons mentionnées, et en reconnaissance de « ses longs et fidèles services, qui ont mérité, dit-elle dans son testament, que je lui fisse du bien, ce que j'ait fait, » lui légua en mourant son écurie et ses carrosses, six mille livres une fois payées et divers meubles. La succession de sa maîtresse lui paya en outre quatre cent quatre-vingt

il en avoit plusieurs qui, des rues qui environnent le Palais-Royal, conduisoient droit et secrètement à ses appartements. Ce du Plessis fut donc ouvrir au premier président, qui pour se mieux cacher étoit en manteau et point en robe, et l'amena à M. le duc d'Orléans, qui l'attendoit seul et enfermé avec Mlle de Chausserais. Là le premier président, qui étoit beau diseur[1] et qui avoit fort la parole en main[2], fit à M. le duc d'Orléans les protestations les plus fortes de fidélité et d'attachement, à l'occasion des occurrences alors présentes, et, comme l'esprit ne lui manquoit non plus que le langage, il n'oublia rien pour démêler, dans l'air froid et sérieux qu'il trouva, si M. le duc d'Orléans étoit instruit à son égard de quelque chose, sans y avoir pu réussir, tant le Régent sut se contenir, se mesurer et ne lui pas laisser apercevoir la moindre chose. Il prit même plaisir à lui donner lieu de redoubler ses protestations, et à[3] tout son bien-dire. Quand il en eut assez, il tira une lettre de sa poche, et tout à coup : « Monsieur, lui dit-il d'un ton irrité, tenez, lisez cela : le connoissez-vous ? » A l'instant le premier président fondit à deux genoux, lui embrassant non pas les jambes mais les pieds, et se mit aux pardons, aux regrets, aux repentirs, et n'eut si belle peur de sa vie. M. le duc d'Orléans reprit la lettre, se dépêtra les pieds de ses bras, et sans dire un mot s'en alla dans un autre cabinet. C'étoit une lettre de sa main, par laquelle il répondoit du Parlement à l'Espagne, et parloit sans ménagement et sur la chose et sur les moyens[4]. Éperdu et sans parole, il eut peine à se reconnoître et à

douze livres pour ses gages, frais de garde et autres soins (Brièle, *Documents pour servir à l'histoire des hôpitaux de Paris*, tome IV, p. 304, 307 et 308).

1. L'*Académie* de 1718 ne relève pas la locution *beau diseur*.

2. Nous avons eu *avoir la parole à la main* ou *en main*, au sens de parler facilement, dans nos tomes XI, p. 277, XXVI, p. 44, et ailleurs.

3. Avant *à* Saint-Simon a biffé *à donner lieu*, répété par inadvertance.

4. Nous ne connaissons pas cette lettre.

se relever de ce prosternement où il étoit. Mlle de Chausserais, guères moins éperdue, mais d'étonnement, lui reprocha la folle hardiesse de l'avoir commise à lui obtenir cette audience, lui se sentant aussi coupable. Toute sa réponse fut de la conjurer de le sauver et d'aller trouver M. le duc d'Orléans. Elle y alla, et le trouva seul dans la dernière indignation de l'audace, de l'effronterie de l'audience, de la scélératesse, de la tromperie et des protestations, avec une telle pièce écrite de la main du premier président, qu'il lui dit qu'il alloit faire arrêter. La Chausserais, qui connoissoit bien à qui elle avoit affaire, se prit à sourire : « Bon, lui dit-elle, le faire arrêter ? il le mérite bien, et pis ; mais avec cette pièce en main, et l'aveu qu'il n'a pu dénier, voilà un homme qui ne peut plus qu'être à vous à vendre et à dépendre[1], et c'est la meilleure aventure qui vous pût arriver, parce que désormais vous en ferez tout ce qu'il vous plaira sans qu'il ose souffler, ni s'exposer à ne pas être à *Plaît-il maître ?*[2] sans réserve. » Quoique rien ne fût plus selon l'esprit et le goût de M. le duc d'Orléans, qui aimoit sur toutes autres ces voies obliques, et dans son caractère encore d'éviter les grands engagements, tels que faire faire le procès à ce scélérat si fort du premier ordre, mais qui étoit premier président, quoique le procès ne pût être douteux, et un procès qui par ses dépositions auroit embarrassé non-seulement le duc et la duchesse du Maine, mais bien d'autres gens encore du plus haut parage, elle eut toutes les peines du monde à suspendre la résolution. Le temps duroit cependant au premier président d'une étrange sorte, qui se trouvoit entre la mort et la vie ; car, pour le déshonneur et l'infamie, il y étoit accoutumé de longue main. Enfin Chausserais le vint trouver, et, après lui avoir dit ce qu'elle jugea à propos pour le rassurer assez pour lui faire retrouver les jambes, et qu'il en pût faire usage pour s'en

1. Locution déjà rencontrée dans le tome XX, p. 335.
2. Voyez notre tome XVIII, p. 334.

retourner, elle alla appeler du Plessis, et le renvoya par où il étoit venu. Il fut longtemps encore dans les transes de la mort, avec la nécessité de paroître aux fonctions de sa charge et y faire bonne mine, et parmi les gens qu'il voyoit, quoique, avec M. le duc d'Orléans, qui avoit du temps pouvoit compter de bien sortir d'affaire, comme il arriva en effet.

L'abbé Dubois, à qui sûrement le Régent ne cacha pas une chose si importante, n'avoit garde de le pousser; il vouloit être maître de l'affaire en total, par les raisons qui en ont été rapportées[1], et non-seulement il ne l'étoit plus en poussant le premier président, mais il ne pouvoit douter que ses dépositions apprendroient à M. le duc d'Orléans tout ce que lui Dubois lui avoit caché de toute cette conspiration pour en demeurer lui seul le maître, et c'en étoit bien plus qu'il n'en falloit pour sauver le premier président, parce que ce n'étoit pas moins que de se sauver lui-même d'une si perfide et noire infidélité. Ainsi toute pensée d'agir contre de Mesmes tomba bientôt, et la chose demeura entièrement secrète. C'est la Chausserais elle-même qui la conta longtemps depuis au procureur général telle que je la viens d'écrire, et je l'ai écrite aussitôt qu'il me l'a eu racontée, pour l'insérer ici dans l'exactitude précise qu'il me l'a rendue bien des années après la mort de M. le duc d'Orléans, de ce coquin de Mesmes, si fort scélérat par excellence, et si prodigieusement impudent, qui mourut avant le Régent comme il avoit vécu[2], et de la Chausserais, qui mourut longtemps après[3].

1. Notre tome XXXVI, p. 147 et suivantes.

2. Nous verrons sa mort en août 1723 (Suite des *Mémoires*, tome XIX de 1873, p. 151), quelques jours après celle de Dubois et trois mois avant le Régent.

3. En mars 1733. Elle avait beaucoup « profité sur les actions » : en 1720, Buvat raconte (*Journal*, p. 15-16) qu'elle venait d'acheter pour cent cinquante mille livres le petit hôtel de Noailles, rue Saint-Honoré près les Jacobins, et l'hôtel d'Orval rue Plâtrière, pour douze

Il n'est pas étrange que M. le duc d'Orléans ne m'ait jamais parlé de cette terrible aventure, tenu d'aussi court qu'il l'étoit alors par l'abbé Dubois, qui le détournoit avec empire de tous ceux de sa confiance, et de moi plus que de pas un, parce que la sienne pour moi étoit plus entière, plus fondée, plus de tous les temps, surtout qu'il l'empêchât de s'ouvrir à moi, sur une matière dont il s'étoit rendu seul maître, et sur laquelle ma haine pour le duc du Maine et pour le premier président, qui auroit pu augmenter ma force et ma liberté ordinaire de parler à M. le duc d'Orléans, auroit fait courir à Dubois le risque de se voir forcer la main, par conséquent celui de sa ruine, par la manifestation de tout ce qu'il avoit caché au Régent, et que les dépositions du premier président et de bien d'autres nécessairement arrêtés sur les siennes, auroient mis au net et au grand jour; mais, ce qui est on ne sait si plus inconcevable ou plus déplorable, peu de mois passèrent si bien non pas l'éponge[1], mais effacèrent si bien les pointes de l'impression de cette affaire dans M. le duc d'Orléans, qu'il se servit depuis du premier président, qui le trompa encore, et que, après en avoir été servi de la sorte, et conduit par là à la nécessité de faire l'éclat d'envoyer le Parlement à Pontoise[2], moins de quatre mois après, le premier président eut le front, et assez de mépris pour soi-même et pour le Régent, pour oser lui demander de l'argent, et en quantité, en dédommagement de ce qu'il lui en avoit coûté à Pontoise à tenir table ouverte à tout le Parlement, à s'y moquer de lui avec cette Compagnie de la manière la plus indécente et la moins mesurée, comme on le verra en son lieu, et que l'extrême merveille est qu'il en obtint plus de quatre cent mille francs[3], à la

cent mille francs, à Armenonville, qu'elle autorisait à y demeurer sa vie durant, moyennant un loyer de vingt mille livres.

1. Tome XVII, p. 430.

2. Ci-après, p. 361.

3. Tout cela sera raconté plus loin, p. 361-367.

vérité en cachette, mais non pas telle que je ne l'aie su dès lors, et bien d'autres gens avec moi. Voilà de ces prodiges que je comprends qu'on a bien de la peine à croire, quand on ne les a pas vus, et pour ainsi dire quand on ne les a pas touchés avec la main, et qui caractérisent le Régent d'une façon bien étrange[1].

Duchesse* de Villars et dames nommées pour conduire** la princesse de Modène jusqu'à Antibes. Remarques sur le cérémonial, le voyage et l'accompagnement. Fiançailles et mariage de cette princesse. [Add. St-S. 1643]

La duchesse de Villars[2] fut nommée pour conduire Mlle de Valois, avec trois[3] dames de qualité, qui furent Mmes de Simiane, de Goyon et de Bacqueville, dont on parlera après[4].

Mme de Villars, qui voyoit tous les jours contester les choses les plus établies et les plus certaines, ne voulut pas s'exposer à aucune difficulté et fit décider jusqu'à ce qui n'avoit pas besoin de l'être : il le fut donc qu'elle auroit partout le même traitement que Mlle de Valois, à la main près, c'est-à-dire un fauteuil, un cadenas[5] à table, une soucoupe, un verre couvert, les cuiller, fourchette et couteau de vermeil, les assiettes de même ; le tout pareil à ceux de la princesse[6] : Mlle de Valois en avoit ; et le même genre de domestique qu'elle pour la servir à table, et rien de tout cela pour aucune des dames de qualité qui mangeoient avec Mlle de Valois et la duchesse de Villars. Ces

1. Ce dernier membre de phrase a été ajouté dans le blanc resté à la fin du paragraphe.

2. La duchesse de Villars-Brancas, Marie-Angélique Fremin de Moras, et non pas la maréchale-duchesse de Villars.

3. Il y a *deux*, par erreur dans le manuscrit.

4. Ci-après, p. 175. La désignation des trois dames est notée par Dangeau au 1er mars (p. 241), et celle de la duchesse de Villars dès le 26 janvier (p. 219). Voyez le *Mercure*, décembre 1719, p. 175-176, qui donne les noms des « officiers » d'accompagnement.

5. Cet ustensile de table a été décrit dès notre tome I, p. 95.

6. Les huit mots *le tout pareil à ceux de la P^se* ont été ajoutés en interligne.

* Saint-Simon avait d'abord écrit cette manchette presque entière sur la marge intérieure de son manuscrit ; il l'a biffée pour la remettre sur la marge extérieure.

** *Conduire* est en interligne, au-dessus d'*accompagner* biffé.

distinctions déplurent à ces dames ; mais, ne les pouvant empêcher, elles firent en sorte que Mlle de Valois, qui s'arrêtoit partout et allongeoit tant qu'elle put son voyage jusqu'à un excès dont on se plaignit de Modène à M. le duc d'Orléans[1], se mit souvent à manger seule en public[2]. La duchesse de Villars sentit l'affectation, mais ne voulut pourtant pas prendre le cadenas et les autres distinctions en mangeant avec les dames, lorsque Mlle de Valois mangeoit seule, quoi[que] les duchesses les eussent toujours prises dans la vie ordinaire et commune jusque vers le milieu du règne du feu Roi. Elle se contenta donc de rendre compte de l'affectation de manger souvent seule en public, sur quoi Mlle de Valois reçut un ordre de Monsieur son père de manger toujours avec la duchesse de Villars et les dames, ce qui fut toujours exécuté depuis. Je dis ceci d'avance, pour n'avoir plus à y revenir, ainsi que tout ce qui regarde ce mariage.

Les fiançailles se firent à l'ordinaire dans le cabinet du Roi, sur les six heures du soir, le dimanche 11 février, par le cardinal de Rohan, la queue de Mlle de Valois portée par Mlle de Montpensier sa sœur, depuis reine d'Espagne, M. le duc de Chartres chargé de la procura-
[Add. SᵗS. 1644] tion du prince de Modène[3]. Il ne se trouva personne ou

1. Voyez plus loin, p. 174-175.

2. Ceci est confirmé par Dangeau, p. 271. Mme de Villars avait reçu des instructions écrites très précises, datées du 1er mars, sur tout ce qui regardait la conduite de la princesse et le cérémonial.

3. Le mariage avait été décidé le 26 octobre (notre tome XXXVI, p. 321), et on crut d'abord qu'il aurait lieu à la fin de novembre. Mais il y eut des retards successifs : le 6 novembre, la princesse, passant à cheval à la porte Maillot, se blessa à la tête ; puis, la rédaction du contrat subit quelques difficultés et les articles ne revinrent signés de Modène que le 26 novembre ; enfin ce fut la dispense ecclésiastique qui n'arrivait pas de Rome et qu'on ne reçut que le lendemain de Noël. On crut pouvoir fixer le mariage au 25 janvier ; une omission dans la publication des bans en Italie retarda encore, et la cérémonie des fiançailles ne se fit que le 11 février (*Dangeau*, p. 148, 150, 157, 165, 190-191, 195, 211, 222 et 232 ; *Gazette*, p. 83). Dès le 12, on

comme personne de la cour aux fiançailles, parce que rien n'est pareil aux fantaisies, aux hauts et aux bas des François. Il est très certain que les princes et les princesses du sang ont toujours prié à leurs fiançailles; il ne l'est pas moins que les fils de France n'ont jamais prié aux fiançailles de leurs enfants. M. le duc d'Orléans étoit le premier petit-fils de France qui eût à marier ses enfants. Mme la duchesse de Berry épousant un fils de France n'étoit pas dans le cas; il ne se présentoit qu'ici pour la première fois, et M. le duc d'Orléans, supérieur en rang aux princes du sang, et régent, ne songea pas à faire prier personne, de manière que les fiançailles se firent fort solitairement[1], et cette même foule qui l'environnoit, hommes et femmes et de toutes qualités, jusqu'aux plus grandes, qui lui prostituoient toutes sortes de bassesses pour en obtenir et souvent en arracher des grâces, se tint chacun chez soi comme de concert pour n'avoir pas été conviée[2]. Mme la duchesse d'Orléans le sentit, et le Régent s'en moqua. Le Roi donna à Mlle de Valois un beau collier de diamants et de perles, et, une heure après les fiançailles, alla lui dire adieu au Palais-Royal[3], et voir Madame et M. et Mme la

expédia à Mlle de Valois un brevet de conservation des honneurs de princesse du sang, on donna l'ordre nécessaire pour les logements sur sa route, et la permission de la suivre à un valet de chambre, un clerc de la chapelle du Roi, l'abbé de Saint-Bon, à deux écuyers, six pages de la petite écurie, six grands valets de pied et quatre petits (reg. O¹ 64, fol. 42 v°, 43 et 48 v°).

1. Dangeau dit : « Il y avoit beaucoup de monde aux fiançailles, mais peu de dames considérables; on n'y avoit convié personne; mais on croyoit qu'il s'y en trouveroit davantage. » C'est à ce propos que Saint-Simon avait fait l'Addition indiquée ci-contre.

2. Dans l'Addition, il avait ajouté : « Peut-être aussi que le désespoir des suites du Missisipi, qui étoient alors dans toutes leurs horreurs, donnèrent lieu à ce dépit pour en passer la mauvaise humeur sur quelque chose. » A la rédaction des *Mémoires*, s'apercevant sans doute qu'il anticipait, il n'a pas reproduit ce passage.

3. *Dangeau*, p. 232. Selon la *Gazette d'Amsterdam*, n° XVI, le collier valait huit cent mille livres, l'ensemble des bijoux plus de deux

duchesse d'Orléans[1]. Le lendemain à midi, le mariage fut célébré à la messe du Roi, avec la même assistance que la veille, et non plus. Au sortir de la messe, le Roi donna la main à la mariée et la conduisit à son carrosse, qui étoit au Roi, et dit au cocher : « A Modène, » suivant l'usage. Le cortège étoit autour comme si elle fût partie en effet[2]. Elle retourna au Palais-Royal[3], y eut quelque temps après la rougeole[4], ne reçut ni devant ni après aucunes visites de cérémonie[5], différa tant qu'elle put[6], partit enfin, abrégea toutes ses journées, augmenta les séjours

millions et demi, et le trousseau quinze cent mille livres. On peut croire qu'il y avait dans ces dires quelque exagération ; néanmoins on écrivait à Mme de Balleroy (*Les Correspondants*, tome II, p. 122) : « Le duché de Modène seroit, à ce qu'on dit, encombré de ce qu'elle emporte d'habits. » Voyez Édouard de Barthélemy, *Les Filles du Régent*, tome I, p. 369. Le contrat du mariage, dont un original signé par la Vrillière et Dubois comme notaires, existe aux Archives nationales (K 544, n° 31) avec des copies manuscrites et imprimées, fournit des renseignements plus certains. Le Roi donnait à sa « tante » trois cent mille écus, le duc d'Orléans son père quatre cent mille livres, dont la moitié en pierreries ; elle apportait en outre pour quatre cent quatre-vingt-dix-huit mille huit cents livres de pierreries lui appartenant personnellement, dont le collier donné par le Roi et estimé deux cent mille livres. La dot, en lettres de change sur la Hollande et Gênes, ne fut achevée de payer qu'en 1738.

1. Il n'est pas parlé de ces dernières visites dans le *Journal de Dangeau*.

2. *Gazette*, p. 83-84 ; *Mercure* de février, p. 177-179 ; *Gazette d'Amsterdam*, n° XV ; *Journal de Dangeau*, p. 233 ; *Les Correspondants de Balleroy*, tome II, p. 121-122 ; *Journal de Buvat*, tome II, p. 27-29.

3. « Elle sortit par la porte de la Conférence et rentra par la porte Saint-Honoré », dit le correspondant de Mme de Balleroy.

4. *Dangeau*, p. 235, 236, 238, 240, 243 et 245 ; il semble qu'elle fut assez malade.

5. Tout ce membre de phrase de dix mots a été ajouté en interligne. Dangeau écrivait dès le 13 février : « Mme la princesse de Modène ne recevra point de visites chez elle en cérémonie. » Il y avait à cela des raisons de cérémonial.

6. On vient de voir que sa santé, — et aussi celle de la duchesse de Villars-Brancas, — furent cause de ce retard.

et les allongea[1]. Elle reçut divers avis de M. le duc d'Orléans sur cette conduite, qui n'eurent pas grand effet, jusqu'à ce que, sur les plaintes réitérées du duc de Modène, le Régent envoya des ordres si absolus qu'ils firent doubler le pas[2]. Elle s'embarqua à Antibes[3], où la duchesse de Villars et les dames prirent congé d'elle et prirent le chemin du retour[4].

Mme de Simiane, fille du comte de Grignan, chevalier de l'Ordre, et de la fille de Mme de Sévigné, si connue par son esprit et par ses lettres[5], et veuve du marquis de Simiane, [Add. StS. 1645]

1. Elle quitta Paris le lundi 11 mars et alla coucher à Essonnes, séjourna à Fontainebleau un jour; puis, par Nemours et Montargis, elle gagna Nevers, s'y arrêta un peu et n'arriva à Lyon que le 15 avril, plus d'un mois après son départ; elle y resta neuf jours. Par Vienne et Avignon, qu'elle ne quitta que le 11 mai, elle atteignit Marseille le 21, et enfin s'embarqua à Antibes le 1er juin (*Journal de Dangeau*, p. 247-251, 258, 261, 271, 274, 277, 281, 289-290, 295 et 303; *Gazette*, p. 132; le *Mercure* de mars, p. 174-176, et la *Gazette d'Amsterdam*, nos XXV, XXIX, XXXIV, XXXVIII et XXXIX, qui donne beaucoup de détails). Édouard de Barthélemy dans *les Filles du Régent* (tome I, p. 373-411) a raconté les péripéties du voyage, d'après les correspondances des Affaires étrangères.

2. D'après *Dangeau*, p. 274, le Régent lui écrivit de se presser davantage; mais il n'est pas question de réclamation de la cour de Modène. Pendant ce long voyage d'ailleurs, son fiancé était allé, pour se distraire, passer le carnaval à Venise, où il resta six semaines (*Gazette d'Amsterdam*, no XXII et Extraordinaire XL).

3. Le 1er juin, et elle débarqua à Gênes le 3; elle y resta jusqu'au 10 au soir, et prit la route de terre pour arriver à Modène le 21 dans l'après-midi, où l'évêque donna dès le soir même la bénédiction nuptiale aux nouveaux époux (*Dangeau*, p. 303, 305, 307, 314 et 317; *Gazette*, p. 321 et 324; *Gazette d'Amsterdam*, nos LII, LIV et LVI, et Extraordinaire LIII).

4. Les dames conduisirent la princesse jusqu'à Gênes, où elle trouva ses dames italiennes. Mme de Bacqueville avait projeté d'aller passer quelques mois à Modène; mais elle eut ordre formel de revenir comme les autres. Mme de Villars, revenue en poste, arriva à Paris le 12 juillet (*Dangeau*, p. 305 et 320; *Gazette d'Amsterdam*, Extraordinaire LIII; *Les Filles du Régent*, p. 405-408).

5. Pauline Adhémar de Grignan (tome XXVI, p. 69), fille de

premier gentilhomme de la chambre[1] de M. le duc d'Orléans, et lieutenant général de Provence après son beau-père[2], demeura en Provence et n'en revint plus. Mme [de] Goyon étoit fille de Mme des Bordes, qui avoit passé sa vie sous-gouvernante des enfants et des petits-enfants de Monsieur, quoique femme d'un huissier de sa chambre[3]; mais elle avoit un vrai mérite, et, quoique le mari de sa fille ne fût qu'écuyer de la grande écurie, il ne laissoit pas d'être homme de qualité et de même nom que MM. de Matignon[4]. D'ailleurs elle avoit été élevée auprès des filles de M. le duc d'Orléans, qui l'aimoient toutes beaucoup[5]. Pour
[*Add. St-S. 1646*] Mme de Bacqueville[6], il n'y eut personne qui n'en fût

Françoise-Marguerite de Sévigné (tome III, p. 77) et de François Adhémar de Monteil, comte de Grignan (tome XII, p. 287).

1. Les mots *de la ch.* ont été ajoutés en interligne.

2. Nous avons vu mourir en 1718 Louis, marquis de Simiane : tome XXXIII, p. 52.

3. Élisabeth-Bibiane d'Assigny était fille de Pierre d'Assigny, seigneur des Bordes, non pas huissier de la chambre de Monsieur, mais écuyer cavalcadour de son écurie en 1672 et, plus tard, gentilhomme de sa chambre, dont la femme, Henriette Cartor, dame des Bordes, fut en effet sous-gouvernante des enfants du second mariage de Monsieur. Elle épousa M. de Goyon (ci-dessous) le 26 juin 1710 et mourut le 15 septembre 1753. Ce des Bordes avait soutenu la queue du manteau de la duchesse de Berry lors de son mariage (notre tome XIX, p. 537).

4. Guillaume de Goyon, de la branche de Légoumar, très éloignée de celle des Matignon, était né le 5 juillet 1669, fut cornette de dragons dès 1689, et obtint en mars 1701 le petit gouvernement des Ponts-de-Cé. En août 1710, il fut « retenu » comme écuyer ordinaire de la grande écurie, et mourut le 9 janvier 1732.

5. M. de Caumartin de Boissy ne l'estimait guère; il écrivait d'elle (*Les Correspondants de Balleroy*, tome II, p. 126) : « Comme elle ne sera pas dans le carrosse, elle n'ennuiera pas la princesse. C'est une des sottes bégueules que je connoisse, qui, ne croyant rien de si grand qu'une charge d'écuyer cavalcadour du Roi, ne dit pas mot sans parler de l'écurie. »

6. Pulchérie de Châtillon, dont nous avons vu le mariage se faire en 1714 avec Jean-François Boyvin de Bacqueville : tome XXIV, p. 302. Très intime avec la princesse, elle eut sur elle une influence déplorable : voyez *les Filles du Régent*, p. 392 et suivantes.

scandalisé. A la vérité, elle étoit fille du marquis de Châtillon, chevalier de l'Ordre, premier gentilhomme de la chambre de Monsieur, etc. ; mais, comme elle n'avoit rien, on l'avoit mariée à ce Bacqueville, qui étoit riche, mais le néant. Son nom est Boyvin[1]. Son père, qui s'appeloit Bonnetot, étoit premier président de la chambre des comptes de Rouen, d'une avarice sordide, dont le père étoit un fermier, laboureur en son jeune temps, qui s'étoit enrichi au commerce des blés. Ce Bacqueville voulut être homme d'épée ; son mariage lui valut un régiment. Il y montra de la valeur, mais tant d'avarice et de folies qu'il fut cassé. Il se brouilla bientôt avec sa femme, à qui il ne donnoit rien et qu'il accabloit d'extravagances, qui les fit séparer[2]. Il n'en a pas moins fait depuis dans l'obscurité où il est tombé. Sa sœur avoit épousé Aligre, président à mortier, dont elle a été la seconde femme[3]. Je ne sais ce qu'on donna à ces dames pour leur voyage ; la duchesse de Villars eut cent mille francs[4]. Son choix fut une nouveauté : jamais duchesse n'avoit conduit de princesse du sang. Cet honneur jusqu'alors avoit été réservé aux filles de France et aux petites-filles de France depuis qu'il y en eut ; mais c'étoit la fille du Régent, qui venoit de faire duc et pair le beau-père de la duchesse de Villars, et son mari par conséquent, dont on a vu l'histoire ici en son lieu[5], et le duc de Brancas presque tous les soirs des soupers de M. le duc d'Orléans, et familièrement bien avec lui de toute sa vie. Madame la Grande-Duchesse[6], embrassant

1. Tout cela, et ce qui va suivre, a déjà été dit au tome XXIV, et répété dans le tome XXIX, p. 202.
2. Elle plaidait en séparation dès 1716.
3. Étienne IV d'Aligre (tome IV, p. 272), veuf en premières noces d'une fille du contrôleur général le Peletier, et en secondes de Marie-Anne Fontaine des Montées, épousa en troisièmes noces Marie-Catherine Boyvin de Bonnetot, qu'il laissa veuve en 1725 et qui vivait encore en 1769.
4. *Dangeau*, p. 228. — 5. Tome XXX, p. 190-210.
6. Marguerite-Louise d'Orléans, grande-duchesse de Toscane, reti-

la princesse de Modène pour lui dire adieu : « Allez, mon enfant, lui dit-elle, et souvenez-vous de faire comme j'ai fait : ayez un enfant ou deux, et faites si bien que vous reveniez en France ; il n'y a de bon parti que celui-là. » Leçon étrange, mais dont la princesse de Modène ne sut que trop bien profiter[1].

Désordre du Système et de la Banque de Law se manifeste et produit des suites les plus fâcheuses et infinies. [*Add. St-S. 1647*]

Le système de Law tiroit à sa fin. Si on se fût contenté de sa Banque, et de sa Banque réduite en de justes bornes et sages, on auroit doublé tout l'argent du royaume et porté une facilité infinie à son commerce et à celui des particuliers entre eux, parce que, la Banque toujours en état de faire face partout, des billets continuellement payables de toute leur valeur auroient été de l'argent comptant et souvent préférables à l'argent comptant par la facilité du transport. Encore faut-il convenir, comme je le soutins à M. le duc d'Orléans dans son cabinet, et comme je le dis hardiment en plein conseil de régence, quand la Banque y passa, comme on l'a vu ici alors[2], que, tout bon que pût être cet établissement en soi, il ne pouvoit l'être que dans une république, ou que dans une monarchie telle qu'est l'Angleterre, dont les finances se gouvernent absolument par ceux-là seuls qui les fournissent et qui n'en fournissent qu'autant et que comme il leur plaît ; mais, dans un État léger, changeant, plus qu'absolu, tel qu'est la France, la solidité y manquoit nécessairement, par conséquent la confiance, au moins juste et sage, puisqu'un roi, et sous son nom une maîtresse, un ministre, des favoris, plus encore d'extrêmes nécessités, comme celles où le feu Roi se trouva dans les années 1707, 8, 9 et 1710, cent choses enfin pouvoient

rée en France depuis 1675 (tome III, p. 59-60), et que nous verrons mourir en 1721.

1. Voyez le tome II des *Filles du Régent*, où le comte Éd. de Barthélemy raconte la vie de la princesse à Modène ; il semble qu'il y eut plus de mésintelligence avec son beau-père qu'avec son mari.

2. Tome XXX, p. 91-92.

renverser la Banque, dont l'appât étoit trop grand et en même temps trop facile. Mais d'ajouter comme on fit au réel de cette Banque la chimère du Mississipi, de ses actions, de sa langue toute particulière, de sa science, c'est-à-dire un tour de passe-passe continuel pour tirer l'argent des uns et le donner aux autres, il falloit bien, puisqu'on n'avoit ni mines ni pierre philosophale, que ces actions, à la fin, portassent à faux, et que le petit nombre se trouvât enrichi de la ruine entière du grand nombre, comme il arriva. Ce qui hâta la culbute de la Banque et du Système fut l'inconcevable prodigalité de M. le duc d'Orléans, qui, sans bornes et, plus s'il se peut, sans choix, ne pouvoit résister à l'importunité, jusque de ceux qu'il savoit à n'en pouvoir douter lui avoir toujours été et lui être encore les plus contraires, et en même temps fort à mépriser, donnoit à toutes mains, plus souvent se laissoit arracher par des gens qui s'en moquoient et n'en savoient gré qu'à leur effronterie. On a peine à croire ce qu'on a vu, et la postérité considérera comme une fable ce que nous-mêmes nous ne nous remettons que comme un songe. Enfin, tant fut donné à une nation avide et prodigue, toujours desireuse et nécessiteuse par son luxe, son désordre, la confusion des états, que le papier manqua et que les moulins n'en purent assez fournir. On peut juger par là de l'inimaginable abus de ce qui étoit établi comme une ressource toujours prête, et qui ne pouvoit subsister telle qu'en ajustant ensemble les deux bouts et de préférence à tout, se conservant toujours de quoi répondre sur-le-champ à tous venants. C'est ce dont je m'informois à Law tous les mardis matins qu'il venoit toujours chez moi[1]; il m'amusa longtemps avant de m'avouer son embarras, et de se plaindre modestement et timidement à moi que le Régent jetoit tout par les fenêtres. J'en savois par le dehors plus qu'il ne pensoit,

1. Déjà dit tomes XXX, p. 94, XXXIII, p. 2, et XXXVI, p. 304.

et c'étoit ce qui me faisoit insister et le presser sur son bilan. En m'avouant enfin, quoique légèrement, ce qu'il ne pouvoit plus me cacher, il m'assuroit qu'il ne manquoit pas de ressources, pourvu que M. le duc d'Orléans le laissât faire. Cela ne me persuada pas. Alors les billets commencèrent à perdre, un moment après à se décrier, et le décri à devenir public[1]. De là nécessité de les soutenir par la force, puisqu'on ne le pouvoit plus par industrie, et, dès que la force se fut montrée, chacun désespéra de son salut. On vint à vouloir d'autorité coactive, à supprimer tout usage d'or, d'argent et de pierreries, je dis d'argent monnoyé, à prétendre persuader que depuis Abraham, qui paya argent comptant la sépulture de Sara[2], jusqu'à nos temps, on avoit été dans l'illusion et dans l'erreur la plus grossière, dans toutes les nations policées du monde, sur la monnoie et les métaux dont on la fait; que le papier étoit le seul utile et le seul nécessaire; qu'on ne pouvoit faire un plus grand mal à nos voisins, jaloux de notre grandeur et de nos avantages, que de verser et faire passer chez eux tout notre argent et toutes nos pierreries; mais, comme à ceci il n'y avoit point d'enveloppe, et qu'il fut permis à la Compagnie des Indes de faire visiter dans toutes les maisons, même royales, d'y confisquer tous les louis d'or et tous les écus qui s'y trouveroient, et de n'y laisser que des pièces de vingt sous et au-dessous, et encore jusqu'à deux cents francs pour les appoints des billets et pour acheter le nécessaire des moindres denrées, avec défenses et de fortes punitions d'en garder davantage, en sorte qu'il fallut porter tout ce

1. Voyez, à partir de février 1720, les articles du *Journal de Dangeau*, et surtout les correspondances très précises de la *Gazette d'Amsterdam*, et les documents officiels insérés dans ses colonnes; le *Journal de Buvat* et les lettres des *Correspondants de Mme de Balleroy* sont curieux à consulter comme l'expression des impressions du public.

2. *Genèse*, chapitre XXIII.

qu'on avoit à la Banque de peur d'être décelé par un valet, personne ne se laissa persuader, et de là recours à l'autorité de plus en plus, qui ouvrit toutes les maisons des particuliers aux visites et aux délations pour n'y laisser aucun argent, et pour punir très sévèrement quiconque en réserveroit de caché[1]. Jamais souveraine puissance ne s'étoit si violemment essayée et n'avoit attaqué rien de si sensible ni de si indispensablement nécessaire pour le temporel. Aussi fut-ce un prodige, plutôt qu'un effort de gouvernement et de conduite, que des ordonnances si terriblement nouvelles n'aient pas produit non-seulement les révolutions les plus tristes et les plus entières, mais qu'il n'en ait pas seulement été question, et que, de tant de millions de gens, ou absolument ruinés ou mourants de faim et des derniers besoins auprès de leur bien, et sans moyens aucuns pour leur subsistance et leur vie journalière, il ne soit sorti que des plaintes et des gémissements. La violence toutefois étoit trop excessive et en tous genres trop insoutenable pour pouvoir subsister longtemps; il en fallut donc revenir à de nouveaux papiers[2] et à de nouveaux tours de passe-passe. On les connut tels; on les sentit; mais on les subit plutôt que de n'avoir pas vingt écus en sûreté chez soi, et une violence plus grande en fit souffrir volontiers une moindre. De là tant de manéges, tant de faces différentes en finance, et toutes tendantes[3] à fondre[4] un genre de papier par un autre, c'est-à-dire faire toujours perdre les porteurs de ces différents papiers,

1. Arrêt du conseil de régence du 28 janvier ordonnant de porter aux hôtels des monnaies toutes les matières et espèces d'or et d'argent, et autorisant la Compagnie des Indes à perquisitionner dans toutes les maisons, pour y confisquer les espèces et matières qui pourront s'y trouver; — arrêt du 31, déclarant que toutes les pièces de monnaie supérieures aux pièces de vingt sols n'auront plus cours à partir du 20 février; — etc.

2. Dès le 6 février, création de deux cents millions de nouveaux billets.

3. Il y a *tendandes*, dans le manuscrit.

4. Au sens de remplacer, détruire

et ces porteurs l'étoient par force et la multitude universelle. C'est ce qui en finance occupa tout le reste du gouvernement et de la vie de M. le duc d'Orléans, ce qui chassa Law du royaume, ce qui sextupla toute marchandise, toute denrée, jusqu'aux plus viles, ce qui fit une augmentation ruineuse de toute espèce de salaire, ce qui ruina le commerce général et le particulier, ce qui fit, aux dépens du public, la subite richesse de quelques seigneurs, qui les dissipèrent et n'en furent que plus pauvres en fort peu de temps, et ce qui fit les énormes fortunes de toute espèce d'employés en divers degrés en cette confusion, et qui valut des millions à une multitude de gens de la plus basse lie du peuple, du métier de traitants et de commis ou employés de financiers, qui surent profiter promptement et habilement du Mississipi et de ses suites; c'est ce qui occupa encore le gouvernement plusieurs années après la mort de M. le duc d'Orléans; c'est enfin ce dont la France ne se relèvera jamais, quoiqu'il soit vrai que les terres en soient considérablement augmentées. Pour dernière plaie, les gens tout-puissants, princes et princesses du sang sur tous, qui ne s'étoient fait faute du Mississipi, et qui ont mis toute leur autorité à s'en sauver sans rien perdre, l'ont rétabli sur ce qu'ils ont appelé la Compagnie d'Occident qui, avec les mêmes tours de passe-passe particuliers à un commerce exclusif aux Indes, achève d'anéantir celui du royaume, sacrifié à l'énorme intérêt d'un petit nombre de particuliers dont le gouvernement n'a osé s'attirer la haine et la vengeance en attaquant un article si délicat.

Il se fit cependant plusieurs exécutions violentes et des confiscations de sommes considérables trouvées dans les maisons visitées. Un nommé Adine, employé à la Banque[1],

1. Louis-Remy Adine, fils d'un fermier général et traitant lui-même, avait été déjà taxé par la Chambre de justice de 1716; il était un des directeurs de la Banque. Il est probable qu'on voulut faire un exemple sur lui : voyez le *Journal de Dangeau*, p. 244-245 et 249, et

en fut pour dix mille écus confisqués, dix mille francs d'amende et son emploi ôté. Beaucoup de gens cachèrent leur argent avec tant de secret, que, étant morts sans avoir pu dire où ils l'avoient mis, ces petits trésors sont demeurés enfouis et perdus pour les héritiers. On ôta les emplois qu'on avoit donnés aux quatre frères Paris[1] depuis quelque temps, et on les éloigna de Paris, soupçonnés de cabaler contre Law parmi les gens de finance[2]. Ils étoient fils d'un hôtelier qui tenoit un cabaret au pied[3] des Alpes, qui étoit seul et sans village ni hameau, dont l'enseigne étoit *A la Montagne*[4]. Ses fils lui servoient, et aux passants, de garçons de cabaret, pansoient leurs chevaux

Commencements et fortune des quatre frères Paris. [*Add. St-S. 1648*]

l'arrêt du conseil d'État du 8 mars, qui fut imprimé (Archives nationales, AD+ 758). Il y eut d'ailleurs d'autres perquisitions et confiscations, même chez des curés ou dans des couvents (*Journal de Buvat*, p. 50-53).

1. Déjà mentionnés dans le tome XVII, p. 210, note 2.

2. L'un d'eux avait été nommé commis principal au Contrôle général des finances en octobre 1719, à la place de Cousturier (*Dangeau*, p. 142); les autres avaient pris en 1718 le bail des fermes générales. Dangeau annonce leur révocation le 29 février (p. 244); en juin, ils furent exilés en Dauphiné (p. 309); ci-après, p. 337.

3. Il y a *aux pied* dans le manuscrit.

4. Le père des quatre frères, Jean Paris, tenait en effet une auberge à Moirans, en Dauphiné, et il était maire de cette localité; il mourut en décembre 1697. Le *Journal de Barbier* (tome I, p. 219) dit, comme notre auteur, que l'enseigne en était *A la Montagne*, et ajoute que de là vint le surnom d'un des quatre. Mais le chevalier de Quincy, qui passa deux fois à Moirans, en 1702 et 1706 (*Mémoires*, tomes I, p. 188, et II, p. 229), dit s'être arrêté à l'auberge du *Grand-Saint-François*, tenue par leur mère veuve; cela semble péremptoire. Leur bisaïeul, Hugues-Jonas Paris, capitaine-major au régiment de cavalerie de Créquy, avait obtenu, en décembre 1667 des lettres de noblesse; mais ni lui, ni son fils Thomas, ne les firent enregistrer. En janvier 1720, les quatre frères obtinrent du Roi des lettres patentes de confirmation de cette noblesse, et de relief de la dérogeance encourue par le commerce de leur père. Ces lettres furent enregistrées au Parlement le 29 avril 1720 (Archives nationales, X^1A 8723, fol. 348-354), et l'on trouvera dans le registre U 363 du même dépôt le texte des lettres de 1667, avec le certificat du juge d'armes d'Hozier et la reproduction en

et servoient dans les chambres, tous quatre fort grands[1] et bien faits. L'un d'eux se fit soldat aux gardes, et l'a été assez longtemps[2]. Une aventure singulière les fit connoître. Bouchu, intendant de Grenoble, dont il a été parlé ici quelquefois[3], étoit aussi intendant de l'armée d'Italie, lorsque, après la capture du maréchal de Villeroy à Crémone, le duc de Vendôme lui succéda dans le commandement de l'armée[4]. Bouchu, quoique âgé et fort goutteux, mais qui avoit été beau et bien fait, n'avoit pas perdu le goût de la galanterie ; il se trouva que le principal commis des munitionnaires, chargé de tout ce détail et de faire tout passer à l'armée, étoit galant aussi, et qu'il eut la hardiesse de s'adresser à celle que Monsieur l'intendant aimoit, et qu'il lui coupa l'herbe sous le pied[5], parce qu'il étoit plus jeune et plus aimable. Bouchu, outré contre lui, résolut de s'en venger, et, pour cela, retarda tant et si bien le transport de toutes choses par toutes les remises et toutes les difficultés qu'il fit naître, quelque chose que pût dire et faire ce commis pour le presser, que le duc de Vendôme ne trouva rien en arrivant à l'armée, ou plutôt dès qu'il la voulut mouvoir. Le commis, qui se vit perdu et qui ne douta point de la cause, courut le long des Alpes chercher quelques moyens de faire passer ce qu'il pourroit en attendant le reste. Heureusement pour lui et pour l'armée, il passa à ce cabaret esseulé *de la Montagne*, et s'informa là comme il faisoit partout. Le maître

couleurs de leurs armoiries : d'or, à la fasce d'azur, chargée d'une pomme d'or au feuillage de sinople. Voyez Luchet, *Histoire de MM. Paris* (1776), et les Pièces originales du Cabinet des titres.

1. Le chevalier de Quincy confirme cette grande taille, à propos de leur sœur (*Mémoires*, tome I, p. 188).

2. C'est Joseph Paris du Verney : voyez notre tome XVII, p. 240, note 2.

3. Étienne-Jean Bouchu : tome XII, p. 463.

4. En février 1702 : tome X, p. 67 et suivantes.

5. « On dit proverbialement et figurément *couper l'herbe sous le pied à quelqu'un*, pour dire le supplanter avec adresse, avec subtilité » (*Académie*, 1718).

hôtelier lui parut de l'esprit, et lui fit espérer qu'au retour de ses fils qui étoient aux champs, ils pourroient lui trouver quelque passage. Vers la fin du jour, ils revinrent à la maison. Conseil tenu, le commis leur trouva de l'intelligence et des ressources, tellement qu'il se livra à eux, et eux se chargèrent du transport qu'il desiroit. Il manda son convoi de mulets au plus vite, et il passa avec eux conduits par les frères Paris, qui prirent des chemins qu'eux seuls et leurs voisins connoissoient, à la vérité fort difficiles, mais courts, en sorte que, sans perdre une seule charge, le convoi joignit M. de Vendôme arrêté tout court faute de pain, et qui juroit et pestoit étrangement contre les munitionnaires, sur qui Bouchu avoit rejeté toute la faute. Après les premiers emportements, le duc de Vendôme, ravi d'avoir des vivres et de pouvoir marcher et exécuter ce qu'il avoit projeté, se trouva plus traitable. Il voulut bien écouter ce commis, qui lui fit valoir sa vigilance, son industrie et sa diligence à traverser des lieux inconnus et affreux, et qui lui prouva par plusieurs réponses de M. Bouchu, qu'il avoit gardées et portées, combien il l'avoit pressé de faire passer les munitions et les farines à temps ; que c'étoit la faute unique de l'intendant à cet égard, qui avoit mis l'armée dans la détresse où elle s'étoit trouvée ; et fit en même temps confidence au général de la haine de Bouchu, jusqu'à hasarder l'armée pour le perdre, et la cause ridicule de cette haine ; en même temps se loua beaucoup de l'intelligence et de la volonté de l'hôtelier et de ses fils, auxquels il devoit l'invention et le bonheur du passage de son convoi. Le duc de Vendôme alors tourna toute sa colère contre Bouchu, l'envoya chercher, lui reprocha devant tout le monde ce qu'il venoit d'apprendre, conclut par lui dire qu'il ne savoit à quoi il tenoit qu'il ne le fît pendre pour avoir joué à perdre l'armée du Roi[1]. Ce fut

1. Cette anecdote est peut-être controuvée. En tout cas, en 1702, les Paris n'en étaient pas à débuter dans le service des vivres. Dès

le commencement de la disgrâce de Bouchu, qui ne se soutint plus qu'à force de bassesses, et qui au bout de deux ans se vit forcé de se retirer[1]. Ce fut aussi le premier commencement de la fortune de ces frères Paris. Les munitionnaires en chef les récompensèrent, leur donnèrent de l'emploi, et, par la façon dont ils s'en acquittèrent, les avancèrent promptement, leur donnèrent leur confiance, et leur valurent de gros profits. Enfin ils devinrent munitionnaires eux-mêmes, s'enrichirent, vinrent à Paris chercher une plus grande fortune, et l'y trouvèrent. Elle devint telle dans les suites, qu'ils gouvernèrent en plein et à découvert sous Monsieur le Duc, et que, après de courtes éclipses, ils sont redevenus les maîtres des finances et des contrôleurs généraux, et ont acquis des biens immenses, fait et défait des ministres et d'autres fortunes, et ont vu la cour à leurs pieds, la ville et les provinces.

Le Roi vint pour la première fois au conseil de régence le dimanche 18 février. Il ne dit rien en y entrant, ni pendant le conseil, ni en sortant, sinon que, M. le duc

1690, leur père et les deux aînés des fils (car il y avait une grande différence entre eux et les deux plus jeunes) avaient déjà fait le service de munitionnaires pour l'armée de Dauphiné et d'Italie. Ils le disent dans le préambule des lettres patentes de 1720 dont il a été parlé ci-dessus, et au début d'un long mémoire historique rédigé par Paris de la Montagne en 1729 (Archives nationales, KK 1005^D), et cela est confirmé par les documents originaux relatifs au service des vivres en 1690-92 dans les papiers du Contrôle général des finances (*ibidem*, G^7 1802). D'après P. Clément (*Portraits historiques*, p. 328-329), c'est dans la campagne de 1693 qu'Antoine Paris trouva moyen par son industrie de ravitailler l'armée des Alpes et la province de Dauphiné en blés du Levant, lors de la disette qui se produisit cette année. C'est alors que l'intendant Bouchu, en dehors duquel il avait agi, lui manifesta son mécontentement en le forçant avec son frère à aller à Paris. Saint-Simon a dû transporter les faits au compte de Vendôme en 1702 ; mais il faut remarquer que, en 1693, Vendôme se trouvait dans les Alpes sous les ordres de Catinat ; de là peut-être l'erreur de notre auteur.

1. En 1705 : notre tome XII, p. 463.

d'Orléans lui ayant proposé d'en sortir, de peur qu'il ne s'y ennuyât, il voulut y demeurer jusqu'à la fin[1]. Depuis il ne vint pas à tous, mais assez souvent, toujours jusqu'au bout, et sans remuer ni parler. Sa présence ne changea rien à la séance, parce que son fauteuil y étoit toujours seul au bout de la table, et que M. le duc d'Orléans, le Roi présent ou non, n'avoit qu'un tabouret pareil à ceux de tout ce qui y assistoit. Le maréchal de Villeroy ne changea point sa séance accoutumée. Peu de jours après le duc de Berwick y entra aussi[2]. On en murmura dans le monde, parce qu'il étoit étranger; mais cet étranger se trouvoit nécessairement proscrit, expatrié, naturalisé François, en France depuis trente-deux ans, dans un continuel service, duc, pair, maréchal de France, grand d'Espagne, général des armées des deux couronnes, et d'une fidélité plus qu'éprouvée. De plus, pour ce qui se passoit alors au conseil de régence, n'importoit plus qui en fût; nous y [Add. StS. 1649] étions déjà quinze, il fit le seizième. Une fois que le Roi y vint alors, un petit chat qu'il avoit le suivit, et quelque temps après sauta sur lui, et de là sur la table, où il se mit à se promener, et aussitôt le duc de Noailles à crier, parce qu'il craignoit les chats. M. le duc d'Orléans se mit aussitôt en peine pour l'ôter, et moi à sourire, et à lui dire: « Eh! Monsieur, laissez ce petit chat, il fera le dix-septième. » M. le duc d'Orléans se mit à rire de tout son

1. *Dangeau*, p. 236 : « Conseil de régence, où le Roi alla pour la première fois. Après qu'il y eut demeuré quelque temps et qu'on y eut parlé des affaires les plus considérables, on lui proposa d'en sortir s'il aimoit mieux aller jouer ou se divertir à quelque autre chose; qu'il fît tout ce qui lui seroit de plus agréable. Il répondit que ce qu'il aimoit le mieux c'étoit de demeurer au Conseil, et il s'y tint. Il avoit fait en entrant un petit compliment, qui fut très bien et qu'il fit de la meilleure grâce du monde. [Sur son exemplaire du *Journal*, Saint-Simon a écrit ici, de sa main, en marge : « Faux ».] Durant le Conseil même, il fit quelques questions fort à propos. » Voyez *Les Correspondants de Balleroy*, tome II, p. 127.

2. Il y entra le 3 mars (*Dangeau*, p. 245 et 246).

cœur, et à regarder la compagnie qui en rit, et le Roi aussi, qui m'en parla le lendemain à son petit lever, comme en ayant senti la plaisanterie, mais en deux mots, et qui courut Paris aussitôt.

Nouveaux prisonniers à Nantes. Vingt-six présidents ou conseillers remboursés et supprimés, choisis dans le parlement de Bretagne.

Il y eut beaucoup de nouveaux prisonniers à Nantes[1], et on supprima vingt-six présidents ou conseillers du parlement de Bretagne, qu'on remboursa avec du papier. Ce ne furent point les vingt-six charges des dernières augmentations; ce furent les personnes, en jardinant[2] (comme on dit des coupes de futaies), choisies dans cette Compagnie, desquelles on étoit mécontent[3]. Cela n'y causa pas le plus petit mouvement; la commission du Conseil se rendoit redoutable à Nantes, et il y avoit des troupes répandues dans la province.

Abbé Dubois obtient l'archevêché de Cambray. [*Add. StS. 1650*]

Cambray vaquoit, comme on l'a vu naguère, par la mort à Rome du cardinal de la Trémoïlle[4], c'est-à-dire le plus riche archevêché et un des plus grands postes de l'Église. L'abbé Dubois n'étoit que tonsuré; cent cinquante mille livres de rente le tentèrent, et peut-être bien autant ce degré pour s'élever moins difficilement au car-

1. C'est Dangeau qui disait le 15 février (p. 234) : « Il ne paroît pas que les affaires de Bretagne soient si prêtes à finir ; on a emprisonné encore beaucoup de gens depuis peu. » En effet il y eut des arrestations de comparses à la fin de janvier et au commencement de février (B. Pocquet, *Histoire de Bretagne*, tome VI, p. 115-116 et 126). Voyez les condamnations prononcées par la chambre de Nantes ci-après, p. 232-236.

2. Locution déjà employée dans le tome XXIV, p. 109.

3. Nous ne connaissons ni le texte ni même la date de l'arrêt du Conseil qui décida cette suppression. F. Saulnier, dans *le Parlement de Bretagne*, Introduction, n'en dit rien à l'année 1720 ; de même A. Le Moy, *Le Parlement de Bretagne et le pouvoir royal au dix-huitième siècle* (1909) ; B. Pocquet, *Histoire de Bretagne*, tome VI, p. 165, indique la mesure, donne les noms des conseillers qui furent frappés, mais sans rien préciser. Cependant, si la suppression fut exécutée régulièrement, comme le laisse à penser l'article de Dangeau du 19 février (p. 237), ce ne put être que par un édit enregistré au parlement de Rennes.

4. Ci-dessus, p. 143.

dinalat. Quelque impudent qu'il fût, quel que fût l'empire qu'il avoit pris sur son maître, il se trouva fort embarrassé et masqua son effronterie de ruse [1]; il dit à M. le duc d'Orléans qu'il avoit fait un plaisant rêve, et lui conta qu'il avoit rêvé qu'il étoit archevêque de Cambray. Le Régent, qui sentit où cela alloit, fit la pirouette et ne répondit rien. Dubois, de plus en plus embarrassé, bégaya et paraphrasa son rêve, puis, se rassurant d'effort, demanda brusquement pourquoi il ne l'obtiendroit pas, Son Altesse Royale, de sa seule volonté, pouvant faire ainsi sa fortune. M. le duc d'Orléans fut indigné, même effrayé, quelque peu scrupuleux qu'il fût au choix des évêques, et d'un ton de mépris, lui répondit: « Qui? toi, archevêque de Cambray? » en lui faisant sentir sa bassesse et plus encore le débordement et le scandale de sa vie. Dubois [qui [2]] s'étoit trop avancé pour demeurer en si beau chemin, lui cita des exemples. Malheureusement il n'y en avoit que trop, et en bassesse et en étranges mœurs, grâces, comme on l'a vu ailleurs [3], à Godet, évêque de Chartres, avec ses séminaristes de néant et ignorants dont il remplit les évêchés, au P. Tellier et à la Constitution,

1. L'authenticité de l'anecdote qui va suivre a été contestée par les historiens de Dubois, notamment par le P. Bliard, *Dubois cardinal et premier ministre*, tome II, p. 144-145. Tout ce qu'on peut dire, c'est qu'elle n'est pas invraisemblable, étant donné la liberté de langage bien connue du Régent, et ses façons d'être avec son ancien précepteur : voyez *les Correspondants de Balleroy*, tome II, p. 169, et d'autres exemples de Barbier et du président Hénault. Dom Leclercq (*Histoire de la Régence*, tome III, p. 66-67) paraît l'admettre ; mais il est certain que les influences diplomatiques anglaises et impériales en faveur de l'abbé pesèrent d'un grand poids sur le Régent. Saint-Simon l'ignora ; mais les correspondances citées par les deux historiens modernes indiqués ci-dessus ne peuvent laisser aucun doute.

2. Mot oublié en passant de la page 2478 du manuscrit à la page 2479.

3. Tomes VII, p. 179, XVIII, p. 237 et 270, XXVIII, p. 295, etc. Mais, dans tous ces passages, Saint-Simon n'avait parlé que d'ignorants et de gens de bas lieu, et il est de fait que les choix d'évêques dont les mœurs laissaient à désirer furent l'apanage de la Régence.

pour bassesse, ignorance et mauvaises mœurs tout à la fois, et à ceux qui l'ont suivi. M. le duc d'Orléans, moins touché de raisons si mauvaises qu'embarrassé de résister à l'ardeur de la poursuite d'un homme qu'il n'avoit plus accoutumé d'oser contredire sur rien, chercha à se tirer d'affaire, et lui dit : « Mais tu es un sacre[1], et qui est l'autre sacre qui voudra te sacrer ? — Ah ! s'il ne tient qu'à cela, reprit vivement l'abbé, l'affaire est faite ; je sais bien qui me sacrera ; il n'est pas loin d'ici. — Et qui diable est celui-là, répondit le Régent, qui osera te sacrer ? — Voulez-vous le savoir ? répliqua l'abbé, et ne tient-il qu'à cela encore une fois ? — Hé bien ! qui ? dit le Régent. — Votre premier aumônier[2], reprit Dubois, qui est là dehors ; il ne demandera pas mieux ; je m'en vais le lui dire ; » embrasse les jambes de M. le duc d'Orléans, qui demeure court et pris sans avoir la force du refus, sort, tire l'évêque de Nantes à part, lui dit qu'il a Cambray, le prie de le sacrer, qui le lui promet à l'instant ; rentre, caracole, dit à M. le duc d'Orléans qu'il vient de parler à son premier aumônier, qui lui a promis de le sacrer, remercie, loue, admire, scelle de plus en plus son affaire, en la comptant faite et en persuadant le Régent, qui n'osa jamais dire que non. C'est de la sorte que Dubois se fit archevêque de Cambray.

L'abbé Dubois, refusé d'un dimissoire par le cardinal de Noailles, en obtient un de Bezons, archevêque

L'extrême scandale de cette nomination fit un étrange bruit[3]. Tout impudent que fût Dubois, il en fut extrêmement embarrassé, et M. le duc d'Orléans si honteux qu'on remarqua bientôt qu'on lui faisoit peine de lui en parler. Question fut bientôt de prendre les ordres. Dubois se flatta que dans la posture où il se trouvoit, et le besoin

1. Mot déjà rencontré au sens de scélérat, dans nos tomes XVII, p. 62, XIX, p. 395, XXVI, p. 280.

2. L'abbé de Tressan (tome XXII, p. 250), dont nous avons vu la nomination à l'évêché de Nantes en 1717 : tome XXXII, p. 119.

3. Voyez les couplets reproduits par Raunié, *Chansonnier historique du dix-huitième siècle*, tome III, p. 179.

que le cardinal[1] avoit et auroit continuellement de lui dans la situation si pénible où l'affaire de la Constitution, menée comme elle l'étoit, le mettoit, lui feroient faire envers lui toutes les avances, avec d'autant plus d'empressement que le cardinal avoit lieu d'être fort mal content de lui et de toute la protection qu'il donnoit à ses ennemis, qu'il ménageoit de loin pour son cardinalat, et que le cardinal, dans l'espérance de se[2] le ramener, au moins de l'adoucir, s'en feroit un mérite auprès de M. le duc d'Orléans et de lui, et envers le public d'un si bon procédé à l'égard [d']un[3] homme qui l'avoit si peu mérité de lui. Il se trompa ; la chair et le sang[4] n'eurent jamais de part à la conduite du cardinal de Noailles. Les vices d'esprit et de cœur et les mœurs si publiques de l'abbé Dubois lui étoient connus. Il eut horreur de contribuer en rien à le faire entrer dans les ordres sacrés. Il sentit toute la pesanteur du nouveau poids dont son refus l'alloit charger de la part d'un homme devenu tout-puissant sur [son] maître, qui sentiroit dans toute étendue l'insigne affront qu'il recevroit, et quelles en seroient les suites pour le reste de leur vie. Rien ne l'arrêta ; il refusa le dimissoire[5] pour les ordres, avec un air de douleur et de modestie, sans que rien le pût ébranler[6], et garda là-dessus un par-

de Rouen*, et va dans un village de son diocèse près de Pontoise recevoir tous les ordres à la fois de Tressan, évêque de Nantes ; se compare là-dessus à saint Ambroise ; mot du duc Mazarin.

1. Le cardinal de Noailles.

2. *Se* a été ajouté en interligne.

3. Le manuscrit portait d'abord *envers un homme* ; Saint-Simon a biffé *envers* et écrit *à l'égard* en interligne, mais oublié *d'*.

4. Les considérations humaines ; allusion au verset 17 du chapitre XVI de l'Évangile selon saint Mathieu : *Beatus es, Simon Barjona, quia caro et sanguis non revelavit tibi, sed Pater meus.*

5. Nous avons dit dans le tome X, p. 266, note 5, ce que c'était que cet acte de chancellerie épiscopale.

6. Le P. Bliard, panégyriste déterminé de Dubois, cherche à établir que le refus de l'archevêque de Paris ne fut qu'un prolongement de la querelle de la Constitution (*Dubois cardinal*, tome II, p. 156-157). Le dernier historien de la Régence, dom H. Leclercq, moins partial, réfute ses arguments, montre que l'indignité de Dubois n'est

* Écrit par mégarde *Rohan*.

fait silence, content d'avoir rempli son devoir, et y voulant mettre tout ce que ce même devoir y pouvoit accorder à la charité, à la simplicité, à la modestie. On peut juger des fureurs où cet affront fit entrer Dubois, qui de sa vie ne le pardonna au cardinal de Noailles, lequel en fut universellement applaudi, et d'autant plus loué et admiré qu'il ne le voulut point être.

Il fallut donc se tourner ailleurs. Bezons, frère du maréchal, tous deux si attachés et si bien traités et récompensés de M. le duc d'Orléans, tous deux sous leur air rustre, lourd et grossier, si bons courtisans, avoit été transféré de l'archevêché de Bordeaux à celui de Rouen[1], et Pontoise est de ce dernier diocèse, qui touche ainsi celui

que trop avérée et que son ordination ne fut qu'une « comédie sacrilège », à laquelle on ne peut comprendre que se soient prêtés Massillon et l'archevêque de Rouen Bezons, « homme en réputation d'honneur, mais fort courtisan », dira notre auteur. Un passage des Mémoires inédits de l'abbé Couët, grand vicaire du cardinal de Noailles, cité par M. Gazier dans la *Revue politique et littéraire* du 4 décembre 1875 expose les raisons de la conduite de l'archevêque de Paris : « L'archevêque de Cambray fit demander un *licet* à M. le cardinal de Noailles pour être ordonné prêtre à Paris sur un dimissoire de M. l'évêque de Limoges (diocésain du lieu de naissance de Dubois). S. É. comprit toutes les conséquences d'une pareille démarche ; elle crut que sa conscience ne lui permettoit pas de prendre la moindre part à cette ordination. Elle exposa ses raisons à Mgr le duc d'Orléans, qui les approuva. Le *licet* fut refusé, et M. l'archevêque de Cambray en demanda un d'abord à l'évêque de Senlis (François Trudaine), qui le refusa comme M. le cardinal de Noailles. Il s'adressa ensuite à M. l'archevêque de Rouen, qui fut plus facile. Sur cette permission, il fut ordonné sous-diacre, diacre et prêtre par l'évêque de Nantes dans un village auprès de Triel. Dans la suite, lorsque ce prélat eut ses bulles, M. le cardinal de Noailles ne crut pas que ce fût à lui à juger un abbé nommé par le Roi à un archevêché et qui avoit ses bulles du Pape. S. É., sur ce principe, donna le *licet* pour le sacre, qui se fit au Val-de-Grâce par M. le cardinal de Rohan, assisté de MM. les évêques de Nantes et de Clermont. Ce dernier avoit été témoin de l'information de vie et de mœurs et de la profession de foi de Monsieur de Cambray, et cette démarche lui a fait un grand tort dans le public. »

1. Tome XXXVI, p. 192.

de Paris, et s'approche de cette ville à peu de lieues en deçà de Pontoise même. L'abbé Dubois vouloit gagner le temps et s'éviter la honte d'un voyage marqué. Les Bezons lui parurent devoir être de meilleure composition que le cardinal de Noailles; ils en furent en effet. L'archevêque de Rouen donna le dimissoire. Dubois, sous prétexte des affaires dont il étoit chargé, obtint un bref pour recevoir à la fois tous les ordres, et se dispensa lui-même de toute retraite pour s'y préparer. Il alla donc un matin à quatre ou cinq lieues de Paris, où, dans une église paroissiale du diocèse de Rouen, du grand vicariat de Pontoise[1], Tressan, évêque de Nantes, premier aumônier de M. le duc d'Orléans, donna, dans la même messe basse qu'il célébra, *extra tempora*[2] le sous-diaconat, le diaconat et la prêtrise à l'abbé Dubois[3], et en fut après récompensé de l'archevêché de Rouen et des économats à la mort de Bezons, qui avoit l'un et l'autre, et qui ne le fit pas longtemps attendre[4]. On cria fort contre les deux prélats, et l'archevêque, qui étoit estimé et considéré avec raison, y eut à perdre.

1. C'est à Chanteloup, près Triel, paroisse du diocèse de Rouen et du doyenné ecclésiastique de Meulan, située à moins d'un kilomètre des limites du diocèse de Paris, que Dubois reçut les ordres mineurs et le sous-diaconat, des mains de M. de Tressan, le samedi 24 février, le diaconat le lendemain, et la prêtrise le dimanche suivant 3 mars (*Journal de l'abbé Dorsanne*, 1753, tome I, p. 509).

2. Le P. Bliard critique cette expression ; elle est cependant régulière : les époques d'ordination étant fixées par les règlements ecclésiastiques, c'était bien donner les ordres *extra tempora* que de le faire en dehors de ces époques.

3. Notre auteur se trompe en disant que les trois ordres majeurs furent administrés à l'abbé le même jour ; mais il est certain que la cérémonie fut très secrète : Dangeau en parle vaguement le 26 février, et le correspondant de la *Gazette d'Amsterdam*, toujours si bien informé, annonce sa nomination à Cambray par le Régent le 26 février (nº XIX) et ajoute : « Avant-hier il fut ordonné prêtre par dispense, à cause des interstices qui lui manquoient. » Pourquoi ce mystère, si ce n'était pour éviter un trop grand scandale ? Voyez le *Journal de Buvat*, tome II, p. 44-45.

4. En 1721 (suite des *Mémoires*, tome XVII de 1873, p. 287).

Pour l'autre[1], il n'y fit que gagner. Le même jour que l'abbé Dubois prit ainsi tous les ordres à la fois, il y eut conseil de régence l'après-dînée au vieux Louvre, parce que toutes les rougeoles qui couroient, même dans le Palais-Royal, empêchoient qu'il se tînt à l'ordinaire aux Tuileries[2]. On fut surpris d'un conseil de régence sans l'abbé Dubois, qui y rapportoit ce qu'il lui plaisoit des affaires étrangères ; mais on le fut bien davantage de l'y voir arriver[3]. Il n'avoit pas perdu de temps en actions de grâces de tout ce qu'il venoit de recevoir. Ce fut un nouveau scandale, qui réveilla et qui aggrava le premier. Il venoit, à ce que dit plaisamment le duc Mazarin, de faire sa première communion[4]. Tout le monde étoit déjà arrivé dans le cabinet du Conseil, et M. le duc d'Orléans aussi[5], et on y étoit debout et épars. J'étois dans un coin du bas bout, qui causois avec M. le prince de Conti, le maréchal de Tallard, et un autre qui m'échappe, lorsque je vis entrer l'abbé Dubois en habit court, avec son maintien ordinaire. Nous ne l'attendions point en tel jour, ce qui fit que naturellement nous nous écriâmes. Cela lui fit tourner la tête, et, voyant M. le prince de Conti venir à lui, qui de son côté, avec ce ricanement de Monsieur son père, mais qui assurément étoit bien éloigné d'en avoir les grâces, et au contraire étoit cynique[6], s'avança deux pas à lui, lui parla

1. L'évêque de Nantes.

2. *Dangeau*, p. 239 et 246 ; Mlle de Montpensier, fille du Régent, avait la rougeole. Sur cette épidémie, voyez, outre Dangeau, qui cite un grand nombre de gens connus qu'elle atteignit, surtout des femmes, les correspondances que la *Gazette d'Amsterdam* reçut de Paris pendant ce mois de février.

3. Le dimanche 3 mars ; mais Dangeau ne note pas que Dubois y assistât. A partir d'octobre 1719, on ne tint plus de procès-verbaux du conseil de régence.

4. Mot répété par Barbier (*Journal*, tome I, p. 39).

5. *Aussy* ajouté en interligne.

6. Le prince de Conti mort en 1709 avait, a-t-il dit dans le tome XVII, p. 122, « un rire qui eût tenu du braire dans un autre ».

de tous les ordres si brusquement reçus le matin même tous à la fois, de sa prompte arrivée au Conseil si peu de moments après cette cérémonie, quoique faite au loin de Paris, de son sacre qui alloit suivre de si près, de sa surprise et de celle de tout le monde, et tout de suite lui fit un pathos avec tout l'esprit et la malignité possible, qui tenoit d'un assez plaisant sermon, et qui auroit plus que démonté tout autre. Dubois, qui n'avoit pas eu l'instant de placer une seule parole, le laissa dire, puis répondit froidement que, s'il étoit un peu plus instruit de l'antiquité, il trouveroit ce qui l'étonnoit fort peu étrange, puisque lui abbé ne faisoit que suivre l'exemple de saint Ambroise, dont il se mit à raconter l'ordination, qu'il étala[1]. Je n'en entendis pas le récit; car, dans le moment que j'ouïs saint Ambroise, je m'enfuis brusquement à l'autre bout du cabinet, de l'horreur de la comparaison et de la peur de ne pouvoir m'empêcher de lui dire d'achever, car je sentois que cela me prenoit à la gorge[2], et de dire combien peu saint Ambroise se pouvoit défier d'être ainsi saisi et ordonné, quelle résistance il y fit, et avec combien d'éloignement et de frayeur, enfin toute la violence qui lui fut unanimement faite. Cette impie[3] citation de saint Ambroise courut bientôt le monde, avec l'effet qu'on peut penser. La nomination et cette ordination se firent dans la fin de février.

J'achèverai[4] tout de suite ce qui regarde cette matière pour ne la pas séparer, et n'avoir pas à y revenir. On y

Singulière anecdote sur le

1. Ambroise était préfet de Milan, et seulement catéchumène, lorsque, en 374, à la mort de l'évêque Auxence, il fut élu évêque par la voix unanime du clergé et du peuple. Il refusa, se cacha et employa tous les subterfuges possibles ; mais, la confirmation de l'élection par l'empereur étant arrivée, il dut céder, fut baptisé, et huit jours après reçut tous les ordres et l'épiscopat.

2. Le *Dictionnaire de l'Académie* de 1718 ne donnait pas cette locution au sens figuré.

3. *Impie* est en interligne, au-dessus *d'impudente*, biffé.

4. Il écrit *J'achevrai,* comme au tome XXXV, p. 283.

pouvoir de l'abbé Dubois sur M. le duc d'Orléans, à l'occasion du sacre de cet abbé.

trouvera une anecdote curieuse sur l'autorité de l'abbé Dubois sur son maître, et sur la frayeur et le danger de lui déplaire. Il eut ses bulles au commencement de mai, et fut sacré le dimanche 9 juin[1]. Tout Paris et toute la cour y fut conviée. Je ne le fus point ; j'étois lors mal avec lui, parce que je ne le ménageois guères avec M. le duc d'Orléans, sur ses vues du cardinalat et sur son abandon dans les affaires à ce qui convenoit aux Anglois et à l'Empereur, par lesquels il comptoit d'arriver à la pourpre romaine. Comme il redoutoit ma liberté, ma franchise, ma façon de parler à M. le duc d'Orléans qui lui faisoit de fréquentes impressions, quoique je m'en donnasse assez rarement la peine, et qu'il avoit celle de les effacer, il revenoit à moi de temps en temps, me ménageoit, me courtisoit, toujours pourtant détournant tant qu'il pouvoit la confiance de M. le duc d'Orléans en moi, qu'il resserroit sans cesse, mais qu'il ne pouvoit arrêter totalement ni même longtemps, quoique, comme je l'ai dit[2], je me retirasse beaucoup par le dégoût de tout ce que je voyois. Ainsi nous étions bien en apparence quelquefois, et souvent mal.

[Add. StS. 1651] Ce sacre devoit être magnifique, et M. le duc d'Orléans y devoit assister ; j'en dirai quelques mots dans la suite. Plus la nomination et l'ordination de l'abbé Dubois avoit fait de bruit, de scandale et d'horreur, plus les préparatifs superbes de son sacre les augmentoient, et plus l'indignation en éclatoit contre M. le duc d'Orléans. Je fus donc le trouver la veille de cet étrange sacre[3], et d'abordée je lui dis ce qui m'amenoit. Je le fis souvenir que je ne lui avois jamais parlé de la nomination de l'abbé Dubois à Cambray, parce qu'il savoit bien que je ne lui parlois jamais des choses faites ; que je ne lui en parlerois pas encore, si je n'avois appris qu'il devoit aller le lendemain

1. Il va raconter la cérémonie en détail, ci-après, p. 201 et suivantes.
2. Ci-dessus, p. 111.
3. Le mot *sacre*, oublié, a été ajouté en interligne.

à son sacre ; que je me tairois avec lui de la façon dont il se faisoit, telle qu'il ne pourroit mieux[1] si l'usage étoit encore de faire des princes du sang évêques et qu'il fût question de son second fils[2], parce [que] je regardois cela comme chose déjà faite, mais que mon attachement pour lui ne me permettoit pas de lui cacher l'épouvantable effet que faisoit universellement une nomination de tous points si scandaleuse, une ordination si sacrilège, des préparatifs de sacre si inouïs pour un homme de l'extraction, de l'état, des mœurs et de la vie de l'abbé Dubois, non pour lui reprocher ce qui n'étoit plus réparable, mais pour qu'il sût à quel point en étoit la générale indignation contre lui, et que de là il conclût ce que ce seroit pour lui d'y mettre le comble en allant lui-même à ce sacre. Je le conjurai de sentir quel seroit ce contraste avec l'usage, non-seulement des fils de France, mais des princes du sang, de n'aller jamais à aucun sacre, parce que je n'appelois pas y aller la curiosité d'en voir un une fois en leur vie, que les rois et les personnes royales avoient eue quelquefois. J'ajoutai que, à l'opinion que sa vie et ses discours ne donnoient que trop continuellement de son défaut[3] de toute religion, on ne manqueroit pas de dire, de croire et de répandre qu'il alloit à ce sacre pour se moquer de Dieu et insulter son Église ; que l'effet de cela étoit horrible et toujours fort à craindre, et qu'on y ajouteroit avec raison que l'orgueil de l'abbé Dubois abusoit de lui en tout, et que ce trait public de dépendance, par une démarche si étrangement nouvelle et déplacée, lui attireroit une haine, un mépris, une honte dont les suites étoient à redouter ; que je ne lui en parlois qu'en serviteur entièrement désin-

1. Telle que cette cérémonie ne pourrait être plus magnifique si, etc.

2. Le Régent n'avait qu'un fils, le duc de Chartres. Saint-Simon veut dire que, s'il avait eu un second fils et qu'il l'eût destiné comme cadet à l'Église, il n'aurait pu faire mieux.

3. *Défaut* est en interligne au-dessus de *manque*, biffé.

téressé ; que son absence ou sa présence à ce sacre ne changeroit rien à la fortune de l'abbé Dubois, qui ne seroit ni plus ni moins archevêque de Cambray, et n'obscurciroit en[1] rien la splendeur préparée pour ce sacre, telle qu'elle ne pourroit être plus grande, si on avoit un fils de France à sacrer ; qu'en vérité c'en étoit bien assez pour un Dubois, sans prostituer son maître aux yeux de toute la France, et bientôt après de toute l'Europe, par la bassesse inouïe d'une démarche où on verroit bien que l'extrême pouvoir de Dubois sur lui l'auroit entraîné de force. Je finis par le conjurer de n'y point aller, et par lui dire qu'il savoit en quels termes actuels l'abbé Dubois et moi étions ensemble ; que j'étois le seul homme de marque qu'il n'eût point convié[2] ; que, nonobstant tout cela, s'il me vouloit promettre et me tenir sa parole de n'aller point à ce sacre, je lui donnois la mienne[3] d'y aller, moi, et d'y demeurer tout du long, quelque horreur que j'en eusse et quelque blessé que je fusse de ce que cela feroit sûrement débiter que ce trait de courtisan étoit pour me raccommoder avec lui, moi si éloigné d'une pareille misère et qui osois me vanter, puisqu'il le falloit aujourd'hui, d'avoir jusqu'à ce moment conservé chèrement toute ma vie mon pucelage[4] entier sur les bassesses. Ce propos, vivement prononcé et encore plus librement et plus énergiquement étendu, fut écouté d'un bout à l'autre. Je fus surpris qu'il me dit que j'avois raison, que je lui ouvrois les yeux, plus encore qu'il m'embrassa, me dit que je lui parlois en véritable ami, et qu'il me donnoit sa parole et me la tiendroit de n'y point aller. Nous nous séparâmes là-dessus, moi le confirmant encore, lui promettant de nou-

1. Les mots *n'obscurciroit en* remplacent en interligne *ne changeroit*, biffé à cause de la répétition.
2. Déjà dit ci-dessus, p. 196.
3. *La mienne* est en interligne, au-dessus de *moy ma parole*, biffé.
4. Mot déjà employé, dans le même sens figuré, au tome XVII, p. 301.

veau que j'irois, et lui me remerciant de cet effort. Il n'eut nulle impatience, nulle envie que je m'en allasse ; car je le connoissois bien, et je l'examinois jusqu'au fond de l'âme, et ce fut moi qui le quittai, bien content de l'avoir détourné d'une si honteuse démarche et si extraordinaire. Qui n'eût dit qu'il ne m'eût tenu parole ? car on va voir qu'il le vouloit ; mais voici ce qui arriva.

Quoique je me crusse bien assuré là-dessus, néanmoins la facilité et l'extrême foiblesse du prince, et l'empire sur lui et l'orgueil de l'abbé Dubois, m'engagèrent à prendre le plus sûr avant d'aller au sacre. J'envoyai aux nouvelles le lendemain matin au Palais-Royal, et cependant je fis tenir mon carrosse tout prêt pour tenir ma parole. Mais je fus bien confus, quelque accoutumé que je fusse aux misères de M. le duc d'Orléans, quand celui que j'avois envoyé voir ce qui se passoit revint et me rapporta qu'il venoit de voir M. le duc d'Orléans monter dans son carrosse et, environné de toute la pompe des rares jours de cérémonie, partir pour aller au sacre. Je fis ôter mes chevaux, et m'enfonçai dans mon cabinet.

Le surlendemain, j'appris par un coucheur[1] favori de Mme de Parabère[2], qui étoit lors la régnante, mais qui n'étoit pas fidèle, que, étant couchée la nuit qui précéda le sacre avec M. le duc d'Orléans, au Palais-Royal, entre deux draps, ce qui n'arrivoit guères ainsi dans la chambre et le lit de M. le duc d'Orléans, mais presque toujours chez elle[3], il s'étoit avisé de lui parler de moi avec éloge, que je ne rapporterai pas, et avec sentiment sur mon amitié pour lui, et que, plein de ce que je lui venois de représenter, il n'iroit point au sacre, dont il me savoit le meil-

1. L'*Académie* ne connaissait ce mot que dans les locutions *bon coucheur, mauvais coucheur*.

2. Marie-Madeleine de la Vieuville : tome XXI, p. 326.

3. Mme de Parabère ni son mari n'appartenant pas à la maison du duc d'Orléans ni à celle de la duchesse, elle n'avait pas de logement au Palais-Royal.

leur gré du monde. La Parabère me loua, convint que j'avois raison ; mais sa conclusion fut qu'il iroit. M. le duc d'Orléans, surpris, lui dit qu'elle étoit donc folle. « Folle, soit, répondit-elle ; mais vous irez. — Et moi, reprit-il, je te[1] dis que je n'irai pas. — Si, vous dis-je, dit-elle, et vous irez. — Mais, reprit-il, cela est admirable : tu dis que M. de Saint-Simon a raison, et au bout pourquoi donc y irois-je ? — Parce que je le veux, dit-elle. — En voici d'une autre, répliqua-t-il, et pourquoi veux-tu que j'y aille ? Quelle folie est-ce là ? — Pourquoi ? dit-elle, parce que. — Ho ! parce que, répondit-il ; parce que, ce n'est pas là parler ; dis donc pourquoi, si tu peux. » Après quelque dispute : « Voulez-vous donc absolument le savoir ? c'est que vous n'ignorez pas que l'abbé Dubois et moi[2] avons eu, il n'y a pas quatre jours, maille à partie[3] ensemble, et qui n'est pas encore bien finie. C'est un diable qui furette tout ; il saura que nous avons couché ici cette nuit ensemble. Si demain vous n'allez pas à son sacre, il ne manquera pas de croire que c'est moi qui vous en ai empêché ; rien ne le lui pourra ôter de la tête ; il ne me le pardonnera pas ; il me fera cent tracasseries et cent noirceurs auprès de vous, et finira promptement par nous brouiller. Or c'est ce que je ne veux pas, et c'est pour cela que je veux que vous alliez à son sacre, quoique M. de Saint-Simon ait raison. » Là-dessus, débat assez foible, puis résolution et promesse d'aller au sacre, qui fut bien fidélement exécutée.

La nuit suivante, la Parabère coucha chez elle avec son

1. Avant *te*, Saint-Simon a biffé *n'iray pas*.
2. Les mots *et moy* sont ajoutés en interligne.
3. Il y a bien *maille à partie* dans le manuscrit de Saint-Simon ; mais ce doit être une erreur pour *maille à partir*, locution que donnait l'*Académie* en l'appliquant aux personnes qui ont eu quelque différend entre elles. Ce dictionnaire remarquait à ce propos que le verbe *partir* au sens de partager n'était plus usité que dans cette locution. Nous avons rencontré *maille*, petite pièce de monnaie, dans l'expression *sans sou ni maille*, au tome XXIII, p. 36.

greluchon[1], à qui elle raconta cette histoire, tant elle la trouvoit plaisante. Par cette même raison, le greluchon la rendit à Biron, qui le soir même me la conta. Je déplorai avec lui les chaînes du Régent, à qui je n'ai jamais parlé depuis de ce sacre, ni lui à moi; mais il fut après bien honteux et bien embarrassé avec moi. Je n'ai point su s'il poussa la foiblesse jusqu'à conter à l'abbé Dubois ce que je lui avois dit pour l'empêcher d'aller à son sacre, ou s'il en fut informé par la Parabère, pour se faire un mérite auprès de lui d'avoir fait changer M. le duc d'Orléans là-dessus et faire montre de son crédit; mais il en fut très parfaitement informé et ne me l'a jamais pardonné, et j'ai su depuis par Belle-Isle qu'il avoit dit à M. le Blanc et à lui que, de toutes les contradictions que je lui avois fait essuyer, même du danger pressant où je l'avois mis[2] quelquefois, rien ne l'avoit si profondément touché et blessé, et jusqu'au fond de l'âme, que d'avoir voulu empêcher M. le duc d'Orléans d'assister à son sacre, duquel il est maintenant temps de parler[3].

Sacre de l'abbé Dubois par le cardinal de Rohan.

Tout y parut également superbe, et choisi pour faire éclater la faveur démesurée d'un ministre éperdu d'orgueil et d'ambition sans bornes, la servitude la plus publique et la plus démesurée où il avoit réduit son maître, et l'audace effrénée de s'en parer en la manifestant aux yeux de toute la France avec le plus grand éclat, et de là à ceux de toute l'Europe, à qui il vouloit apprendre de la manière la plus éclatante[4] que lui étoit entièrement le maître de la

1. Le *Dictionnaire de l'Académie* a admis ce mot dans l'édition de 1762 : « Mot familier et libre, qui désigne l'amant aimé et favorisé secrètement par une femme qui se fait payer par d'autres. » Il a été supprimé dans la dernière édition. Le *Littré* en cite plusieurs exemples du dix-huitième siècle.

2. *Mis*, oublié, a été ajouté en interligne.

3. Saint-Simon raconta plus tard cette anecdote au duc de Luynes, qui l'a résumée dans ses *Mémoires* (tome II, p. 186-187) ; elle est aussi dans ceux de Duclos (p. 561) ; mais il l'a prise dans notre auteur.

4. L'adjectif *éclatante* remplace en interligne *démesurée*, biffé.

France, soit pour le dedans, soit pour le dehors, sous un nom qui n'étoit qu'une vaine écorce, et qu'à lui seul il falloit s'adresser pour quelque grâce et pour quelque affaire que ce fût, comme à l'unique dispensateur et au seul véritable arbitre[1] de toutes choses en France. Le Val-de-Grâce fut choisi pour y faire le sacre, comme étant un monastère royal le plus magnifique de Paris, et l'église la plus singulière[2]. Le cardinal de Rohan, ravi de faire contre en tout au cardinal de Noailles et de profiter du refus qu'il avoit fait à l'abbé Dubois de lui permettre d'être ordonné dans son diocèse, saisit un si précieux moment de faire bien sa cour au Régent, et de s'attacher son ministre, en s'empressant pour faire la cérémonie. En effet un cardinal de sa naissance, évêque de Strasbourg, et brillant de toutes sortes d'avantages, étoit un consécrateur fort au-dessus de tous ceux que l'abbé Dubois auroit pu desirer. Il n'y a guères en fait d'honneur que la première démarche de chère ; Rohan avoit franchi le saut[3] quand, à la persuasion intéressée du maréchal de Tallard, comme on l'a vu ici en son lieu[4], il subit la loi que lui fit le P. Tellier pour le faire grand aumônier, et se livra, contre le cardinal de Noailles, ses propres lumières et la vérité à lui parfaitement connue et reconnue, à toutes les scélératesses et à toutes les violences dont ce terrible jésuite le rendit son ministre, et que l'intérêt et l'orgueil d'être chef de parti et de n'en abandonner pas l'honneur et le profit au cardi-

1. *Arbitre* ajouté en interligne.

2. Il a été parlé de ce célèbre couvent et de sa construction par Anne d'Autriche dès notre tome I, p. 128 et 189. — Sur le sacre de Dubois, le 9 juin, voyez la *Gazette*, p. 288, le *Mercure* de juin, p. 173, le *Journal de Buvat*, tome II, p. 98, ceux *de Dangeau*, p. 300, et de *Barbier*, tome I, p. 39, les *Mémoires de Mathieu Marais*, tome I, p. 275-277, qui donnent le texte du billet d'invitation, et la *Gazette d'Amsterdam*, n° XLIX.

3. On a rencontré déjà *faire le saut*, et *franchir le saut*, dans le même sens, au tome XXXV, p. 117 et 308.

4. Tome XXIII, p. 396-407.

nal de Bissy, lui fit continuer depuis en premier[1]. Avec le revêtement constant d'un tel personnage[2], il ne falloit pas s'attendre qu'aucune considération de honte ni d'infamie retînt le cardinal de Rohan d'une si étrange prostitution, moins encore que sa conscience l'arrêtât un moment sur le sacrilége dont il alloit se rendre le ministre. L'abbé Dubois fut donc comblé de l'honneur qu'il lui voulut bien faire; M. le duc d'Orléans témoigna au cardinal toute la part qu'il y prenoit, et Rohan, charmé des espérances qu'il conçut de ce grand trait de politique, plus sensibles pour sa maison que pour sa cause, laquelle ne fut jamais que pour servir aux avantages de l'autre, se rit de tous les discours, du bruit, de l'improbation générale et nullement retenue que cette fonction excita, et qu'il ne regarda que comme des raisons de plus et des fondements d'augmentation à ses espérances pour tout ce qu'il pouvoit desirer d'un homme tout-puissant, pour l'amour duquel il [se] livroit à tant d'opprobres.

A l'égard des deux évêques assistants, Nantes y avoit un tel droit par l'ordination qu'il avoit osé donner à l'abbé Dubois[3], qu'il n'y avoit pas moyen de lui préférer personne. Pour l'autre assistant, Dubois crut en devoir chercher un dont la vie et la conduite pût être en contre-poids. Il voulut Massillon, célèbre prêtre de l'Oratoire, que sa vertu, son savoir, ses grands talents pour la chaire, avoient fait évêque de Clermont[4], parce qu'il en passoit quelquefois, quoique rarement, quelque bon parmi le grand nombre des autres qu'on faisoit évêques. Massillon, au pied du mur, étourdi, sans ressources étrangères, sentit l'indignité de ce qui lui étoit proposé, balbutia, n'osa refuser. Mais qu'eût pu faire un homme aussi mince, selon le siècle, vis-à-vis d'un régent, de son ministre et du cardinal de Rohan? Il fut blâmé néanmoins, et beaucoup,

1. *Premier* est en interligne, au-dessus de *chef*, biffé.
2. C'est-à-dire, étant habitué à faire un personnage de cette sorte.
3. Ci-dessus, p. 193. — 4. Notre tome XXXVI, p. 39.

dans le monde, surtout des gens de bien de tout parti, car en ce point l'excès du scandale les avoit réunis. Les plus raisonnables, qui ne laissèrent pas de se trouver en nombre, se contentèrent de le plaindre, et on convint enfin assez généralement d'une sorte d'impossibilité de s'en dispenser et de refuser[1].

L'église fut superbement parée, toute la France invitée ; personne n'osa hasarder de ne s'y pas montrer, et tout ce qui le put pendant toute la cérémonie. Il y eut des tribunes à jalousies[2] préparées pour les ambassadeurs et autres ministres protestants. Il y en eut une autre plus magnifique pour M. le duc d'Orléans et M. le duc de Chartres, qu'il y mena. Il y en eut pour les dames, et, comme M. le duc d'Orléans entra par le monastère, et que sa tribune se trouva au-dedans, il fut ouvert à tous venants, tellement que le dehors et le dedans fut rempli de rafraîchissements de toutes les sortes, et d'officiers qui les faisoient et les distribuoient avec profusion. Ce désordre continua tout le reste du jour, par le grand nombre de tables qui furent servies dehors et dedans pour tout le subalterne de la fête et pour tout ce qui s'y voulut fourrer[3]. Les premiers gentilshommes de la chambre de M. le duc d'Orléans et ses premiers officiers firent les honneurs de la cérémonie, placèrent les gens distingués, les reçurent, les conduisirent, et d'autres de ses officiers prirent le même soin[4] à l'égard des gens moins considérables, tandis que tout le

1. Duclos (*Mémoires*, édition Michaud, p. 562) excuse aussi Massillon. Voyez l'article de M. Gazier *Massillon consécrateur de Dubois* dans la *Revue politique et littéraire* du 4 décembre 1875, qui est dans le même esprit, et les *Mémoires secrets de Dubois*, publiés par M. de Sevelinges, tome II, p. 400 et suivantes. Au contraire l'abbé Dorsanne dans son Journal flétrit énergiquement la conduite de l'évêque de Clermont.

2. « *Jalousie* signifie aussi un treillis de bois ou de fer, au travers duquel on voit sans être vu » (*Académie*, 1718).

3. La *Gazette d'Amsterdam*, n° XLIX, fait mention de ces tables servies au couvent même.

4. Il y a *les mesme soin* dans le manuscrit.

guet et toute la police étoit occupée à faire aborder, ranger, sortir les carrosses sans nombre avec tout l'ordre et la commodité possible. Pendant le sacre, qui fut peu décent de la part du consacré et des spectateurs, surtout en sortant de la cérémonie, M. le duc d'Orléans témoigna sa satisfaction à ce qu'il trouva sous sa main de gens considérables de la peine qu'ils avoient prise, et s'en alla dîner à Asnières avec Mme de Parabère[1], bien contente de l'avoir fait aller au sacre, qu'il vit, et à ce qu'on lui imposa peut-être trop véritablement, qu'il vit, dis-je, peu décemment depuis le commencement jusqu'à la fin. Tous les prélats, les abbés distingués, et quantité de laïques considérables furent invités pendant la cérémonie par les premiers officiers de M. le duc d'Orléans à dîner au Palais-Royal. Les mêmes firent les honneurs du festin, qui fut servi avec la plus splendide abondance et délicatesse, et apprêté et servi par les officiers de M. le duc d'Orléans et à ses dépens[2]. Il y eut deux tables de trente couverts chacune dans une grande pièce du grand appartement, qui furent remplies de ce qu'il y avoit de plus considérable à Paris, et plusieurs autres tables également bien servies en d'autres pièces voisines pour des gens moins distingués[3]. M. le duc d'Orléans donna au nouvel archevêque un diamant de grand prix pour lui servir d'anneau[4]. Toute cette journée fut livrée[5] à cette sorte de triomphe, qui n'attira pas l'approbation des hommes ni la bénédiction de Dieu[6]. Je n'en vis pas la

1. Mme de Parabère avait acheté une maison de campagne dans cette localité en 1719, probablement des libéralités du Régent (E. Périer, *Notes sur Asnières*, p. 3).

2. Ces quatre mots ont été ajoutés en interligne.

3. Tous les récits du sacre (ci-dessus, p. 202, note 2) parlent de ce festin.

4. On l'estimait à cent mille livres, d'après la *Gazette d'Amsterdam*, n° LI.

5. *Livrée* est en interligne, au-dessus de *donnée*, biffé.

6. Le comte de Seilhac (*L'abbé Dubois*, tome II, p. 79-80) cite quelques-uns des pamphlets et libelles qui coururent à cette occasion.

moindre chose, et jamais M. le duc d'Orléans et moi ne nous en sommes parlé[1].

Les Anglois opposés au roi Georges ou Jacobites chassés de France à son de trompe. [Add. SᵗS. 1652]

Dans le même temps que Dubois fut nommé à l'archevêché de Cambray[2], on publia à son de trompe une ordonnance pour faire sortir en huit jours de toutes les terres de l'obéissance du Roi tous les étrangers rebelles, qui en conséquence furent recherchés et punis avec la dernière rigueur[3]. Ces étrangers rebelles n'étoient autres que des Anglois, et ce fut un des effets du voyage à Paris du comte Stanhope[4] ; ce ne fut que l'exécution, jusqu'alors tacitement suspendue, d'une clause infâme du traité fait par Dubois avec l'Angleterre, qui y gagnoit tout, et la France rien, rien[5] que la plus dangereuse ignominie.

1. Il faut remarquer ici que la disgrâce du garde des sceaux d'Argenson, que Saint-Simon ne racontera que beaucoup plus loin, p. 332, se produisit deux jours avant le sacre de Dubois, 7 juin, et que la déconfiture du Système de Law était alors imminente.

2. Dans le temps de la nomination (février) et non pas à l'époque du sacre qui vient d'être raconté.

3. *Dangeau*, p. 243. L'ordonnance, du 7 février, débute ainsi : « Sa Majesté s'étant fait représenter l'article 3 du traité conclu à la Haye le 4 janvier 1717 entre Elle, le roi de la Grande-Bretagne et les États-Généraux des Provinces-Unies, et le quatrième article du traité conclu à Londres, le 2 août 1718, entre Elle, l'Empereur et le roi de la Grande-Bretagne, lesquels articles portent entre autres choses la promesse de ne donner asile dans son royaume à aucuns des sujets des puissances contractantes qui auroient été déclarés rebelles, même de les faire sortir des terres de son obéissance dans l'espace de huit jours après que la réquisition en aura été faite,.... ». L'exemplaire imprimé qui en existe aux Archives nationales, carton AD + 757, est contresigné par le nouveau lieutenant général de police, comte d'Argenson, et suivi de cette mention : « L'ordonnance ci-dessus a été lue et publiée à haute et intelligible voix, à son de trompe et cri public, en tous les lieux ordinaires et accoutumés, par moi Marc-Antoine Pasquier, juré crieur ordinaire du Roi en la ville, prévôté et vicomté de Paris,.... le 28 février 1720, à ce que personne n'en prétende cause d'ignorance, et affichée ledit jour ès dits lieux. »

4. Ci-dessus, p. 160.

5. Saint-Simon avait d'abord écrit *qui y gagnoit et la France rien* ; il a ajouté en interligne *tout* et le second *rien*.

Les François, depuis la révocation de l'édit de Nantes réfugiés en Angleterre, ne pouvoient donner la plus légère inquiétude en France[1], où personne n'avoit droit à la couronne que celui qui la portoit, et sa maison d'aîné mâle en aîné, et le réciproque stipulé par ce même traité ne pouvoit avoir d'application aux François, dont pas un n'étoit rebelle, ni opposé à la maison régnante. Ce réciproque n'étoit donc qu'un voile, ou plutôt une toile d'araignée pour faire passer, non l'intérêt des Anglois, mais celui du roi d'Angleterre et de ses ministres, qui craignoient jusqu'à l'ombre du véritable et légitime roi, bien que confiné à Rome, et des Anglois de son parti ou qui par mécontentement favorisoient ce parti sans se soucier du parti même. La cour sentoit que, quelque éloignement qu'eût toute la nation angloise de revoir sur le trône le fils d'un[2] roi catholique qu'elle avoit chassé, d'un roi qui avoit attaqué tous leurs privilèges, un roi élevé en France, qui y avoit pris les leçons du roi son père, qui y avoit été nourri au milieu de l'exercice le plus constant et le moins contredit du pouvoir plus qu'absolu, la nation toutefois ne desiroit pas l'extinction de sa famille, sentoit la justice de son droit, vouloit y trouver un appui, et de quoi montrer sans cesse à la maison d'Hanovre que son élévation sur le trône n'étoit que l'ouvrage de sa volonté, qui également la[3] pouvoit chasser, et bien plus justement qu'elle n'avoit ôté la couronne aux Stuarts, et tenir ainsi en bride perpétuelle le roi Georges, sa famille et ses ministres. La position de la France à l'égard de l'Angleterre les inquiétoit sans cesse sur les Jacobites qui s'y étoient réfugiés par la facilité de leurs commerces et de leurs intelligences en Angleterre, et par la facilité d'y passer promptement. Quelque honteuses preuves qu'eût le gouvernement d'Angleterre de

1. Les mots *en Fr.* sont aussi en interligne dans le manuscrit.

2. Les mots *le fils d'* ont été ajoutés après coup en interligne, et la suite de la phrase a été corrigée en conséquence de cette modification.

3. Il y a *le* dans le manuscrit.

l'abandon de celui de France à ses volontés, depuis que Dubois en étoit devenu l'arbitre unique, ces habiles ministres sentoient combien cette conduite étoit personnelle; qu'elle ne tenoit qu'au desir de la pourpre, que Dubois espéroit du crédit du roi Georges auprès de l'Empereur, qui, en effet, pouvoit tout à Rome; que cette conduite étoit essentiellement contraire à l'intérêt de la France et singulièrement odieuse à toute la nation françoise, grands et petits; conséquemment qu'elle pouvoit facilement changer, et qu'il étoit de l'intérêt le plus pressant de la maison d'Hanovre et de ses ministres de profiter de leur situation présente avec la France pour la mettre à jamais, autant qu'il étoit possible, hors de moyens de troubler l'Angleterre, d'y favoriser utilement les Jacobites, encore plus d'y faire des partis et quelque invasion en faveur des Stuarts. Pour arriver à ce point, il falloit deux choses, s'ôter toute inquiétude à l'égard de la France en la dépouillant de tous ceux qui leur en pourroient donner, et ruiner en Angleterre tout crédit et toute confiance en la France par la rendre conjointement avec eux la persécutrice publique et déclarée du ministère de la reine Anne, et de tout ce parti qui seul avoit sauvé la France des plus profonds malheurs par la paix particulière de Londres, la séparation de l'Angleterre d'avec ses alliés, enfin par la paix d'Utrecht, dont la reine Anne s'étoit rendue la dictatrice[1] et la maîtresse, et qui avoit sauvé la France au moment qu'elle alloit être envahie, et la couronne d'Espagne à Philippe V à l'instant qu'il l'alloit perdre sans la pouvoir sauver. Le ministère du roi Georges avoit voulu faire sauter les têtes de ce ministère précédent[2], précisément pour avoir fait la paix de Londres et forcé les alliés aux conditions de celle d'Utrecht, et n'avoit cessé depuis de persécuter ce parti avec la dernière fureur. Mettre la France de moitié de

1. Mot déjà rencontré dans le tome XII, p. 92 et 436.
2. Tomes XXVI, p. 185-186, et XXXIV, p. 319.

cette persécution effective d'un parti à qui elle devoit si publiquement et si récemment son salut et la conservation de la couronne d'Espagne à Philippe, par complaisance pour le parti opposé, qui ne respira jamais que sa ruine radicale, et qui étoit parvenu à y toucher, c'étoit couvrir la France d'une infamie éternelle à tous égards, et la perdre tellement d'honneur, de réputation, de confiance en Angleterre; c'étoit opérer[1] que le parti qu'elle contribuoit à y accabler, en reconnoissance d'en avoir été sauvée elle-même; qu'une démarche si contraire à tout honneur, pudeur et intérêt, lui aliènerоit à jamais ce parti, qui l'avoit sauvée, avec plus de rage que n'en pouvoit avoir le parti régnant, qui l'avoit voulu perdre, qui pour trouver la France si déplorablement complaisante, ne l'en haïssoit pas moins, et qui par là trouvoit le moyen de la mettre hors d'état d'en recevoir aucune inquiétude, sans toutefois avoir acheté une démarche si destructive de tout intérêt et de tout honneur, par le plus léger service, par la plus légère apparence de refroidissement avec ses alliés, que la France devoit toujours regarder comme véritables ennemis, par la plus petite justice à l'égard de l'Espagne, par la moindre reconnoissance de la servitude par laquelle nous avions, pour leur complaire, laissé volontairement et si préjudiciablement éteindre[2] et anéantir notre marine, en un mot, rien autre que d'avoir reconnu le pouvoir sans bornes de l'abbé Dubois sur son maître, et d'en savoir profiter pour en tirer tout, en lui faisant espérer le chapeau.

Je n'avois rien celé de tout cela à M. le duc d'Orléans, dès le premier traité où cette infamie fut stipulée. On a vu en son lieu[3] combien je m'y opposai dans son cabinet,

1. Les mots *c'estoit opérer* ont été ajoutés après coup en interligne. Toute cette phrase est d'ailleurs incomplète et incorrecte, et si embrouillée que le sens précis en est difficilement intelligible.

2. Avant *esteindre* il a biffé *laissé*, répété par inadvertance.

3. Voyez le tome XXXI, p. 43-45, où il n'avait pas donné les détails qui vont suivre.

et depuis au conseil de régence; je n'oubliai aucune des raisons qu'on vient de voir; je les paraphrasai le plus fortement encore. Le maréchal d'Huxelles, le maréchal d'Estrées, plusieurs autres, qui n'osèrent traiter la matière qu'en tremblant, ne laissèrent pas de laisser voir ce qu'ils en pensoient; Torcy même, dont ces deux paix de Londres et d'Utrecht étoient[1] l'ouvrage, s'éleva plus que sa douceur et sa timidité naturelle ne le lui permettoient; tout cela ne changea point l'article du traité, mais en suspendit l'effet. Le gouvernement d'Angleterre y consentit, peut-être tacitement informé de la révolte des esprits et du murmure général; mais les temps étoient venus de ne plus rien ménager. L'affaire du Parlement, puis la conspiration du duc du Maine découverte et finie, la paix d'Espagne faite, l'abbé Dubois plus maître que jamais, ses amis les Anglois le sommèrent de sa parole. Il fallut bien la tenir dans la vue plus prochaine de la pourpre; la proscription effective fut accordée et publiée sans qu'il me fût possible ni à personne de l'empêcher. Les cris publics et l'horreur qui en fut généralement marquée n'en causa aucun repentir[2]; ce ne fut qu'un sacrifice de plus que

1. Il y a *estoit*, au singulier, dans le manuscrit.

2. On voit par les lettres de Dubois publiées par L. de Sévelinges (*Mémoires secrets de Dubois*, 1814) qu'il était loin de se repentir. En toutes circonstances il tenait tête au déchaînement de l'opinion avec une audace cynique. « Il circule, écrivait-il (tome II, p. 403), des noëls, des pasquinades, des calottes; la voix publique les attribue à cinquante personnages à la fois. Pour témoigner une bonne fois à tous ces chansonniers, bons ou mauvais, à quel point je me moquois de leurs lardons, j'ai rassemblé avant-hier chez moi à peu près tout ce que nous comptions à Paris de gens sachant rimer. Je leur ai fait très bonne mine; je les ai fait jaser. Sans avoir l'air d'y songer, j'ai amené la conversation sur les satires du jour. Un de mes secrétaires a apporté des copies des plus méchantes drôleries qui aient été faites contre moi. J'en ai lu des phrases. Nos gens se regardoient et ne savoient trop quelle contenance faire. « Ma foi! Messieurs, « me suis-je écrié, tout charmants que soient ces vers, ne trouvez pas « plus de sens et de bon goût dans ceux-ci, qui me sont restés dans la

Dubois eut à présenter à la cour de Londres pour accélérer sa pourpre, qui ne fut pas plus goûté par tous les Anglois de tous partis, hors celui des ministres, qu'il le fut en France, et on peut ajouter dans tout le reste de l'Europe, qui nous en méprisa, tandis que le gros de l'Angleterre nous en détesta ouvertement, et[1] que le parti de leur ministère se moqua de notre misérable facilité.

Politique terrible de la cour de Rome sur le cardinalat.

Le roi d'Espagne[2], qui avoit tant fait et laissé faire de choses en son nom, et avec tant de persévérance, pour élever Alberoni à la pourpre, en fit de plus étranges pour l'en faire priver. Il n'y eut point d'instances qu'il n'en fît faire au Pape, qu'il ne lui en fît de sa main, et pour l'engager encore de l'enfermer au château Saint-Ange, s'il entroit dans l'État ecclésiastique. Peu content du succès de tant de démarches, et si empressées, il profita de la paix qu'il venoit de faire avec le Roi et avec l'Empereur, pour les presser de joindre leurs plus fortes démarches et leurs offices les plus vifs aux siens, auprès du Pape, pour en obtenir cette privation du chapeau; mais cela fut éludé à Rome[3], où on obtiendroit plutôt une douzaine de

« mémoire, quoique je ne sois pas du métier? » Et je me suis mis à déclamer :

> Eh! qui de sa vertu reçut toujours le prix?
> Il est chez les François de ces sombres esprits,
> Censeurs extravagants d'un sage ministère,
> Incapables de tout, à qui rien ne peut plaire, etc.

Je n'en étois pas au second vers que vous eussiez vu le jeune Arouet, qui jusque là s'étoit tenu dans un coin avec Fontenelle, fendre la foule à coups de coude et se planter devant moi avec ses yeux d'aigle, comme pour me dire : « Eh! parbleu! Monseigneur, n'est-ce pas moi qui les « ai faits, ces beaux vers-là? » N'oublions jamais ce que disoit le cardinal Mazarin : Il faut savoir rire et chanter avec les François. »

1. Ce dernier membre de phrase a été ajouté après coup dans le blanc resté à la fin du paragraphe, et sur la marge du manuscrit.

2. Les mots *d'Espagne*, oubliés, sont en interligne.

3. On a vu ci-dessus, p. 96, l'arrestation du cardinal par les Génois à l'invitation du pape, puis sa mise en liberté et sa retraite secrète. Clément XI avait nommé une congrégation pour s'occuper de

chapeaux à la fois, quelque chère et difficile que soit cette marchandise, car c'en est une en effet, que la privation d'un seul; [c'est] la politique romaine[1]. Cette cour, qui a élevé si haut cette dignité si vuide de sa nature, et qui, à force de la revêtir et de la décorer des dépouilles des plus hautes dignités sacrées et profanes, sans être elle-même d'aucun de ces deux genres, est parvenue avec tout l'art de sa politique à en faire l'appui de sa grandeur, en fascinant le monde de chimères, qui à la fin sont devenues l'objet de l'ambition de toutes les nations, par les richesses, les honneurs, les rangs et le solide dont elles se sont réalisées, et, de là, montant toujours, cette pourpre est arrivée à rendre inviolable les crimes les plus atroces et les félonies les plus horribles de ceux qui en sont revêtus[2]. C'est le point le

son affaire; elle eut plusieurs réunions, mais elle n'aboutit à aucun résultat (*Gazette*, 1720, p. 307, 331, 343, 379, 391, 476 et 536; *Mercure* de juillet, p. 110, et d'août, p. 170; *Gazette d'Amsterdam*, nos LII, LIV, LVI, LX, etc., Extraordinaires LXXIV et LXXVIII, no LXXXVIII). Dès le 20 mars, Alberoni avait envoyé au cardinal Paulucci une lettre justificative qui a été publiée dans la *Biographie générale* de Didot, tome I, col. 552-558, d'après une copie conservée dans le manuscrit 4780 de la bibliothèque de l'Arsenal, où se trouvent aussi d'autres lettres relatives à cette affaire. Alf. Professione a publié à Turin en 1898 *Il ministerio in Spagna e il processo del cardinale Giulio Alberoni*; voyez aussi la *Relazione* du British Museum, indiquée ci-dessus p. 96, note 1, et le manuscrit italien no 48 de la Bibliothèque nationale. On trouvera ci-après, à l'appendice IV, une lettre du P. Daubenton au Pape, inspirée certainement par Philippe V, et une autre du Régent, toutes deux relatives aux poursuites contre le cardinal; nous n'avons pas trouvé au Dépôt des affaires étrangères de lettre de Philippe V à Louis XV ou au Régent contre Alberoni. Cependant Saint-Simon a dû savoir cela par le conseil de régence.

1. Les trois mots qui précèdent, qui se trouvent dans le manuscrit entre deux points, avaient été supprimés dans les précédentes éditions comme n'ayant pas de sens. Nous croyons devoir les rétablir dans le texte, en les faisant précéder d'un verbe explicatif, omis peut-être par mégarde par Saint-Simon.

2. Tout cela, et ce qui va suivre, a été déjà dit avec moins de développement dans nos tomes IX, p. 27, XX, p. 38-39, XXII, p. 22, XXXII, p. 24-25, et ci-dessus, p. 97.

plus cher et le plus appuyé des usurpations de leurs privilèges, parce que c'est celui qui est le plus important à l'orgueil et à l'intérêt de Rome, qui se sert de l'espérance du chapeau pour dominer toutes les cours catholiques, qui, par ce chapeau, soustrait les sujets à leurs rois, à tous juges pour quoi que ce puisse être, qui domine tous les clergés, qui est seule juge et la souveraine de ces chapeaux rouges, qui leur fait tout entreprendre et brasser impunément, et qui se trouve par là si intéressée à soutenir leur impunité, qu'elle ne peut se résoudre à y faire la moindre brèche en chose dont le fond ne l'intéresse point, comme les crimes qui lui sont étrangers, même ceux qui ont offensé les papes, comme Alberoni avoit fait avec si peu de ménagement tant de fois, de peur que la privation du chapeau devînt et pût passer en exemple, et privât les papes des pernicieux usages qu'ils ont si souvent faits des cardinaux, que la vue de pouvoir être dépouillés de la pourpre arrêteroit en beaucoup d'occasions. Ce raisonnement est tellement celui de la cour de Rome, qu'on a vu des papes faire tuer, noyer, empoisonner des cardinaux, plutôt que leur ôter le chapeau. Les Caraffes, les Colonnes[1], et bien d'autres, en sont des exemples dont l'histoire n'est point contestée; on n'en voit point de privation du chapeau; car on ne peut pas compter pour tels les temps de schismes, et ce que les papes et les antipapes faisoient contre les cardinaux les uns des autres. Ainsi le roi d'Espagne, heurtant ainsi la partie la plus sensible et la plus essentielle de l'intérêt des papes et de la cour de

1. Saint-Simon fait allusion à Charles Caraffa, neveu du pape Paul IV, qui le créa cardinal en 1555; sous le pontificat de Pie IV, il fut traduit en justice avec son frère le duc de Paliano et étranglé en prison le 6 mars 1561. Quant aux cardinaux Colonna, nous n'en connaissons aucun qui soit mort de mort violente, et leur exemple vient plutôt à l'encontre de ce que dit notre auteur; car on voit à la fin du treizième siècle les cardinaux Pierre et Jacques Colonna privés de la pourpre par Boniface VIII, et Pompée Colonna subir le même traitement en 1526 de la part de Clément VII.

Rome, se donna vainement en spectacle de lutte et d'impuissance, contre un homme de la lie du peuple, pour l'élévation duquel il avoit tout épuisé, et qu'il ne put détruire. Tout ce que ses instances purent obtenir, encore aidées de la haine personnelle du Pape et de la cour de Rome contre[1] Alberoni, fut de le réduire à errer, souvent inconnu, jusqu'à la mort du Pape; alors l'intérêt des cardinaux l'appela au conclave où il entra comme triomphant, et est depuis demeuré en splendeur, ou à Rome, ou dans les différentes légations qu'il a obtenues[2]. Ces leçons sont grandes; elles sont fréquentes; elles sont bien importantes; elles n'en demeureront pas moins inutiles par l'ambition des plus accrédités auprès des rois, et la foiblesse des rois à leur procurer cette pourpre si fatale aux États, aux rois et à l'Église.

Plusieurs personnes moururent à peu près en ce même temps :

Mort de Mme de Lillebonne; 12000 # de pension qu'elle avoit donnée à Madame de

La comtesse de Lillebonne, qui avoit pris le nom depuis plusieurs années[3] de princesse de Lillebonne[4], mourut à quatre-vingt-deux ans[5]; elle étoit bâtarde de Charles IV, duc de Lorraine, si connu par ses innombrables perfidies, et de la comtesse de Cantecroix[6], et veuve du frère cadet du duc d'Elbeuf[7]. Il y a eu occasion

1. *Contre* remplace *pr* en interligne.

2. Suite des *Mémoires*, tome XVII de 1873, p. 223-225, qui se trouvera dans notre prochain volume.

3. Les mots *le nom* sont répétés ici, par mégarde, dans le manuscrit.

4. Anne de Lorraine-Vaudémont : tome I, p. 253. Dangeau lui donne le titre de princesse dès 1684 (*Journal*, tome I, p. 6) et les *Mémoires de Sourches* qualifient son mari de prince en 1691 (tome III, p. 346).

5. Elle mourut le 19 février (*Dangeau*, p. 236). La *Gazette* n'annonça sa mort que le 9 mars, p. 120, et ne lui donnait que quatre-vingts ans, ce qui est exact, puisqu'elle était née le 23 août 1639. Son testament olographe, daté du 7 mars 1694, avec des codiciles du 26 mai 1719, est au British Museum, ms. Addit. 29768, fol. 89-98.

6. Nos tomes IV, p. 336-336, et XV, p. 29-30.

7. François-Marie de Lorraine, mort en 1694 (tome I, p. 253), cadet du duc Charles III d'Elbeuf (tome II, p. 101).

Remiremont, sa fille. [Add. StS. 1653]

de parler ici d'elle quelquefois, et de la faire assez connoître pour n'avoir plus besoin de s'y étendre[1]. Avec beaucoup de vertu, de dignité, de toute bienséance, et non moins d'esprit et de manége[2], elle ne céda à aucun des Guises en cette ambition et cet esprit qui leur a été si terriblement propre, et eût été admise utilement pour eux aux plus profonds conseils de la Ligue. Aussi Mlle de Guise[3], le chevalier de Lorraine et elle n'avoient-ils été qu'un ; aussi donna-t-elle ce même esprit à Madame de Remiremont, sa fille aînée[4], et Mme d'Espinoy, sa cadette, y tourna, et y mit tout ce qu'elle en avoit. Cette perte fut infiniment sensible à ses deux filles, à Vaudémont, son frère de

1. Voyez particulièrement nos tomes IV, p. 336-337, V, p. 20-21, VI, p. 14-16, X, p. 226-227, XIV, p. 396-398, XV, p. 3-5, etc.

2. Madame (*Correspondance*, recueil Jæglé, tome I, p. 58) dit qu'elle et ses filles sont les seules personnes honnêtes et sincères de la maison de Lorraine. Après ce témoignage et ce que Saint-Simon vient de dire de sa vertu, que faut-il penser de ce passage d'une lettre de Mme de Thibergeau, née Brûlart de Sillery, à la princesse de Vaudémont, belle-sœur de Mme de Lillebonne, du 18 avril 1713 (Nantes, collection du Musée Dobré)? « J'ai supplié Mme la princesse de Lillebonne de savoir de vous, Madame, si vous aviez reçu la lettre que j'ai eu l'honneur de vous écrire sur son sujet, et j'ose prendre la liberté de vous le demander à vous-même ; car je serois au désespoir que cette lettre ne fût pas parvenue jusqu'à vous, puisque j'ai pu faire assez d'effort sur ma pudeur et sur le respect que je vous dois pour vous exposer les discours et les sentiments de la princesse votre belle-sœur dans leur naturel. J'eus l'honneur de la voir encore il y a peu de jours, et, quoiqu'il fût la veille de Pâques, je la trouvai dans les mêmes dispositions qu'elle m'avoit exposées il y a un mois. Les princesses ses filles et M. le cardinal de Rohan en sont dans un scandale terrible, et j'ai beaucoup d'impatience, Madame, de savoir ce que vous penserez là-dessus, et je vous supplie très humblement de vouloir bien m'honorer d'un mot de réponse sur ce grave sujet. »

3. Marie de Lorraine (tome II, p. 96).

4. Béatrix-Hiéronyme de Lorraine, dite Mlle de Lillebonne, abbesse de Remiremont depuis 1711 (tomes II, p. 184, et XXI, p. 271). Mlle de Guise, ci-dessus nommée, lui avait laissé trois cent mille livres par testament, et autant à sa sœur Espinoy (Archives nationales, X1A 8686, fol. 435).

même amour, encore plus dangereusement guisard, si faire se pouvoit. Aussi logeoient-ils tous ensemble à Paris, dans l'hôtel de Mayenne, ce temple de la ligue, où ils ont conservé ce cabinet appelé *de la Ligue,* sans y avoir rien changé[1], pour la vénération, pour ne pas dire le culte, d'un lieu où s'étoient tenus les plus secrets et les plus intimes conseils de la Ligue, dont la vue continuelle entretenoit leurs regrets et en ranimoit l'esprit, ce que prouvent les faits divers qui ont été rapportés d'eux en tant d'endroits de ces *Mémoires,* et tout le tissu de leur conduite; ainsi on ne leur prête rien. Mais, comme toute impunité, et au contraire toute considération, étoit devenue de si longue main leur plus constant apanage, la pension de douze mille livres qu'avoit Mme de Lillebonne fut donnée à Madame de Remiremont[2];

Mort et successeur du grand maître de Malte.

Le grand maître de Malte, Perellos y Roccafull, Espagnol de beaucoup de mérite[3], qui eut le frère du cardinal Zondodari pour successeur[4];

1. Voyez ce qui a été dit de l'hôtel de Mayenne et de la Chambre de la Ligue dans notre tome XV, p. 1-3, justement à propos des Vaudémont et des Lillebonne.

2. C'est à Dangeau que cette nouvelle est prise (p. 238). Mme de Lillebonne n'avait pas de fortune, et sa belle-sœur la princesse de Vaudémont lui avait constitué le 17 novembre 1709 une rente de dix mille livres (Archives nationales, Y 282, fol. 258).

3. Tome XXVI, p. 135. Il mourut le 10 janvier, à quatre-vingt-quatre ans et près de vingt-trois ans de règne; on ne sut la nouvelle à Rome que le 2 février et à Paris à la fin du mois (*Gazette,* p. 104; *Dangeau,* p. 244; *Mercure* d'avril, p. 56-64). L'inscription funéraire du tombeau qui lui fut élevé dans la chapelle Saint-Georges de l'église Saint-Jean à la Valette a été reproduite par L. de Mas-Lastrie d'après Caruana (*Archives des missions,* tome VI, p. 125). Un moulage de son buste à Malte est au musée de Versailles, nº 1325.

4. Nous connaissons le cardinal Antoine-Félix Zondodari, naguère nonce à Madrid (tome XVI, p. 411). Son frère, Marc-Antoine, né en 1659, avait été envoyé à Rome comme ambassadeur de Malte pour la seconde fois en avril 1713, puis nommé commandant général de la flotte. Il fut élu dès le 13 janvier, et mourut deux ans et demi plus

Mort et caractère du P. Cloche, général de l'ordre de Saint-Dominique. [*Add. StS. 1654*]

Le P. Cloche[1], depuis quarante ans[2] général de l'ordre de Saint-Dominique, avec la plus grande réputation et la considération à Rome la plus distinguée et la plus soutenue, et beaucoup d'autorité dans toutes les affaires, aimé, respecté, estimé et consulté par tous les papes et les cardinaux[3]. Il auroit été cent fois cardinal, s'il n'avoit pas été François et très bon François[4]. Il avoit été confesseur de mon père jusqu'à son départ pour l'Italie;

Mort de Fourilles; sa pension

Fourilles, aveugle, qui avoit beaucoup d'esprit et fort orné, et longtemps capitaine aux gardes[5], estimé et fort

tard, 16 juillet 1722. Le bailli de Mesmes, ambassadeur de Malte, vint donner part au Roi le 16 avril de la mort du grand maître Perellos et de l'élection de son successeur (*Gazette*, p. 116, 128 et 192; *Dangeau*, p. 244 et 269).

1. Jean-François, en religion Antonin Cloche, né à Saint-Sever le 16 janvier 1628, entra de bonne heure dans l'ordre de Saint-Dominique, professa la théologie, fut provincial de Paris et assistant des deux généraux Roccaberti et de Maurroy; il fut élu général de l'ordre, après la mort de ce dernier, le 1er juin 1686, et mourut à Rome le 25-26 février 1720; la *Gazette* (p. 140) lui donne à tort quatre-vingt-quatorze ans; il était le soixantième général de l'ordre. Sa vie a été écrite par le P. Antoine Touron, dans le tome VI de ses *Hommes illustres de l'ordre de Saint-Dominique*.

2. Le mot *ans* est en interligne. — En réalité, il n'était général que depuis moins de trente-quatre ans.

3. Voyez son court éloge dans la *Gazette* de 1720, p. 140. Il avait organisé des cours de théologie au couvent de la Minerve et fait construire la bibliothèque Casanata (*Gazette* de 1719, p. 595).

4. Le généralat de l'Ordre donnant la grandesse personnelle en Espagne, le P. Cloche se couvrit devant Philippe V à Naples le 30 avril 1702 (*Gazette* de 1702, p. 280; *Diario d'Ubilla*, p. 448). Les Dominicains étaient les confesseurs attitrés des rois d'Espagne; lorsque Philippe V monta sur le trône, il prit un jésuite, le P. Daubenton, et le P. Cloche en fut très mortifié et s'efforça de faire revenir le jeune roi aux habitudes de ses prédécesseurs: voyez à ce sujet les *Mémoires de Louville*, tome II, p. 64, 113-115, et un passage d'une lettre inédite du duc de Beauvillier à ce même Louville que nous donnerons plus loin, aux Additions et Corrections, et qui a été dénaturée dans ces Mémoires.

5. Henri de Chaumejan, marquis de Fourilles, nommé dès notre

donnée à sa veuve.

dans la bonne compagnie. Sa pension fut donnée à sa veuve[1], qui demeuroit pauvre avec des enfants[2], à l'un desquels on a vu ici que j'avois fait donner une abbaye sans les connoître[3];

Mort et caractère de Mme de la Hoguette.

Mme de la Hoguette, veuve d'un lieutenant général, sous-lieutenant des mousquetaires, mort aux précédentes guerres du feu Roi en Italie[4], qui étoit un fort galant homme et très estimé. Cette femme étoit fort riche, avare, dévote pharisaïque, toute merveilleuse[5], du plus prude maintien, et qui sentoit la profession de ce métier de fort loin, avec de l'esprit et de la vertu, si elle eût bien voulu n'imposer pas tant au monde; elle étoit très peu de chose[6], et toutefois merveilleusement glorieuse[7]. Son mari étoit neveu de la Hoguette, archevêque de Sens[8], si

tome I, p. 257; il mourut le 29 février (*Gazette*, p. 120; *Dangeau*, p. 244). Il demeurait tout près de notre auteur, dans une maison des Jacobins : notre tome XXXI, p. 14-15.

1. Elle s'appelait Marie-Claire Diedeman, et était fille du grand bailli des États de Lille. Son mari l'avait épousée par amour, si l'on en croit les *Mémoires de Sourches* (tome V, p. 100, note). Elle mourut vers 1740 dans une maison des Jacobins qu'elle habitait avec son fils l'abbé.

2. Outre l'abbé dont il va être parlé, Mme de Fourilles avait eu plusieurs fils : l'un d'eux, Henri, enseigne aux gardes françaises, était mort le 5 septembre 1713 (*Mercure* du mois, p. 50-52); un autre, Blaise de Chaumejan, marquis de Fourilles, lieutenant aux gardes françaises, mourut à Spire, le 13 juillet 1734, des suites d'une blessure.

3. Tome XXXI, p. 15.

4. Marie Bonneau de Rubelles, veuve de Charles Fortin, marquis de la Hoguette, tué à la Marsaille, qui ont figuré tous deux dans nos tomes I, p. 276, et VIII, p. 281. Elle mourut le 9 mars, à soixante-deux ans : *Dangeau*, p. 248.

5. Au sens d'étrange, extraordinaire, que donnait *l'Académie* pour le style familier.

6. Les Bonneau de Rubelles étaient « de fort riches bourgeois de Paris » (notre tome III, p. 70), et Mme de la Hoguette était nièce de la célèbre Mme de Miramion.

7. Comparez le portrait en deux lignes du tome VIII, p. 281.

8. Hardouin Fortin de la Hoguette : *ibidem*, p. 279 et suivantes, où a été racontée l'anecdote que Saint-Simon va rappeler.

estimé et si considéré sans le rechercher, et qui refusa l'ordre du Saint-Esprit avec une humilité si modeste, comme on l'a vu en son lieu ici. La fille unique de Mme de la Hoguette, qui avoit épousé Nangis[1], fut sa seule héritière, et avec beaucoup de patience et de vertu n'en fut pas plus heureuse ;

Mort de Mortagne, chevalier d'honneur de Madame.

Mortagne, officier général, qui s'étoit fait estimer dans la gendarmerie et dans le monde[2]. Il en a été parlé sur ses deux mariages, l'un et l'autre assez singuliers[3]. Il s'étoit fait chevalier d'honneur de Madame. C'étoit un fort honnête homme, mais de fort obscure naissance. Son père étoit un riche maître de forges de vers Liége, qui laissa à son fils un nom qui n'étoit pas à lui[4]. Il laissa une fille unique[5] et une veuve assez digne du duc de Montbazon mort enfermé à Liége, père de son père[6], dont la plupart de la postérité s'est sentie peu ou beaucoup.

Mort de Madame la Duchesse,

Madame la Duchesse, sœur de M. le prince de Conti et de Mlle de la Roche-sur-Yon[7], mourut le 21 mars[8] à Paris,

1. Marie-Marguerite Fortin de la Hoguette, mariée à Louis de Brichanteau en 1705 : tome XII, p. 3.

2. Antoine-François Gaspard de Colins, comte de Mortagne : tome V, p. 30. Il mourut le 25 mars, à cinquante-neuf ans et fut enterré à Sainte-Marguerite (De Chastellux, *Notes prises aux archives de l'état civil de Paris*, 1875, p. 188).

3. Le premier avec la veuve du comte de Quintin : tome V, p. 30-36; le second avec une Rohan-Montbazon : tome XXXI, p. 69-71.

4. Cela a déjà été dit au tome V, p. 35.

5. Louise-Élisabeth de Colins de Mortagne, plus tard comtesse de Montboissier : tome XXXI, p. 71.

6. Charles II de Rohan, duc de Montbazon, mort fou en 1699 (tome V, p. 261), père de Charles III, titré prince de Guémené. La première fois qu'il avait parlé de cette comtesse de Mortagne, notre auteur n'avait rien dit de ses excentricités. Nous ne savons pour quelles frasques elle fut internée en 1722 aux Miramionnes, puis transférée en janvier 1723 à l'abbaye de Saint-Léger de Préaux (reg. O[1] 67, fol. 28). Cela ne l'empêcha pas de se remarier en 1729, à quarante-sept ans, avec le jeune Canaples, qui n'en avait que vingt-sept.

7. Marie-Anne de Bourbon-Conti : tome XVII, p. 131.

8. La date a été ajoutée après coup sur la marge.

brusquement enterrée. Visites et manteaux chez Monsieur le Duc ; testament, etc.

dans l'hôtel de Condé, après une fort longue maladie, à trente et un ans[1], au bout de sept ans de mariage, dont il a été parlé ici en son temps[2], pendant lequel elle ne s'étoit pas contrainte[3] : elle fut plainte sans être regrettée. Les princes du sang rebutés de leurs tentatives inutiles de faire garder le corps de ces princesses[4], l'usage de brusquer l'enterrement, pris depuis ce peu de succès, fut continué en cette occasion. Le surlendemain[5] de sa mort, sans qu'il y eût eu aucune cérémonie à l'hôtel de Condé que le pur nécessaire, elle fut portée aux Carmélites de la rue Saint-Jacques où elle fut enterrée. Le convoi fut très magnifique. Mlle de Clermont[6] accompagna le corps avec les duchesses de Sully et de Tallard[7], que Monsieur le Duc et Madame sa mère en avoient priées[8]. Quelques jours après, Monsieur le Duc reçut les visites de tout le monde, avec la précaution ordinaire d'un magasin de manteaux dans son antichambre, et l'indécence ordinaire et affectée contre cette nouvelle pratique, qui a été marquée ici à son commencement[9]. Madame la Duchesse, qui

1. *Gazette*, p. 156; *Dangeau*, p. 254. Elle était malade, avec des alternatives de mieux et de plus mal, depuis décembre 1718 : *Les Correspondants de Balleroy*, tome I, p. 392, et tome II, p. 20, 44, 47, 53, 58, 139; *Dangeau*, tome XVII, p. 434-436, 461, 462, 465-468, 473, etc.

2. Tome XXIV, p. 31-42.

3. Les *Mémoires de Maurepas* disent qu'elle aimait fort la table, le vin et les liqueurs, et cela s'accorde avec deux passages des *Correspondants de Balleroy*, tomes I, p. 392, et II, p. 53. La médisance n'épargna pas non plus ses mœurs, mais sans qu'on puisse rien formuler de précis.

4. Tome XXXIII, p. 132-137.

5A .vant *le surlendemain*, il a biffé *elle fut portée*.

6. Marie-Anne de Bourbon-Condé, belle-sœur de la défunte : tome XVII, p. 277.

7. Madeleine-Armande du Cambout de Coislin (tome IV, p. 302) et Marie-Isabelle-Gabrielle de Rohan (tome XVII, p. 12).

8. *Dangeau*, p. 255-256. Aucun monument ne fut élevé à la princesse dans la chapelle du monastère ; il n'y eut même pas d'épitaphe.

9. « Monsieur le Duc reçut les visites des courtisans en grands manteaux ; il y en avoit beaucoup dans l'antichambre qu'on donnoit à ceux

ne laissa point d'enfants, fit un testament[1], et Mlle de la Roche-sur-Yon sa légatrice universelle. Il y avoit beaucoup à rendre et force pierreries, parce que feu M. le prince de Conti avoit fort avantagé cette princesse, qui étoit sa fille aînée[2]. Mlle de la Roche-sur-Yon ne se trouva pas la plus forte[3]: Monsieur le Duc s'en tira lestement; mais, peu d'années avant sa mort, il pensa sérieusement, et fit pleine justice à Mlle de la Roche-sur-Yon, qui n'avoit osé le plaider et qui ne pensoit plus depuis longtemps à cette affaire[4]. Le deuil du Roi ne fut que de cinq jours pour Madame la Duchesse[5].

Le comte d'Horn[6] étoit à Paris depuis environ deux Maison

qui n'en avoient point apporté » (*Dangeau*, p. 259). C'est à ce propos que notre auteur a fait l'Addition qui a été placée dans notre tome XIX, en regard de la page 88 (n° 917), lorsque, à propos de la mort de Monsieur le Duc en 1710, Saint-Simon avait marqué le commencement de cet usage.

1. Nous donnons le texte de ce testament dans notre appendice V.

2. Le testament du prince de Conti, mort en 1709, père de la princesse, est aux Archives nationales, K 543, n° 66; il ne comporte aucune clause favorisant sa fille aînée.

3. « Mlle de la Roche-sur-Yon, dit Dangeau (p. 257), est légataire universelle de Madame la Duchesse, sa sœur, qui vient de mourir. Cette princesse assure fort qu'elle évitera tous procès avec Monsieur le Duc; mais Mme la princesse de Conti, sa mère, dit qu'elle soutiendra ses droits et ceux de sa fille. » Il n'y eut cependant aucune action judiciaire; néanmoins, le 6 juillet suivant, Monsieur le Duc dut affirmer devant les commissaires du Parlement qu'il ne retenait et ne retiendrait aucun effet de la succession de sa femme (reg. U 363).

4. Nous n'avons trouvé aucun renseignement sur cette restitution tardive; il en sera parlé encore dans la suite des *Mémoires*, tome XVII de 1873, p. 367, qui passera dans notre prochain volume.

5. Cette phrase a été ajoutée par Saint-Simon dans le blanc resté à la fin du paragraphe, lorsqu'il a trouvé dans le *Journal de Dangeau*, au dimanche 7 avril, la mention suivante : « Le Roi quitta le deuil en violet qu'il portoit pour la mort de l'Impératrice, et prit le noir pour la mort de Madame la Duchesse. Il ne le portera que jusqu'à vendredi; mais, au Palais-Royal, on le portera quinze jours de plus. »

6. Antoine-Joseph, comte de Horn, capitaine de cavalerie réformé dans les troupes autrichiennes, né le 21 novembre 1698, fils cadet de

d'Horn ou Hornes.

mois, menant une vie obscure de jeu et de débauche. C'étoit un homme de vingt-deux ans, grand et fort bien fait, de cette ancienne et grande maison d'Horn, connue dès le onzième siècle parmi ces petits dynastes[1] des Pays-Bas, et depuis par une longue suite de générations illustres[2]. La petite ville et la seigneurie de Horn en Brabant, près de Ruremonde, a donné l'origine et le nom à cette maison[3]; elle est du territoire de Liége, et relevoit de l'ancien comté de Loos[4]. Des trois branches de cette maison, Jean, second fils de Jacques, fait comte d'Horn par l'empereur Frédéric III, et frère puîné d'autre Jacques qui eut des enfants sans postérité, recueillit la sucession de son frère et de ses neveux[5]. Il quitta la prévôté de Liége[6] pour épouser Anne d'Egmont, fille de Floris comte de Buren,

Philippe-Emmanuel, comte et prince de Horn : ci-après, p. 224. Saint-Simon écrit tantôt *Horn*, tantôt *Hornes*.

1. Le *Dictionnaire de l'Académie* de 1718 n'admettait pas encore ce mot, qui s'appliquait dans l'antiquité aux princes souverains d'un petit état indépendant.

2. Cette maison, dont le nom s'orthographie Horn et Hornes, et dont la filiation remonte au douzième siècle, a sa généalogie dans le *Dictionnaire de Moréri* et dans l'ancien *Nobiliaire des Pays-Bas* (1760), deuxième partie, p. 488-492. F.-V. Goethals a donné en 1848 une *Histoire généalogique de la maison de Hornes*, et le baron de Herckenrode l'a comprise dans sa nouvelle édition du *Nobiliaire des Pays-Bas* (1862-65), tome I, p. 1038-1074.

3. Horn, à une lieue à l'ouest de Ruremonde, est non pas dans le Brabant, mais dans le Limbourg hollandais, et appartenait aux Pays-Bas espagnols comme dépendant de Liège.

4. Los, Loos ou Borchloen (Saint-Simon écrit *Looss*), à cinq lieues au nord-ouest de Liège, était le chef-lieu d'un ancien comté, qui comprenait Tongres et Saint-Trond et que les évêques de Liège réunirent à leur domaine.

5. Saint-Simon va suivre la généalogie du Moréri; mais il commettra quelques erreurs. Jean II de Horn était fils de Jacques II et frère de Jacques III ; ce ne fut pas Jacques II qui fut créé comte par Frédéric III, mais le père de celui-ci, Jacques Ier de Horn ; ensuite Jacques III n'eut pas d'enfants d'aucune de ses trois femmes.

6. Il était prévôt du chapitre de Liège, mais sans être engagé dans les ordres.

chevalier de la Toison d'or[1], et veuve avec des enfants de Joseph de Montmorency, seigneur de Nivelle[2]. Elle captiva si bien son second mari que, se voyant sans enfants et le dernier de la branche aînée d'Horn, il adopta les deux enfants de sa femme, Philippe et Floris de Montmorency, qui furent tous deux illustres par leurs grands emplois, tous deux chevaliers de l'ordre de la Toison d'or, tous deux victimes des cruautés exercées dans les Pays-Bas, tous deux sans avoir laissé de postérité. Philippe prit le nom de comte d'Hornes; c'est lui à qui le duc d'Albe, gouverneur des Pays-Bas, fit couper la tête avec le comte d'Egmont[3], et qui furent exécutés ensemble à Bruxelles, le 5 juin 1568[4]. Floris, son frère, porta le nom de baron de Montigny, député pour la seconde fois en Espagne, pour supplier Philippe II de ne point établir l'Inquisition aux Pays-Bas, fut arrêté en septembre 1567, puis transféré du château de Ségovie en celui de Simancas[5], où il eut la tête tranchée en octobre 1570. Leurs deux sœurs furent mariées toutes deux dans la maison de Lalaing[6].

Thierry d'Hornes, frère puîné du trisaïeul du dernier

1. Ce Floris d'Egmont fut gouverneur de Frise en 1501, commanda l'armée impériale en France en 1522 et prit Doullens; il mourut en 1539. Son comté de Buren, en Gueldre, lui venait de sa mère.

2. Joseph de Montmorency était issu de la branche de Fosseux; il mourut en Italie en 1530. La seigneurie de Nivelle dans la Flandre vallonne, au nord de Saint-Amand, était de l'intendance de Flandre, mais du diocèse de Tournay.

3. Lamoral, comte d'Egmont : notre tome XI, p. 326.

4. Voyez Juste, *Le comte d'Egmont et le comte de Hornes*, Bruxelles, 1862.

5. Bourg de la Vieille-Castille, dans la province de Valladolid, sur la Pisuerga; il s'y trouve aujourd'hui un important dépôt des archives royales d'Espagne.

6. Marie de Montmorency, mariée à Charles, comte de Lalaing, et Éléonore, qui épousa successivement deux cadets de la même maison.

de la branche aînée[1], fit la seconde branche, qui finit à sa dixième génération[2].

Jean d'Hornes fut chef de la troisième et dernière branche, et portoit le nom de seigneur de Baucignies[3]. Il étoit second fils de Philippe seigneur de Gaesbeek[4], arrière petit-fils de Thierry, chef de la seconde branche. Eugène-Maximilien, sa cinquième génération directe, fut fait prince d'Horn[5]. Son fils unique, Philippe-Emmanuel, prince d'Horn, eut les charges, les emplois et les distinctions les plus considérables, civiles et militaires, sous Charles II, roi d'Espagne, dont il reconnut le testament, servit de lieutenant général aux siéges de Brisach sous Mgr le duc de Bourgogne, de Landau sous le maréchal de Tallard, se distingua fort sous le même à la bataille de Spire, puis sous le maréchal de Villeroy, fut blessé de sept coups et prisonnier à la bataille de Ramillies[6]. D'Antoinette, fille du prince de Ligne, chevalier de la Toison d'or et grand d'Espagne[7], il a laissé deux fils : Maximilien-Emmanuel, qui a suivi la révolution des Pays-Bas, où tous ses biens sont situés, où il porte le nom de prince d'Horn[8], et

1. Ce Thierry était fils de Guillaume VII de Hornes et cadet de Guillaume VIII, trisaïeul du comte Jean II.

2. Appelée originairement de Houtquerque (Oudekerke) et de Gaesbeek, elle finit en 1709 par la mort de Philippe-Maximilien, comte de Horn, lieutenant général au service de France.

3. Ce nom est en interligne au-dessus de *Gaësbeck*, biffé. — Cette seigneurie était venue aux Hornes dès le treizième siècle par une alliance avec Jeanne de Louvain, dame de Baucignies.

4. Gaesbeek (Saint-Simon écrit *Gaësbeck*) est dans le Brabant, canton actuel de Lennick-Saint-Quentin. Ce Philippe, grand chambellan du duc de Bourgogne, mourut en 1488.

5. Eugène-Maximilien épousa une Croÿ-Solre morte en 1704.

6. Saint-Simon copie l'article du *Moréri*.

7. Ce mariage eut lieu en 1694. Henri-Louis-Ernest, prince de Ligne, grand d'Espagne, gouverneur du Limbourg, et chevalier de la Toison d'or en 1687, mourut le 8 février 1702.

8. Avant *prince*, il a biffé *C. d'*. — Ce Maximilien-Emmanuel était né le 31 août 1695.

Antoine-Joseph[1], portant le nom de comte d'Horn, dont il s'agit ici, et qui n'étoit encore que capitaine réformé dans les troupes autrichiennes, moins par sa jeunesse que par être fort mauvais sujet, et fort embarrassant pour sa mère et pour son frère. Ils apprirent tant de choses fâcheuses de sa conduite à Paris depuis le peu de temps qu'il y étoit arrivé, qu'ils y envoyèrent un gentilhomme de confiance avec de l'argent pour y payer ses dettes, lui persuader de s'en retourner en Flandres, et, s'il n'en pouvoit venir à bout, implorer l'autorité du Régent, à qui ils avoient l'honneur d'appartenir par Madame[2], pour leur être renvoyé[3]. Le malheur voulut que ce gentilhomme arriva le lendemain qu'il eut commis le crime qui va être raconté.

Catastrophe* du comte d'Horn à Paris.

Le comte d'Horn alla le vendredi de la Passion, 22 mars, dans la rue Quincampoix, voulant, disoit-il, acheter pour[4] cent mille écus d'actions, et y donna pour cela rendez-vous à un agioteur dans un cabaret[5]. L'agioteur s'y trouva avec son portefeuille et des actions, et le comte

1. Les mots *Ant. Joseph* ont été ajoutés dans un blanc laissé à cet effet. La Chenaye des Bois l'appelle Philippe-Joseph-Maximilien.

2. La parenté avec Madame était très éloignée ; mais il est exact que dans les trente-deux quartiers de son pennon généalogique figurait l'écusson de Horn.

3. *Renvoyé* est en interligne au-dessus d'*arrivé*, biffé.

4. Les mots *achepter p^r* remplacent en interligne *emprunter*, biffé.

5. Sur l'affaire du comte de Horn, voyez *Dangeau*, tome XVIII, p. 255-257 ; le *Journal de Buvat*, tome II, p. 59-61, avec la curieuse relation provenant de Gueullette qu'Émile Campardon a donnée en appendice, p. 503-510 ; celui *de Barbier*, édition Charpentier, tome I, p. 32-34 ; la *Correspondance de Madame*, recueil Jægle, tome III, p. 70 et suivantes ; *les Correspondants de Balleroy*, tome II, p. 141-152 ; *les Mémoires de Duclos*, édition Michaud et Poujoulat, p. 563 et suivantes ; la *Gazette d'Amsterdam*, n^os xxvii et xxviii ; les *Souvenirs de la marquise de Créquy*, tome II, p. 29-54, qui, malgré leur nulle valeur historique, fournissent sur cet événement des renseignements qui peuvent être réels, et contiennent dans les pièces justificatives du tome IX, p. 159-166, deux pièces diplomatiques dont l'au-

* Écrit par mégarde *Castatrophe*.

d'Horn accompagné, lui dit-il, de deux de ses amis. Un moment après, ils se jetèrent tous trois sur ce malheureux agioteur ; le comte d'Horn lui donna plusieurs coups de poignard, et prit son portefeuille ; un de ses deux prétendus amis, qui étoit Piémontois, nommé Mille[1], voyant que l'agioteur n'étoit pas mort, acheva de le tuer. Au bruit qu'ils firent, les gens du cabaret accoururent, non assez prestement pour ne pas trouver le meurtre fait, mais assez tôt pour se rendre maître des assassins et les arrêter. Parmi ce bagarre[2], l'autre coupe-jarret se sauva[3] ; mais le comte d'Horn et Mille ne purent s'échapper. Les gens du cabaret envoyèrent chercher la justice, aux officiers de laquelle ils les remirent, qui les conduisirent à la Conciergerie. Cet horrible crime, commis ainsi en plein jour, fit aussitôt grand bruit, et aussitôt plusieurs personnes considérables, parents de cette illustre maison, allèrent crier miséricorde à M. le duc d'Orléans, qui évita tant qu'il put de leur parler, et qui, avec raison, ordonna qu'il en fût fait bonne et prompte justice. Enfin les parents percèrent jusqu'au Régent ; ils tâchèrent de faire passer le comte d'Horn pour fou, disant même qu'il avoit un oncle enfermé[4], et demandèrent qu'il fût enfermé

thenticité semble incontestable. Dom H. Leclercq a parlé de cette affaire : *Histoire de la Régence*, tome II, p. 520-521.

1. Laurent de Mille, capitaine réformé au régiment de Bréhenne-Allemand.

2. Nous avons déjà vu (tomes VII, p. 350, et XVIII, p. 126) que Saint-Simon fait *bagarre* du masculin.

3. Il se faisait appeler d'Étampe ou du Terne ; mais il semble que son vrai nom était Lestang et qu'il était fils d'un banquier de Lille. On croit qu'il se sauva aux Indes hollandaises, où, sous le nom de Grandpré, il vécut jusqu'en 1764 : voyez le récit de Gueullette dans le *Journal de Buvat*, tome II, p. 504-505 et 510. — L'expression de *coupe-jarret* pour signifier brigand et assassin de profession existait déjà au moyen âge.

4. Il y a dans les *Souvenirs de la marquise de Créquy*, tome II, p. 38-43, le texte d'une supplique présentée au Régent par les parents du comte et spécifiant que plusieurs de ses ascendants ont été ou sont

aux Petites-Maisons[1], ou chez les Pères de la Charité à Charenton, chez qui on met aussi des fous[2]; mais la réponse fut qu'on ne pouvoit se défaire trop tôt des fous qui portent la folie jusqu'à la fureur. Éconduits de leur demande, ils représentèrent quelle infamie ce seroit que l'instruction du procès, et ses suites pour une maison illustre, qui appartenoit à tout ce qu'il y avoit de plus grand, et à presque tous les souverains de l'Europe. Mais M. le duc d'Orléans leur répondit que l'infamie étoit dans le crime et non dans le supplice[3]. Ils le pressèrent sur l'honneur que cette maison avoit de lui appartenir à lui-même. « Hé bien ! Messieurs, leur dit-il, fort bien ; j'en partagerai la honte avec vous. » Le procès n'étoit ni long ni difficile. Law et l'abbé Dubois, si intéressés à la sûreté

encore atteints d'aliénation mentale et que lui-même a été temporairement malade d'une affection du même genre. Cette pièce qui est signée par plus de cinquante parents ou alliés de la maison de Horn paraît apocryphe.

1. Cet hospice, fondé en 1557 par la ville de Paris, dans la rue de Sèvres, à la place d'un ancien hôpital établi en 1497 pour les vénériens, occupait l'emplacement du square actuel du Bon-Marché. On y recevait les infirmes, les femmes épileptiques et les fous. Son nom venait de ce qu'il se composait presque entièrement d'un ensemble de petites maisons basses entourant les diverses cours.

2. Les Pères, ou plutôt Frères de la Charité avaient été fondés vers 1540 en Espagne par saint Jean-de-Dieu ; ils ne s'introduisirent en France qu'en 1601, époque à laquelle Marie de Médicis leur donna, au coin de la rue Saint-Père et de la rue du Colombier (Jacob), un terrain sur lequel ils bâtirent le grand hôpital de la Charité. Leur maison de Charenton avait été fondée en 1645 par le contrôleur des guerres Sébastien Leblanc ; elle était spécialisée dans le traitement des maladies mentales, et dépendait du roi. Un président du Parlement, délégué royal, la visitait régulièrement, et les procès-verbaux de ces visites, depuis 1717 jusqu'en 1789, sont encore conservés aujourd'hui aux Archives nationales, carton X[2B] 1335.

3. Duclos (*Mémoires*, p. 594) prétend que le Régent cita même à cette occasion le vers de Thomas Corneille dans *Le comte d'Essex* (acte IV, scène III) :

Le crime fait la honte, et non pas l'échafaud.

des agioteurs, sans laquelle le papier tomboit tout court et sans ressource, prirent fait et cause auprès de M. le duc d'Orléans, pour le rendre inexorable, et lui, pour éviter la persécution qu'il essuyoit sans cesse pour faire grâce, eux dans la crainte qu'il ne s'y laissât enfin aller, n'oublièrent rien pour presser le Parlement de juger[1].
[Add. SᵗS. 1655] L'affaire alloit grand train, et n'alloit à rien moins qu'à la roue[2]. Les parents, hors d'espoir de sauver le criminel, ne pensèrent plus qu'à obtenir une commutation de peine. Quelques-uns d'eux me vinrent trouver, pour m'engager de les y servir, quoique je n'aie point de parenté avec la maison d'Horn. Ils m'expliquèrent que la roue mettroit au désespoir toute cette maison, et tout ce qui tenoit à elle

1. Quoi qu'en dise Saint-Simon, ce ne fut pas le Parlement qui jugea le procès, mais la chambre criminelle du Châtelet, présidée par le lieutenant criminel ; Gueullette le dit formellement, et la teneur de l'arrêt qu'il donne lui avait été fournie par Brussel, l'un des greffiers criminel du Châtelet. D'autre part, il n'y a pas trace du procès dans les arrêts de la Tournelle au Parlement. On devrait donc retrouver les pièces dans les archives du Châtelet. Or, les arrêts criminels y manquent pour toute l'année 1720, et il ne reste plus trace de l'information du crime dans les papiers des commissaires Aubert et Regnard, qui en furent chargés. Cela pourrait donner à penser que ces disparitions ne sont pas accidentelles. Mais nous avons cependant une preuve formelle du jugement : le greffier criminel tenait un répertoire alphabétique des personnes jugées par la chambre criminelle ; celui qui se rapporte aux années 1716 à 1725 existe encore aux Archives nationales sous la cote Y 10617. Or on y trouve à la lettre *D*, au mois de mars 1720, les noms *De Hornes Antoine* et *De Mille Laurent*. La preuve est péremptoire.

2. Le supplice de la roue consistait à attacher le condamné par les quatre membres sur deux morceaux de bois en forme de croix de Saint-André. Le bourreau, avec une barre de fer, lui brisait les bras, les jambes et la poitrine. On l'attachait ensuite sur une roue de carrosse suspendue à un poteau ; on ramenait les jambes et les bras brisés derrière le dos et on tournait la face du supplicié vers le ciel, pour qu'il expirât dans cet état dans une agonie parfois longue. La plupart du temps, les juges ordonnaient que le condamné serait étranglé avant d'être fixé à la roue. C'est un édit de Henri II de juillet 1547 qui avait appliqué ce supplice aux assassins.

dans les Pays-Bas et en Allemagne, parce qu'il y avoit en ces pays-là une grande et très importante différence entre les supplices des personnes de qualité qui avoient commis des crimes ; que la tête tranchée n'influoit rien sur la famille de l'exécuté, mais que la roue y infligeoit une telle infamie, que les oncles, les tantes, les frères et sœurs, et les trois premières générations suivantes, étoient exclues d'entrer dans aucun noble chapitre, qui, outre la honte, étoit une privation très dommageable, et qui empêchoit la décharge, l'établissement et les espérances de la famille, pour parvenir aux abbayes de chanoinesses et aux évêchés souverains. Cette raison me toucha, et je leur promis de la représenter de mon mieux à M. le duc d'Orléans, mais sans m'engager à rien au delà pour la grâce.

J'allois partir pour la Ferté, y profiter du loisir de la semaine sainte[1]. J'allai donc trouver M. le duc d'Orléans, à qui j'expliquai ce que je venois d'apprendre. Je lui dis ensuite que quiconque lui demanderoit la vie du comte d'Horn, après un crime si détestable en tous ses points, ne se soucieroit que de la maison d'Horn, et ne seroit pas son serviteur[2]; que je croyois aussi que ne seroit pas son serviteur quiconque s'acharneroit à l'exécution de la roue, à quoi le comte d'Horn[3] ne pouvoit manquer d'être condamné ; que je croyois qu'il y avoit un *mezzo-termine* à prendre, lui qui les aimoit tant, qui rempliroit toute justice et toute raisonnable attente du public ; qui éviteroit le honteux et si dommageable rejaillissement de l'infamie sur une maison[4] si illustre et si grandement alliée, et qui lui dévoueroit cette maison et tous ceux à qui elle tenoit,

1. Il y allait tous les ans à cette époque ; voyez particulièrement notre tome XV, p. 78.

2. Dans les *Souvenirs de Mme de Créquy* (p. 44) ces mots sont mis dans la bouche du Régent.

3. Les mots *le C. d'Horn* sont en interligne au-dessus d'*il*, biffé.

4. Avant *maison* il a biffé *aussy*, et plus loin *luy* est en interligne avant *dévoüeroit*.

qui au fond sentoient bien que la grâce de la vie étoit impraticable, au lieu du désespoir et de la rage où tous entreroient contre lui, et qui se perpétueroit et s'aigriroit même à chaque occasion perdue d'entrer dans les chapitres, où la sœur du comte d'Horn étoit sur le point d'être reçue[1]. Je lui représentai que ce moyen étoit bien simple. C'étoit de laisser rendre et prononcer l'arrêt de mort sur la roue, de tenir toute prête la commutation de peine toute signée et scellée pour n'avoir que la date à y mettre à l'instant de l'arrêt, et sur-le-champ l'envoyer à qui il appartient, puis le jour même faire couper la tête au comte d'Horn. Par là toute justice est accomplie, et l'arrêt de roue prononcé, le public est satisfait, puisque le comte d'Horn est en effet puni de mort, auquel public, l'arrêt rendu, il n'importe plus du supplice, pourvu qu'il soit à mort, et la maison d'Horn et tout ce qui y tient, trop raisonnables pour avoir espéré une grâce de la vie qu'eux-mêmes en la place du Régent n'auroient pas accordée, lui seroient à jamais redevables d'avoir sauvé leur honneur et les moyens de l'établissement des filles et des cadets. M. le duc d'Orléans trouva que j'avois raison, la goûta, sentit son intérêt de ne pas jeter dans le désespoir contre lui tant de gens si considérables en accomplissant[2] toutefois toute justice et l'attente du public, et me promit qu'il le feroit ainsi. Je lui dis que je partois le lendemain ; que Law et l'abbé Dubois, acharnés à la roue, la lui arracheroient ; il me promit de nouveau de tenir ferme à la commutation de peine, m'en dit là-dessus autant que je lui en aurois pu dire en m'étendant là-dessus ; je lui déclarai que je n'étois ni parent ni en la moindre connoissance avec la maison d'Horn, ni en liaison avec aucun de ceux qui se remuoient pour elle[3] ; que c'étoit uniquement raison et attachement à sa personne et

1. Marie-Josèphe de Horn, qui épousa en 1729 un Ghistelles, marquis de Saint-Floris, et mourut en 1738.

2. Il y a par mégarde dans le manuscrit *en accomplissement*.

3. Il avait été sollicité peut-être par le duc d'Havré, comme on le verra dans la note suivante ; mais il n'avait aucune liaison avec lui.

à son intérêt qui me faisoit insister, et que je le conjurois de demeurer ferme dans la résolution qu'il me témoignoit, puisqu'il en sentoit tout le bon et toutes les tristes suites du contraire, et de ne se point laisser entraîner aux raisonnements faux et intéressés de Law et de l'abbé Dubois, qui se relayeroient pour arracher de lui ce qu'ils vouloient. Il me le promit de nouveau, et, comme je le connoissois bien, je vis que c'étoit de bonne foi. Je pris congé, et partis le lendemain[1].

Ce que j'avois prévu ne manqua pas. Dubois et Law l'assiégèrent, et le retournèrent si bien que la première nouvelle que j'appris à la Ferté fut que le comte d'Horn et son scélérat de Mille avoient été roués en Grève vifs, et avoient expiré sur la roue, le mardi saint, 26 mars, sur les quatre heures après midi, sur le même échafaud, après avoir été appliqués à la question[2]. Le succès en fut tel aussi que je l'avois représenté à M. le duc d'Orléans. La maison d'Horn et toute la grande noblesse des Pays-Bas, même d'Allemagne, furent outrées, et ne se continrent ni

1. Il y a dans les *Souvenirs de la marquise de Créquy*, p. 49-50, le texte d'une lettre de Saint-Simon au duc d'Havré résumant tout ce qui vient d'être dit, et qui peut bien avoir été fabriquée au moyen du récit de nos Mémoires.

2. Voyez J. Court, *L'exécution du comte de Horn* dans *La Cité, bulletin de la Société historique et archéologique du quatrième arrondissement de Paris*, tome II, 1904-1905, p. 222-225. Une relation populaire du crime, où le comte de Horn n'est pas nommé, fut mise en vente en une feuille volante dont un exemplaire nous a été conservé par le greffier du Parlement, U 363, au 23 mars. Duclos (*Mémoires*, p. 564) dit que deux de ses parents lui firent passer du poison, mais qu'il refusa de s'en servir. Il mourut très repentant : « L'abbé Guéret, docteur de Sorbonne, qui a assisté le comte de Horn lorsqu'il fut exécuté, a été très édifié des sentiments de repentance qu'il a témoignés pendant ses tourments. Il dit qu'il savoit assez l'Écriture sainte et les psaumes et que ses dernières paroles furent celles de saint Augustin : Brûlez ici, mettez en pièces, pourvu, mon Dieu, que vous me pardonniez dans l'éternité. On a arrêté une quarantaine de personnes qu'il a accusées, tant dans ses interrogatoires que lorsqu'il fut mis à la question » (*Gazette d'Amsterdam*, n° XXIX, lettre de Paris du 1er avril).

de paroles ni par écrit[1]. Il y eut même parmi eux d'étranges partis de vengeance pourpensés, et, longtemps depuis la mort de M. le duc d'Orléans, j'ai trouvé de ces Messieurs-là qui n'ont pu se tenir de m'en parler, ni se contenir de répandre le venin qu'ils en conservoient dans le cœur.

Jugement et exécutions à Nantes.

Le même jour, mardi 26 mars, que le comte d'Horn fut exécuté à Paris, plusieurs Bretons le furent à Nantes par arrêt de la commission du Conseil[2]. Les sieurs de Pontcallec, de Talhouët[3], Montlouis[4] et Couëdic, capitaine de dragons[5], y eurent la tête coupée[6]. Il y en eut seize autres

1. Dangeau écrit le 14 avril (p. 268) : « Il court une lettre du prince de Horn [frère du supplicié] au Régent, qu'on croit une lettre supposée et qui a été faite par gens malintentionnés » ; voyez aussi le *Journal de Barbier*, tome I, p. 34. Le greffier du Parlement nous en a conservé le texte, U 363, au 26 avril, identique à celui des *Mémoires de Duclos* (p. 565) ; il y en a, dans les *Souvenirs de la marquise de Créquy*, une version conforme au fond, mais assez différente comme forme.

2. Sur le procès et l'exécution, il suffit de se référer au tome VI de l'*Histoire de Bretagne* de B. Pocquet, p. 99-158, qui en a fait un récit très détaillé et complet et qui a cité toutes les sources originales ; voyez aussi Dom H. Leclercq, *Histoire de la Régence*, tome II, p. 356 et suivantes, *la Généalogie de la maison de Talhouët* par A. de Boislisle, et l'*Histoire de la conspiration de Pontcallec* par A. de la Borderie dans la *Revue de Bretagne*, t. I à VI (1857-58). L'arrêt fut imprimé et répandu dans le public (Archives nationales, AD + 758, mars, n° 88).

3. Laurent le Moyne, chevalier de Talhouët, qu'on appelait Talhouët-le Moyne pour le distinguer de la grande famille de Talhouët avec laquelle il n'avait aucune parenté, tirait ce surnom d'une petite terre de la paroisse de Saint-Gouvry près de Guémené. C'était un ancien capitaine de dragons, âgé alors de cinquante-deux ans et qui comptait vingt-huit ans de service.

4. Thomas-Siméon de Montlouis, âgé de trente-huit ans, avait aussi servi plusieurs années. Son manoir était à deux lieues de celui de Pontcallec. Il avait pris une part active à la conspiration.

5. François du Couëdic de Kerbleizec était comme le chevalier de Talhouët un ancien capitaine de dragons ; il avait plus de vingt-cinq ans de services et s'était distingué au siège de Lille en 1709 ; il avait cinquante-six ans. Saint-Simon écrit *Coëdic*.

6. *Dangeau*, p. 260 ; voyez le récit dramatique de l'exécution dans l'*Histoire de Bretagne* de B. Pocquet, p. 145-150.

qu'on ne tenoit pas qui l'eurent en même temps en effigie, qui furent les deux frères Rohan du Pouldue[1], les deux frères du Groesquer[2], les sieurs de Rosconan[3], Bourgneuf-Trévelec fils[4], Talhouët de Boishorand[5] et Talhouët de Bonamour[6], la Boissière-Kerpezdron[7], de Villeglé[8], la Berraye[9], la Houssaye père[10], Coscro[11], Kerantrech de

1. Tome XXXVI, p. 358.

2. Nous avons rencontré déjà le chevalier du Groesquer (tomes XXXII, p. 335, et XXXIII, p. 17) ; il s'appelait Auguste-François et était né vers 1682 ; il revint d'exil en 1735, et épousa en 1737 une fille du comte de Rohan-Poulduc ; il mourut le 15 janvier 1757. Saint-Simon, qui l'a appelé précédemment *Guesclairs*, écrit ici *Groesker*. — Son frère était dans les ordres ; nous ne le connaissons que sous le nom de l'abbé du Groesquer. Les deux frères s'étaient sauvés en Hollande de bonne heure, puis en Allemagne.

3. M. Cocquart de Rosconan était un breton de l'évêché de Nantes ; on n'a pas de renseignements sur son compte. Il réussit à s'échapper, et on ne sait ce qu'il devint.

4. René du Bourgneuf de Trévelec appartenait aussi au pays Nantais ; il obtint des lettres de rémission le 17 avril 1736 (Archives nationales, V[7] 506), et put rentrer en France.

5. Louis-Marcel de Talhouët, marquis de Boishorand (*Boisoran*, dans notre manuscrit), était né le 6 mai 1690 ; passé en Espagne, il devint colonel des dragons de Batavia et fut tué en Italie, devant Pise, le 31 octobre 1733 ; il avait été un des chefs les plus actifs de la conspiration.

6. Louis-Germain de Talhouët, comte de Bonamour : tome XXXII, p. 335.

7. On n'a pas de renseignements sur M. de la Boissière de Kerpezdron, c'était un ami du conseiller de Lambilly. Saint-Simon écrit *Kerpedron*.

8. Jean Labbé de Villeglé était du diocèse de Saint-Malo ; il se sauva en Espagne et bénéficia des lettres de rémission du 17 avril 1736, comme M. de Trévelec.

9. Jean de Couessin de la Berraye était né vers 1682 ; il devint maréchal de camp au service d'Espagne.

10. N. Potier de la Houssaye, de l'évêché de Saint-Malo.

11. Saint-Simon, lisant mal Dangeau, a écrit *Croser*. C'est Julien-Louis de Lantivy, chevalier du Coscro, né en 1688 ; il se sauva en Espagne, mais revint plus tard en France et mourut à Josselin le 18 juin 1740 (Théodore Courtaux, *Histoire de la maison de Lantivy*, p. 50-56). Il

Goëllo[1], Mellac-Hervieu[2] et Lambilly, conseiller au parlement de Rennes[3]. Les prisonniers avoient avoué la conspiration et les mesures prises pour livrer les ports de la [Add. StS. 1656] Bretagne à l'Espagne, et y en recevoir les troupes, marcher en armes en France, etc., le tout juridiquement avoué et prouvé. On les avoit éblouis de les remettre comme au temps de leur duchesse héritière Anne, et de trouver la plupart de la noblesse de France prête à se joindre à eux pour la réformation du royaume sous l'autorité du roi d'Espagne, représenté en France par le duc du Maine. La bouche fut soigneusement fermée aux commissaires les plus instruits, et l'abbé Dubois sut mettre bon ordre à la conservation du secret des détails sur le duc et la duchesse du Maine, qu'il avoit eu grand soin de faire élargir et revenir avant d'achever les procès criminels de Nantes. Il se trouva tant de gens arrêtés et à arrêter sur les dépositions des prisonniers, qu'après l'exécution réelle de ces quatre, et en effigie de ces seize, on envoya une amnistie pour tous les prisonniers et accusés non arrêtés[4], les uns et les autres non encore jugés, dont dix seulement furent exceptés, qui sont[5] : les deux frères Lescouët[6], les sieurs

avait déjà été condamné à mort en 1709 pour un duel malheureux.

1. Saint-Simon écrit *Kérentré de Goëllo*. C'est Alexis le Gouvello de Kerantrec'h, de la paroisse de Crach, dans le Morbihan, qui obtint de rentrer en France plus tard.

2. Bonaventure Hervieu de Mellac, ancien officier, âgé de quarante ans, qui avait naguère servi en Hongrie ; c'est lui qui avait été envoyé en Espagne et en avait rapporté des subsides pour les conjurés ; il retourna dans ce pays, où il mourut obscurément en 1726. Saint-Simon orthographie *Mélac-Hervieux*. Voyez aux Additions et Corrections.

3. Pierre-Joseph de Lambilly : tome XXXIII, p. 91.

4. Dangeau annonce l'amnistie dès le 4 avril (p. 264) ; les lettres patentes qui l'accordaient furent imprimées (Archives nationales, AD† 758, avril, n° 29).

5. Saint-Simon prend tous ces noms au *Journal de Dangeau*, p. 274 ; mais il les modifie parfois.

6. Hercule Barbier, comte de Lescouët (Saint-Simon écrit *Lescoët*) et son frère le chevalier, tous deux de l'évêché de Saint-Brieuc.

de Roscouët-Kersauson[1], Salarun l'aîné[2], Keranguen-Hiré[3], Coarorgan[4], Bouëxic-Becdelièvre[5], Kervasic l'aîné[6], et les frères Fontaineper[7]. Noyant[8], qui étoit prisonnier, fut mis en liberté par l'amnistie. Rochefort[9], président à mortier, et la Bédoyère, procureur général[10], et quelques autres du même parlement de Bretagne, eurent ordre de se défaire de leurs charges[11], et l'arrêt de la com-

1. Hamon de Kersauson du Roscouët (Saint-Simon écrit *Roscoët-Kersoson*), de l'évêché de Léon.

2. François Coué de Salarun (Saint-Simon écrit *Salarieuc*), beau-frère du procureur général la Bédoyère (ci-après) : il fut sauvé par sa femme de la peine capitale et ne fut condamné qu'à un an de prison.

3. François-Michel Hiré de Keranguen (Saint-Simon écrit *Karanguen-Hiroët*, et on l'appelle *Hyroë* dans les pièces du procès), ancien marin, né à Scaër le 8 avril 1692, était une espèce d'aventurier. Il fut envoyé aux îles Sainte-Marguerite.

4. N. le Doulec, chevalier de Coarorgan (Saint-Simon écrit *Coargan*), du pays de Vannes, fut interné aux mêmes îles.

5. Pierre Becdelièvre, comte de Bouëxic (Saint-Simon écrit *Boissy-Bec-de-Lièvre*), de l'évêché de Nantes, avait été envoyé en Poitou pour sonder la noblesse de cette région ; il resta un an à Pierre-Encise.

6. Pierre de Kervasic (Saint-Simon écrit *Kervasi*), du pays de Vannes ; lors des arrestations de gentilshommes, il avait fait courir le bruit de sa mort et célébrer son enterrement.

7. N. Guiller, comte de Fontaineper, et son frère le chevalier. Leur sœur avait épousé M. le Moyne de Talhouët.

8. Antoine-René de Ranconnet, comte de Noyant : tome XXXII, p. 335.

9. François-Julien de Larlan de Kercadio, président de Rochefort : tome XXXIII, p. 91.

10. Charles Huchet, comte de la Bédoyère, né le 4 avril 1683, pourvu d'une charge de conseiller au parlement de Bretagne en novembre 1706, avait remplacé son père comme procureur général en 1710 (provisions du 16 juillet : reg. O[1] 274, fol. 96 v°) ; il resta en fonctions jusqu'en mars 1752 et mourut à Rennes le 16 juin 1759 (F. Saulnier, *Le Parlement de Bretagne*, n° 699).

11. M. de la Bédoyère conserva sa charge ; mais on ne sait s'il y eut une mesure de grâce formelle. Saint-Simon prend à Dangeau (p. 268) l'annonce de la punition.

mission du Conseil à Nantes fut rendu public[1]. Plusieurs de ces Bretons coupables, qui se sauvèrent à temps, se retirèrent par mer en Espagne, où tous eurent des emplois ou des pensions; peu y firent quelque petite fortune, qui ne les consola pas de leur pays ni du peu qu'ils y avoient quitté. Beaucoup y vécurent misérables, et méprisés par la plus que médiocrité à quoi se réduisit bientôt ce qu'on leur avoit donné. Quelques-uns revinrent en France après la mort de M. le duc d'Orléans et le changement de toutes choses, mais fort obscurément chez eux; la plupart sont morts en terre étrangère. Telle est presque toujours l'issue des conspirations et le sort de tant de gens qui, en celle-ci, perdirent la tête ou leur état, leurs biens, leurs familles, pour errer en terre étrangère, et y demander leur pain, et le recevoir bien court, pour l'intérêt, les vues, l'ambition du duc et de la duchesse du Maine, qui les avoit si bien ensorcelés, et qui n'en perdirent pas un cheveu de leur tête. Il fut même remarqué que, peu de jours après, le duc du Maine vit pour la première fois M. le duc d'Orléans à Saint-Cloud[2].

Mort, famille, extraction du prince de Berghes [Add. StS. 1657]

Le prince de Berghes mourut chez lui en Flandres[3]. Il n'étoit point de l'ancienne maison de ce nom[4], mais des bâtards de Berghes, et frère de Mlle de Montigny[5], cette maîtresse si longtemps aimée et publiquement par l'électeur de Bavière, qu'il fit enfin épouser au comte d'Albert, comme on l'a vu ici en son lieu[6]. Elle avoit fait en sorte que l'électeur avoit obtenu la grandesse d'Espagne et la Toison d'Or de Philippe V pour son frère, qui étoit aussi petit et vilain qu'elle étoit belle et bien faite. Il avoit épousé

1. Ci-dessus, p. 232, note 2.
2. Dangeau ne parle pas de cette visite; mais la *Gazette d'Amsterdam*, nos XXX et XXXI, la mentionne au 2 avril.
3. Alphonse-Dominique-François de Glimes, prince de Berghes (tome XIV, p. 408), mourut à Bruxelles le 4 avril.
4. Tome XX, p. 5-6.
5. Madeleine-Marie-Honorine-Charlotte de Glimes : tome XX, p. 71.
6. Tome XXVI, p. 137-138.

une fille du duc de Rohan[1], qui ne vouloit pas lui donner grand chose, dont il n'eut point d'enfants, et qui a été une femme de mérite et d'une belle figure. Le père de ce prince de Berghes étoit gouverneur de Mons, qu'il défendit quand le Roi le prit, et il est mort chevalier de la Toison d'Or et gouverneur de Bruxelles[2].

Mort du duc de Perth. [Add. S^tS. 1658]

Le duc de Perth mourut presque en même temps dans le château de Saint-Germain, où il étoit demeuré[3]. C'étoit un seigneur qui avoit quitté de grands établissements en Écosse, par fidélité pour le roi Jacques, qui le fit gouverneur du prince de Galles. Sa femme étoit morte à Saint-Germain, dame d'honneur de la reine d'Angleterre[4], dont il étoit grand écuyer. C'étoit un homme d'honneur et de beaucoup de piété, qui valoit bien mieux que le duc de Melfort son frère[5]. Le roi Jacques les fit ducs tous deux, le dernier en mourant, comme on l'a vu en son lieu[6], et leur donna à tous deux la Jarretière[7].

1. Anne-Henriette-Charlotte de Rohan-Chabot : tome XX, p. 70-71.

2. Philippe-François de Glimes (*ibidem*), mort en 1704.

3. Jacques IV Drummond, né en 1674, fils aîné du duc de Perth que nous avons vu mourir en 1716 (tome XXX, p. 74), et titré d'abord lord Drummond, avait pris alors le titre de duc de Perth ; il était grand écuyer de la reine Marie-Béatrice d'Este ; il mourut le 17 avril 1720 (*Gazette*, p. 204 ; *Dangeau*, p. 270), et fut enterré au collège des Écossais. Guilhermy (*Inscriptions de la France*, tome I, p. 617-620) a reproduit son inscription funéraire à la suite de celles de son père et de sa belle-mère. Saint-Simon ici, comme dans l'Addition à Dangeau, le confond avec son père, et tout ce qui va suivre se rapporte au père et non au fils, sauf la mention des fonctions de grand écuyer de la reine.

4. Ce n'est pas sa femme qui avait été dame d'honneur de la reine d'Angleterre, mais la troisième femme de son père, Marie Gordon de Huntley, qui mourut en effet à Saint-Germain, mais seulement le 13 mars 1726, à quatre-vingts ans ; son cœur fut porté aux Écossais. Jacques IV était fils du premier mariage avec Jeanne Douglas, d'après le *Peerage* britannique, qui indique aussi que lui-même avait épousé Jeanne Gordon, fille du premier duc de Gordon.

5. Jean Drummond, comte de Melfort : tome VIII, p. 98.

6. Tome XII, p. 448-451.

7. Jacques IV, duc de Perth, avait suivi le Prétendant en Italie en

Mariage du comte de Gramont avec une fille de Biron.

Il se fit aussi plusieurs mariages. Mme de Biron[1], qui ne négligeoit rien, avoit su profiter de la place de son mari auprès de M. le duc d'Orléans, et captiver Law pour avoir gros, comme auparavant elle avoit su sucer plusieurs financiers, et quelques-uns jusqu'au sec, pour sa protection[2]. Le duc de Guiche, moyennant le besoin que le Régent crut toujours avoir du régiment des gardes, avoit tiré des monts d'or de Law. Il avoit déjà marié sa fille aînée au fils aîné de Biron[3]. Ils firent encore un mariage d'une fille de Biron avec le second fils du duc de Guiche, qu'on appeloit le comte de Gramont[4]. En faveur de cette affaire M. le duc d'Orléans donna huit mille livres de pension à la nouvelle épouse[5].

1719 et avait même été arrêté quelque temps à Milan par les Autrichiens (*Dangeau*, tome XVIII, p. 3; *Gazette* de 1719, p. 162 et 187).

1. Marie-Antonine Bautru de Nogent.

2. Il a cité notamment le traitant du Noyer : tome XXXIII, p. 10.

3. En 1715, nous avons vu le mariage de François-Armand de Gontaut, titré comte de Gontaut, avec Marie-Adélaïde de Gramont : tomes XXVII, p. 243, et XXIX, p. 300-301.

4. Louis ou Louis-Antoine de Gramont, comte de Lesparre, mais qu'on appelait le comte de Gramont, était né le 29 mai 1689. Il fut d'abord enseigne aux gardes françaises en 1705, eut un régiment de dragons en 1706 et acheta le régiment de Bourbonnais en 1709. Brigadier dans la promotion de février 1719, gouverneur de Ham, chevalier du Saint-Esprit en 1728, maréchal de camp en 1734 et directeur de l'infanterie en 1735, il eut en février 1738 le grade de lieutenant général. En mai 1741, la mort de son frère aîné lui apporta le titre de duc de Gramont, le gouvernement de Béarn et de Navarre et la charge de colonel des gardes françaises. A la bataille de Dettingen, une mauvaise manœuvre qu'il fit faire à ce régiment lui fit manquer le bâton de maréchal de France ; mais il se couvrit de gloire à Fontenoy, où il fut tué d'un coup de canon à la tête des gardes françaises, 11 mai 1745. Son mariage avec Geneviève de Gontaut fut célébré le 12 mars 1720 (*Dangeau*, p. 250); elle mourut le 15 janvier 1756, à cinquante-neuf ans, selon la *Gazette* (p. 48), à soixante-quatre ans, d'après les *Mémoires du duc de Luynes* (tome XIV, p. 382-383), qui disent qu'elle avait eu trois cent mille livres de dot.

5. Dangeau, en annonçant cette grâce le 29 avril (p. 276), dit que

Mariage de Mailly avec une sœur de la duchesse de Duras Bournonville.

Mlle de Bournonville, sœur de la duchesse de Duras, mais qui ne lui ressembloit en rien, épousa l'aîné de la maison de Mailly[1], duquel la mère étoit sœur du cardinal de Mailly[2]. Ni l'un ni l'autre n'étoient pas faits pour la fortune ; aussi, pour des gens comme eux, sont-ils demeurés dans l'obscurité.

Mariage du duc de Fitz-James avec Mlle de Duras [*Add. St-S. 1659*]

La même duchesse de Duras et son mari marièrent leur fille aînée, qui n'avoit que quatorze [ans], au fils aîné du duc et de la duchesse de Berwick, qu'on appela duc de Fitz-James, qui étoit aussi fort jeune[3], qui eut en se mariant dix mille livres de pension[4]. Il mourut peu d'années après, sans enfants[5]. Sa veuve s'est

ce fut à la demande de l'abbesse de Chelles. — Saint-Simon avait d'abord écrit *7000,* qu'il a corrigé en *8.*

1. Delphine-Victoire de Bournonville, sœur cadette d'Angélique-Victoire, duchesse de Duras, nommées toutes deux dans notre tome VIII, p. 290, note 1, épousa le 13 mars 1720 (*Dangeau,* p. 246 et 250 ; contrat du 6, dans l'*Histoire de la maison de Mailly,* par l'abbé Ledru, tome II, p. 333), Victor-Alexandre, marquis de Mailly, né le 12 septembre 1696, colonel d'un régiment d'infanterie de son nom en 1717, brigadier en 1734, mort le 22 avril 1754 ; il avait obtenu en janvier 1729 l'érection de sa terre de Mailly en marquisat, dont il n'avait jusqu'alors le titre que par courtoisie.

2. Anne-Marie-Madeleine-Louise de Mailly et son mari le marquis René V ont été nommés l'un et l'autre dès notre tome I, p. 89-90.

3. Jacques Fitz-James (notre tome XIV, p. 434, note 1) était le fils aîné du maréchal de Berwick et de sa seconde femme Anne Bulkeley. Il épousa le 10 avril 1720 (*Dangeau,* p. 252 et 254) Victoire-Félicité de Duras (notre tome XIV, p. 408, note 5) ; il prit alors le nom de duc de Fitz-James. A cause du jeune âge des deux époux, la consommation du mariage fut retardée, et Mme de Duras emmena sa fille en Guyenne (*Dangeau,* p. 252 et 254). Le maréchal cédait son duché à son fils ; mais il obtint un brevet de conservation des rang et honneurs ; le jeune duc reçut du Régent dix mille livres de pension, et le père et le fils eurent un brevet d'assurance de quatre cent mille livres sur le gouvernement de Limousin (Archives nationales, O[1] 64, fol. 76, 85 et 88 v°).

4. Dangeau annonce cette grâce le 20 mars (p. 254).

5. Le 13 octobre 1721 : suite de nos *Mémoires,* tome XVII de 1873, p. 287.

depuis remariée au duc d'Aumont, dont elle a des enfants[1].

Mariage de Chalmazel avec Mlle de Bonneval.

Peu après, Chalmazel[2] épousa Mlle de Bonneval, fille du frère aîné de celui qui a passé en Turquie[3], tous deux de bonne maison. Chalmazel étoit fils d'une sœur de Chamarande, goutteux, veuf et sans enfants, qui étoit riche[4]; mais lui[5] étoit Talaru, qui est une fort ancienne maison de vers le Lyonnois, alliée à toutes les meilleures des provinces voisines[6].

Mariage

Le prince d'Isenghien, qui n'avoit point d'enfants de

1. Elle épousa en secondes noces, le 23 avril 1727, Louis-Marie-Augustin, duc d'Aumont (tome XXIII, p. 274), dont elle eut quatre enfants : 1° Louis, marquis de Villequier, mort en bas âge ; 2° Jeanne-Louise-Constance, née en 1731, mariée le 13 janvier 1747 à Gabriel-Louis-François de Neufville, duc de Villeroy ; 3° Louis-Marie-Guy, né en 1732, duc Mazarin par son mariage, 2 décembre 1747, avec Louise-Jeanne de Duras, héritière de ce titre par sa mère ; 4° Louis-Alexandre-Céleste, né en 1736 et titré duc de Villequier.

2. Louis II de Talaru, marquis de Chalmazel (tome XXX, p. 149), était veuf depuis 1718 de Catherine-Angélique d'Harcourt.

3. Marie-Françoise de Bonneval, née en octobre 1701, épousa M. de Chalmazel le 28 avril 1720 (*Dangeau*, p. 268 et 276). Elle était fille de César-Phébus, marquis de Bonneval, né le 22 février 1670 et frère du comte-pacha Claude-Alexandre (tome XIII, p. 336). Il avait été cornette de dragons dès 1689, capitaine de cavalerie en 1693, puis en 1697 mestre-de-camp-lieutenant de Royal-cuirassiers, à la tête duquel il avait servi en Italie ; mais il s'était retiré du service dès 1710. Il mourut le 26 juin 1746, à soixante-seize ans.

4. Marie d'Ornaison de Chamarande s'était mariée par contrat du 29 avril 1681 avec François-Hubert de Talaru, marquis de Chalmazel, capitaine de carabiniers, dont elle avait eu notre Louis II. Elle était sœur de Louis d'Ornaison, marquis de Chamarande (tome I, p. 193), veuf depuis 1717 d'une Anglure-Bourlémont, après avoir perdu ses deux fils en 1706 et 1716.

5. Le mot *luy* a été mis en interligne, au-dessus d'*il*, biffé.

6. La maison de Talaru (notre tome XXXII, p. 109) tirait son nom d'une seigneurie du Lyonnais, aujourd'hui simple hameau de la commune de Saint-Forgeux, dans le canton de Tarare. Elle avait eu des alliances avec les familles d'Albon, Monteynard, Clermont-Montoison, d'Apchon, Mitte de Chevrières, Lavieux, Langeac, Châteauneuf-Rochebonne, la Tour d'Auvergne, etc.

ses deux femmes[1], épousa Mlle de Monaco, sœur de la duchesse de Valentinois[2], qui en fit la noce chez le comte de Matignon, son beau-père, avec qui elle demeuroit[3]. M. de Monaco étoit à Monaco, et n'en sortoit plus[4].

du prince d'Isenghien avec la seconde fille du prince de Monaco.

Mariages du marquis de Matignon avec Mlle de Brenne et de sa sœur

Parlant des Matignons[5], la seconde fille du maréchal de Matignon, qui n'étoit plus jeune et s'ennuyoit de n'être point mariée, épousa Balleroy, colonel de dragons[6]. Son nom étoit la Cour, et si peu de chose[7], que son père,

1. Louis de Gand de Mérode, prince d'Isenghien (tome III, p. 38), avait épousé en premières noces Anne-Marie-Louise de Fürstenberg (tome IV, p. 320), et en secondes noces Marie-Louise-Charlotte Pot de Rhodes (tome XIII, p. 425); il avait perdu celle-ci en 1715.

2. Marguerite-Camille Grimaldi, née le 1er mai 1700, sœur de Louise-Hippolyte, duchesse de Valentinois, que nous avons vue épouser en 1715 le comte de Torigny-Matignon (tome XXVI, p. 188-193); cette troisième Mme d'Isenghien mourut le 27 avril 1758, sans enfants.

3. Le mariage fut célébré dans la nuit du 15 au 16 avril (*Dangeau*, p. 269).

4. Il y mourra le 20 janvier 1731.

5. Saint-Simon prend encore ce qui va suivre à Dangeau, tome XVIII, p. 275.

6. Marie-Élisabeth de Goyon de Matignon, épousa le 9 juin 1720 le jeune marquis de Balleroy; comme elle mourut à Paris le 13 mars 1745, à quarante-six ans (*Gazette*, p. 160), elle n'avait alors que vingt et un ans. Jacques-Claude-Augustin de la Cour, chevalier puis marquis de Balleroy, né à Paris le 20 janvier 1694, entra aux mousquetaires en 1712, puis eut un régiment de dragons qui fut réformé presque aussitôt. En 1728, il obtint une enseigne aux gardes du corps, passa ensuite lieutenant à la compagnie écossaise, et eut le grade de brigadier en 1734. Le duc d'Orléans fils du Régent le prit alors comme premier écuyer et le choisit en mai 1735 pour gouverneur de son fils le duc de Chartres. Il eut le tort de se mêler à beaucoup d'intrigues de cour, et fut écarté en 1744; comme il avait été fait maréchal de camp en 1738 et lieutenant général en 1744, il alla prendre part en Alsace à la campagne de cette année. Mais, victime de faux rapports lors de la maladie de Louis XV à Metz, il fut exilé dans sa terre de Balleroy par ordre du 21 octobre 1744 (reg. O1 88, et *Mémoires de Luynes*, tome VI, p. 136-137) et y mourut le 20 février 1773.

7. Les la Cour, de race normande, n'avaient pas une très ancienne généalogie; néanmoins leur noblesse avait été reconnue successive-

à lui avec Balleroy. qui étoit riche, épousa pour rien la sœur de Caumartin[1], conseiller d'État, et se fit maître des requêtes; il n'alla pas plus loin[2]. Les Matignons, outrés, furent fort longtemps sans vouloir ouïr parler de Balleroy et de sa femme, et à la fin les virent et leur pardonnèrent[3]. Le[4] second fils du maréchal de Matignon épousa aussi Mlle de Brenne[5], fille d'une sœur de la duchesse de Noirmoutier[6], qui en la mariant la fit son héritière.

Naissance La reine d'Espagne accoucha d'un prince qui fut appelé

ment par les recherches de 1463, 1599 et 1666. Leur belle terre de Balleroy était dans le Bessin.

1. Avant *Caumartin* il y a *cons.* biffé dans le manuscrit.

2. Jacques de la Cour, conseiller au parlement de Paris en 1693, maître des requêtes en 1698, fit ériger en marquisat sa terre de Balleroy en décembre 1704, céda sa charge en 1706, et mourut le 19 mai 1725. Il avait épousé le 8 mars 1693 Madeleine-Charlotte-Émilie Lefèvre de Caumartin, sœur de Louis-Urbain, morte à Balleroy en mai 1749, à soixante-dix-huit ans (*Mémoires de Luynes*, tome IX, p. 414). C'est la spirituelle marquise de Balleroy à qui fut adressée par ses parents et ses amis de Paris la curieuse correspondance conservée aujourd'hui à la bibliothèque Mazarine, manuscrits n°s 2334 à 2341, qui s'étend d'octobre 1715 au début de 1724, avec quelques pièces antérieures, et que le comte Édouard de Barthélemy a publiée en 1883, malheureusement par extraits, en deux volumes sous le titre *Les Correspondants de la marquise de Balleroy*. On a vu précédemment, et on verra par la suite, combien ces intéressantes lettres nous ont été utiles pour le commentaire de nos *Mémoires*.

3. Le mariage ne se fit pas sans difficultés en effet de la part des Matignons; M. de Balleroy père les raconta en détail à sa femme dans des lettres qui n'ont pas été publiées : ms. Mazarine 2338.

4. Toute cette dernière phrase a été ajoutée après coup dans le blanc resté à la fin du paragraphe et sur la marge.

5. Ce mariage eut lieu le 11 mai : *Dangeau*, p. 275 et 285. Nous connaissons déjà les deux conjoints, Marie-Thomas-Auguste de Goyon, titré marquis de Matignon, et Edmée-Charlotte de Brenne : tome XIV, p. 274.

6. La duchesse de Noirmoutier, Marie-Élisabeth Duret de Chevry (tome VII, p. 64), était sœur de Marie-Madeleine, mariée à Basile de Brenne, comte de Bombon par érection de mars 1699.

don Philippe[1], à qui on envoya le cordon bleu à l'exemple du feu Roi, qui en avoit usé ainsi envers les infants aînés de celui-ci, et les avoit ainsi, comme fils de roi, traités en fils de France, quoi[que], à le prendre en rigueur de naissance, ils ne fussent que fils d'un fils de France cadet, et par conséquent petits-fils de France[2]. Maulévrier-Langeron, dont le nom est Andrault, neveu de l'abbé de Maulévrier, aumônier du Roi, duquel on a parlé ici quelquefois[3], fut destiné à porter ce cordon bleu, et à être envoyé du Roi en Espagne[4]. Ce fut son oncle qui lui procura cet emploi. Il venoit d'être fait lieutenant général dans une promotion de dix-sept, dont fut aussi le duc de Duras[5]. Ces Andrault étoient de Bourbonnois[6], attachés, mais fort en sous-ordre, à la maison de Condé[7]. On a vu en son lieu que Langeron, lieutenant général des armées navales, l'étoit fort au duc du Maine[8]. On verra

de l'infant don Philippe. Maulévrier-Langeron, envoyé en Espagne, lui porte le cordon bleu.

1. Philippe de Bourbon, né le 15 mars 1720, grand prieur de Castille et de Léon en 1725, grand amiral d'Espagne en mars 1737, duc de Parme, de Plaisance et de Guastalla en vertu du traité d'Aix-la-Chapelle du 18 octobre 1748, mort le 18 juillet 1765. Au moment où notre auteur écrit (1746), ce prince était marié depuis le 26 août 1739 avec Louise-Élisabeth de France, fille de Louis XV.

2. Dangeau annonce la naissance le 28 mars (p. 259) et il dit le 30 : « On enverra le cordon bleu à l'infant qui vient de naître. Tous les infants, ses frères du premier lit et du second, le portent. »

3. Charles Andrault de Langeron, abbé de Maulévrier : tomes XV, p. 367, et XX, p. 82-88.

4. Jean-Baptiste-Louis Andrault de Langeron, marquis de Maulévrier : tome IX, p. 236.

5. Dangeau les énumère dans l'article du 31 mars, en même temps qu'il annonce la mission de M. de Maulévrier (p. 260-261). Le duc de Duras est Jean-Baptiste de Durfort (tome IV, p. 258), cousin germain de Mme de Saint-Simon.

6. La famille Andrault, « qui sont si peu de chose », a dit notre auteur dans le tome XX, p. 83-84, semble plutôt originaire du Nivernais, où était située leur terre de Langeron ; le marquis de Sourches (*Mémoires*, tome I, p. 383) la dit de Bourgogne.

7. Voyez notre tome XXI, p. 328.

8. Joseph Andrault, comte de Langeron : *ibidem*.

que M. le duc d'Orléans auroit pu faire un meilleur choix, si Dieu me donne le temps d'écrire ici mon ambassade en Espagne[1].

Affaire et caractère de l'abbé de Gamaches, auditeur de rote ; sa conduite à Rome, où il mourut dans cet emploi. [*Add. StS. 1660*]

L'abbé de Gamaches étoit à Rome depuis assez longtemps, qu'il y avoit été envoyé succéder au cardinal de Polignac à la place d'auditeur de rote pour la France[2]. Il étoit fils de Gamaches qui avoit été mis auprès de Mgr le duc de Bourgogne avec Cheverny, d'O et Saumery, en qualité de menins[3]. Le frère de cet abbé avoit épousé une fille de Pomponne frère de Mme de Torcy[4], et Torcy, ministre et secrétaire d'État des affaires étrangères, lui avoit valu cet emploi. Le père de Gamaches étoit chevalier de l'Ordre de 1661, et tous deux avoient épousé les sœurs de MM. de Loménie et de Brienne, père et fils[5], et secrétaires d'État des affaires étrangères, que le fils quitta parce que sa tête se dérangea, et a vécu longtemps et est mort enfermé. Le nom de l'abbé de Gamaches est Rouault[6]. Il étoit fort glorieux, encore plus ambitieux et fort plein de lui-même ; il faut dire aussi qu'il n'étoit

1. Voyez suite des *Mémoires*, tome XVII de 1873, p. 373 et suivantes (notre prochain volume) où est racontée la « conduite énorme » qu'il eut avec Saint-Simon.

2. Louis-Aloph Rouault, abbé de Gamaches, avait remplacé le cardinal de Polignac en 1714 : notre tome XXIV, p. 203.

3. Claude-Jean-Baptiste-Hyacinthe Rouault, d'abord connu sous le nom de comte de Cayeux (tome I, p. 105), puis de Gamaches, menin du duc de Bourgogne en 1699 : tome VI, p. 357.

4. Jean-Joachim Rouault, marquis de Cayeux, avait épousé en 1715 Catherine-Constance-Émilie Arnauld, fille de Nicolas-Simon, marquis de Pomponne, comme cela a été raconté dans le tome XXVI, p. 198-199.

5. Il a été parlé dans le tome V, p. 98, de Nicolas-Joachim Rouault, mort en 1689 et de ces deux Loménie, marquises de Gamaches, et p. 93-97, de la folie du jeune Brienne.

6. Vieille famille du Poitou dont le premier connu, André, fut anobli en vertu de lettres patentes du roi Philippe le Long du 8 mai 1317, publiées par P. Guérin dans les *Archives historiques du Poitou*, tome XI, pièce LIX. Joachim Rouault fut maréchal de France sous Charles VII.

pas sans mérite, et qu'il avoit du savoir et de l'esprit pour toute sa race ; mais il ne souffroit pas aisément de supérieur, ne démordoit point de ce qu'il avoit entrepris, et savoit parfaitement être ami et ennemi. Avec ces qualités, il s'appliqua fort à la rote, et y acquit la réputation d'un des plus capables de ce tribunal. Quand il s'y fut ancré et qu'il eut acquis des amis et de la considération dans Rome, son génie et son humeur se déployèrent, et son ambition se développa. Il ne songea qu'à plaire à la cour de Rome et à ceux qui la gouvernoient ou qui pourroient la gouverner à leur tour, et se mit en tête de se faire cardinal par cette voie. Dans ce plan de conduite il ne craignit pas de se lier étroitement avec les personnages principaux et autres qu'il se crut utiles, quoique déclarés contre la France, et de marcher ainsi tête levée dans toutes les routes qui pouvoient favoriser son projet.

L'abbé Dubois avoit des agents secrets à Rome pour son chapeau. Gamaches les découvrit, les suivit, chercha inutilement à avoir par eux quelque part en leurs menées. Il fut piqué du mystère qu'ils lui en firent, se brouilla avec eux, se mit à les traverser de dépit, et aussi pour faire sentir à l'abbé Dubois qu'il avoit besoin de lui. Dubois en fut bientôt averti ; la fureur le saisit contre l'abbé de Gamaches, qu'il trouva plus court de le rappeler, dans la puissance où il se trouvoit de tout faire[1]. Un autre que Gamaches en auroit été accablé ; mais il l'avoit prévu et s'étoit préparé à en soutenir le choc. Il commença par s'excuser, continua par se plaindre ; mais,

1. On ignora à peu près dans le public l'aventure que Saint-Simon va raconter. Dangeau écrit dans son *Journal* le 1er avril (p. 261) : « On fait revenir de Rome M. l'abbé de Gamaches, qui étoit auditeur de rote. On prétend qu'il a voulu se mêler de trop d'affaires. Il a envoyé à sa famille plusieurs lettres qui le justifient fort ; mais ici on l'a trouvé trop entreprenant. » Puis il n'en est plus question. Les correspondances politiques de Rome au Dépôt des affaires étrangères contiennent diverses lettres à ce sujet.

comme il s'aperçut que cette conduite n'opéroit point de changement à son rappel, il chaussa le cothurne[1] et osa se déclarer. Il déclara donc à l'abbé Dubois que ce rappel n'étoit point en sa puissance, pour couler doucement qu'elle n'étoit pas en celle du Régent, par conséquent en celle du Roi même. Il avança nettement que le feu Roi, en le nommant à l'auditorat de rote pour la France, avoit consommé son pouvoir; que, du moment qu'il étoit pourvu, agréé à Rome et en possession, il étoit devenu magistrat d'un des premiers tribunaux du monde; que dès là il ne dépendoit plus du Roi, ni pour sa place, ni pour ses fonctions, ni pour sa personne; que, si on pouvoit juridiquement prouver des crimes, un auditeur de rote comme tout autre magistrat en subissoit la punition, mais instruite devant le Pape et prononcée par lui, lequel étoit le souverain de Rome et de la rote, sous l'autorité et la protection duquel elle faisoit ses fonctions; que de crimes ni même de mauvaise conduite il ne craignoit point qu'on lui en pût imputer, encore moins prouver; qu'il s'en tenoit là avec d'autant plus d'assurance qu'il n'avoit à répondre que devant le Pape, de l'intégrité et de la bonté duquel il ne pouvoit prendre de défiance. A cette dépêche, Dubois sauta en l'air[2]; mais, quand il eut bien tempêté, il craignit de se commettre avec une cour dont il espéroit tout, et de s'y rendre odieux. Il écouta donc volontiers ce qu'on lui voulut dire en faveur de l'abbé de Gamaches; mais, comme il desiroit passionnément aussi de tirer de Rome un homme qui lui pouvoit beaucoup nuire, et qui étoit sur les pistes de tous ses agents, car il en entretenoit trois ou quatre à Rome inconnus les uns aux autres, il lui offrit l'archevêché d'Embrun, vacant par la mort de Brûlart-Genlis, le plus ancien prélat de

1. Locution déjà rencontrée dans le tome XIX, p. 134.

2. Le *Dictionnaire de l'Académie* ne donne pas *sauter en l'air*, mais la locution analogue *sauter aux nues*, pour dire « se mettre en grande colère ou s'impatienter ».

France, et un des plus saints et des plus résidents évêques[1]. Gamaches, incapable d'abandonner ses vues, le refusa tout net, et déclara qu'il ne vouloit quitter ni Rome ni la rote; mais, profitant avec esprit de cet adoucissement, il fit le reconnoissant, offrit ses services à Dubois, et lui en rendit en effet pour le gagner, et de fort bons. Avec tous ces manéges, il demeura auditeur de rote; mais il en résulta un véritable scandale. Jamais auditeur de rote n'avoit encore imaginé ne pouvoir être rappelé. C'est un tribunal[2] où, non sans abus, il se porte des affaires, et souvent très considérables, de toutes les parties de la catholicité; c'est pour cela qu'il est composé de juges de toutes les nations catholiques, et que chaque roi, ou république, même quelques villes qui l'ont été autrefois, ont la nomination du juge de sa nation. Ce juge est son sujet; il cesse si peu de l'être par sa nomination, qu'il n'en fait les fonctions qu'à ce titre, et à titre de sujet, par conséquent révocable par le pouvoir d'un souverain sur son sujet. Cet exemple de prétention de ne pouvoir l'être étoit donc monstrueuse et très punissable; mais la punir n'étoit pas l'intérêt du maître des affaires de France, qui les tournoit toutes et les sacrifioit pour avoir un chapeau. Cette affaire fit donc grand bruit, et peu d'honneur à l'autorité du Roi, à laquelle elle a porté une blessure qui doit bien faire prendre garde à l'avenir au choix des auditeurs de rote. Quoique toutes les puissances qui en nomment aient le même intérêt, on n'a vu autre chose que Rome s'avantager de tout, et l'emporter sur choses bien plus essentielles, et, s'il se peut, encore moins fondées, contre l'intérêt général, et quelquefois le plus important et le plus sensible de toutes les puissances de sa communion.

Ce que c'est que la rote.

1. Saint-Simon fait erreur. Charles Brûlart de Genlis était mort en 1715 (tome XXVI, p. 98) et avait été remplacé par M. d'Argenson. L'évêché d'Embrun n'en était pas moins vacant par le transfert de celui-ci à l'archevêché de Bordeaux (tome XXXVI, p. 192).

2. Notre tome V, p. 36 et ci-après, aux Additions et Corrections.

Gamaches, enflé d'un succès qu'il devoit à sa hardiesse, et aux conjonctures qui viennent d'être expliquées, ne se contint plus. Il avoit toujours devant les yeux les exemples de MM. Séraphin[1], la Trémoïlle et Polignac, qui d'auditeurs de rote pour la France[2] étoient devenus cardinaux; mais c'en étoit trois seuls, et en plus d'un siècle. Il se brouilla dans la suite avec le cardinal de Polignac, chargé des affaires du Roi à Rome, dont les défauts n'étoient pas de manquer de douceur, d'agréments, et de tout mettre de sa part dans le commerce d'affaires et de société. La brouillerie s'augmenta avec tant d'éclat, que Gamaches perdit tout respect et toutes mesures en discours publics et en conduite à son égard, ne le vit plus, et cessa de lui rendre tous les devoirs auxquels il étoit obligé envers lui comme cardinal et comme ministre public du Roi[3]; il ne vécut pas mieux avec d'autres cardinaux attachés à la France, pour avoir pris le parti du cardinal de Polignac. Tout cela fut su et souffert, parce qu'on avoit laissé gagner ce terrain à Gamaches, et, dans les fins aussi, parce qu'ici on se plut à mortifier le cardinal de Polignac. Ce n'étoit pas que depuis quelques années Gamaches n'eût donné de fortes prises sur soi, et même une qui dura longtemps, et qui fit du bruit à Rome, mais dont il ne fut autre chose. Gamaches, que rien n'arrêtoit pour aller à son but, avoit quantité d'amis dans le sacré collège, dans la prélature, dans la principale noblesse, dans l'intérieur de la maison du Pape, dans le subalterne important et accrédité; quoiqu'il ne fût pas sans ennemis, on pouvoit dire que tout rioit à ses espérances. C'est la situation où le duc de Saint-Aignan le trouva en arrivant à Rome, avec le caractère d'ambassa-

1. Bâtard du chancelier Olivier (tome XI, p. 188), cardinal en 1604.

2. Les mots p^r *la France* ont été ajoutés en interligne.

3. Le cardinal de Polignac fut ambassadeur à Rome de 1724 à 1730.

deur de France[1]. Ils n'eurent guères le temps de savoir comment ils s'accommoderoient l'un de l'autre, l'abbé de Gamaches étant mort peu de temps après d'une maladie ordinaire mais qui fut fort courte, et qui mit à fin tous ses grands projets[2]. Il étoit riche, et entre ses bénéfices il avoit l'abbaye de Montmajour d'Arles, qui est très considérable[3].

Débordement de pensions, et pensions fixées au grade d'officier général.

Malgré la situation des finances, il reprit à M. le duc d'Orléans un nouveau débordement de pensions. Il en donna une de six mille [livres], et une autre de quatre mille livres[4] attachée au grade de lieutenant général et à celui de maréchal de camp, avec cette explication : qu'elles seroient incompatibles avec un gouvernement ou avec une autre pension, mais que, si la pension étoit moindre, elle seroit portée jusqu'à cette fixation[5]. Cela alloit bien loin au grand nombre, et n'en obligeoit aucun en particulier. La vieille Montauban, dont il a été quelquefois parlé ici[6], en [eut] une de vingt mille livres[7], et M. de Montauban,

1. M. de Saint-Aignan, nommé en octobre 1730, arriva à Rome au début de 1731.

2. L'abbé de Gamaches ne mourut qu'en 1738 ; c'est à tort que dans le tome XXIV, p. 203, note 7, nous avons dit qu'il revint en France ; il resta à Rome jusqu'à sa mort.

3. Abbaye bénédictine à quatre kilomètres d'Arles, fondée suivant les uns dès le sixième siècle, suivant la *Gallia christiana* au dixième ; elle rapportait vingt-cinq mille livres.

4. Les précédentes éditions ont mis partout ici pour toutes les sommes qui vont suivre le mot *francs*. Or Saint-Simon, dans son manuscrit, met tantôt son abréviation habituelle signifiant *livres*, tantôt le mot *francs* en toutes lettres ; nous rétablissons scrupuleusement la leçon du manuscrit.

5. Nouvelle annoncée par Dangeau le 27 mars (p. 258) et par la *Gazette d'Amsterdam*, n° xxx, qui ajoute que les brigadiers auraient deux mille livres, ce qui est confirmé d'ailleurs par le *Journal de Buvat*, tome II, p. 74.

6. Charlotte Bautru de Nogent, princesse de Montauban : tomes V, p. 259-260, XII, p. 282-286, etc.

7. Elle en avait déjà été payée, dit Dangeau (p. 272) ; ce ne fut qu'une régularisation.

cadet du prince de Guéméné, une de six[1]. La duchesse de Brissac, sœur de Verthamon, qui étoit fort pauvre, et que son frère, premier président du Grand Conseil, logeoit et nourrissoit, en eut une aussi[2] de six mille[3]. Mme de Coëtquen[4], du Puy Vauban, Polastron[5], la fille de feu Puyzieulx, veuve de Blanchefort, grand joueur, et son fils[6], en eurent chacun une de quatre mille livres[7]; et huit ou dix autres personnes qui trois, qui deux mille francs[8].

1. Charles de Rohan-Guéméné (tome XIV, p. 323); ce fut pour le consoler d'avoir manqué son mariage avec Mlle de Meuve, fille d'un très riche banquier (*Dangeau*, p. 284); nous verrons bientôt qu'il épousa Mlle de Mézières : ci-après, p. 299.

2. *Autre* corrigé en *aussy*, et plus loin *Mᵉ de C[oëtquen]* surcharge *la mere de*.

3. Nous connaissons cette Verthamon, qui avait épousé le duc de Brissac veuf de la sœur de notre auteur (tome II, p. 73) et aussi son frère Michel-François (tome IV, p. 3). Dangeau spécifie (p. 276) que la pension fut donnée « à la duchesse de Brissac fille de la maréchale d'Estrades »; en effet sa mère, Marie d'Aligre (tome IV, p. 4), avait épousé en secondes noces le maréchal. Le duc de Brissac avait « tout fricassé ».

4. Marie-Charlotte de Noailles : tome III, p. 342. Dangeau précise *la jeune* (p. 277), pour la distinguer de sa belle-mère Marguerite-Gabrielle de Rohan-Chabot, que nous allons voir mourir au mois de juin 1720 : ci-après, p. 309.

5. Antoine le Prestre, comte de Vauban, dit du Puy-Vauban (tome XIX, p. 401), et Jean-Baptiste, comte de Polastron (tome XIII, p. 307).

6. Gabrielle-Charlotte-Élisabeth Brûlart de Sillery, fille de Roger, marquis de Puyzieulx, que nous avons vu mourir en 1719 (tome XXXVI, p. 140), avait épousé à trente ans, le 27 février 1702, François-Joseph, marquis de Blanchefort, né en décembre 1648, et qui avait longtemps servi comme capitaine dans le régiment de Navarre; en 1710, il avait succédé à son oncle comme gouverneur du pays de Gex, et était mort le 17 mai 1714 (*Gazette*, p. 264). Elle en avait un fils, François-Philogène, marquis de Blanchefort, né le 3 juillet 1704, et qui eut en 1720 une lieutenance au régiment du Roi-infanterie; il récupéra en 1727 le gouvernement du pays de Gex qu'avait eu son père, et perdit sa mère le 16 janvier 1740.

7. Dangeau annonce ces diverses pensions, p. 277, 286 et 289; mais celle de quatre mille francs pour Mme de Blanchefort fut partagée par moitié entre elle et son fils.

8. Ici il y a bien *francs* en toutes lettres. — Dangeau énumère

J'en obtins une de huit mille livres pour Mme la maréchale de Lorge[1], et une de six mille livres pour la maréchale de Chamilly, dont le Missisipi avoit fort dérangé les affaires[2]. M. de Soubise et le marquis de Noailles eurent chacun deux cent mille livres en présent[3]. Jusqu'à Saint-Geniès, sortant de la Bastille et relégué à Beauvais, ayant d'abord été destiné fort loin, eut une pension de mille francs[4]. Tout le monde, en effet, auroit eu besoin d'une augmentation de revenu, par l'extrême cherté où les choses les plus communes et les plus indispensables, et toutes autres natures de choses étoient montées[5], qui, quoiqu'à la fin peu à peu diminuées, sont demeurées jusqu'à aujourd'hui bien au-dessus de ce qu'elles étoient avant ce Missisipi. Le marquis de Châtillon, qui a fait depuis une si grande fortune, eut aussi six mille livres de pension en quittant son inspection de cavalerie[6] ; enfin, la Peyronie, premier chirurgien du Roi en survivance de Mareschal, eut huit mille [livres] de pension[7].

(p. 259, 260, 273, 282) Mlle de Beauvau, Mme de Briquemont, MM. d'Imbercourt, comte de Tavannes, Souastre, chevalier d'Aubeterre, Mme d'Hautefeuille.

1. Dangeau dit neuf mille francs : p. 289.

2. « La maréchale de Chamilly a eu une pension de deux mille écus ; son bien, qui est tout en rente, étoit fort diminué ; elle avoit besoin de ce secours-là et elle le mérite bien » (*Dangeau,* p. 263).

3. « Pour payer leurs dettes » (*Dangeau,* p. 282). – Le marquis de Noailles est Jean-Emmanuel, seul frère survivant du duc, né le 27 janvier 1692, lieutenant général de Guyenne dès 1702, mestre-de-camp de cavalerie, qui mourut sans alliance le 16 décembre 1725.

4. Il avait d'abord écrit *en eut une de mil* ; il a rayé *en* et *de mil* pour rédiger la phrase autrement. — Nous avons vu ce marquis de Saint-Geniès compromis dans la conspiration de Cellamare : tome XXXVI, p. 32-35. Cette mention vient de *Dangeau,* p. 250.

5. Buvat donne divers exemples de l'élévation des prix ; il est certain d'ailleurs que la spéculation s'en mêlait (*Journal de Buvat,* tome II, p. 24-25, 27, 37, 72 et 75 ; voyez aussi *Les Correspondants de Balleroy,* tome II, p. 173, et ci-après, aux Additions et Corrections).

6. *Dangeau,* p. 258.

7. On a vu sa nomination en 1719 : tome XXXVI, p. 123. Dan-

M. le duc d'Orléans m'apprend le mariage du duc de Lorge avec la fille aînée du premier président. Ma conduite là-dessus.

Un jour de vers la fin d'avril, travaillant avec M. le duc d'Orléans, il m'apprit le mariage du duc de Lorge avec Mlle de Mesmes[1], et que le premier président lui en avoit demandé son agrément. Je n'en avois pas ouï dire un mot, et la vérité est que je me mis dans une étrange colère[2]. On a vu, en différentes occasions, ce que j'ai fait pour ce beau-frère[3], et ce qui m'arriva pour l'avoir fait capitaine des gardes, qu'il étoit s'il avoit voulu se priver de sa petite maison de Livry, dont la vente étoit nécessaire pour parfaire les cinq cent mille livres à donner au maréchal d'Harcourt, qu'il aima mieux garder[4]. Il m'étoit cruel de lui voir épouser la fille d'un homme que je faisois profession d'abhorrer, et que je ne rencontrois jamais au Palais-Royal sans le lui témoigner, et quelquefois par des choses les plus fortement marquées[5]. Je m'en retournai à Meudon où nous étions déjà établis[6]. J'appris à Mme de Saint-Simon cette énormité de son frère, dont elle ne fut pas moins surprise ni touchée que moi. Je lui déclarai que de ma vie je ne le verrois ni sa femme, et que je ne verrois jamais non plus Mme la maréchale de Lorge, ni M. ni

geau mentionne ce don le 10 juin (p. 302). Quant à Mareschal, on lui avait donné une pension de quatre mille livres dès le 1er janvier précédent (reg. O[1] 64, fol. 330 v°).

1. Saint-Simon a déjà fait allusion à ce second mariage de son beau-frère avec Marie-Anne-Antoinette de Mesmes (tome XXV, p. 21); il y reviendra dans le prochain volume.

2. « On avoit fort parlé, écrit Dangeau le 12 avril, du mariage du duc de Lorge avec la fille aînée de M. le premier président; mais il y a des gens, dans la famille du duc de Lorge, qui traversent fort ce mariage. » Saint-Simon s'était opposé déjà au premier mariage avec Mlle Chamillart (notre tome X, p. 402 et suivantes).

3. Il l'avait surtout tiré d'affaires en 1708 lors de l'enlèvement de Mlle de Roquelaure par le prince de Léon, auquel il avait aidé (notre tome XVI, p. 98 et suivantes).

4. En 1715 : tome XXIX, p. 248-257.

5. Voyez *ibidem*, p. 220, note 5, et 541.

6. Le Régent avait permis aux Saint-Simon de passer les étés au château de Meudon, après la mort de la duchesse de Berry (tome XXXVI, p. 275).

Mme de Lauzun, s'ils signoient le contrat de mariage et s'ils se trouvoient à cette noce. Je le dis tout haut partout, et je m'espaçai sur le beau-père et le gendre sans aucune sorte de mesure. Cet éclat, qui fut le plus grand qu'il me fut possible, et qui mit un grand désordre dans une famille jusqu'alors toujours si intimement unie, et qui vivoit sans cesse ensemble, arrêta le mariage tout court pour un temps, mais sans que je visse le duc de Lorge, qui se flattoit de me ramener par ses sœurs, et qui, dans l'embarras à mon égard de ne vouloir pas rompre ce beau mariage, n'osa se hasarder à me voir[1].

Édit de réduction des intérêts des rentes. Mouvements du Parlement là-dessus; remontrances.

M. le duc d'Orléans, persuadé par ceux en qui il avoit le plus de confiance sur les finances, résolut de réduire à deux pour cent toutes les rentes. Cela soulageoit fort les débiteurs; mais c'étoit un grand retranchement de revenu pour les créanciers qui, sur la foi publique, le taux approuvé et usité, et la loi des contrats d'emprunts, avoient prêté à cinq pour cent, et en avoient toujours paisiblement joui. M. le duc d'Orléans assembla au Palais-Royal plusieurs personnes de divers états de finance, et résolut enfin avec eux d'en porter l'édit[2]. Il fit du bruit au Parlement, qui résolut des remontrances. Aligre présidoit ce jour-là; le premier président s'en étoit allé à sa

1. Nous verrons le mariage se faire au mois de décembre prochain, et Saint-Simon se raccommoder avec le premier président; il donnera alors un second récit de la présente scène.

2. L'édit rendu dans les derniers jours de mars, et daté seulement du mois comme tous les édits (Dangeau n'en parle que le 10 avril), n'avait pas la portée rétroactive que lui attribue Saint-Simon, trompé par la brève mention du *Journal* (p. 266-267); il portait que « les deniers qui seront *ci-après* donnés à constitution de rente par les sujets de Sa Majesté ne pourront produire par an un plus haut intérêt que celui du denier cinquante ». Un exemplaire imprimé, sans mention d'enregistrement, est aux Archives nationales, AD + 758, mars, n° 6. D'après une note du greffier du Parlement (reg. U 363), les gens du Roi durent recevoir l'édit dès le 25 mars; mais, à cause de la semaine sainte et des fêtes de Pâques, ce fut seulement le 10 avril qu'ils l'apportèrent à la cour.

campagne[1] pour y faire, disoit-il, des remèdes. Il est vrai qu'il avoit eu une légère attaque d'apoplexie pour laquelle il avoit été un an auparavant à Vichy[2]. Il fut bien aise d'éviter de se commettre avec M. le duc d'Orléans après la cruelle aventure qu'il avoit eue avec lui[3], mais sans quitter prise, et de laisser agir le Parlement, qu'il sentoit bien comme tout le monde que l'imbécillité d'Aligre et le peu de cas qu'en faisoit la Compagnie ne seroit pas capable de retenir. Mesmes, ravi de voir se préparer de nouvelles altercations entre le Régent et le Parlement[4], vouloit laisser la liberté de se reproduire sans y être présent, et ne revenir qu'ensuite pour y jouer son personnage accoutumé de modérateur et de compositeur entre sa Compagnie et[5] le Régent, pour en tirer de l'argent, ce qu'il ne désespéroit pas encore de sa facilité, et souffler le feu sous main. Huit jours après la résolution prise des remontrances[6], Aligre, à la tête de la députation du Parlement, les porta par écrit au Roi, et les lui laissa, après lui avoir fait un fort plat compliment ; c'étoit le 17 avril[7]. Ces remon-

1. Son château de Cramayel, non loin de Melun.

2. Il était allé en effet dans l'été de 1719 à Vichy et à Bourbon (*Dangeau*, tome XVIII, p. 40); il y a beaucoup de renseignements sur sa maladie, ses lettres à ses collègues, son retour, etc., dans le registre U 362 des Archives nationales. En janvier 1720, le bruit de sa démission avait même couru. Voyez ci-après aux Additions et Corrections.

3. Ci-dessus, p. 166-169.

4. *Le* corrige *la* et *P[t]* est en interligne au-dessus de *Comp[e]*, biffé.

5. Les mots *sa Comp[e] et* sont en interligne.

6. Il y a des détails curieux sur les discussions à ce sujet au Parlement, les divers avis des principaux conseillers, etc., dans le registre U 363, à partir du 10 avril.

7. *Dangeau*, p. 270. Le texte des remontrances, — très étendues, — a été publié, d'après la minute du Parlement, par J. Flammermont, *Remontrances du parlement de Paris*, tome I, p. 126-139. Tout en reconnaissant que l'édit ne stipulait que pour l'avenir, les magistrats montraient qu'il s'appliquerait peu à peu, et même rapidement, aux contrats antérieurs, parce que les débiteurs, pouvant trouver un nouveau prêt à deux pour cent, s'empresseraient de le contracter pour

trances n'ayant point eu de succès[1], le Parlement s'assembla le 22 et résolut de ne point enregistrer l'édit, et de faire de nouvelles remontrances. Au sortir de la séance, les gens du Roi vinrent au Palais-Royal rendre compte de ce qui venoit d'être résolu. M. le duc d'Orléans leur répondit court et sec qu'on ne changeroit rien à la résolution qui avoit été prise, et les laissa aussitôt[2].

rembourser le premier prêteur à cinq, lequel verrait par conséquent son revenu baisser immédiatement des trois cinquièmes. Il semble cependant que les remontrances exagèrent beaucoup les conséquences, même lointaines, de l'édit, et il faut noter aussi que la plus grande partie de la fortune des gens de robe était en rentes; cela a peut-être influé sur la vigueur de leur résistance. On trouvera aux Additions et Corrections le texte du « fort plat compliment » du président d'Aligre. Le jeune Roi répondit: « Je ferai examiner, Monsieur, ce que vous me présentez, et je ferai savoir mes intentions à mon Parlement. »

1. Le 20 avril, le Régent fit expédier des lettres de jussion pour procéder sans retard à l'enregistrement de l'édit; elles furent apportées à la cour le 22 par les gens du Roi. En même temps il paraissait un mémoire imprimé soi-disant à la Haye et non signé, intitulé « Lettre servant de réponse aux remontrances faites au Roi par Messieurs du Parlement le dix-septième avril 1720 » (Archives nationales, AD + 758, avril, n° 38), où on essayait de réfuter les arguments des magistrats.

2. *Dangeau*, p. 272. Le greffier du Parlement note le 22 avril que la cour ayant décidé de faire d' « itératives remontrances », les gens du Roi « furent sur les onze heures et demie au Palais-Royal pour le dire à Monsieur le Régent, lequel allant partir pour aller à l'abbaye de Chelles voir Madame sa fille, leur dit (à ce que l'on m'a dit) : « Mes-« sieurs, allez-vous en à l'abbé Dubois, il vous dira mes ordres. » L'on m'a dit aussi qu'ils y allèrent et que M. l'abbé Dubois leur avoit dit que M. le duc d'Orléans l'avoit chargé de leur dire qu'il ne vouloit point entendre davantage de remontrances, qu'il vouloit que l'édit fût enregistré et que tout ce qui seroit envoyé au Parlement le fût sans faire dorénavant aucunes remontrances, ce que j'ai peine à croire être vrai et encore moins que M. le duc d'Orléans avoit dit aux gens du Roi en ces termes, leur parlant des remontrances : « Ce ne sont point « des remontrances, c'est une sédition. » (Archives nationales, U 363). Le Parlement persista et les gens du Roi retournèrent à plusieurs reprises au Palais-Royal ; enfin, le 3 mai, ils firent savoir à la cour que le Roi « ne jugeoit pas à propos » de recevoir les remontran-

Retour de Rions à Paris, où il tombe dans l'obscurité. [Add. SᵗS. 1661]

Il permit à Rions de revenir à Paris, dont il avoit reçu défense de s'approcher, étant à l'armée du maréchal de Berwick en Navarre, lors de la mort de Mme la duchesse de Berry[1]. Sa présence au retour de cette campagne, sitôt après cette mort, auroit réveillé bien des discours. On crut l'intervalle assez long pour qu'on ne songeât plus à rien. Sa présence, après tout ce qui s'étoit passé, ne pouvoit pas être agréable au Palais-Royal, et devoit l'embarrasser lui-même. Il ne fit donc qu'y paroître, se montra peu ailleurs, et mena une vie conforme à son humeur, c'est-à-dire de plaisir, mais particulière, fort voisine de l'obscurité. Il étoit fort à son aise, quoique le Mississipi fût venu un peu tard pour lui ; il ne garda guères son régiment, et ne songea plus à servir.

Enlèvements pour peupler le pays dit Mississipi, et leur triste succès. [Add. SᵗS. 1662]

A force de tourner et retourner ce Mississipi de tout sens, pour ne pas dire à force de jouer des gobelets[2] sous ce nom, on eut envie, à l'exemple des Anglois, de faire dans ces vastes pays des établissements effectifs[3]. Ce fut

ces. D'ailleurs, dès le 24 avril, des lettres patentes avaient été expédiées ordonnant aux diverses juridictions inférieures, bailliages, sénéchaussées et présidiaux d'enregistrer l'édit et de le faire exécuter (Archives nationales, AD ✝ 758, avril, nº 60). L'édit, envoyé le 3 mai au Châtelet de Paris, y fut enregistré aussitôt, et il fut publié et vendu dans les rues le 11 (U 363 ; *Dangeau,* p. 285 ; *Buvat,* p. 77).

1. Voyez notre tome XXXVI, p. 273. Dangeau enregistre la nouvelle le 24 avril, p. 273, et ajoute que le bruit court de son prochain mariage.

2. Le *Dictionnaire de l'Académie* de 1718 disait : « On appelle figurément *joueurs de gobelets* un fourbe, un homme qui ne cherche qu'à tromper ceux avec qui il traite. »

3. Nous avons vu la création de la Compagnie d'Occident ou du Mississipi au début de 1718 : nos tomes XXXII, p. 106, et XXXIII, p. 7-8. Le *Mercure* de février 1718, p. 104-152, avait publié alors une description alléchante du pays de Louisiane, et le bruit courut en avril 1720 qu'on y avait découvert des mines d'argent (*Gazette d'Amsterdam,* nº XXXI). Aux références que nous avons données alors on peut ajouter ce qu'en disent *les Correspondants de la marquise de Balleroy,* tome I, p. 200-201, et les renseignements intéressants sur l'émission des actions et sur les cours qu'on trouvera dans la *Correspondance*

pour les peupler qu'on fit à Paris et dans tout le royaume des enlèvements des gens sans aveu et des mendiants valides, hommes et femmes, et de quantité de créatures publiques[1]. Si cela eût été exécuté avec sagesse, discernement, les mesures et les précautions nécessaires, cela auroit rempli l'objet qu'on se proposoit, et soulagé[2] Paris et les provinces d'un lourd fardeau inutile et souvent dangereux ; mais on s'y [prit[3]] à Paris et partout ailleurs avec tant de violence et tant de friponnerie encore pour enlever qui on vouloit, que cela excita de grands murmures. On n'avoit pas eu le moindre soin de pourvoir à la subsistance de tant de malheureux sur les chemins, ni même dans les lieux destinés à leur embarquement ; on les enfermoit les nuits dans des granges sans leur donner à manger, et dans les fossés des lieux où il s'en trouvoit, d'où ils ne pussent sortir. Ils faisoient des cris qui excitoient la pitié et l'indignation ; mais, les aumônes n'y pouvant suffire, moins encore le peu que les conducteurs leur donnoient, [cela] en fit mourir partout un nombre effroyable. Cette inhumanité, jointe à la barbarie des conducteurs, à une violence d'espèce jusqu'alors inconnue et à la friponnerie d'enlèvements de gens qui n'étoient point de la qualité prescrite, mais dont on se vouloit défaire, en disant le mot à l'oreille et mettant de l'argent dans la main des

de M. de Saint-Fonds publiée par Poidebard, tome I, p. 107 et suivantes. Marcel Dubois a fait paraître en 1904 *la Colonisation de la Louisiane à l'époque de Law*, qui est jusqu'à présent le meilleur ouvrage sur la question.

1. C'est une ordonnance royale du 10 mars qui stipula que les mendiants, vagabonds et gens sans aveu (qui, depuis quelque temps se multipliaient beaucoup, surtout à Paris) seraient arrêtés par les archers des maréchaussées et enfermés dans les hôpitaux, et que ceux qu'on reconnaîtrait valides seraient envoyés aux colonies, sans que la Louisiane ou Mississipi fût plus désignée qu'une autre (AD + 758, mars, n° 26).

2. *Et soulagé* est en interligne au-dessus du même mot mal écrit.

3. Ce mot a été omis en passant de la page 2491 du manuscrit à la page 2492.

préposés aux enlèvements[1], que les bruits s'élevèrent avec tant de fracas, et avec des termes et des tons si imposants[2] qu'on trouva que la chose ne se pouvoit plus soutenir. Il s'en étoit embarqué quelques troupes, qui ne furent guères mieux traitées dans la traversée[3]. Ce qui ne l'étoit pas encore fut lâché, et devint ce qu'il put, et on cessa d'enlever personne[4]. Law, regardé comme l'auteur de ces enlèvements, devint fort odieux,

1. Sur ces enlèvements voyez le *Journal de Buvat*, tome II, p. 40, 77-78, 87 et 92-93, qui prétend que la Compagnie donnait une pistole aux archers pour chaque personne enlevée; cela est confirmé par *les Correspondants de Balleroy*, tome II, p. 159-160. Il n'est pas prouvé que cette mesure ait servi à des vengeances particulières; mais il y eut certainement de très graves abus. Nous n'en voulons pour preuve que cette mention insérée dans le procès-verbal de la séance du Parlement du 29 avril : « Plusieurs de Messieurs se sont plaints que, depuis quelques jours, un grand nombre d'archers dispersés dans tous les quartiers de cette ville, sous prétexte des ordres qu'ils ont de prendre les vagabonds et gens sans aveu, prennent toutes sortes de personnes sans distinction, ce qui est contre toutes les lois et la liberté publique. Ils croyoient que la cour devoit y pourvoir. M. de Saint-Martin a dit que son laquais avoit été pris, ainsi que plusieurs autres; d'autres que l'on avoit pris hier le fils de Pincemaille, buvetier du parquet, et que l'on prenoit hommes, garçons, femmes, filles, et tout ce qui se trouvoit. Sur quoi plusieurs de Messieurs ont dit qu'il falloit mander les officiers de police pour savoir d'eux ce qui en étoit au vrai et leur donner des ordres pour empêcher cette vexation » (reg. U 363). Voyez *Dangeau*, p. 277 et 280-281.

2. Le 29 et le 30 avril, il y eut de graves bagarres entre les archers et la population, notamment dans la rue Saint-Antoine, au pont Notre-Dame et dans la rue du Roi-de-Sicile : voyez la *Gazette d'Amsterdam*, nos XXXVIII et XXXIX, et ci-après, à l'appendice VI, une relation du greffier du Parlement.

3. Le *Mercure* de janvier 1720, p. 199, parle de l'organisation des caravanes de colonisation.

4. L'ordonnance du 3 mai (AD + 759, mai, n° 6) fut rendue pour empêcher les abus, mais ne suspendit pas les enlèvements de vagabonds et de gens sans aveu, qu'on ne devait plus diriger sur la Louisiane, mais sur d'autres colonies; peu à peu, peut-être par épuisement des sujets, on cessa toute arrestation (*Journal de Buvat*, p. 82-83; *Dangeau*, p. 285).

et M. le duc d'Orléans eut à se repentir de s'y être laissé entraîner.

Châteauneuf, qui avoit présidé à la commission de Nantes, revint en ce temps-ci avec tous ceux qui l'avoient composée, mais pour subsister encore, et s'assembler à l'Arsenal pour achever de juger ceux des exceptés de l'amnistie qui ne l'avoient pas été à Nantes[1]; et peu après[2] le maréchal de Montesquiou fut rappelé du commandement de Bretagne où il avoit eu le malheur de se barbouiller beaucoup[3] et de ne contenter personne[4].

La commission du Conseil, de retour de Nantes, s'assemble encore à l'Arsenal. Peu après le maréchal de Montesquiou rappelé de son commandement de Bretagne. [Add. S^tS. 1663]

M. le comte de Charolois arriva enfin de ses longs voyages; Monsieur le Duc, content de ce qu'il avoit obtenu pour lui, lui avoit mandé de revenir, et le fut attendre à Chantilly avec les familiers de la maison[5]. Turményes[6]

1. Lettres patentes du 14 avril transférant à l'Arsenal la chambre de justice de Nantes (AD + 758, avril, n° 26). Dangeau annonce dès le 29 le retour des divers juges (p. 276). B. Pocquet (*Histoire de Bretagne*, tome VI, p. 151) dit qu'elle ne se réunit jamais; ce qui semble exact. Lémontey (*Histoire de la Régence*, tome I, p. 255) estime que ce fut par économie; son séjour à Nantes avait en effet coûté plus de trois cent mille livres. Sur les dix accusés exceptés de l'amnistie, quatre, les seuls qu'on eût entre les mains, furent relâchés au bout d'un an.

2. Toute cette dernière partie de la phrase a été ajoutée dans le blanc resté à la fin du paragraphe et sur la marge.

3. Nous avons eu *se barbouiller*, au sens de se compromettre, dans le tome V, p. 23. « On dit figurément qu'*un homme s'est bien barbouillé*, pour dire qu'il a gâté sa réputation » (*Académie*, 1718).

4. Le maréchal fut rappelé au milieu de mai et arriva à Paris le 5 juin (*Dangeau*, p. 286, 287 et 298). Tout le monde s'accorde sur la maladrssse de son administration : voyez le tome VI de l'*Histoire de Bretagne*. Nous le verrons néanmoins (ci-après, p. 309) entrer au conseil de régence. Saint-Simon ne parlera pas de la nomination de son successeur, le maréchal d'Estrées, qui, plus doux, plus habile et bien secondé par sa femme, réussit à rétablir le calme et le bon ordre dans la province.

5. Il arriva à Chantilly le 1er mai (*Dangeau*, p. 277; *Gazette d'Amsterdam*, n° XXXVIII).

6. Jean de Turményes de Nointel: tome XXXI, p. 201, qui mourut le 31 mars 1727 et fut enterré à Saint-Jean-en-Grève.

Retour du comte de Charolois de ses voyages. Bon mot de Turményes ; quel étoit Turményes. [*Add. SᵗS. 1664*]

s'y trouva avec eux. Il avoit été maître des requêtes et intendant de province avec réputation, et y auroit fait son chemin au gré de tout le monde ; mais, à la mort de son père, qui étoit garde du Trésor royal[1], il préféra le solide si abondant de cette charge aux espérances des emplois qu'il avoit. C'étoit un garçon de beaucoup d'esprit, de lecture et de connoissances, d'un naturel libre et gai, aimant le plaisir, mais avec mesure et pour la compagnie et pour le temps, fort mêlé avec la meilleure compagnie de la cour et de la ville, habile, capable, droit et obligeant dans sa charge, sans se faire valoir, estimé et accrédité avec les ministres, fort bien avec le Régent, et sur un pied de telle familiarité avec Monsieur le Duc et M. le prince de Conti pères[2] et fils, qu'ils trouvoient tout bon de lui, et ce qu'ils n'auroient souffert de personne. Le voisinage de l'Isle-Adam, la chasse, la table, l'avoit mis sur ce ton là avec les pères ; il avoit su se le conserver avec les fils. C'étoit un homme qui sentoit très bien la force de ses paroles, mais qui ne retenoit pas aisément un bon mot. L'impunité avoit aiguisé sa har-

1. Ce père s'appelait aussi Jean et avait déjà la terre de Nointel. Il fut reçu en septembre 1669 receveur général triennal des finances à Amiens, acheta en outre en 1676 une charge de secrétaire du Roi, puis en janvier 1682 une des deux charges de trésorier général de l'extraordinaire des guerres et de la cavalerie légère (la Touanne avait l'autre). Le 26 mai 1696, il fut pourvu de celle de garde alternatif et mi-triennal du Trésor royal, à la place de J.-B. Brunet, auquel il paya huit cent mille livres (Archives nationales, G⁷ 1096), et fut nommé en même temps grand trésorier de l'ordre de Saint-Lazare et du Mont-Carmel et receveur général de l'hôtel des Invalides. En mars 1702, il obtint de faire passer à son fils sa charge du Trésor royal, et mourut le 28 avril 1702 : voyez le *Mercure* de ce mois, p. 388-391, et la *Gazette*, p. 215. Il y a des arrêts du Conseil relatifs à sa succession aux Archives nationales, E 1919, 29 avril, et E 1930, nº 55 ; voyez aussi V⁷ 506.

2. Saint-Simon veut parler, outre du duc de Bourbon et du prince de Conti alors vivants, du premier Monsieur le Duc, Louis III, mort en 1710, et de François-Louis, prince de Conti, mort en 1709.

diesse, qui d'ailleurs n'étoit que liberté, sans aucun air d'insolence et sans jamais se déplacer avec personne. Il étoit petit, grosset, le col fort court, la tête dans les épaules, avec de grands cheveux blonds qui lui donnoient encore l'air plus engoncé, et qui lui avoient valu le sobriquet de Courtcollet[1]. Monsieur le Duc, averti que Monsieur son frère arrivoit, alla, suivi de toute la compagnie, le recevoir au débarquer de sa voiture et l'embrasser. Tout ce qui étoit là les environna et s'empressa à faire sa révérence[2]. Après les premiers mots entre les deux frères, Monsieur le Duc lui présenta la compagnie, que M. le comte de Charolois se contenta de regarder fort indifféremment sans dire un seul mot à personne, pendant un assez long temps que ce cercle demeura autour d'eux, dans la place où il avoit mis pied à terre dans la cour. Turményes, voyant ce qui se passoit et s'en ennuyant, se tourne à la compagnie : « Messieurs, lui dit-il froidement, mais tout haut, faites voyager vos enfants, et dépensez-y bien de l'argent, » et tout de suite passa d'un autre côté. Cet apophthegme fit du bruit, et courut fort. Il ne s'en défendit point, et Monsieur le Duc et M. le comte de Charolois n'en firent que rire. Monsieur le Duc devoit y être accoutumé : au commencement des actions de Law, Monsieur le Duc se vanta chez lui, devant assez de monde, et avec complaisance, d'une quantité considérable qu'il en avoit eue. Chacun se taisoit, lorsque Courtcollet, impatienté : « Fi, Monsieur, répondit-il, votre bisaïeul n'en a jamais eu que cinq ou six, mais qui valoient bien mieux que toutes les vôtres. » Chacun baissa les yeux, et Monsieur le Duc se prit à rire, sans lui en savoir plus mauvais gré[3]. Il en a

1. Sur ce surnom, voyez *les Correspondants de Balleroy*, tomes I, p. 239, et II, p. 11, 32-33 et 40, où sont racontées diverses anecdotes sur Turményes et sur sa femme.

2. Il avait d'abord écrit : *et s'empressa à luy faire la révérence*.

3. Ces deux anecdotes sont reproduites par Duclos (*Mémoires*, édition Michaud et Poujoulat, p. 567), qui les a prises à Saint-Simon.

quelquefois lâché de bonnes à des ministres du feu Roi, et depuis la Régence à M. le duc d'Orléans lui-même, qui n'en faisait que rire aussi. Il ne vécut que peu d'années après, quoique point vieux[1], et fut fort regretté, même pour les affaires de sa gestion. Il ne laissa point d'enfants[2]. M. de Laval, le même de la conspiration du duc et de la duchesse du Maine, épousa sa sœur, qui étoit veuve de Bayers[3], dont il a eu beaucoup de bien et des enfants[4]. Les apophthegmes de Turményes n'étoient pas réservés aux princes du sang. Il ne s'en contraignoit guères pour personne et avec cela rien moins qu'impertinent ; il avoit trop d'esprit et de monde pour l'être.

Retrait de l'hôtel de Marsan. [*Add. St-S. 1665*]

Une affaire purement particulière fit alors grand bruit dans le monde. Matignon et M. de Marsan[5] avoient épousé les deux sœurs, filles uniques et sans frères du frère aîné de Matignon[6] : lui l'aînée[7], M. de Marsan la cadette, veuve alors avec des enfants de M. de Seignelay, ministre et

1. Il mourut en 1727, ayant environ soixante ans.

2. Avant *ne* Saint-Simon a biffé *n'estoit point marié*, ce qui était en effet une erreur. Jean de Turményes avait épousé le 10 janvier 1698, Élisabeth-Geneviève de Maupeou, fille d'un conseiller au Châtelet; elle mourut à trente-six ans le 22 janvier 1719 et fut enterrée à Saint-Jean-en-Grève ; voyez *les Correspondants de Balleroy*, tomes I, p. 239, et II, p. 11.

3. Déjà dit dans notre tome XXXI, p. 201. Une copie de leur contrat de mariage, du 4 novembre 1721, est parmi les papiers de Salignac dans le carton M 537 des Archives nationales.

4. Deux fils : Guy-André-Pierre, créé duc de Laval en 1758, et Louis-Joseph, évêque d'Orléans, puis de Metz, et deux filles qui épousèrent le marquis de Grave et le comte de Loos.

5. Il s'agit de Jacques III de Goyon, comte de Matignon, qui ne mourut qu'en 1725 (tome II, p. 134) et de Charles de Lorraine-Armagnac, mort en 1708 (tome III, p. 14).

6. Henri Goyon de Matignon, comte de Torigny (tome XI, p. 281, note 1), gouverneur de Granville, Cherbourg et Saint-Lô, lieutenant général de Normandie, mort le 28 décembre 1682. D'une le Tellier, il avait eu trois fils morts jeunes, et, outre ses deux filles mariées, quatre autres religieuses.

7. Charlotte de Matignon : tome VI, p. 425.

secrétaire d'État, fils aîné de M. Colbert[1]. Un intérêt commun les avoit étroitement unis : c'étoit l'amitié de Chamillart, dont ils avoient tiré des trésors en toute espèce d'affaires de finance[2]. Le comte de Marsan fit par son testament M. de Matignon tuteur de ses enfants, avec l'autorité la plus étendue et les plus grandes marques de confiance[3], et tout le monde est convenu que le comte de Matignon y répondit sans cesse par tous les soins, l'application et les tendresses d'un véritable père, et le succès d'un homme habile et accrédité. Le comte de Marsan, qui n'avoit de soi point de bien, ne s'en étoit fait que d'industrie, de grâces et de rapines, avoit mangé à l'avenant, et laissé ses affaires en mauvais état[4]. Matignon estima qu'un effet[5] tel que l'hôtel de Marsan, à Paris[6], étoit trop pesant pour des enfants en bas âge, dont le prix aideroit fort à liquider les biens, et crut aussi, à la conduite qu'il avoit eue dans leurs affaires, le[7] pouvoir acheter quoique tuteur. Il l'acheta donc, y dépensa beaucoup, y alla loger et céda la sienne au maréchal son frère[8]. M. de Marsan étoit mort en 1708, veuf pour la seconde fois depuis près

1. Catherine-Thérèse de Matignon : tome III, p. 8.

2. Tomes IX, p. 36-37, XV, p. 381, XVI, p. 397-398, etc.

3. Matignon était déjà leur subrogé tuteur depuis la mort de la sœur de sa femme en décembre 1699.

4. Voyez ce qui a été dit lors de sa mort, dans le tome XVI, p. 394-401.

5. D'après le *Dictionnaire de l'Académie* de 1718, « *effet* signifie aussi une portion, une partie du bien d'un particulier, d'un homme d'affaires, d'un marchand. »

6. Ancien hôtel Tambonneau, acheté par M. de Marsan en 1698 : nos tomes IV, p. 113, note 3, et XVI, p. 400, note 5. Il était à l'entrée de la rue de l'Université.

7. Il y a *la* dans le manuscrit, parce que, dans l'Addition à Dangeau indiquée ci-contre, que notre auteur reproduit, il avait dit *la maison*, et non *l'hôtel*. C'est ce qui explique que deux lignes plus loin, il y ait *et céda la sienne*, et que, neuf lignes après, les participes *acheté* et *payé* soient au féminin dans le manuscrit.

8. Tome VI, p. 239, note 3.

de neuf ans. Le prince de Pons, son fils aîné, étoit né en 1696 ; par conséquent il avoit vingt-quatre ans en cette année 1720, et il étoit marié en 1714 à la fille cadette du duc de Roquelaure[1]. Il pria le duc d'Elbeuf d'aller dire à Matignon de sa part qu'il se croyoit obligé de retirer l'hôtel de Matignon, qui étoit l'hôtel de Marsan que le comte de Matignon avoit acheté et payé, mais qu'il ne vouloit point que M. de Matignon songeât à en sortir, et qu'il l'y laisseroit toute sa vie. Le comte de Matignon, aussi surpris qu'indigné du compliment, répondit tout court qu'il espéroit avoir d'assez bonnes raisons pour ne devoir pas craindre ce retrait[2] ; qu'il le remercioit de la manière polie dont il lui avoit parlé ; mais qu'il l'assuroit en même temps qu'il ne profiteroit pas de la grâce que le prince de Pons prétendoit lui faire, et qu'il pouvoit lui dire que, s'il étoit assez malheureux pour perdre ce procès, il quitteroit sa maison le lendemain et n'y remettroit jamais le pied[3]. Les procédures ne tardèrent pas après de la part du prince de Pons, qui en fût extrêmement blâmé et universellement de tout le monde. Matignon soutint le procès ; tout y étoit pour lui, hors la lettre de la règle. Il le perdit donc, uniquement par la qualité de tuteur qui acquiert de son mineur, et ce fut au grand regret du public et des juges mêmes[4]. Le jour même de l'arrêt,

1. On a vu dans le tome XXIV, p. 172-173, le mariage de Charles-Louis de Lorraine-Marsan avec Élisabeth de Roquelaure.

2. *Retrait* est en interligne au-dessus de *décret*, biffé.

3. Saint-Simon copie l'article de Dangeau du 1er mai, p. 277. L'acquisition de l'hôtel avait été faite le 7 septembre 1710, pour deux cent mille livres, à la suite d'une sentence approbative du Châtelet du 3 septembre.

4. Il y a des mémoires et factums sur cette affaire dans le ms. Clairambault 490, fol. 213 et suivants (*Catalogue des factums de la Bibliothèque nationale*, tome IV, p. 507). L'arrêt ne fut rendu par la grand chambre que le 7 mai 1723 ; M. de Matignon devait rendre l'hôtel dans le délai d'un an, moyennant remboursement du prix d'achat et des dépenses et améliorations utiles et nécessaires faites par lui et

Matignon retourna loger chez le maréchal son frère et de dépit acheta et rebâtit presque la superbe maison que son fils occupe, et qu'il a si grandement augmentée et ornée[1]. Le comte de Matignon n'eut pas le temps d'y loger. Elle étoit tout près de le pouvoir recevoir, lorsqu'il mourut chez le maréchal son frère, en janvier 1725. Ce ne fut qu'à sa mort qu'il revit le prince de Pons et son frère[2], avec qui les Matignons sont depuis demeurés fraîchement.

Mariage de la Noue avec Mme de Chevry. Quelles gens c'étoient. [Add. St-S. 1666]

Il y a des choses qui occupent dans leur temps, et qui en vieillissant s'anéantissent. Je n'en puis toutefois omettre une de ce genre. Il y avoit une petite-nièce par femmes de M. de Fénelon, archevêque de Cambray[3], qui, déjà veuve à peine mariée, sans enfants et sans biens[4], avoit

évaluées par un commissaire (Archives nationales, X^1A 3417, fol. 25 v° à 28). Mathieu Marais (*Mémoires*, tome II, p. 454) explique ainsi la décision : « Il a été jugé par cet arrêt que l'avis des parents et l'estimation ne suffisaient pas pour l'aliénation du bien des mineurs et que, suivant un règlement de 1630, il faut encore des publications, affiches et autorisation en justice. Le prince de Pons auroit d'ailleurs de grandes obligations au comte de Matignon, qui lui a conservé tout son bien ; mais la justice n'entre point dans cette reconnoissance, et elle a jugé le procès et non le procédé. »

1. Dès septembre 1723, M. de Matignon acheta du prince de Tingry le magnifique hôtel que celui-ci faisait bâtir, sur les plans de Jean Courtonne ou de Cortone, dans la rue de Varenne, et qui n'était pas achevé (Piganiol de la Force, *Description de Paris*, 1765, tome VIII, p. 99-101). Cet hôtel, devenu hôtel de Valentinois-Monaco, fut habité en 1848 par le général Cavaignac. Acheté ensuite par le duc de Galliéra, il fut, de 1898 à 1914, occupé par l'ambassade d'Autriche.

2. Jacques-Henri de Lorraine-Marsan, titré prince de Lixin : tome XVI, p. 400 et 685.

3. *Cambray* est en interligne, au-dessus de *Paris*, biffé. — Ce n'était point une petite-nièce, mais une vraie nièce de Fénelon, fille de sa sœur consanguine Marie, mariée à Henri de Beaumont, seigneur de Gibaut ; elle était sœur de l'abbé de Beaumont, sous-précepteur du duc de Bourgogne (notre tome V, p. 154); elle s'appelait Madeleine-Françoise ou Madeleine-Geneviève de Beaumont et mourut le 13 ou 14 juillet 1720 aux environs de Paris (*Dangeau*, tome XVIII, p. 320).

4. Elle avait épousé en premières noces Henri-Benjamin de Valois-Villette, chevalier puis comte de Mursay, frère cadet de Mme de Cay-

une figure aimable, l'air et le goût du monde, un manège infini et beaucoup d'intrigue, et qui, sans avoir été religieuse et coureuse[1] comme la Tencin, eut cette similitude avec elle qu'elle fit pour Monsieur de Cambray et son petit troupeau, conséquemment pour Mme Guyon et sa petite Église, le même personnage que l'ambition du frère et de la sœur fit faire à celle-ci pour la Constitution. La veuve dont je parle avoit trouvé ainsi le moyen de rassembler chez elle bonne compagnie[2]; mais elle mouroit de faim. Elle persuada à un vieil aveugle qui étoit riche et qui s'appeloit Chevry[3], de l'épouser pour avoir compagnie et charmer l'ennui de son état. Il y consentit et lui fit toutes sortes d'avantages[4]. Il se flatta d'au-

lus, qui fut tué à Steinkerque le 3 août 1692, peu après le mariage.

1. L'*Académie* de 1718 admettait déjà *coureuse* au sens de « femme prostituée ».

2. Dans une lettre de 1710 de Fénelon à Clairambault, où l'éditeur a lu son nom *Chany* (*Cabinet historique*, 1874, première partie, p. 311), il est dit qu'elle demeure rue de Tournon. On peut voir encore sur elle l'*Histoire de Fénelon* par le cardinal de Bausset, 1817, tomes III, p. 224, et IV, p. 357-358. Cinq lettres autographes de l'archevêque à cette nièce, datées de 1703-1704 et 1714 sont indiquées dans le *Catalogue* de la vente Dubois, 20 mars 1860, n°s 59-63; d'autres sont en copies à la Bibliothèque nationale, ms. Nouv. acq. franç. 22125, fol. 300 et 311-312.

3. D'après les documents conservés au Cabinet des titres, Pièces originales, vol. 748, dossier 17039, n°s 18, 151 et 153, les états de la maison du duc d'Orléans dans le registre Z[1A] 517 des Archives nationales, et l'*État de la France*, il s'appelait Adrien-Pierre de Chevry et était en 1698 lieutenant des gardes suisses du duc d'Orléans. Il mourut entre janvier et août 1712; car il figure encore au début de cette année parmi les officiers de ce corps, et sa femme se dit veuve en août: voyez sa lettre aux Additions et Corrections, ci-après. Nous ignorons la date du mariage; mais elle en eut un fils, Adrien-François-Pierre, qui était dès 1707 survivancier de la charge de son père. Elle mourut deux mois et demi après la déclaration de son mariage avec M. de la Noue. Son fils la suivit de près, probablement en 1721; car il ne figure plus en 1722 sur l'état des officiers de la maison du Régent. Fénelon parle de lui comme d'un jeune enfant en 1712-1713 (*Correspondance*, tome II, p. 137-138 et 235).

4. La fortune de M. de Chevry ne devait pas être aussi grande que

tant plus de mener avec elle une vie agréable qu'elle aimoit le monde, le jeu, la parure, et néanmoins fort dévote, se disoit-elle et disoient ses amis, et il le falloit bien, puisque en cela consistoit toute son existence et sa considération. Chevry, presque aveugle quand il l'épousa, le devint bientôt après tout à fait. Il fut doux, bon homme, s'accommoda de tout, et, quoique compté presque pour rien, il avoit toute sorte de complaisances, hors celle de mourir, et il ennuyoit fort sa femme et cette troupe d'amis[1]. Il mourut enfin, et ce fut un grand soulagement dans la maison, et une grande joie pour les amis qui trouvoient là une bonne maison et opulente, où rien ne contrarioit plus leur conversation. Mais les vapeurs qui avoient gagné la dame pendant la vie de son aveugle ne s'en allèrent pas avec lui; à ces vapeurs, qui étoient devenues énormes, se joignirent [la pierre et] la gravelle[2], qui, mêlées, la mettoient dans des états étranges, après quoi, presque en un instant, il n'y paroissoit pas[3]. Une

le dit Saint-Simon : il y a dans le carton G7 572 aux Archives nationales quatre lettres, de décembre 1709 et février 1710 adressées par Mme de Chevry au contrôleur général pour demander le paiement de sa pension de mille écus, où elle parle de ses pressants besoins; peut-être le mari serrait-il les cordons de sa bourse.

1. Il ne paraît pas que M. de Chevry fût aussi facile que le dit Saint-Simon. Dans une lettre du 30 octobre 1710, Fénelon le qualifie de « vieillard aveugle, bizarre, connu pour tel, et sans conséquence dans le monde »; il avait alors de mauvais procédés à l'égard de sa femme, à laquelle il faisait « des sorties bien extraordinaires ». Le dissentiment aboutit à une sorte d'accommodement (*Correspondance de Fénelon*, tome II, p. 126-129, 132-133). La mort du mari dut peu après mettre fin à cette situation tendue, mais la laissa dans une position gênée: voyez ci-après aux Additions et Corrections.

2. Saint-Simon a écrit dans son manuscrit *se joignirent la gravelle.* Pour expliquer ce pluriel et ceux qui suivent, il faut ajouter les mots *la pierre et,* qui sont dans l'Addition à Dangeau.

3. Fénelon parle longuement de cette maladie étrange (sorte d'affection nerveuse, que vint compliquer la pierre, pour laquelle Mme de Chevry fut soignée par Chirac) dans ses lettres à ses neveux entre 1709 et 1714 (*Correspondance de Fénelon,* tome II, p. 108-284 *pas-*

pointe de merveilleux faisoit merveilles[1] parmi ce monde qui abondoit chez elle. Elle étoit les délices et la vénération de toute cette petite Église et le ralliement de tout ce qui y tenoit. C'étoit là où se tenoit le conseil secret[2], et, comme il s'y joignoit souvent d'autre bonne compagnie, sa maison étoit devenue un petit tribunal qui ne laissoit pas d'être compté dans Paris. Tout cela flattoit sa vanité, l'amusoit et l'occupoit agréablement, avec ce talent de s'attirer du monde avec choix et de soutenir cet abord par la bonne chère. Mais elle n'avoit jamais eu de mari, et elle s'en donna un dont on ne l'auroit jamais soupçonnée, la petite Église par vénération, les autres commensaux par la croire de meilleur goût, tous par l'état de sa santé. La Noue[3], espèce de chevalier d'industrie, s'étoit introduit chez elle par hasard[4]; la table l'y attira souvent. Il étoit

sim). D'après une lettre inédite du 28 juillet 1704 écrite à elle-même par son oncle (Bibliothèque nationale, ms. Nouv. acq. franç. 22125, fol. 300), sa santé était déjà mauvaise à cette époque.

1. Ce mot *merveilles*, oublié en passant de la page 2493 du manuscrit à la page 2494, a été ajouté après coup à la fin de la première. Il est à remarquer que cette phrase n'était pas dans l'Addition à Dangeau.

2. Après la disgrâce de Fénelon, elle lui servit d'intermédiaire pour sa correspondance avec le duc de Chevreuse et d'autres personnes; il lui demandait aussi de petits services (*Correspondance de Fénelon*, tomes I, p. 313, et II, p. 154 et 165). Le prélat semble l'avoir beaucoup aimée et estimée; il écrivait à son neveu le marquis de Fénelon, en 1713 : « Ayez grande estime, grande amitié, grande confiance en Mme de Chevry; elle le mérite au-delà de tout ce que je puis exprimer », et plus loin : « Ayez soin de Mme de Chevry, qui m'est très chère » (*Ibidem*, tome II, p. 163 et 165). En 1709, le duc de Chevreuse lui reconnaissait « un bon cœur, de bonnes intentions, mais un tempérament très vif, très actif, un peu âpre et noir » (*Ibidem*, tome I, p. 312).

3. René de Cordouan, appelé le comte de la Noue : notre tome XXXVI, p. 271, note 3.

4. Quand il s'était converti au catholicisme, il avait eu une pension de cinq cents écus, qui fut doublée en mars 1715; au mois de juin suivant il fut blessé en arrêtant les chevaux emportés d'une calèche où était le prince de Conti. A la suite de sa campagne de 1719 à l'armée d'Espagne, où il avait accompagné son maître, sa pension fut portée

frère de Téligny, que la faim avoit fait gouverneur de M. le comte de Clermont, et d'un lieutenant des gardes du corps[1]. C'étoient de fort simples gentilshommes et fort pauvres ; leur nom est Cordouan ; j'en ai parlé ailleurs[2]. Il n'avoit d'esprit qu'un simple usage de médiocre monde, et anciennement de jeu et de galanterie bourgeoise[3], et rien plus, avec un peu d'effronterie. Il avoit servi toute sa vie dans le subalterne, avoit attrapé une place d'écuyer à l'hôtel de Conti, puis le régiment de ce prince[4], dont la jalousie lui ôta l'un et l'autre en le chassant de chez lui[5]. M. le duc d'Orléans en eut pitié, et lui donna une inspection. Ce fut donc ce vieux bellâtre[6] qu'elle épousa, mais dans le dernier secret, tant elle en fut honteuse. Ce secret dura quatre ans, après lesquels ce beau mariage se déclara[7]. Ce fut un étrange vacarme parmi les amis de la

à deux mille écus (*Journal de Dangeau*, tomes XV, p. 374 et 442, et XVIII, p. 230). Dangeau annonce la déclaration du mariage le 2 mai (p. 279) ; il remontait à quatre ans environ.

1. Augustin-Benjamin de Cordouan, marquis de Téligny, et son frère Henri, comte de Langey : tome XXXVI, p. 271, note 3. Lorsque Téligny fut nommé gouverneur du comte de Clermont, Dangeau (tome XVII, p. 228) le qualifiait d' « homme de bonne maison, fort sage, fort pauvre et qui vit dans une grande retraite ». Il y a dans le carton G⁷ 596 des Archives nationales une lettre qu'il écrivit à Desmaretz souffrant de la goutte, le 4 avril 1715, pour lui donner la recette d'un remède dont usait contre ce mal son père le marquis de Langey.

2. Nos tomes XXXI, p. 5, et XXXVI, p. 271.

3. Cet adjectif a été ajouté en interligne ; il ne se trouvait pas dans l'Addition à Dangeau.

4. Ce régiment de cavalerie, levé en 1667 par le marquis de Tilladet, avait été acheté en 1718 par le prince de Conti, qui en nomma M. de la Noue colonel-lieutenant et l'emmena en 1719 à l'armée d'Espagne.

5. On ne sait pour quelle cause M. de la Noue se brouilla avec le prince en mai 1722 ; mais le régiment de Conti fut alors donné au vicomte du Chayla.

6. Mot déjà employé plusieurs fois par notre auteur, et notamment tome XXIII, p. 302.

7. Dans un mémoire imprimé de 1738, conservé dans le volume

maison, qui de ce moment ne fut plus, ni depuis, à beaucoup près si fréquentée, et déchut enfin de cet état de tribunal où tout ce qui se passoit étoit jugé, et où elle présidoit avec empire[1]. Le mari déclaré fut toujours amant soumis et respectueux; mais cela ne dura guères; elle ne put soutenir une telle décadence : elle mourut, et la Noue ne profita de rien[2].

Fruits amers du Missisipi. Rare contrat de mariage du marquis d'Oise. [Add. StS. 1667]

L'extrême folie d'une part, et l'énorme cupidité de l'autre, firent en ce temps-ci le plus étrange contrat de mariage qui se soit peut-être jamais vu. C'est un échantillon de celle que le système de Law alluma en France, et qui mérite d'avoir place ici. Qui pourroit, et qui en voudroit raconter les effets, les transmutations de papiers, les marchés incroyables, les nombreuses fortunes dans leur immensité, et encore dans leur inconcevable rapidité, la chute prompte de la plupart de ces enrichis par leur luxe et leur démence, la ruine de tout le reste du royaume, et les plaies profondes qu'il en a reçues et qui ne guériront jamais, feroit sans doute la plus curieuse et la plus amusante histoire, mais la plus horrible en même temps, et la plus monstrueuse qui fut jamais. Voici donc, entre autres prodiges, le mariage dont il s'agit. Le contrat en fut dressé et signé entre le marquis d'Oise, âgé lors de trente-trois ans, fils et frère cadet des ducs de Villars-Brancas[3], avec la fille d'André, fameux Mississipien,

748 des Pièces originales indiqué ci-dessus, p. 266, note 2, il est fait allusion à ces noces *secrètes* avec La Noue.

1. Les mots *avec empire* sont en interligne, au-dessus de *toujours*, biffé.

2. Nous avons vu que la femme ne survécut que deux mois et demi à la déclaration du mariage; quant au mari il vécut jusqu'au 20 mai 1732; il avait alors environ soixante ans (*Gazette*, p. 252).

3. Marie-Joseph de Brancas, marquis d'Oise, fils de Louis et frère de Louis-Antoine, ducs de Villars-Brancas, né le 18 octobre 1687, capitaine-lieutenant des gendarmes d'Orléans en juillet 1715, brigadier de cavalerie en février 1719, eut une inspection générale de la cavalerie en février 1725, et fut nommé maréchal de camp en août 1734.

qui y avoit gagné des monts d'or[1], laquelle n'avoit que trois ans, à condition de célébrer le mariage dès qu'elle en auroit douze[2]. Les conditions furent cent mille écus, actuellement payés, vingt mille livres par an jusqu'au jour du mariage, un bien immense par millions lors de la consommation, et profusions en attendant aux ducs de Brancas père et fils[3]. Les discours ne furent pas épargnés

Il n'alla pas au delà et ne mourut que le 9 mars 1783, dans son appartement du Luxembourg, à l'âge de quatre-vingt-quinze ans, doyen des maréchaux de camp et des chevaliers de Saint-Louis.

1. Jean André, seigneur de Montgeron. Buvat (*Journal*, tome II, p. 49) le qualifie d'ancien chef du gobelet du Roi et d'italien d'origine. On trouve en effet dans l'*État de la France*, en 1698 et 1712, un chef ordinaire du gobelet appelé André de Caterby; mais ce ne peut être celui qui nous intéresse et Buvat a dû faire erreur; car, dans un des factums dont il sera parlé plus loin (p. 273, note 1), il est dit qu'André était à peine majeur, c'est-à-dire âgé de vingt-cinq ans, lors du mariage en question. Mathieu Marais (*Mémoires*, tome I, p. 266) dit qu'il était fils d'un peaussier de Montélimar et s'était anobli en achetant une charge de secrétaire du Roi. Cela semble plus exact; car il se qualifie ainsi dans le contrat. En tout cas, il avait commencé de bonne heure à se mêler d'affaires de finance et à gagner « des monts d'or », puisqu'il fut taxé à quatre cent vingt mille livres par la chambre de justice de 1716. Cette même année, il se maria avec Marguerite le Clerc, sœur d'un huissier de la chambre de Madame et veuve avec un enfant du banquier Charrier; il eut soin de stipuler la non-communauté de biens; sa femme lui donna cinq enfants. En 1719, il avait acheté la belle terre de Montgeron et venait d'encourir, au début de 1720, une amende de dix mille livres pour avoir conservé chez lui des espèces (*Buvat*, tome II, p. 49). Le marquis de Vogüé a publié dans le tome VI des *Mémoires de Villars*, p. 245, des vers composés pour un divertissement offert par le financier à la maréchale de Villars. Voyez aussi sur lui les *Mémoires de Luynes*, tome IX, p. 497-498.

2. Elle s'appelait Marie-Charlotte André, et n'avait que vingt mois ou environ. Elle ne se maria point et vivait encore à l'époque de la Révolution (A. Delahante, *Une famille de finance*, tome II, p. 362). Ses parents habitaient en 1720 rue de Richelieu, paroisse Saint-Roch.

3. Nous connaissons le texte du contrat de mariage, qui est imprimé à la suite d'un des factums engendrés par les procès dont il sera mention plus loin, Bibliothèque nationale, Fm 254. Il fut passé le 11 mai 1720, au Palais-Royal, dans l'appartement qu'y occupait la duchesse

sur ce beau mariage[1]. Que ne fait point faire *auri sacra fames*[2] ? Mais l'affaire avorta avant la fin de la bouillie de la future épouse, par la culbute de Law. Les Brancas, qui s'en étoient doutés, le père et les deux fils, s'étoient bien fait payer d'avance ; le comble fut que les suites de cette

de Brancas, par devant les notaires Lauverjon et Remy. Voici quelles en étaient les clauses : le mariage devait se faire dès que la future serait d'âge nubile ; la dot était de soixante mille livres de rente en fonds de terre ou en valeurs mobilières (ce qui, au taux de deux pour cent fixé par l'édit du mois de mars précédent, ci-dessus, p. 253, faisait trois millions en capital) ; à dater du jour du contrat, le marquis d'Oise jouissait du tiers de la dot (vingt mille livres de rente), soit dix-sept mille livres en espèces et le revenu de la terre de la Jonchère, paroisse de Saint-Cyr-en-Val, près Orléans, estimé à trois mille livres ; il faut noter que cette terre avait été achetée par André du duc de Brancas, père du futur, pour trois cent mille livres, quinze jours auparavant, 25 avril ; la possession de cette terre était irrévocablement assurée au futur, même si le mariage ne s'accomplissait pas ; pour les dix-sept mille livres, le marquis d'Oise en jouirait sa vie durant, si le mariage se rompait du fait de la demoiselle André par refus de consentement ou par choix d'un autre état ; il devait au contraire restituer tout ce qu'il aurait reçu si la rupture se produisait par son fait ; le duc de Brancas, le père du futur, se faisait attribuer par André une rente viagère de six mille livres, payable même si le mariage ne s'accomplissait pas ; de son côté, la duchesse de Brancas dotait son fils, contre renonciation à leur succession, d'une somme de trois cent dix-sept mille livres, représentée par des actions de la Banque, par un terrain à Paris qu'elle disait avoir acheté soixante-deux mille livres sous le nom d'André, et par la valeur de la charge de capitaine des gendarmes d'Orléans payée cent vingt mille livres. Il semble bien qu'en fait la plus grande partie de la dot du futur avait été fournie par André.

1. Les contemporains qui en parlent (*Dangeau*, p. 284-285 ; *Mathieu Marais*, tome I, p. 266 ; *les Correspondants de Balleroy*, tome II, p. 163) ne s'exclament pas sur cette singulière convention ; l'agiotage produisait alors de si extraordinaires opérations. Mathieu Marais ajoute seulement ce détail amusant : « Toutes les petites filles ne veulent plus avoir de poupées et demandent des marquis d'Oise pour jouer. »

2. Virgile, *Énéide*, chant III, vers 56-57 :

....Quid non mortalia pectora cogis
Auri sacra fames !

Avant *que*, au commencement de la phrase, Saint-Simon a biffé *mais*.

affaire produisirent des procès plus de quinze ans après, qui furent soutenus sans honte[1]; ces Brancas-là n'y étoient pas sujets.

Dreux obtient la survivance

M. le duc d'Orléans, qui prodiguoit tout de plus en plus, accorda à Dreux la survivance de sa charge pour son fils[2].

1. André exécuta pendant quelques années les conditions du contrat, quoique devenu très onéreux pour lui par suite de la banqueroute de Law. Mais, en 1725, le marquis d'Oise s'avisa que les droits seigneuriaux dus pour la terre de la Jonchère devaient être payés par son beau-père. Il lui intenta un procès, qu'il gagna. C'est alors que les André demandèrent l'annulation du contrat du 11 mai 1720, et c'est à cette occasion que furent publiés trois factums qui nous sont parvenus (*Catalogue des factums de la Bibliothèque nationale,* tome I, p. 35) et qui nous ont fourni tous les détails de cette édifiante convention matrimoniale. Le procès dura longtemps, plus de quinze ans, dit Saint-Simon ; nous en ignorons le résultat ; mais nous savons que le mariage ne s'accomplit pas, ainsi qu'il a été dit dans une note précédente. Ne serait-ce pas une suite de cette affaire qui produisit l'arrêt intervenu en septembre 1749 entre André d'une part, Mme de Mézières et les Moras d'autre part (*Mémoires de Luynes*, tome IX, p. 497-498)? En effet le marquis puis duc de Brancas, frère du marquis d'Oise, avait épousé Mlle de Moras.

2. Michel Dreux, marquis de Brézé, né le 15 juin 1700, entré aux mousquetaires en décembre 1717, avait eu dès le mois de mars suivant le régiment d'infanterie de Guyenne. Il passa brigadier en février 1734, maréchal de camp en mars 1738 et céda alors son régiment à son frère cadet. Ses brillants services sur le Rhin, en Bohême avec Maillebois, en Flandre, où il fut maréchal-général des logis de l'armée du maréchal de Saxe, lui valurent en mai 1744 le grade de lieutenant général, et le fructueux commandement de Tournay en mai 1745. Lorsque cette place fut rendue à l'Autriche, le Roi lui donna en février 1749 le commandement de la province de Flandre. Inspecteur d'infanterie dès mars 1741, il a laissé divers travaux sur l'administration militaire. Grand maître des cérémonies par provisions du 19 mai 1720, avec un brevet de retenue de deux cent cinquante mille livres (reg. O[1] 64, fol. 140 et 143 v°), par suite de la démission de son père, qui conserva néanmoins l'exercice de sa charge sa vie durant, il n'entra en fonctions qu'à la mort de celui-ci, mars 1749, et eut en même temps à sa place les gouvernements de Loudun et des îles Sainte-Marguerite ; il fut encore pourvu de la charge de grand maître des cérémonies de l'ordre du Saint-Esprit le 24 mai 1749. Il mourut le 17 février 1754 (*Gazette*, p. 96 ; *Mémoires de Luynes*, tome XIII, p. 161-163).

de sa charge de grand maître des cérémonies pour son fils, et le marie malheureusement.

Ce n'étoit pas pour le mérite du père, qui n'étoit pas imposant, et dont la conduite pleine d'ignorance, de brutalité, et qui pis est d'infidélité dans cette charge[1], n'en méritoit pas la conservation, bien loin d'une survivance à un fils de vingt ans. Ce ne pouvoit être le desir de gratifier le Parlement en une de ses bonnes et anciennes familles; celle-ci, qui venoit de peu, y étoit toute nouvelle[2], et les services militaires du père, aussi borné qu'il l'étoit, n'auroient pu durer longtemps sans l'appui de Chamillart, son beau-père, qui le poussa, et par la considération duquel, même après sa chute, son gendre continua d'être employé dans l'état des armées parmi le grand nombre, et où, à la valeur près, il fut toujours compté pour rien. Ce fut donc à Chamillart encore que cette survivance fut accordée. Cette charge de grand maître des cérémonies fut créée par Henri III pour M. de Rhodes[3], et il est vrai qu'elle ne convient qu'à des gens de la première qualité. MM. de Rhodes l'ont conservée jusqu'au dernier[4], qui, se voyant perclus de goutte et sans enfants, la vendit à Blainville, frère de Seignelay, ministre et secrétaire d'État[5], duquel Chamillart la fit acheter par son gendre pour le recrépir, et pour, à l'abri fictif de cette charge, et plus du

1. Voyez ce qu'il a raconté dans le tome XXIX, p. 195-196.

2. Nos tomes VI, p. 306 et suivantes, X, p. 141-142 et appendice IX, et XII, p. 426-427. Aux généalogies indiquées, on peut ajouter celle qu'a donnée en dernier lieu Beauchet-Filleau, dans le tome III du *Dictionnaire des familles du Poitou*. Il n'y avait eu de Dreux au Parlement que Thomas II, grand-père du jeune homme dont il est question, reçu conseiller en juillet 1667.

3. Guillaume Pot, seigneur de Rhodes : tome XI, p. 186. Sur la charge, voyez tome V, p. 13.

4. A Guillaume succéda en 1603 Guillaume II, mort en 1616 et remplacé par son frère Henri ; celui-ci démissionna dès 1619 en faveur de son fils Claude, qui mourut en 1642 ; Henri Pot, son fils, lui succéda, et après lui la charge passa à Claude II Pot, marquis de Rhodes, qui la vendit à M. de Blainville.

5. Jules-Armand-Colbert ; ceci a déjà été dit dans le tome V, p. 18-19.

crédit du beau-père, qui fit tout, et qui étoit lors à l'apogée de sa faveur, faire entrer sa fille dans les carrosses, manger, et aller à Marly[1]. Peu après cette survivance, Dreux maria son fils à une autre Dreux[2], fille du frère aîné de Nancré, mort capitaine des suisses de M. le duc d'Orléans, dont il a été fait plus d'une fois mention[3]. Cette fille étoit puissamment riche[4] et tenue de si court qu'on ne la voyoit presque jamais, et non sans cause, mais qu'on avoit su cacher si bien que personne n'en eut de soupçon. Elle éclata dès le lendemain des noces par un accès public d'extrême folie, qui, suivi de quantité d'autres, obligèrent de l'enfermer dans un couvent[5]; mais le mari, par leur parenté, héritera d'elle[6].

Mort du prince Vaïni.

Le prince Vaïni, chevalier de l'Ordre par la belle cause qui en a été rapportée ici en son temps[7], mourut à Rome[8].

1. Tome VI, p. 308.

2. Mariage du 1er juin 1720 de Michel Dreux, marquis de Brézé, avec Isabelle (ou Élisabeth)-Claire-Eugénie de Dreux-Nancré, qui mourut le 22 avril 1748, à quarante-cinq ans.

3. Il a été en effet souvent parlé depuis notre tome XII, p. 426, de Louis-Jacques-Aimé-Théodore Dreux, marquis de Nancré; mais Saint-Simon se trompe en faisant du père de Mme de Brézé son aîné; celui-ci était en réalité son cadet. Il s'appelait Claude-Edme Dreux, comte de Nancré, avait été capitaine au régiment des carabiniers et s'était retiré du service avec le grade de mestre-de-camp; il mourut le 12 septembre 1730, à soixante-six ans (*Gazette*, p. 444).

4. Nous n'avons pas d'indications sur la fortune de Mlle de Nancré; mais le duc de Luynes a donné un aperçu des revenus personnels de M. de Brézé (*Mémoires*, tome XIII, p. 162, note).

5. Le duc de Luynes écrivait en mars 1749 (tome IX, p. 370) : « Mme de Brézé n'a point vécu avec son mari, et on ne l'a jamais vue; elle mourut l'année dernière dans un couvent auprès de Falaise. » Et en 1754, il met cette note (tome XIII, p. 162) : « Elle étoit devenue folle fort peu de temps après son mariage, et on fut obligé de l'enfermer. »

6. Lorsque Saint-Simon écrit ceci (fin 1746 ou commencement de 1747), Mme de Brézé vit encore. Beauchet-Filleau lui attribue un fils mort en bas âge. Son mari se remaria le 25 novembre 1749 avec Louise-Élisabeth de la Châtre, dont il n'eut pas de postérité.

7. Tome V, p. 40-43.

8. Guy, prince Vaïni, mourut à Rome le 13 avril, et il fut exposé

On a suffisamment fait connoître quel il étoit pour n'avoir rien à y ajouter[1]. Le merveilleux est que, ayant été trompé à son titre, à sa naissance, à son mérite, à sa considération à Rome, qui étoit nulle, le fils y fut fait aussi chevalier de l'Ordre et reçu par le duc de Saint-Aignan pendant son ambassade[2], lequel fils n'y brilla pas plus que le père.

Mort et caractère du comte de Peyre. Sa charge de lieutenant général de Languedoc donnée pour rien à Canillac.

Le vieux comte de Peyre mourut enfin chez lui, en Languedoc[3], où il étoit l'un des trois lieutenants généraux de cette province, mais sans fonction. C'étoit un grand homme de bonne mine, riche et grand tyran de province, et avec lequel il ne faisoit bon pour personne d'avoir affaire. Il n'avoit point de brevet de retenue. Sa charge, qui est de vingt mille livres, fut donnée sur-le-champ à Canillac, à qui M. le duc d'Orléans l'avoit déjà accordée une fois sur un faux bruit qui se répandit de la mort de ce comte de Peyre[4].

Mort de la comtesse du Roure;

En même temps et en même pays mourut aussi la vieille comtesse du Roure[5], qui étoit fille de Claude-Marie du Guast[6], dit le comte d'Artigny, et de Marie Cottelier[7].

avec le grand collier de l'Ordre dans l'église des Minimes de Sant'Andrea delle Fratti (*Gazette*, p. 237; *Dangeau*, p. 281).

1. De même, sur sa copie du *Journal de Dangeau*, Saint-Simon avait écrit: « On a suffisamment parlé de cet Italien en ces Notes. »

2. Jérôme Vaini, titré prince de Cantalupo, né en 1697, fut en effet reçu à Rome chevalier du Saint-Esprit par le duc de Saint-Aignan le 15 septembre 1737; il mourut en 1744, ayant épousé en septembre 1717 la fille du marquis Santinelli.

3. La mort de César de Grolée, comte de Peyre, avait déjà été annoncée par erreur en 1717: notre tome XXXI, p. 350. Il mourut en avril 1720.

4. *Dangeau*, p. 282.

5. Si M. de Peyre mourut en Languedoc, il n'en fut pas de même de la comtesse du Roure: elle mourut à Paris, le 9 mai 1720, à quatre-vingt-quatre ans et fut inhumée à Saint-Sulpice (*Gazette*, p. 240; *Dangeau*, p. 286; comte de Chastellux, *Notes prises à l'état civil de Paris*, 1875, p. 294).

6. Après *qui*, Saint-Simon a biffé: « estoit sœur du vic. de Polignac, chev. de l'Ordre, pere du card. de Polignac »; nous allons voir un peu plus loin la cause de cette erreur.

7. Saint-Simon fait erreur de prénoms; le père de Mme du Roure s'appelait Achille du Guast, comte d'Artigny, en Touraine (et non

Elle fut fille d'honneur de Madame première femme de Monsieur, sous le nom de Mlle d'Artigny, compagne et amie intime de Mlle de la Vallière, dont la faveur lui fit épouser en 1666 Pierre-Scipion de Beauvoir de Grimoard[1], frère de la mère du cardinal de Polignac[2] et fils aîné du comte du Roure, chevalier de l'Ordre en 1661[3], ainsi que le vicomte de Polignac, son beau-frère[4], duquel le père l'avoit été aussi en 1633[5]. Par ce mariage le comte du Roure fit passer à son fils sa charge de lieutenant général de Languedoc et son gouvernement du Pont-Saint-Esprit. Il y eut plusieurs enfants de ce mariage de Mlle d'Artigny avec le comte du

curiosités sur elle.

d'*Attigny*, comme écrit notre auteur et comme nous l'avons imprimé par erreur dans le tome II, p. 136, fin de la note 6). C'est la fille qui portait le nom de Claude-Marie du Guast, demoiselle d'Artigny. Quant à la mère, les généalogies la nomment tantôt Cottelier, comme Saint-Simon, tantôt le Coutellier.

1. Louis-Pierre-Scipion de Grimoard, comte de Roure : tome II, p. 136. Le mariage fut célébré le 10 janvier 1666 dans l'église de l'Oratoire, rue Saint-Honoré; la veille, une fête magnifique, où l'on joua *Antiochus*, pièce nouvelle de Thomas Corneille, fut offerte au Roi à cette occasion à l'hôtel de Créquy (*Gazette*, p. 71-72; *Dictionnaire de Moréri*, tome V, deuxième partie, p. 387; J. Lair, *Louise de la Vallière*, édition 1907, p. 155-156).

2. Jacqueline de Grimoard du Roure, mariée le 17 janvier 1658 à Louis-Armand, vicomte de Polignac (ci-après), dont elle fut la troisième femme; nous verrons sa mort et son portrait en 1721 : tome XVII de 1873, p. 288.

3. Scipion de Grimoard de Beauvoir, comte du Roure, colonel d'un régiment d'infanterie et d'un de cavalerie, lieutenant général des armées en 1650, gouverneur du Pont-Saint-Esprit et un des lieutenants généraux de Languedoc, chevalier du Saint-Esprit le 31 décembre 1661, mort le 18 janvier 1669, à cinquante-neuf ans.

4. Louis-Armand, vicomte de Polignac, né le 13 décembre 1608, gouverneur du Velay, du Vivarais et de la ville du Puy en 1657, mort le 3 septembre 1692.

5. François-Gaspard-Armand, vicomte de Polignac, né en 1584, capitaine de cent hommes d'armes, gouverneur du Puy, chevalier du Saint-Esprit dans la promotion du 14 mai 1633, mort le 5 avril 1659 (Jacotin, *Preuves de la maison de Polignac*, tome III).

Roure[1], dont l'aîné eut aussi la lieutenance générale de Languedoc et le gouvernement du Pont-Saint-Esprit en épousant la fille du duc de la Force, dont Monseigneur avoit été publiquement fort amoureux[2], et le fils de ce dernier mariage[3], qui n'a point eu[4] les charges de son père tué à la bataille de Fleurus, a épousé une fille du maréchal-duc de Biron, qui est dame du palais de Madame la Dauphine[5]. Cette vieille comtesse du Roure Artigny, occasion de cet article, étoit une intrigante de beaucoup d'esprit, et que la faveur de Mme de la Vallière avoit accou-

1. Trois filles : une marquise de Longaunay, une comtesse de la Fare-Tornac et une abbesse d'Aubenas, et deux fils : Louis-Scipion, dont il va être parlé aussitôt, et Ange-Urbain (notre tome XXXV, p. 286, note 5).

2. Louis-Scipion, marquis du Roure, et Louise-Victoire de Caumont la Force (tome II, p. 136-138). Sur la foi du *Moréri* article *Caumont* et de la Chenaye des Bois, nous avons nommé alors cette femme Marie-Anne-Louise. I ; J. de Jaurgain, *La Maison de Caumont-la-Force* (1912), l'appelle Louise-Victoire, et c'est aussi le nom que lui donne le *Moréri* à l'article Grimoard.

3. Louis-Claude-Scipion de Grimoard de Beauvoir, comte du Roure, né posthume le 19 septembre 1690, entra aux mousquetaires en 1707 et eut une compagnie de cavalerie en 1709 ; il n'obtint le grade de mestre-de-camp qu'en mai 1721. En décembre 1722, il acheta une cornette à la première compagnie des mousquetaires, passa enseigne en novembre 1727 et sous-lieutenant en mai 1738. Il avait eu le grade de brigadier en août 1734, fut nommé maréchal de camp en février 1743, et fut compris dans la promotion des lieutenants généraux du 1er janvier 1748. La *Chronologie militaire* de Pinard (tome V, p. 358-359) donne le détail de ses services. Le Roi lui avait donné en janvier 1746 le gouvernement du Fort-Louis du Rhin, qu'il céda en avril 1751 pour celui du Pont-Saint-Esprit ; il se démit de ce dernier gouvernement en faveur de son fils et mourut le 16 juillet 1752.

4. Saint-Simon avait d'abord écrit *qui n'a point eu* ; il a biffé les quatre derniers mots pour mettre en interligne *eut par ce mariage* ; il a encore biffé ceci, pour remettre à la suite en interligne *qui n'a point eu*, de sorte que le mot *qui* se trouve répété deux fois.

5. Marie-Antoinette-Victoire de Gontaut-Biron, mariée le 16 juillet 1721, dame de la Dauphine Marie-Thérèse d'Espagne en avril 1744 (*Mémoires de Luynes*, tome V, p. 406), puis de Marie-Josèphe de Saxe en février 1747, morte le 26 mars 1770.

tumée à beaucoup de hauteur[1]. Elle se trouva mêlée dans beaucoup de choses avec la comtesse de Soissons, qui les firent chasser de la cour[2], puis avec la même dans les dépositions de la Voisin, qui firent sortir la comtesse de Soissons du royaume pour toujours. Cette dernière aventure pensa mener loin la comtesse du Roure[3]. Elle en fut quitte néanmoins pour l'exil en Languedoc, où elle a passé le reste de sa vie, excepté un voyage de peu de mois qu'elle obtint de faire à Paris quelques années avant sa mort. On la craignoit partout. Elle vivoit d'ordinaire dans un château, et son mari dans un autre[4].

La marquise d'Alluyes mourut en même temps au Palais-Royal à Paris[5]. Elle s'appeloit de Meaux du Fouil-

Mort et singularités de la

1. Voyez les *Mémoires de Mme de Motteville*, tome IV, p. 417-419; J. Lair, *Louise de la Vallière*, édition 1907, p. 98, 129, 132, la traite très durement et en fait une sorte de fille perdue. Elle eut du Roi une pension de dix mille livres par brevet du 20 septembre 1665 (reg. O[1] 16, fol. 209). En septembre 1666, les Mémoriaux de la Chambre des comptes en enregistrent une autre de vingt-quatre mille livres, payée par les soins de M. du Fresnoy. Il semble que la première fut, en décembre 1672, assignée à nouveau sur les aides et gabelles.

2. Il est parlé d'elle dans le pamphlet *les Amours du Palais-Royal* (Ch. Livet, *Histoire amoureuse des Gaules*, tome II, p. 54); voyez aussi les *Mémoires de Mme de la Fayette*, édition Michaud et Poujoulat, p. 191 et 193. Dans l'édition de 1806 des *Lettres de Mme de Maintenon*, tome I, p. 39-40, il y a une lettre à Mlle d'Artigny, dont Lavallée (*Correspondance générale*, tome I, p. 121) a reconnu la fausseté.

3. Elle fut en effet assez sérieusement compromise, et on l'interrogea le 1er février 1680 (Ravaisson, *Archives de la Bastille*, tome VI, p. 4, 31 et suivantes, 128, etc.; *Lettres de Mme de Sévigné*, tome VI, p. 246; *Correspondance de Bussy-Rabutin*, tome V, p. 71; ms. Clairambault 986, p. 300, à la Bibliothèque nationale).

4. En 1715, elle habitait en face du couvent du Cherche-Midi, et était dans la misère (lettre du 31 mai, Archives nationales, G[7] 597).

5. Saint-Simon, ayant lu dans le *Journal de Dangeau*, au 5 et au 16 mars (p. 247 et 252) que la marquise d'Alluyes était fort malade et avait reçu les sacrements, a cru qu'elle était morte. En fait, il n'en était rien : malgré son grand âge, elle se rétablit et ne mourut que le 15 mai 1721; elle fut inhumée le lendemain à Saint-Eustache (Bibliothèque nationale, ms. Nouv. acq. franç. 3615, no 84, notes d'état civil

marquise d'Alluyes.

loux[1], avoit été aussi fille d'honneur de Madame première femme de Monsieur, et amie de Mlle d'Artigny dont on vient de parler, et sa compagne[2]; elle épousa, en 1667, n'étant plus jeune, mais belle[3], le marquis d'Alluyes, fils

relevées par Rochebilière). Le procès-verbal d'apposition des scellés sur son appartement du Palais-Royal par les soins du grand prévôt, avec l'inventaire du mobilier, est aux Archives nationales, carton V³ 88; ses héritières étaient sa sœur, Louise de Meaux, et sa nièce Mme de Fortunezay.

1. Bénigne de Meaux du Fouilloux, d'une famille saintongeaise sur laquelle on trouvera quelques renseignements dans une notice publiée en 1854 par L. de la Morinerie sur Charles de Meaux du Fouilloux, enseigne des gardes du corps d'Anne d'Autriche, et frère de Mme d'Alluyes.

2. Mlle du Fouilloux ne fut jamais fille d'honneur de Madame Henriette d'Angleterre, mais de la Reine-mère. Elle fut nommée à cette place dès 1652, en mémoire de son frère tué au combat du faubourg Saint-Antoine, et elle arriva à la cour en décembre, comme nous l'apprend Loret (*Muse historique*, tome I, p. 236 et 322), qui la qualifie à cette occasion de « fleur fraîche et printanière » et qui raconte que, pendant son voyage, elle avait dû se jeter dans une rivière pour échapper à des soldats qui la poursuivaient; elle eut aussitôt deux mille livres de pension. Le même gazetier la nomme fréquemment par la suite dans les divertissements de la cour, et la *Gazette* elle-même note sa présence à Sedan avec la Reine en 1654 (p. 682). Elle se mêla d'assez vilaines intrigues avec Foucquet, dont elle fut probablement la maîtresse d'un jour, et avec la comtesse de Soissons contre la Vallière (J. Lair, *Nicolas Foucquet*, tome II, p. 21 et 41, et *Louise de la Vallière*, édition 1907, p. 72 et 102; A. Chéruel, *Mémoires sur Foucquet*, tome II, p. 104-120). Le même Chéruel a donné d'elle une notice assez étendue dans l'appendice du tome III des *Mémoires de Mlle de Montpensier*, p. 589-596; voyez aussi Feuillet de Conches, *Causeries d'un curieux*, tome II, p. 542. Ne trahit-elle pas Foucquet? Ce ne serait pas impossible; car non seulement Louis XIV ne lui sut pas mauvais gré de ses intrigues avec le surintendant, mais il lui donna, dès le mois d'octobre 1664, sur les profits du renouvellement du bail des fermes, la somme énorme de cinquante mille écus, pour lui aider à se marier (Pierre Clément, *Lettres de Colbert*, tome II, p. 46 note et 229; *Muse historique* de Loret, tome III, p. 415).

3. Mariage du 16 février 1667, à Saint-Roch; la fiancée est dite « fille de M. du Fouilloux, de Saintonge, et de Madeleine de Lézignan » et demeurant chez le comte de Soissons, rue de Richelieu (Bibliothèque

et frère de Charles et de François d'Escoubleau, marquis de Sourdis, chevaliers de l'Ordre, l'un en 33, l'autre en 88[1]. D'Alluyes, qui étoit l'aîné, eut le gouvernement d'Orléanois de son père[2], fut encore plus mêlé que sa femme dans l'affaire de la Voisin[3], furent longtemps exilés[4], et le mari, qui mourut sans enfants en 1690,

nationale, ms. Nouv. acq. franç. 3615, n° 88). Le contrat de mariage, du 6-15 février, est aux Archives nationales, reg. Y 211, fol. 453; il fut signé par Leurs Majestés, et la noce se fit magnifiquement à l'hôtel de Soissons (*Gazette*, p. 176; J. de Rothschild, *Les Continuateurs de Loret*, tome II, p. 671 et 679). La jeune femme avait alors trente-deux ou trente-trois ans; mais elle était toujours fort belle, et elle conserva longtemps sa beauté. Le marquis de Sourches en 1685 (*Mémoires*, tome I, p. 184, note) la dit grande et encore fort éclatante, mais moins bien de près que de loin; plus tard, elle eut la petite vérole, qui la défigura. L'auteur d'un Voyage en Espagne en 1699 la rencontra à Amboise et admira sa bonne mine et son air majestueux.

1. Paul d'Escoubleau, titré marquis d'Alluyes (dép. Eure-et-Loir, cant. Bonneval, terre venue des Robertet aux Escoubleau par les Babou), était allé servir en Hollande dès 1644 et y avait noué des relations galantes avec la comtesse de Bossu, mariée au duc de Guise; c'est à ce propos que Tallemant des Réaux lui a consacré une courte historiette (tome VII, p. 139-140). Il hérita du gouvernement d'Orléanais et de celui d'Amboise en 1667, et mourut le 6 janvier 1690. Son frère et son père ont été nommés dans nos tomes X, p. 110-112, et XI, p. 45. Très mêlé à la société galante de son temps, M. d'Alluyes figure dans le *Dictionnaire des précieuses* sous le nom de DAMETUS (tome II, p. 123-124).

2. Il était devenu l'aîné par la mort de son frère François, tué au siège de Renty en 1637. Le père, qui désapprouvait le mariage de son fils avec Mlle du Fouilloux, refusa toujours de demander pour lui la survivance de son gouvernement d'Orléanais; mais il mourut en décembre 1666, et le Roi s'empressa de donner le gouvernement vacant comme dot à l'ancienne fille d'honneur de sa mère (Bibliothèque nationale, ms. Franç. 12618, p. 331).

3. Saint-Simon écrit ici *Voysin*; plus haut, il avait mis *Voisin*, et, après, il y a bien *furent* dans le manuscrit.

4. Il faut lire dans Mme de Sévigné (tome VI, p. 220-221) la lettre si vivante du 26 janvier 1680, où elle raconte le départ précipité de la comtesse de Soissons, emmenant Mme d'Alluyes. Celle-ci avait en effet accompagné la Comtesse chez la Voisin, et cette femme prétendit, dans son interrogatoire, que Mme d'Alluyes, d'accord avec son mari, avait

n'eut jamais permission de voir le Roi, quoique revenu à Paris. Sa femme, amie intime de la comtesse de Soissons[1] et des duchesses de Bouillon et Mazarin, passa sa vie dans les intrigues de galanterie, et, quand son âge l'en exclut pour elle-même, dans celles d'autrui[2]. Le marquis d'Effiat, dont il a été si souvent mention ici, avoit épousé une sœur de son mari, dont il n'avoit point eu d'enfants, et qu'il perdit de bonne heure[3]. Il protégea la marquise d'Alluyes dans la cour de Monsieur, avec qui elle fut fort bien, et

empoisonné son beau-père, mort si à point pour son mariage; tous deux furent exilés pour quelque temps (Ravaisson, *Archives de la Bastille*, tome VI, p. 5, 6, 107, 149-150 et 160; ms. Clairambault 986, p. 307; *Mémoires de l'abbé de Choisy*, édition Lescure, tome I, p. 223-224; *Correspondance de Bussy-Rabutin*, tome V, p. 84; J. Lair, *Louise de la Vallière*, 1907, p. 147).

1. Ses relations avec Olympe Mancini, comtesse de Soissons, étaient déjà très intimes dès l'époque du mariage de celle-ci: voyez dans *Mazarin et Colbert* par le comte de Cosnac, tome II, p. 102-103, une lettre de décembre 1657, adressée au cardinal et signée des deux amies, où le prénom de Bénigne a été mal lu *Denisse*. Après la mort d'Anne d'Autriche (janvier 1666) elle vint loger chez Mme de Soissons, d'où elle ne partit que pour se marier. La *Gazette de Leyde* du 8 avril 1683, époque à laquelle elle obtint sa grâce, parle de son attachement fidèle pour la Comtesse. Elle rentra alors en France, et, dès le 16 octobre de cette même année, elle loua pour sa vie durant des Jacobins de la rue Saint-Dominique, moyennant le paiement immédiat de 23 500 livres, une grande maison qu'ils faisaient alors bâtir sur la rue du Bac. Cette maison, la dernière, du côté de la Seine, de celles que possédaient les Pères, porta longtemps le nom d'hôtel d'Alluyes; mais la locataire dut la quitter avant sa mort, sans doute par raison d'économie, pour aller demeurer au Palais-Royal, où Madame lui fit donner un logement et où elle mourut en 1721; car, le 28 mai 1718, les Jacobins louèrent sa maison à Mme de Pennautier (Archives nationales, S* 7065, fol. 130 v° et S 4221).

2. Le Chansonnier (ms. Franç. 12691, p. 37 et 46) dit qu'elle mettait du blanc et surtout du rouge, ce qui la faisait ressembler à une écrevisse; il ajoute qu'on la soupçonnait de proxénétisme.

3. Ce n'est pas le marquis d'Effiat, dont il a été si souvent parlé et que nous avons vu mourir en 1719 (tome XXXVI, p. 220-225, qui épousa Isabelle ou Élisabeth d'Escoubleau, mais son père Martin Coiffier-Ruzé (tome VI, p. 33). Ce mariage eut lieu le 27 juin 1637,

avec Madame toute sa vie[1]. C'étoit une femme qui n'étoit point méchante, qui n'avoit d'intrigues que de galanterie, mais qui les aimoit tant que, jusqu'à sa mort, elle étoit le rendez-vous et la confidente des galanteries de Paris, dont, tous les matins, les intéressés lui rendoient compte[2]. Elle aimoit le monde, et le jeu passionnément, avoit peu de bien et le réservoit pour son jeu[3]. Le matin, tout en discourant avec les galants qui lui contoient les nouvelles de la ville, ou les leurs, elle envoyoit chercher une tranche de pâté ou de jambon, quelquefois un peu de salé ou des petits pâtés, et les mangeoit[4]. Le soir, elle alloit souper et jouer où elle pouvoit, rentroit à quatre heures du matin, et a vécu de la sorte grasse et fraîche, sans nulle infirmité, jusqu'à plus de quatre-vingts ans qu'elle mourut d'une assez courte maladie, après une aussi longue vie, sans souci, sans contrainte et uniquement de plaisir[5]. D'estime, elle ne s'en étoit

et il en vint un fils, qui fut justement notre marquis d'Effiat ; sa mère était morte en 1644.

1. Il n'est cependant pas question d'elle dans aucune des lettres de Madame qui ont été publiées ; mais Dangeau dit (p. 247) : « Madame a beaucoup d'amitié pour elle », et le répète, p. 252.

2. On retrouve les traits principaux de ce curieux portrait dans un parallèle entre Mme de Fontaine-Martel et Mme d'Alluyes que le marquis d'Argenson s'amusa à écrire en 1733 (ses *Mémoires*, édition Rathery, tome I, p. 148-149) : « Les matins, la bonne compagnie alloit à midi déjeuner chez la d'Alluyes ; j'appelle la bonne compagnie, car c'étoit des gens gais, des gens qui avoient des affaires, des amants, des ménages, et cela devoit divertir la bonne femme, qui y prenoit part. » Dans le *Livre commode des adresses de Paris pour 1692*, par Abraham du Pradel, elle est indiquée (p. 235), sous le nom de « Mme d'Allouy » parmi les « dames curieuses », c'est-à-dire, celles qui ont un cabinet de curiosités. C'était peut-être le moyen d'attirer chez elle les étrangers de passage.

3. « Elle étoit pauvre, dit le marquis d'Argenson, n'ayant jamais eu de conduite. » Un arrêt du Conseil rendu en sa faveur le 5 juillet 1696 (Archives nationales, E 1895) montre en effet qu'elle était alors quasi ruinée.

4. « Chez la d'Alluyes on déjeunoit beaucoup de boudins, saucisses, pâtés de godiveau, vin muscat, marrons » (*Marquis d'Argenson*).

5. Les mêmes Mémoires prétendent qu'elle entretint presque jus-

jamais mise en peine, sinon d'être sûre et secrète au dernier point; avec cela, tout le monde l'aimoit[1]; mais il n'alloit guères de femmes chez elle. La singularité de cette vie m'a fait étendre sur elle.

Mort de l'abbé Gaultier. [*Add. StS. 1663*]

L'abbé Gaultier, dont il est si bien et si souvent parlé dans ce qui a été donné ici, d'après M. de Torcy, sur les négociations de la paix avec la reine Anne et de celle d'Utrecht[2], mourut dans un appartement que le feu Roi

qu'à la fin de sa vie « un pauvre Mérinville, vieux mousquetaire; elle lui fournissoit de la soupe et lui payoit le fiacre pour arriver, de peur que ses souliers ne crottassent le sofa, mais il s'en retournoit à pied. »

1. « La Fontaine-Martel a plus d'amis, et la d'Alluyes étoit plus aimée. Elle étoit si bonne femme, qu'on ne cessoit de dire qu'on l'aimoit » (*Ibidem*).

2. Saint-Simon n'a inséré dans ses Mémoires aucun extrait des Mémoires de Torcy sur les négociations préliminaires des traités d'Utrecht; mais il en avait dans ses Papiers une copie écrite de sa main (aujourd'hui vol. *France* 430 du Dépôt des affaires étrangères), à laquelle il a souvent renvoyé comme Pièce justificative de ses Mémoires : voyez particulièrement nos tomes XVII, p. 177-178 et 399, XVIII, p. 3 et 170, XXI, p. 134, etc. Il n'a donc rien dit de cet abbé. — François Gaultier (Saint-Simon écrit tantôt *Gautier*, tantôt *Gaultier*), né à Rabodanges (Orne), fut longtemps attaché à la paroisse de Saint-Germain-en-Laye (il figure en 1696 avec cette affectation dans la liste du clergé du diocèse de Paris : Archives nationales, Z[1P] 10), et y noua probablement des relations avec l'entourage anglais du roi Jacques. Emmené à Londres en 1698 comme aumônier par le maréchal de Tallard, ambassadeur, il y fit connaissance avec Prior, avec lord Jersey, dont la femme était catholique, et avec plusieurs autres membres du parti tory. Quand Tallard dut revenir en 1701 à cause de la guerre, il laissa l'abbé à Londres avec mission d'envoyer secrètement des nouvelles, et celui-ci réussit à y rester en se faisant passer pour attaché à la maison du comte de Gallasch, alors chargé d'affaires de l'Archiduc comme roi d'Espagne. Ses communications, adressées à un banquier de Paris et qu'il signait tantôt Levasseur cadet, tantôt Châlons ou de Lorme, furent assez rares jusqu'en 1711; néanmoins le Roi lui accorda, le 22 juin 1710, une pension de deux mille livres sur l'abbaye de Saint-Aubert (vol. *Rome* 507). Mais lorsque le ministère tory arriva au pouvoir au début de 1711, lord Jersey indiqua Gaultier, comme pouvant, secrètement et sans conséquence, faire connaître à Louis XIV le désir des Anglais de parvenir à la paix. L'abbé fit à cet effet plusieurs

lui avoit donné dans le château neuf de Saint-Germain [1], avec des pensions et une bonne abbaye [2]. Il s'y étoit retiré aussitôt après [3] ces négociations, où il avoit été si heureusement employé, après en avoir ouvert lui-même le premier chemin [4], et rentra en homme de bien modeste et

voyages en France, s'aboucha avec Torcy et eut le 3 août 1711 un brevet officiel d'agent du Roi à Londres (vol. *Angleterre* 233, fol. 130), où il emmena Mesnager. Ses négociations, menées avec beaucoup de sens et d'adresse, réussirent, et le 7 septembre Torcy lui remettait une gratification de deux mille livres, suivie bientôt d'une pension. En mai 1712, il fut adjoint comme secrétaire avec la Porte du Theil aux trois plénipotentiaires envoyés à Utrecht (vol. *Hollande* 235, fol. 123 ; *Gazette*, p. 323), et y servit très utilement. Après la conclusion de la paix, il retourna à Londres pour régler diverses affaires et en revint définitivement vers juin 1714 (*Journal de Dangeau*, tome XV, p. 144 et 173).

1. Dangeau (p. 293) annonce sa mort dès le 24 mai ; la *Gallia christiana* (tome XI, col. 552) dit le 13 juin ; les gazettes ne l'ont pas mentionnée. Seuls les registres paroissiaux de Saint-Germain-en-Laye, s'ils existent, pourraient élucider la question.

2. Il avait deux abbayes : Olivet, au diocèse de Bourges, depuis mars 1712, et Savigny, au diocèse d'Avranches, en avril 1713, à la mort du cardinal de Janson. Il jouissait en outre depuis 1711 d'une pension du Roi de six mille livres, que le Régent lui avait confirmée en 1715 (vol. *France* 1192, fol. 81 ; Archives nationales, G[7] 590, lettre de lui du 20 septembre 1713 au contrôleur général ; Éd. de Barthélemy, *Gazette de la Régence*, p. 37). De plus, Philippe V lui avait accordé en 1713 une pension de quatre mille ducats sur l'archevêché de Tolède, à propos de laquelle Torcy sollicita le 8 décembre 1714 les bons offices du cardinal Ottoboni (vol. *Rome* 542, fol. 199 ; *Gazette de Leyde*, 1713, n° 69 ; *Dangeau*, tome XIV, p. 390, dit douze mille livres sur l'archevêché de Saragosse). Il en avait une aussi de l'Angleterre. Tout cela lui faisait un revenu important que l'auteur de la *Gazette de la Régence* évalue (p. 161) à plus de soixante mille livres.

3. Il y a ici dans le manuscrit un *que* inutile.

4. Sur les négociations auxquelles l'abbé Gaultier participa et sur son rôle exact, il faut surtout consulter les *Mémoires de Torcy*, édition Michaud et Poujoulat, p. 665 à la fin, et le *Journal* du même publié par Frédéric Masson, p. 347 et suivantes ; les volumes *Angleterre* 229 et suivants du Dépôt des affaires étrangères, et dans le fonds *Hollande* ceux qui concernent les conférences d'Utrecht (la partie de sa correspondance relative à 1714 a été publiée par Grimblot en 1846 dans la

humble dans son état naturel [1], et y vécut comme s'il ne se fût jamais mêlé de rien, avec une rare simplicité, et qui a peu d'exemples en des gens de sa sorte, qui, dans le maniement des affaires les plus importantes et les plus secrètes, dont lui-même avoit donné la première clef, sans s'intriguer, s'étoit concilié l'estime et l'affection du Roi et de ses ministres, de la reine Anne et des siens, et des plénipotentiaires qui travaillèrent à ces deux paix [2].

Mort et détails du célèbre Valero y Lossa, de curé de campagne devenu, sans s'en être douté, évêque, puis archevêque de Tolède. Eloge du P. Robinet, confesseur du roi d'Espagne,

Le célèbre archevêque de Tolède mourut aussi en ce même temps ; il s'appeloit don Francisco Valero y Lossa, et il étoit simple curé d'une petite bourgade [3]. Il y rendit des services si importants pour soutenir les peuples dans le fort de la guerre et des malheurs, l'exciter en faveur du roi d'Espagne, trouver des expédients pour les marches et les subsistances, avoir des avis sûrs de ce que faisoient et projetoient les ennemis, que les généraux et les ministres ne pouvoient assez louer son zèle, son industrie, sa vigilance et sa sagesse. Rien de tant de soins ne dérangea sa piété, les devoirs de sa paroisse, sa modestie, son désintéressement. Ses amis, l'orage passé, le pressèrent vaine-

Revue nouvelle). On trouvera aussi divers documents dans le carton K 1331 des Archives nationales, n°s 69 et suivants, et dans les *Mémoires de Lamberty,* tome VI, p. 696 et suivantes. Voir encore le *Siècle de Louis XIV* par Voltaire, chap. XXII, le *Journal de Dangeau,* tome XIV, p. 115, 131, 207, 211, 288 et 389-391, les *Mémoires de Sourches,* tome XIII, p. 337, 444, 475 et 482 ; Flassan, *Histoire de la diplomatie française,* tome IV, p. 295-300. Il y a deux lettres de lui des 24 octobre 1712 et 20 septembre 1713 adressées à M. Desmaretz dans les cartons G^{7} 584 et 590 des Archives nationales.

1. Ces quatre mots ont été ajoutés en interligne.

2. Selon le baron de Breteuil, on l'appelait familièrement « Gaultier de la paix », pour le distinguer de ses homonymes. Il fit graver son portrait en 1716 (*Gazette de la Régence,* p. 46), et il y en a deux exemplaires au Cabinet des estampes.

3. Tome XXVI, p. 117. Il était mort le 23 avril. La *Gazette* (p. 235) fait son éloge, comme notre auteur ; il avait été curé de Villanueva de la Jara, au diocèse de Cuenca, avant d'être évêque de Badajoz et archevêque de Tolède ; il n'avait que cinquante-six ans. Dangeau mentionne sa mort dans son *Journal* au 14 mai (p. 286).

ment d'aller à la cour représenter ses services. Il ne prit pas seulement la peine d'en faire souvenir. Dans cette inaction qui relevoit si grandement son mérite, le P. Robinet[1], lors confesseur du roi d'Espagne, qui ne l'avoit pas oublié, en fit souvenir Sa Majesté Catholique à la vacance de l'évêché de Badajoz, qui le lui donna. Le bon curé, qui n'y avoit jamais songé, l'accepta, s'y retira, et y vécut en excellent évêque. Ce fut de ce siége que le même confesseur le fit passer à celui de Tolède, avec l'applaudissement de toute la cour et l'acclamation de toute l'Espagne. Le prélat y avoit aussi peu songé qu'il avoit fait à celui de Badajoz. Il fut dans ce premier siège de toutes les Espagnes aussi modeste qu'il avoit été dans sa cure, et il y fut l'exemple de tous les évêques d'Espagne, l'exemple de la cour et celui de tout le royaume. Sa promotion à Tolède perdit le confesseur[2]. Le cardinal del Giudice, aussi étroitement uni à la princesse des Ursins alors qu'ils devinrent ennemis dans la suite, vouloit ce riche et grand archevêché ; il le demandoit hautement, et Mme des Ursins en fit sa propre affaire. Le roi y consentoit, lorsque son confesseur osa lui représenter avec la plus généreuse fermeté quel affront il feroit à la nation espagnole, à l'amour et aux prodiges d'efforts de laquelle il devoit sa couronne, s'il la frustroit du premier et du plus grand archevêché, pour le donner à un étranger, qui déjà tenoit de lui le riche archevêché de Montréal en Sicile[3], et tant de pensions et d'autres grâces, et fit si bien valoir le mérite, les services, la piété, le désintéressement de l'évêque de Badajoz, qu'il emporta pour lui l'archevêché de Tolède. Ce trait, et les louanges qu'il en reçut, outra le cardinal, et plus que lui encore Mme des

et son renvoi.
[*Add. St S. 1669*]

1. *Robinet* est en interligne au-dessus de *de la Baume*, biffé, et on va encore retrouver plus loin la même correction.

2. Ce qui va suivre sur la disgrâce du P. Robinet a déjà été raconté dans le tome XXVI, p. 168-169.

3. Tome X, p. 239.

Ursins, qui ne pouvoit souffrir de résistance à son pouvoir et à ses volontés. Ce Père ne se mêloit de rien que des bénéfices, ne lui donnoit nul ombrage, vivoit avec tout le respect, la modestie, la retenue possible avec elle, avec le cardinal, avec tous les gens en place ; mais, comme il ne tenoit point à la sienne, il ne faisoit sa cour à personne. Mme des Ursins, qui avoit déjà éprouvé quelque peu de sa droiture et de sa fermeté[1], qui le voyoit estimé et adoré de tout le monde, craignit tout de ce dernier trait, outre l'extrême dépit de se voir vaincue après s'être déclarée ; aussi ne le lui pardonna-t-elle pas. Elle sut si bien travailler qu'elle fit renvoyer cet excellent homme environ un an après[2], et fit à l'Espagne une double et profonde plaie par la perte qu'elle fit d'un homme[3] si digne d'une si importante place, et par donner lieu au choix d'un successeur si différent, et qu'elle-même avoit déjà chassé de cette même place. Ce fut le P. Daubenton, dont on a suffisamment parlé ici dans ce qui y a été donné d'après M. de Torcy, pour voir qu'on ne dit rien de trop sur le choix de ce terrible jésuite, dont j'aurai encore lieu de parler, si Dieu me donne le temps d'écrire mon ambassade d'Espagne et de conduire ces *Mémoires* jusqu'au but que je me suis proposé. Le P. Robinet[4], véritablement soulagé de n'être plus dans une cour et dans des affaires, revint en France, ne se soucia ni de lieu ni d'emploi. Il fut envoyé à Strasbourg, où il se fit aimer et estimer comme il avoit fait partout, y vécut dans une grande retraite et dans une grande tranquillité, et y mourut saintement après plusieurs années[5]. On le regrettoit encore en Espagne lorsque j'y

1. Notre tome XXIV, p. 216-218.

2. On a vu dans le tome XXVI, p. 168, que ce fut seulement après la disgrâce de Mme des Ursins que le cardinal del Giudice, revenu en faveur avec la nouvelle reine, fit renvoyer le P. Robinet ; voyez aussi l'appendice VIII du même tome.

3. Le mot *ho*ᵉ, oublié, a été remis en interligne.

4. Encore ici *Robinet* corrige *de la Baume*.

5. Le P. Robinet, qui était recteur à Strasbourg lorsque, en 1705,

ai été, et j'y en ai ouï souvent faire l'éloge. Il faut dire que ce P. Robinet est le seul confesseur du roi d'Espagne qui ait mérité de l'être, qui en fût digne à tous égards, et qui ait été goûté, aimé, estimé et honoré de toute la cour et de toute l'Espagne sans aucune exception.

Division entre le roi d'Angleterre et le prince de Galles; sa cause; leur apparent raccommodement. Duc de la Force, choisi pour en aller faire les compliments à Londres, n'y va point parce que le roi d'Angleterre ne veut point de cet éclat.

Il y avoit eu depuis longtemps une espèce de guerre déclarée entre le roi d'Angleterre et le prince de Galles, qui avoit éclaté avec de fréquents scandales, et qui avoient partialisé la cour et fait du bruit dans le Parlement[1]. Georges s'étoit emporté plus d'une fois contre son fils avec indécence. Il y avoit longtemps qu'il l'avoit fait sortir de son palais et qu'il ne le voyoit plus. Il lui avoit tellement retranché ses pensions qu'il avoit peine à subsister[2], tellement que le roi eut le dégoût que le Parlement lui en assigna, même abondamment. Jamais le père n'avoit pu souffrir ce fils, parce qu'il ne le croyoit point à lui. Il avoit plus que soupçonné la duchesse sa femme, fille du duc de Wolfenbüttel, d'être en commerce avec le comte de Königsmarck[3]. Il le surprit un matin sortant de sa chambre, le fit jeter sur-le-champ dans un four chaud, et enferma sa femme dans un château, bien resserrée et gardée, où elle a passé le reste de sa vie. Le prince de Galles, qui se sentoit maltraité pour une cause dont il étoit personnellement innocent, avoit toujours porté avec impatience la prison de sa mère et les effets de l'aversion de son père. La princesse de Galles[4], qui avoit beaucoup de sens, d'esprit, de tour et de grâces, avoit adouci les choses tant

il fut choisi comme confesseur de Philippe V, reprit cette place lors de son renvoi, fut ensuite provincial de Champagne, et mourut à Strasbourg le 28 novembre 1738; c'était un bibliophile distingué.

1. Voyez nos tomes XXX, p. 136-137, et XXXII, p. 28, 145, 246-247 et 303.

2. Tome XXXIII, p. 200-201.

3. Déjà raconté plusieurs fois : tomes II, p. 252-253, XXX, p. 136, et XXXII, p. 246-247; voyez aussi dans ce dernier volume, p. 399-400.

4. Wilhelmine-Dorothée-Charlotte de Brandebourg-Anspach : tome XXX, p. 139.

qu'elle avoit pu, et le roi n'avoit pu lui refuser son estime, ni se défendre même de l'aimer. Elle s'étoit concilié toute l'Angleterre, et sa cour, toujours grosse, l'étoit[1] aussi en ce qu'il y avoit de plus accrédité et de plus distingué. Le prince de Galles s'en autorisoit, ne ménageoit plus son père, s'en prenoit à ses ministres avec une hauteur et des discours qui à la fin les alarmèrent. Ils craignirent le crédit de la princesse de Galles, et de se voir attaqués par le Parlement, qui se donne souvent ce plaisir. Ces considérations devinrent de plus en plus pressantes par tout ce qu'ils découvrirent qui se brassoit contre eux, et qui auroit nécessairement rejailli sur le roi. Ils lui communiquèrent leurs craintes; ils les lui donnèrent, et le conduisirent à se raccommoder avec son fils à certaines conditions, par l'entremise de la princesse de Galles, qui de son côté sentoit tous les embarras de faire et de soutenir un parti contre le roi, et qui avoit toujours sincèrement desiré la paix dans la famille royale. Elle profita de la conjoncture, se servit de l'ascendant qu'elle avoit sur son mari, et l'accommodement fut conclu. Le roi donna gros au prince de Galles, et le vit; les ministres se sauvèrent, et tout parut oublié[2]. L'excès où les choses avoient été portées entre eux, qui tenoit toute la nation britannique attentive aux désordres intestins prêts[3] à en éclore, n'avoit pas fait moins de bruit en toute l'Europe, où chaque puissance, attentive à ce qui en résulteroit, tâchoit de souffler ce feu ou de l'apaiser, suivant son intérêt. La réconciliation fut donc une nouvelle intéressante pour toute l'Europe[4]. L'arche-

1. Le verbe *l'estoit* écrit à la fin de la page 2496 du manuscrit a été répété au commencement de la page 2497.

2. *Dangeau*, p. 283; *Gazette*, p. 238-239; *Gazette d'Amsterdam*, n°s XXXIX et XL et Extraordinaires; *Gazette de Rotterdam*, n° XXXIX et supplément; *Correspondance de Madame*, recueil Jæglé, tome III, p. 74-75. Nous donnons ci-après aux Additions et Corrections le texte de la lettre écrite de Londres le 7 mai à la *Gazette d'Amsterdam*.

3. Il y a *près* dans le manuscrit, sans doute par erreur.

4. Tous les ministres étrangers présents à Londres s'empressèrent

vêque de Cambray, que je continuerai d'appeler l'abbé Dubois, parce qu'il ne porta pas longtemps le nom de son église, que son cardinalat vint effacer, en étoit lors dans la crise, et très sensible à ce qui se passoit à Londres, d'où il attendoit son chapeau par le ricochet du crédit alors très grand du roi d'Angleterre sur l'Empereur, et de la toute-puissance de l'Empereur sur la cour de Rome, qui trembloit devant lui et n'osoit lui rien refuser. Dans la joie du raccommodement entre le père et le fils, Dubois la voulut témoigner d'une façon éclatante pour faire sa cour au roi d'Angleterre. Le duc de la Force, qui ne se mêloit plus de finance, qui vouloit toujours se mêler de quelque chose, et qui n'en trouvoit pas d'occasion dans le conseil de régence, où il ne se portoit plus rien d'effectif depuis que la foiblesse du Régent l'avoit rendu peu à peu si nombreux, le duc de la Force, dis-je, qui étoit toujours à l'affût, eut le vent de ce dessein, et se proposa à Dubois pour aller en Angleterre par le chausse-pied d'y aller voir sa mère, qui y étoit retirée depuis longues années à cause de la religion[1], mais qu'il n'avoit pas songé jusqu'alors d'aller la voir depuis qu'elle étoit sortie du royaume avec la permission du feu Roi[2]. Law servit le duc de la Force auprès de Dubois, et il fut nommé pour aller en Angleterre faire les compliments du Roi et du Régent sur cette réconciliation, sans qu'on pensât à l'inconvénient de montrer à l'église françoise de Londres[3] un seigneur catholique, né et élevé leur frère, qui les avoit depuis persécutés, et qui en avoit su tirer parti du feu Roi. On sut incontinent en Angleterre la démonstration [Add. StS. 1670]

d'aller rendre visite au prince et à la princesse de Galles (*Gazette d'Amsterdam*, nos XLII et XLIII).

1. La vieille duchesse de la Force, Suzanne de Beringhen (tome V, p. 38), ne mourut à Londres qu'en 1731.

2. Tome VI, p. 178-179.

3. L'église protestante française comptait à Londres un nombre important de fidèles, presque tous venus après la révocation de l'édit de Nantes ; elle avait plusieurs temples ou chapelles dans divers quartiers.

de joie qui venoit d'être résolue en France. Georges, outré du retentissement que les éclats de son domestique avoient fait par toute l'Europe, ne s'accommoda pas de les voir prolonger par le bruit que feroit cet envoi solennel. Il fit donc prier le Régent de ne lui en envoyer aucun. Comme on ne l'avoit imaginé que pour lui plaire, le voyage du duc de la Force fut presque aussitôt rompu que déclaré. Il en fut pour un commencement assez considérable de dépense, et pour faire revenir beaucoup d'équipages qu'il avoit déjà fait partir[1], et l'abbé Dubois en recueillit auprès du roi d'Angleterre le double fruit de cet éclat de joie, et de l'avoir arrêté également pour lui plaire.

Massei à Paris*, depuis nonce en France; sa fortune, son caractère. [*Add. St-S. 1671*]

Massei, qui avoit apporté la barrette au cardinal de Bissy un peu avant la mort du Roi[2], arriva à Paris[3]. Il étoit fils du trompette de la ville de Florence[4], et avoit été petit garçon parmi les bas domestiques du Pape, alors simple prélat. Son esprit et sa sagesse percèrent; il s'éleva peu à peu dans la maison, et de degré en degré devint le secrétaire confident de son maître, et enfin son maître de chambre quand il fut cardinal. Sa douceur et sa modestie le firent aimer dans la cour romaine où son emploi le fit connoître. Il le perdit à l'exaltation de son maître; il étoit de trop bas aloi pour être maître de chambre du

1. L'envoi du duc de la Force avait été décidé dès le 8 mai, et il s'était empressé de commander des livrées magnifiques et de faire partir ses équipages, et un certain nombre de jeunes seigneurs, dont le marquis de Caumont et le fils Law, qui devaient l'accompagner, avaient déjà pris la route de Boulogne; mais, le 20, sur l'arrivée d'un courrier d'Angleterre, tout fut décommandé. Ce faux départ fit beaucoup jaser (*Journal de Dangeau*, p. 283, 286, 290 et 291; *Journal de Buvat*, tome II, p. 95; *Gazette d'Amsterdam*, n° XLI à XLIV; *Mémoires de Mathieu Marais*, tome I, p. 282-283).

2. Barthélemy Massei : tome XXVI, p. 229.

3. Le 15 mai (*Dangeau*, p. 287; *Gazette d'Amsterdam*, n° XLII). Il avait quitté Rome le 9 avril (*Gazette*, p. 223).

4. Tout ce qui va suivre a déjà été dit, avec moins de détails, dans le tome XXVI, p. 230-231.

* Les mots *à Paris* ont été ajoutés après coup en interligne.

Pape[1]; mais il en conserva toute la faveur et la confiance; le Pape lui parloit presque de tout, le consultoit, et se trouva bien de ses avis. Il le fit archevêque *in partibus*, pour le mettre à portée d'une grande nonciature[2]. Il l'avoit envoyé dans ce dessein porter la barrette au cardinal de Bissy, dans l'apogée de la faveur de cet ambitieux brouillon, et s'en étoit servi pour s'assurer de l'agrément de la France pour le recevoir nonce, quand le Bentivoglio, qui l'étoit, laisseroit la place vacante[3]. En effet il lui succéda[4], et, comme il étoit honnête homme, il ne lui ressembla en rien. Il se conduisit durant le plus grand feu de la Constitution avec beaucoup de modération, d'honneur et de sagesse, et se fit généralement aimer et estimer. Il languit longtemps nonce[5], parce qu'il n'y eut point de promotion pour les nonces pendant le reste de ce pontificat, et que Benoît XIII[6], qui étoit un saint fort singulier, et qui eût été meilleur sous-prieur de dominicains[7] que pape, ne voulut jamais faire aucun nonce cardinal, et disoit d'eux qu'ils n'étoient que des nouvellistes. Massei ne montroit pas la moindre impatience; mais, en attendant, il mouroit de faim; car les nonces ont fort peu, et, à ce qu'étoit celui-ci, son patrimoine ni ses bénéfices n'y suppléoient pas. Il ne s'endetta pas le moins du monde, supporta son indigence avec dignité; mais il l'avouoit pour être excusé de la frugalité de sa vie, et s'en alla sans rien devoir, véritablement regretté de tout

1. Il lui donna néanmoins cette charge en 1717.
2. Il était déjà depuis plusieurs années nonce en France, lorsque, en 1726, le pape lui donna le titre d'archevêque d'Athènes.
3. On a vu Bentivoglio quitter la nonciature et être promu au cardinalat, tome XXXVI, p. 354, et ci-dessus, p. 41.
4. Il géra la nonciature sans titre de nonce jusqu'en 1722; il le prit alors et fit son entrée solennelle le 9 octobre de cette année (*Gazette*, p. 515-516). Voyez ci-après aux Additions et Corrections.
5. Il resta dix ans à Paris.
6. Pierre-François Orsini : tome XXVI, p. 157. Il mourut le 21 février 1730.
7. Il était entré dans cet ordre en 1668.

le monde. Il s'étoit tellement accommodé de la vie de ce pays-ci et du commerce des honnêtes gens et des personnes considérables qu'il avoit su s'attirer, qu'il étoit outré de sentir que cela finiroit. Il disoit franchement que, s'il étoit assuré de sa nonciature pour toute sa vie, avec de quoi la soutenir honnêtement, il ne voudroit jamais la quitter pour la pourpre, et s'en aller. Aussi fut-il très affligé, quoique arrivé au cardinalat[1] et tout de suite à la légation de la Romagne. Le nouveau cérémonial des bâtards, dont Gualterio s'étoit si mal trouvé[2], car ils étoient rétablis alors, empêcha que la calotte lui arrivât à Paris. Dès que la promotion fut sur le point de se faire, il reçut ordre de prendre congé, de partir, et d'arriver dans un temps marqué et fort court à Forli, sa patrie[3], où il trouveroit sa calotte rouge, comme il l'y trouva en effet; ce fut en 1730. Il vécut encore plusieurs années, et passa quatre-vingts [ans][4]. C'étoit un homme très raisonnable, droit, modeste, et qui toute sa vie avoit eu de fort bonnes mœurs.

Les Vénitiens se raccommodent avec le Roi, et rétablissent les Ottobons. [Add. SᵗS. 1672]

Les Vénitiens, brouillés depuis longtemps avec le feu Roi, par conséquent avec le Roi son successeur, s'en lassèrent à la fin, et se raccommodèrent en ce temps-ci. Ottoboni, père du pape Alexandre VIII[5], étoit chancelier de Venise, qui est une grande charge et fort importante[6], mais attachée à l'état de citadin et la plus haute où les citadins puissent arriver[7]. La promotion de son fils au

1. Dans la promotion d'octobre 1730.

2. Tome XXIV, p. 6-9.

3. Forli, dans la Romagne, au sud de Ravenne, n'était pas le lieu d'origine du cardinal Massei, qui était né à Montepulciano, en Toscane.

4. Il mourut le 20 novembre 1745. Lorsque notre auteur avait parlé de lui dans le récit de l'année 1715 (notre tome XXVI, p. 231), il avait dit qu'il vivait encore.

5. Marc Ottoboni, chargé de missions en France, en Allemagne, en Espagne, en Angleterre et en Pologne, fut élevé à la dignité de grand chancelier de la République en 1639.

6. Voyez l'article que le *Dictionnaire de Moréri* consacre à la charge de chancelier, tome X, première partie, p. 525.

7. Les citadins ou bourgeois se divisaient en deux classes : ceux qui

pontificat fit inscrire les Ottobons au livre d'or, et par conséquent ils devinrent nobles vénitiens. Le cardinal Ottoboni, après la mort du pape son oncle, accepta la protection de France sans en avoir obtenu la permission du sénat, ce qui est un crime à Venise. De là la colère des Vénitiens, qui effacèrent lui et tous les Ottobons du livre d'or, et le Roi, qui s'en offensa, rompit tout commerce avec eux. On a rapporté cette affaire ici en son temps et ce que c'est que la protection[1]. On ne fait donc qu'en rafraîchir la mémoire. La République envoya deux ambassadeurs extraordinaires en France faire excuse de ce qui s'étoit passé, et rentrer dans l'honneur des bonnes grâces du Roi, en rétablissant préalablement le cardinal et les Ottobons dans le livre d'or et dans l'état et le rang de nobles vénitiens, le cardinal demeurant toujours également protecteur de France sans aucune interruption de ce titre ni de ses fonctions[2].

l'étaient d'origine, c'est-à-dire, qui appartenaient à des familles ayant eu part au gouvernement de l'État avant l'établissement du régime aristocratique par le doge Gradenigo en 1289, et ceux qui avaient été agrégés plus tard à la bourgeoisie pour leur mérite ou à prix d'argent.

1. Notre tome XIX, p. 20-22.

2. On écrivait de Rome le 20 avril à la *Gazette d'Amsterdam*, n° XXXVIII : « L'ambassadeur de Venise reçut par un exprès des dépêches pour le cardinal Ottoboni, avec l'agréable nouvelle que la Sérénissime République avoit remis dans ses bonnes grâces la maison Ottoboni, avec la restitution de tous les revenus qu'elle possédoit dans l'État. » Et de Venise le 4 mai (Extraordinaire XL) : « Jeudi au soir, le sénat élut pour ambassadeur extraordinaire à la cour de France le chevalier et procurateur Lorenzo Tiepolo, qui s'y rendra conjointement avec le procurateur Nicolo Foscarini, déjà ci-devant nommé pour la même fonction, afin d'y faire les compliments de condoléance sur la mort du roi Louis XIV, et ensuite de félicitation sur l'heureux avènement à la couronne de Sa Majesté régnante. » Comparez la *Gazette de France*, p. 237 et 249. Dangeau enregistra la nouvelle les 15 et 18 mai (p. 287 et 289), et c'est là où Saint-Simon la prend. Mais nous ne savons si les ambassadeurs désignés vinrent réellement en France ; la *Gazette* ne mentionne pas leur audience, et c'est seulement en 1723 que l'*Al-*

Etat, intrigues, audace des bâtards du prince de Montbéliard, qui veulent être ses héritiers et légitimes. [Add. SᵗS. 1673]

Le prince de Montbéliard, cadet de la maison de Würtemberg[1], vint à Paris pour demander que ses enfants fussent reconnus légitimes et princes, quoiqu'il les eût de trois femmes qu'il avoit eues à la fois[2], dont deux étoient actuellement vivantes et chez lui, à Montbéliard tout contre la Franche-Comté, où il faisoit appeler l'une la douairière et l'autre la régnante, et prétendoit que les lois de l'Empire et les règles du luthéranisme, qu'il professoit, lui permettoient ces mariages[3]. Le comte de la Marck[4], comme versé dans les lois allemandes, fut chargé

manach royal inscrit Marco Morosini comme envoyé de Venise à Paris. La grâce accordée au cardinal Ottoboni eut néanmoins son plein effet.

1. Léopold-Eberhard, prince de Montbéliard, né le 21 mai 1670, succéda à son père le 11 juin 1699 et mourut le 25 mars 1723. Saint-Simon a déjà fait allusion à tout ce qu'il va raconter maintenant, dans le tome XXXI, p. 18, et il répétera toute l'histoire en 1723 : suite des *Mémoires*, tome XIX de 1873, p. 110-113.

2. La première de ces femmes, qu'il ne semble pas que le prince ait épousée légitimement, était Anne-Sabine Hedwiger, comtesse de Sponeck ; le 6 octobre 1714, il fit dresser par le consistoire luthérien de Montbéliard un acte de divorce entre elle et lui ; il en avait eu quatre enfants, dont il survivait alors un fils et une fille, auxquels il attribua le nom de Sponeck. Mais, en même temps, il avait pour concubine Henriette-Hedwige de l'Espérance, mariée au baron de Sandersleben, dont il eut deux fils et trois filles, et qui mourut le 9 novembre 1707. Il prit alors pour maîtresse la sœur de celle-ci, Élisabeth-Charlotte de l'Espérance, qu'il épousa publiquement le 15 août 1718, et dont il eut cinq enfants.

3. Dangeau, p. 290, avec l'Addition indiquée ci-contre. Pour l'historique complet de toute cette affaire des bâtards de Montbéliard, il faut voir les nombreux documents réunis par le procureur général Joly de Fleury, mss. 2050 à 2066 de sa collection à la Bibliothèque nationale, et les cartons K 1743 et 1776 à 1790 du fonds Montbéliard aux Archives nationales. Le *Dictionnaire de Moréri*, tome X, p. 822-824, a donné un très bon résumé de toutes les péripéties, et Frédéric Bulau les a racontées dans *Personnages énigmatiques, histoires mystérieuses*, traduit de l'allemand en français par William Duckett, 1861. Il en est parlé dans les *Mémoires de la baronne d'Oberkirch*, tome II, p. 279 et suivantes, et les mémoires contemporains ont parfois mentionné quelques-uns des multiples incidents de l'affaire.

4. Louis-Pierre-Engilbert : tome VII, p. 93.

d'examiner cette affaire avec Armenonville. Qu'une folie de cette nature ait passé par la tête de quelqu'un, il y a de quoi s'en étonner; mais de la faire examiner comme chose susceptible de l'être sérieusement, cela fait voir à quel point le Régent étoit facile à ce qui n'avoit point de contradicteur. M. de Montbéliard, du temps du feu Roi, s'étoit contenté de vouloir faire légitimer ses enfants et en avoit été refusé[1]; maintenant il veut qu'ils soient non pas légitimés, mais déclarés légitimes. On se moqua de lui, et il s'en retourna chez lui[2]. Qui ne croiroit cette chimère finie? Elle reparut à Vienne avec les mêmes prétentions; elle y fut foudroyée par le conseil aulique, qui déclara tous ces enfants bâtards[3]. Ce ne fut pas tout. Le

1. Il n'est pas resté trace de cette première prétention ; mais, depuis la Régence le prince de Montbéliard avait obtenu : 1° en juin 1716, des lettres de naturalité pour Charles-Léopold, Ferdinand-Eberhard et Éléonore-Charlotte, dits de Sandersleben, enfants de Henriette-Hedwige de l'Espérance, pour leur permettre de posséder des biens en France (Archives nationales, X^1A 8716, fol. 286); 2° en février 1718, des lettres de légitimation pour Éberhardine et Léopoldine-Éberhardine dites de Coligny, ses filles naturelles et de la même Henriette-Hedwige, autres lettres confirmatives de l'adoption faite par lui des trois premiers enfants de la même ci-dessus nommés, enfin des lettres approuvant le don qu'il leur avait fait du comté de Coligny et autres terres (registres du parlement de Dijon, archives de la Côte-d'Or, B 12121, fol. 84, 86 et 135) ; 3° en mai 1719, des lettres patentes accordant le droit de posséder des biens dans le royaume comme régnicoles à Georges-Léopold et Léopoldine-Éberhardine, enfants d'Anne-Sabine de Sponeck, sa première femme, et à Henriette-Hedwige, autre Léopoldine-Éberhardine, Charles-Léopold et Élisabeth-Charlotte, nés de son commerce avec Élisabeth-Charlotte de l'Espérance, qualifiée sa seconde femme (X^1A 8722, fol. 69).

2. Le duc de Würtemberg, aîné de la maison (ci-après), ayant réclamé, on répondit de la part du Roi à M. de Montbéliard, que, s'agissant de régler entre deux princes de l'Empire l'état personnel de ses enfants, Sa Majesté n'en pouvait connaître et qu'il devait se pourvoir devant l'Empereur et au conseil aulique.

3. Un rescrit du conseil aulique du 8 novembre 1721 cassa et annula les titres de princes donnés par M. de Montbéliard à ses enfants naturels, et un décret impérial du 8 avril 1723 les déclara exclus de la suc-

prince de Montbéliard maria un de ses fils à une de ses filles, sous prétexte que la mère de cette fille l'avoit eue d'un mari à qui il l'avoit enlevée puis épousée; et longtemps après il fut vérifié que cette fille étoit de lui, quoiqu'ils ne l'aient pas avouée et que le mariage ait subsisté[1]. Après ce sceau de réprobation, M. de Montbéliard mourut[2].

Le duc de Würtemberg[3], à qui ce partage de cadet de sa maison revenoit par l'extinction de cette branche[4], voulut s'en mettre en possession; les bâtards se barricadèrent et portèrent leurs prétentions au parlement de Paris[5]. Ils

cession de leur père comme bâtards (*Gazette*, p. 208 et 251). En conformité, et à la requête du duc de Würtemberg, deux arrêts du conseil d'État français des 11 septembre 1723 et 8 juin 1725 supprimèrent les titres de prince qui leur avaient été donnés dans les lettres patentes de 1719. On trouvera les arrêts du conseil aulique dans le carton K 1779.

1. M. de Montbéliard conclut, non pas un, mais deux mariages entre ses enfants naturels : le 22 février 1719, il maria Éléonore-Charlotte, dite de Sandersleben, avec Georges-Léopold, comte de Sponeck, et, le 31 août suivant, Charles-Léopold, dit de Sandersleben, avec Léopoldine-Éberhardine de Sponeck.

2. Il mourut le 25 mars 1723, vers huit heures du soir. Le carton K 1775 du fonds Montbéliard aux Archives nationales contient le certificat de son décès, l'inventaire des meubles du château et diverses pièces relatives à ses obsèques. La *Gazette* annonça sa mort sans commentaire dans une correspondance de la Haye du 3 avril (p. 180).

3. Ce duc de Würtemberg était Éberhard-Louis, né le 8 septembre 1676 et qui succéda à son père dès le 23 juin 1677 sous la tutelle de son oncle Frédéric-Charles (tome X, p. 304); il mourut le 31 octobre 1733 ne laissant qu'une fille. Général de valeur, il avait été nommé par l'empereur Charles VI feld-maréchal de ses armées et de celles de l'Empire.

4. Le comté de Montbéliard était arrivé aux ducs de Würtemberg par le mariage en 1397 d'Éberhard V avec Henriette de Montfaucon, héritière du dernier comte. En 1608, à la mort du duc Frédéric, il fut attribué dans le partage à son second fils Louis-Frédéric, tige de la branche dont Léopold-Éberhard fut le dernier représentant.

5. On trouvera dans le *Catalogue des factums de la Bibliothèque nationale*, tome III, p. 641-644, l'indication de nombreux mémoires juridiques publiés à l'occasion de ce procès entre 1723 et 1747. En

étoient réunis contre le duc de Würtemberg, mais divisés entre eux, ceux de chacune des deux prétendues femmes se traitant réciproquement de bâtards. Le frère et la sœur mariés vinrent à Paris; le mari n'étoit qu'un lourdaud, mais la femme une maîtresse intrigante[1]. Ces sortes de créatures se sentent de loin les unes les autres[2]. Mme de Mézières, dont il a été parlé quelquefois ici[3] et qui excelloit en intrigues, avoit marié une de ses filles à M. de Montauban, cadet du feu prince de Guémené[4], au grand regret des Rohans, qui pourtant, l'affaire faite, jugèrent à propos de s'aider d'une si dangereuse créature, pour ne l'avoir pas contraire dans leur famille et tirer parti de sa fertilité. Elle et cette bâtarde qui avoit épousé son propre frère firent connoissance; la Mézières, bien avertie que la bâtarde avoit mis la main sur le riche magot du prince de Montbéliard, fit espérer sa protection et celle de ses amis, mais à des conditions. La princesse de Carignan, quoique d'une espèce bien différente par le mariage qu'elle avoit fait[5], n'étoit ni moins intrigante ni moins intéressée que toutes les deux; elle entra de part avec elles moyennant sa protection. Ces deux femmes et leur suite

1724, la *Gazette* annonce (p. 625) que la « princesse de Montbéliard » (Élisabeth-Charlotte de l'Espérance) et son fils réclament l'héritage du feu prince. L'arrêt du Conseil du 8 juin 1725 les avait renvoyés à nouveau devant la juridiction impériale; mais l'affaire n'en continua pas moins : Mathieu Marais (*Mémoires*, tome III, p. 448) en parle en 1726.

1. Georges-Léopold et Éléonore-Charlotte (ci-dessus, p. 298, note 1).

2. Les quatre derniers mots ont été ajoutés sur la marge, à la fin de la page 2498 du manuscrit de Saint-Simon.

3. Éléonore-Marie-Thérèse Sutton d'Oglethorpe : tome XIV, p. 320-321.

4. Charles de Rohan-Guémené et Catherine-Éléonore-Eugénie de Béthisy de Mézières : *ibidem*, p. 323. Ce mariage était tout récent en 1724, n'ayant eu lieu que le 24 septembre 1722.

5. La princesse de Carignan était Victoire-Françoise, demoiselle de Suse, fille légitimée du duc de Savoie, mariée à Victor-Amédée de Savoie, prince de Carignan : notre tome VII, p. 228-229, où il a été parlé de ses intrigues.

donnèrent dans l'œil de la bâtarde[1]; elle sentoit bien qu'il lui falloit un crédit très supérieur pour réussir; elle crut l'avoir trouvé: le marché se conclut. Les conditions furent une grosse somme comptant dès lors à la Mézières et une moindre à Mme de Carignan, et le mariage arrêté entre le fils de la bâtarde et une fille de Mme de Montauban qui n'auroit lieu qu'en cas du plein succès de l'affaire[2]; qu'on ne donneroit rien ou presque rien pour la dot; mais que, par le gain du procès, le bâtard, frère et mari tout à la fois de cette bâtarde, père et mère du gendre futur de Mme de Montauban, étant déclaré légitime et héritier de la comté de Montbéliard, par conséquent de la maison de Würtemberg, la Mézières, tous les Rohans et Mme de Carignan lui feroient obtenir le rang de prince étranger, et que, dès ce moment du marché, ils feroient tous leur propre affaire de la sienne. Ce marché étoit excellent pour toutes les parties, dont chacune y trouvoit merveilleusement son compte, mais les deux maîtresses intrigantes sur toutes, qui empochoient gros dès lors, quoi qu'il pût arriver. Les choses ainsi réglées, les protectrices du frère et de la sœur, mari et femme, leur firent prendre effrontément le nom, le titre, les armes et les livrées du feu prince de Montbéliard, leur père[3], avec un équipage

1. Nous avons déjà rencontré la locution *donner dans les yeux de quelqu'un* au tome XXIII, p. 170.

2. Cette condition semble douteuse. La princesse de Montauban n'eut qu'une fille, Éléonore-Louise-Constance, qui ne naquit que le 15 janvier 1728, et qui épousa en 1742 un Mérode-Westerloo; le fils des Montbéliard-Sponeck devait être plus âgé; le duc de Luynes (*Mémoires*, tome IX, p. 327-328) en parle en 1749 comme ayant été d'abord officier au régiment du Roi-infanterie, puis ayant eu une commission de colonel et une compagnie dans le régiment de Rosen. Un autre Montbéliard, mais de la dernière femme, porta le nom de baron de l'Espérance, puis de chevalier de Walde, et fut le héros à Vienne d'une aventure qui dénote un esprit dévoyé (*Mémoires de Luynes*, tome XIII, p. 41).

3. Les princes de Montbéliard portaient un écusson mi-parti de Würtemberg, qui est d'or à trois demi-ramures de cerf posées en

sortable à ce nouvel état, qui de leur propre autorité préjugeoit le fond du procès. Tous les Rohans se mirent en pièces[1]; Mme de Carignan remua tous les Luynes[2], et fit agir la duchesse de Lévis et Mme de Dangeau auprès du cardinal[3]; elle-même travailla auprès du garde des sceaux Chauvelin avec ses bassesses et ses adresses accoutumées, et auprès duquel elle avoit grand crédit. Pour remuer tous les dévots à la mode, c'est-à-dire les jésuites et toute la Constitution, les nouveaux Montbéliards abjurèrent le luthéranisme, et quoique frère et sœur mariés ensemble, devinrent une merveille de piété[4]. L'effet répondit aux espérances de cette belle conversion; tout ce côté-là s'intrigua pour eux, et prit leur parti jusqu'au fanatisme. Mais, lorsque le succès paroissoit infaillible par tous les ressorts que l'artifice avoit su faire jouer, l'Empereur, excité par le duc de Würtemberg[5], se fâcha. Il fit dire au Roi, c'est-à-dire au cardinal Fleury, qu'il trouvoit fort étrange qu'on prétendît juger en France une affaire jugée en son conseil aulique, seul compétent de connoître

fasces, et de Montbéliard-ancien, de gueules à deux barbeaux adossés d'or. Nous ignorons la couleur des livrées.

1. Au sens de faire tous ses efforts, que ne connaissait pas *l'Académie* en 1718. Le *Littré* cite deux exemples d'emploi de cette locution par Mme de Sévigné et Mme de Maintenon ; notre auteur l'a déjà employée dans la notice sur les Pompadour (notre tome XVI, p. 523) et dans l'Addition à Dangeau n° 1173 (notre tome XXV, p. 370).

2. Dans les passages de ses *Mémoires* où il en parle, le duc de Luynes semble très favorable à ces bâtards.

3. Le cardinal de Fleury.

4. Georges-Léopold (Sponeck) abjura le luthéranisme le 31 août 1731 dans la chapelle de l'archevêché, ayant pour parrain le duc de Luynes et pour marraine la princesse de Carignan ; sa femme s'était convertie deux ou trois ans auparavant. Le duc de Luynes parle de la piété de M. et de Mme de Montbéliard, notamment en racontant sa mort par accident en février 1749 (*Mémoires*, tome IX, p. 327-328).

5. Ce n'était plus alors Éberhard-Louis, mort le 31 octobre 1733 ; mais son cousin Charles-Alexandre (tome X, p. 301, note 1), qui lui avait succédé, mais qui ne régna que trois ans et demi.

de l'état des princes de l'Empire et de leurs successions. Il se trouva qu'on étoit lors en desir et en termes de conclure la paix avec lui. Le cardinal, à qui Chauvelin avoit, pour son intérêt particulier, qui n'est pas de ce sujet, fait[1] entreprendre très légèrement et fort mal à propos cette guerre[2], en étoit fort las, quoiqu'elle n'eût guères duré, tellement que toutes les intrigues ne purent étouffer les égards qu'on crut devoir aux plaintes de l'Empereur, et l'affaire fut arrêtée[3]. L'intérêt de ces prétendus Montbéliards et de leurs protecteurs étoit trop grand pour quitter prise. Ils espérèrent trouver et profiter d'autres conjonctures, et, en attendant, continuèrent à porter les nom, armes, titre et livrées qu'ils avoient arborées ; ils se rabattirent à se faire plaindre, et à entretenir leurs amis et leur cabale. Cela dura des années, qui éclaircirent[4] leur plus puissante protection. Les Rohans, seuls en vigueur, leur restoient, et les manéges de la Mézières ; mais tout vieillissoit et s'engourdissoit. Je ne sais comment le duc de Würtemberg[5] consentit à revenir procéder au parlement de Paris. Il est vrai que le Roi avoit eu lieu d'être fort content de lui pour empêcher tant qu'il avoit pu, et avec succès, les cercles du Rhin de se déclarer lors de la guerre que la mort de l'Empereur avoit fait renaître[6].

1. Avant ce mot *fait*, Saint-Simon a, par mégarde, répété une seconde fois *avoit*, précédé du pronom *luy*, biffé.

2. La guerre dite de succession de Pologne entamée en 1733 et qui se termina en 1736.

3. Voyez les *Lettres du commissaire Dubuisson au marquis de Caumont*, publiées par A. Rouxel, p. 164-165 et 177-178, qui confirment l'intervention impériale.

4. Au sens de diminuer en nombre, dont nous avons déjà trouvé un exemple au tome XXVII, p. 11.

5. Le duc Charles-Alexandre avait été remplacé le 12 mars 1737 par son fils Charles-Eugène, né le 11 février 1728 et qui ne mourut que le 24 octobre 1793.

6. La guerre de la succession d'Autriche commencée en 1741 ; le marquis d'Argenson (*Mémoires*, édition Rathery, tome IV, p. 405-406) dit la même chose que notre auteur.

Le procès fut donc repris au Parlement ; mais les choses étoient trop changées pour les faux Montbéliards. Cette affaire si singulière avoit fait trop de bruit et avoit trop duré ; elle avoit à la fin été éclaircie[1] de tous les artifices dont elle avoit été voilée. L'état de cette bâtardise étoit connu, celui de cet incestueux et abominable mariage ne le fut pas moins. Le monde s'indigna qu'une prétention si monstrueuse fût soufferte ; les dévots eurent honte à leur tour de l'avoir tant protégée ; tellement qu'il intervint enfin un arrêt contradictoire en la grand chambre, qui replongea cette canaille infâme dans le néant d'où elle n'auroit jamais dû sortir, et cela sans plus d'espérance ni de ressource[2]. La singularité de la chose et des personnages m'a engagé de couler cette affaire à fond, quoique sa durée et sa fin dépassent le but que je me suis proposé de bien des années. Le rare est que, malgré cet arrêt et son exécution pour le comté de Montbéliard, dont le duc de Würtemberg fut mis en possession[3], cette

1. Ici c'est le sens de rendre plus claire, moins obscure.

2. Le Parlement ne fut pas saisi de l'affaire, mais seulement le conseil d'État, qui rendit plusieurs arrêts successifs, dont le dernier, du 13 janvier 1748 sur le rapport de M. Moreau de Beaumont (Archives nationales, E 2277), débouta les enfants du prince de Montbéliard de toutes leurs prétentions, en leur assignant néanmoins une pension alimentaire de vingt mille livres sur les biens français de leur père (voyez les *Mémoires du duc de Luynes*, tomes VIII, p. 429, et IX, p. 96), et ceux *du marquis d'Argenson*, édition Rathery, tome V, p. 164-165). Mais Saint-Simon, écrivant ce présent passage au début de 1747, ne peut parler d'un arrêt rendu l'année suivante ; il fait évidemment allusion à l'avis demandé sur l'affaire, en vertu d'un arrêt du Conseil du 27 avril 1746, au procureur général et aux avocats généraux du Parlement, qui fut nettement défavorable ; c'est ce qui a fait croire à notre auteur qu'il y avait eu un arrêt du Parlement.

3. La possession du comté de Montbéliard, terre d'Empire, n'était pas en jeu, et le duc de Würtemberg, qui s'en était emparé en 1723 en expulsant les bâtards, en jouissait paisiblement ; mais il y avait, outre ce comté, neuf seigneuries relevant de la couronne de France, qui étaient l'objet du procès. Après l'arrêt de 1748, le Roi s'en mit en possession, mais en attribua immédiatement le domaine utile au duc

race bâtarde a eu l'impudence de conserver dans Paris son prétendu nom, titre, armes et livrées, qu'elle va traînant où elle peut, sans être presque plus reçue de personne[1]. Reprenons maintenant le fil de notre narration.

Le Roi commence à monter à cheval et à tirer. L'Espagne remet la Sicile à l'Empereur, et le roi de Sicile devient roi de Sardaigne.

Le Roi commença à monter à cheval au pas, et galopa un peu quelque temps après[2], puis commença à tirer[3].

Les Espagnols évacuèrent la Sicile[4], dont l'Empereur prit possession, et de tous les droits du tribunal fameux, dit de la Monarchie[5], dont Rome n'osa lui disputer la moindre partie, après tout le [dissentiment[6]] qui en étoit arrivé entre cette cour et le duc de Savoie, qu'on a vu ici en son temps[7]. Ce prince, qui avec toute son adresse n'avoit pu parer ce fâcheux coup, renonça malgré lui à

de Würtemberg, qu'on voulait gratifier (*Argenson*, tome V, p. 164-165).

1. Il n'est pas étonnant qu'en 1747, les Montbéliard-Sponeck et l'Espérance conservassent encore leurs prétentions, puisque l'arrêt définitif n'était pas rendu. Après la perte du procès, leur situation devint assez misérable, suivant le duc de Luynes (*Mémoires*, tomes IX, p. 327, et X, p. 231), qui leur est très favorable. Ils prirent par la suite le nom de comtes de Hornebourg.

2. « Le Roi dîna à la Meute. Il y monta à cheval, dont il fut très aise. Il y est de fort bonne grâce ; il ne fut point embarrassé du tout, et même on lui permit de galoper un peu » (*Dangeau*, p. 282-283, 8 mai). La *Gazette* apprit cette nouvelle à ses lecteurs (p. 228).

3. Ce dernier membre de phrase a été ajouté en interligne, lorsque Saint-Simon trouva seulement au 2 juillet dans le *Journal de Dangeau* la mention suivante : « Le Roi apprend à tirer depuis quelques jours, et il paroît déjà y être fort adroit. »

4. Le marquis de Lede, qui commandait les troupes d'Espagne, refusait d'évacuer la Sicile avant d'avoir reçu des ordres formels de son souverain, et il s'était fortement retranché dans Palerme. Ces ordres lui étant enfin parvenus en mai, il régla avec les généraux impériaux les conditions de l'évacuation, et l'embarquement des troupes eut lieu au milieu de juin (*Gazette*, p. 259, 270, 282-283, 295, 306, 318, 330, 342-343 et 354-355). Notre auteur prend la nouvelle dans Dangeau au 31 mai (p. 296 ; voyez aussi p. 307).

5. Tome XXIX, p. 392.

6. Saint-Simon a omis ici un mot en passant de la page 2499 à la page 2500 de son manuscrit; nous le suppléons au mieux.

7. Tome XXIX, p. 394-398.

la Sicile, en eut la foible compensation de la Sardaigne, dont [il] prit[1] le titre de roi, au lieu de celui de roi de Sicile.

Mariage du duc d'Albret avec Mlle de Gordes ; suite de ses mariages. Fortune prodigieuse de M. et de Mme de Beauvau par le duc de Lorraine.

Le duc d'Albret épousa Mlle de Gordes, de la maison de Simiane[2], fille unique du premier mariage de Mme de Rhodes, qui étoit Simiane aussi, et veuve en secondes noces de M. de Rhodes, dernier de la maison de Pot, qui avoit été autrefois grand maître des cérémonies, et fort de la cour et du grand monde, avec beaucoup d'esprit et de galanterie, depuis perdu de goutte et fort retiré, mort depuis longtemps[3]. M. d'Albret perdit cette troisième femme au bout de deux ans[4]. Il avoit deux fils de sa première femme[5], et un de la seconde[6] ; mais il étoit infatigable en mariages[7]. Il épousa en quatrièmes noces, en

1. Saint-Simon avait d'abord écrit *et en prit le titre* ; il a biffé *et en*, ajouté *dont* en interligne, mais oublié le pronom *il*.

2. Anne-Marie-Christine de Simiane de Moncha, dite Mlle de Gordes, fille de François-Louis-Claude-Edme de Simiane, comte de Moncha, et d'Anne-Marie-Thérèse de Simiane (ci-après). Ce mariage, dont il avait été question dès août 1719, et qui alors n'avait pas réussi, fut célébré le 26 mai (*Dangeau*, tome XVIII, p. 105, 288, 289, 291 et 294 ; *les Correspondants de Balleroy*, tome II, p. 160-161). La demoiselle avait trente-six ans.

3. Anne-Marie-Thérèse de Simiane de Gordes, veuve depuis 1706 de son second mari, Charles Pot, dernier marquis de Rhodes (nos tomes II, p. 365, note 3, et XIII, p. 423-425).

4. Elle mourut le 8 août 1722, à trente-huit ans, à la suite de la naissance d'une fille, dont il va être parlé plus loin.

5. Les fils de Marie-Armande-Victoire de la Trémoïlle (tome II, p. 134) étaient Frédéric-Maurice-Casimir, prince de Turenne (tome XXXI, p. 51) et que nous verrons mourir en 1723, et Charles-Godefroy (tome X, p. 276), qui devint duc de Bouillon. Elle avait laissé aussi deux filles : Armande, duchesse de Melun (tome XXIX, p. 349), et Marie-Hortense-Victoire, plus tard duchesse de la Trémoïlle.

6. Godefroy-Gérard de la Tour-d'Auvergne : tomes XIV, p. 102, et XXXVI, p. 247.

7. A peine sa seconde femme morte (7 juillet 1719), il avait pensé à épouser Mlle de Gordes (*Dangeau*, tome XVIII, p. 105, 20 août), puis Mlle Powis, fille de l'ancien gouverneur du Prétendant, et il avait obtenu du Régent d'appuyer ses prétentions (voyez ci-après à l'appen-

1725, une fille du comte d'Harcourt Lorraine[1], qui prit le nom postiche de Guise, si odieux aux vrais François, mais si cher à cette maison ; il avoit obtenu en don une terre en Lorraine du duc de Lorraine, à laquelle il fit donner le nom de Guise, d'où il prit le nom de comte, puis de prince de Guise[2]. Il n'y eut point d'enfants de ces deux derniers mariages du duc d'Albret[3], qu'une fille fort contrefaite, qui a depuis épousé le fils aîné de M. de Beauvau[4], qui, lui et sa femme, ont fait une si prodigieuse fortune par la faveur du dernier duc Léopold de Lorraine,

dice I, sous le n° 21, une lettre du 9 novembre) ; mais cela ne réussit pas (*Dangeau*, p. 191).

1. Louise-Henriette-Françoise de Lorraine-Harcourt (tome XIV, p. 231), fille d'Anne-Marie-Joseph, prince d'Harcourt, puis de Guise.

2. Tout cela a déjà été dit dans nos tomes XXIV, p. 18, et XXIX, p. 142.

3. Les mots *du duc d'Albret* ont été ajoutés après coup sur la marge. — Saint-Simon se trompe : Mlle de Gordes laissa une fille, Anne-Marie-Louise de la Tour d'Auvergne, née le 1er août 1722, qui épousa le 29 décembre 1734 Charles de Rohan, prince de Soubise, et mourut à dix-sept ans le 17 septembre 1739.

4. Marie-Sophie-Charlotte de la Tour d'Auvergne, née le 20 décembre 1729 et morte le 6 septembre 1763, épousa, le 3 avril 1745, Charles-Juste, prince de Beauvau-Craon. Celui-ci, — fils de Marc de Beauvau et d'Anne-Marguerite de Lignéville, dont Saint-Simon a déjà raconté l'étonnante fortune (tome V, p. 384-386), — naquit à Lunéville le 10 novembre 1720, fut d'abord colonel des gardes du duc de Lorraine et gouverneur de Bar-le-Duc. Mais, dans la guerre de succession d'Autriche, contrairement à son père qui suivit la fortune de l'époux de Marie-Thérèse, il passa au service de France et fut aide-de-camp du maréchal de Belle-Isle pendant les campagnes de 1741 et des années suivantes. Fait grand d'Espagne en 1744, brigadier en 1746 et maréchal de camp en 1748, Louis XV le prit comme capitaine des gardes du corps en 1757, et lui donna en même temps l'ordre du Saint-Esprit. Nommé lieutenant général en 1758, il commanda en chef l'armée d'Espagne en 1762, et eut ensuite le gouvernement de Languedoc, puis celui de Provence. L'Académie française l'admit dans son sein en 1771, et, Louis XVI l'ayant nommé maréchal de France le 13 juin 1783, il prit le nom de maréchal-prince de Beauvau ; il fut ministre d'État en 1789 et 1790 et joua un rôle politique dans les premiers événements de la Révolution ; il mourut le 19 mai 1793.

et qui s'est fait grand d'Espagne, prince de l'Empire, chevalier de la Toison d'or, gouverneur de la Toscane, avec d'immenses biens.

Pension de 10000[#] à la nouvelle duchesse d'Albret. Survivance du gouvernement de Franche-Comté au duc de Tallard et de sous-gouverneur du Roi au fils aîné de Saumery.

M. le duc d'Orléans donna à la nouvelle duchesse d'Albret une pension de dix mille livres[1], la survivance du gouvernement de Franche-Comté au duc de Tallard[2], et celle de sous-gouverneur du Roi au fils aîné de Saumery[3], qui valoit beaucoup mieux que le père ; car il étoit sage, instruit, honnête homme, et dans les bornes de ce qu'il étoit ; mais pour ce genre de survivance, et d'un père plein de santé, qui n'avoit pas besoin de secours, mais qui en vouloit perpétuer les appointements dans sa famille, c'est une invention qui n'avoit point d'exemple pour de pareils emplois, et que le père qui l'obtint étoit bien loin de mériter par le peu qu'il valoit, dont il avoit fait force preuves et des plus étranges, comme on l'a vu ici en son lieu[4], et moins encore de la grâce de M. le duc d'Orléans que de qui que ce pût être. Le maréchal de Tallard ni les siens n'en avoient pas mieux mérité[5].

Mariage de M. de Mailloc avec une fille

Le vieux marquis de Mailloc, riche, mais fort extraordinaire[6], épousa peu après une fille de la maréchale

1. *Dangeau*, p. 296.

2. *Ibidem*, p. 295-296 ; le duc de Tallard était Marie-Joseph d'Hostun (tome XXIII, p. 312), fils du maréchal.

3. Dangeau annonce cette nouvelle le 15 juin (p. 304). Le brevet, du 21 juin, est dans le registre O[1] 64, fol. 173. Ce fils aîné est Jean-Baptiste de Johanne, comte de Saumery (tome XVII, p. 623). — Le mot *aisné* a été ajouté en interligne.

4. Saint-Simon a fait à diverses reprises le tableau du caractère et des ridicules du père, Jacques-François de Johanne : tomes VI, p. 356-357 et 364-366, XII, p. 296-297, XVII, p. 355-360, XXV, p. 71-72.

5. Il a noté souvent l'hostilité de ce maréchal contre le Régent : voyez en dernier lieu notre tome XXXV, p. 108, 188, etc.

6. Gabriel-René, marquis de Mailloc, qui se qualifiait « ancien baron de Normandie, » épousa Mlle d'Harcourt le 5 juillet 1720. Mathieu Marais, qui prétend qu'il était allié à la maison de France par les Dreux issus de Louis-le-Gros, lui donne alors cinquante-sept ans (*Mémoires*, tome I, p. 380) ; lorsqu'il mourut le 11 octobre 1724 en son château

de la maréchale d'Harcourt.

d'Harcourt, à qui elle n'avoit pas grand chose à donner[1]. Il n'y en eut point d'enfants.

Duc de Noailles s'accommode avec Blouin, pour son second fils, de la survivance d'intendant des ville, châteaux et parcs de Versailles et de Marly.

Le duc de Noailles, toujours à l'affût de tout, trouva que Versailles et Saint-Germain, dont il avoit le gouvernement et la capitainerie[2], étoient faits l'un pour l'autre. Il tourna donc Blouin, dont il acheta pour son second fils[3] la survivance d'intendant des ville, châteaux et parcs de Versailles et de Marly[4]. Il prévoyoit que dans quelques années ce morceau seroit bon à s'en être nanti, et il ne se trompa pas.

du Champ-de-Bataille, près le Neubourg, la *Gazette* (p. 536) lui attribue soixante-treize ans ou environ, ce qui ferait croire que Marais le rajeunissait d'au moins dix ans; Dangeau de son côté (tome XVIII, p. 316) lui donne plus de soixante-dix ans lors de son mariage. Est-ce lui qui avait été blessé gravement à la cuisse à Namur en 1692 comme aide-de-camp du prince de Soubise (*Gazette* de 1692, p. 323)? Le *Mercure* de juillet 1720, p. 152, donna une notice sur cette ancienne famille de Normandie, dont la terre patrimoniale de Mailloc, près Orbec, avait été érigée en marquisat par lettres patentes de 1693. M. de Mailloc était veuf de Marie Hénoz, veuve elle-même du marquis de la Louerie, qu'il avait épousée par contrat du 18 novembre 1691 (Archives nationales, Y 259, fol. 168). Le marquis de Balleroy écrivait à sa femme (tome II, p. 182) : « Le vieux Mailloc, que vous aurez certainement vu aux Tuileries avec les nouvellistes, épouse Mlle d'Harcourt l'aînée. Avant que de l'épouser il lui fait une donation de vingt mille livres de rente à prendre sur tous ses biens. Je crois que le reste sera léger. » Le mariage fut célébré le 6 juillet : *Dangeau*, p. 316; *Gazette d'Amsterdam*, n°s LVIII et LXIII.

1. Claude-Lydie d'Harcourt, née le 14 janvier 1696, avait alors vingt-quatre ans; elle mourut le 25 décembre 1750. M. de Mailloc était parent de la maréchale d'Harcourt, sa grand'mère étant comme elle-même une Brûlart de Genlis.

2. Voyez tome XXXII, p. 201.

3. Philippe, comte de Noailles (tome IX, p. 277), plus tard maréchal-duc de Mouchy.

4. D'après Dangeau (p. 306), c'est Blouin lui-même qui aurait demandé au Régent la survivance de son gouvernement et intendance de Versailles et Marly pour le jeune Noailles, en lui représentant que « Versailles étoit naturellement de la capitainerie de Saint-Germain ». Les lettres patentes du 11 juin en faveur du marquis de Mouchy (c'était alors le titre qu'il portait) sont dans le registre O[1] 64, fol. 161.

M. le comte de Charolois et le maréchal de Montesquiou entrent au conseil de régence en trentièmes.

M. le comte de Charolois fut admis au conseil de régence[1], dont il ne fit pas grand usage ; il vit d'abord ce que c'étoit. Le maréchal de Montesquiou y entra aussi en même temps, et il y fit le trentième[2].

Mort et curiosités sur Mme de Coëtquen Chabot. [Add. StS. 1674 et 1675]

Mme de Coëtquen mourut en Bretagne, où elle s'étoit retirée depuis assez longtemps dans ses terres[3]. Elle étoit Chabot, fille de l'héritière de Rohan, et sœur du duc de Rohan, de la belle et habile Mme de Soubise, et de Mme d'Espinoy, cadette de l'une, aînée de l'autre. La beauté de Mme de Soubise avoit fait son mari prince ; et que ne fit-elle pas ? Mme d'Espinoy jouissoit du tabouret de grâce, que le crédit du vieux Charost avoit obtenu lorsque[4] le prince d'Espinoy épousa sa fille en premières noces[5]. Cela faisoit dire à Mme de Coëtquen assez plaisamment qu'elle[6] étoit par terre entre deux tabourets[7]. C'étoit une femme d'esprit, de fort grande mine, avec de la beauté[8], qui avoit fait du bruit, haute et impérieuse, fort

1. Il y entra le dimanche 16 juin (*Dangeau*, p. 303 et 304).

2. *Ibidem* ; c'est Dangeau qui remarque que « présentement il y a trente personnes dans ce conseil » ; on en trouve la liste dans l'*Almanach royal* pour 1721.

3. Marguerite-Gabrielle de Rohan-Chabot : tome III, p. 312. Elle mourut le 17 juin 1720, non pas dans ses terres, mais dans le couvent de la Visitation de Rennes, où elle s'était retirée depuis 1707, après avoir passé une dizaine d'années dans la maison de Sainte-Pélagie, fondée par Mme de Miramion au faubourg Saint-Marcel (Archives nationales, Y 270, fol. 157 v°). C'est le 7 décembre 1662 qu'elle avait épousé le marquis de Coëtquen, dont elle était veuve depuis avril 1679.

4. *Lorsque* surcharge *avec*.

5. Louise-Anne de Béthune-Charost : tome V, p. 333-334, où il a déjà été parlé de ce tabouret.

6. Avant *qu'elle* Saint-Simon a biffé un second *à Me de Coëtquen*, répété par mégarde.

7. A rapprocher de la locution vulgaire notée dans le tome XXXV, p. 62, *être entre deux selles le cul à terre*, employée, dans un cas analogue, par Bussy-Rabutin (*Correspondance*, tome II, p. 151), et dont notre auteur avait usé dans les Additions à Dangeau, ci-après, p. 430.

8. « Femme très bien faite et de bonne mine », disent les notes des *Mémoires de Sourches*, tome I, p. 277.

unie à ses sœurs. Elle est célèbre par la passion que M. de Turenne eut pour elle, qui lui arracha le secret du siège de Gand, que le Roi n'avoit confié qu'à lui et à Louvois[1]. Mme de Coëtquen le laissa échapper à dessein de se parer de son empire sur M. de Turenne, mais à quelqu'un d'assez discret, et qui en sentit assez la conséquence pour qu'il n'allât pas plus loin. Le Roi ne laissa pas d'être averti qu'il avoit transpiré. Il le dit à Louvois, qui lui protesta qu'il n'en étoit pas coupable. Le Roi envoya querir M. de Turenne, qui étoit alors aux couteaux tirés[2] avec Louvois[3]. Il eut alors plus de probité que de haine: il rougit et avoua sa foiblesse, et lui en demanda pardon. Le Roi, qui n'ignoroit pas quel est l'empire de l'amour, se contenta d'en rire un peu, et de s'amuser aux dépens de M. de Turenne, et avec lui, de le trouver encore si sensible à son âge. Il le chargea de faire en sorte que Mme de Coëtquen fût plus secrète et tâchât de fermer la bouche à qui elle avoit eu l'indiscrétion de parler; car le Roi n'apprit que par M. de Turenne que c'étoit par Mme de Coëtquen, à qui il[4] avoit confié ce secret, qu'il s'étoit su. Mais heureusement il n'avoit pas été plus loin, et cette aventure ne porta aucun préjudice à cette grande exécution[5]. Le feu Roi considéroit Mme de Coëtquen ; elle étoit dans

1. Indiscrétion déjà rappelée dans nos tomes III, p. 312, et V, p. 335. Il a été dit alors qu'il ne pouvait s'agir du siège de Gand, qui n'eut lieu que trois ans après la mort de Turenne. D'après le ms. Franç. 4529 de la Bibliothèque nationale, p. 136, ce serait le secret de la guerre de Hollande. Aux références indiquées à la note 3 du tome III, on peut ajouter les *Annales de Basnage*, tome II, p. 104, et le chapitre XXVI du *Siècle de Louis XIV* de Voltaire.

2. Voyez déjà cette locution dans nos tomes III, p. 287, V, p. 108, XX, p. 77, etc.

3. Cette inimitié a été signalée souvent, en dernier lieu dans le tome XXVIII, p. 47-48.

4. Il y a *à qu'il* dans le manuscrit.

5. C'est par allusion à cette indiscrétion que Mme de Sévigné disait, lors de la mort de Turenne, que Mme de Coëtquen n'était pas « digne d'être affligée si longtemps » (*Lettres*, tome IV, p. 116-117).

la confidence de sa sœur et fut assez avant en beaucoup de choses[1]; elle étoit fort faite pour la cour et pour le grand monde, où elle figura longtemps[2].

Mort et caractère de l'abbé de Chaulieu. [Add. St-S. 1676]

L'abbé de Chaulieu[3] mourut quelques jours après[4]. C'étoit un agréable débauché de fort bonne compagnie, qui faisoit aisément de jolis vers[5], beaucoup du grand monde, et qui ne se piquoit pas de religion[6]. Il montra

1. Cependant, en 1690, le Roi cessa de la désigner pour Marly, parce qu'elle avait témoigné trop d'intérêt pour M. de Schönberg, qui combattait alors en Irlande contre Jacques II (*Lettres de Mme de Sévigné*, tome IX, p. 527). Saint-Simon l'accuse d'avoir, pour son veuvage, usurpé l'habit bordé d'hermine, qui était réservé aux duchesses (*Écrits inédits*, tome III, p. 136).

2. Le Chansonnier (ms. Franç. 12649, p. 49) lui donne pour amants le chevalier de Lorraine et le grand Condé; voyez aussi Fr. Combes, *Madame de Sévigné historien* (1885), p. 132-134. On trouvera une lettre d'elle ci-après, aux Additions et Corrections.

3. Guillaume Anfrie ou Anffrie, abbé de Chaulieu : tome II, p. 101.

4. Il mourut le 27 juin 1720, à quatre-vingt-quatre ans, aveugle depuis plusieurs années (Jal, *Dictionnaire critique*, p. 375; *Dangeau*, p. 313); il avait fait son testament le 1er juin précédent (étude du successeur du notaire Meny). — Saint-Simon écrit *mourt*, au lieu de *mourut*, comme cela lui arrive quelquefois.

5. Il y eut, au dix-huitième siècle, plusieurs éditions de ses Œuvres, et ses Poésies ont été éditées à part avec celles de la Fare. En 1682, les *Mémoires de Sourches* lui attribuent « un beau génie et de l'érudition », et Voltaire a apprécié son talent dans son étude sur les Écrivains du siècle. Sur la fin de sa vie, il se prit d'une passion platonique pour Mlle de Launay, la suivante de la duchesse du Maine, à laquelle il adressa d'assez jolis vers et qui parle de lui avec quelque sympathie dans ses *Mémoires* (édition Lescure), tome I, p. 140-145; *Mémoires d'Argenson*, édition Jannet, tome I, p. 135. A peine sortie de la Bastille, elle alla le voir et le trouva mourant (ses *Mémoires*, tome II, p. 39). Il parut en 1806 un volume de *Lettres de M. de Chaulieu à Mlle de Launay*.

6. Il écrivait à une dame : « Je hais la fausseté, vous le savez, et suis mes goûts aveuglément, parce qu'il n'y a que cela de bon. Les bonnes œuvres ne me réussissent point : je voulus édifier tout Saint-Maur par aller jeudi à la procession : je me suis donné la goutte. Patience, je ne songerai plus qu'à scandaliser tout le monde et m'en

malgré lui qu'il n'étoit guères plus attaché à l'honneur. Il l'étoit depuis bien des années à MM. de Vendôme, et fut très longtemps le maître de leur maison et de leurs affaires. Le duc de Vendôme s'en reposoit entièrement sur le Grand Prieur son frère et sur l'abbé de Chaulieu sous lui. On a vu ici en son temps[1] que M. de Vendôme se trouva ruiné, que son frère et l'abbé de Chaulieu s'entendoient et le voloient; qu'il chassa Chaulieu de chez lui, se brouilla avec le Grand Prieur, lui ôta tout maniement de ses affaires et de la dépense de sa maison, et eut recours au Roi, qui chargea Crozat l'aîné, et beau-père depuis du comte d'Évreux, de l'administration des affaires et de la maison de M. de Vendôme. Chaulieu n'en rabattit rien de son ton dans le monde, demeura de plus en plus étroitement lié avec le Grand Prieur, et se moqua de tout ce qu'on en pouvoit dire avec l'impudence qui lui étoit naturelle[2]. Mais cependant il n'osoit plus paroître à la cour, quoiqu'on n'en eût pas fait assez de cas pour le lui défendre. Il n'étoit que tonsuré, se prétendoit gentilhomme[3], et avoit

trouverai mieux » (Catalogue de lettres autographes, publié par Étienne Charavay, juillet-août 1885, n° 31236).

1. En 1699 : tome VI, p. 196-198.

2. Dès 1685, le chevalier de Breteuil lui avait cédé sa maison de l'enclos du Temple (Archives nationales, Y 247, fol. 59 v°), et plus tard le Grand Prieur l'y logea dans l'hôtel de Boisboudran. On l'appelait l'Anacréon du Temple (lettre de Voltaire du 15 juillet 1717) et aussi le Bourgeois de Vernon, parce qu'il était né dans cette petite ville (Chansonnier, ms. Franç. 12689, p. 295). Sur son séjour au Temple, voyez les *Mémoires du président Hénault*, édition Rousseau, p. 112-113 et 361-362, Walckenaer, *La Fontaine*, tome II, p. 202 et suivantes, et un article de Sainte-Beuve dans les *Causeries du lundi*, tome I, p. 453-472. Il aurait bien voulu être de l'Académie française (*Dangeau*, tome IX, p. 227, note). En décembre 1697, ses domestiques s'étant livrés à des violences sur un huissier dans son appartement, cela lui attira une réprimande de Pontchartrain de la part du Roi (Archives nationales, O[1] 41, fol. 186 v° et 188 v°).

3. Le *Mercure* de juin 1744, p. 1487, donna, d'après d'Hozier, une

fourré un neveu dans la gendarmerie, qui ne s'est point poussé[1]. Cette noblesse étoit pour le moins obscure, et le bien de la famille fort court. Cette friponnerie lui fit perdre beaucoup de sociétés.

Mort de Souternon.

Souternon[2] mourut subitement chez M. de Biron qu'il étoit allé voir[3]. Il étoit fils d'un frère du feu P. de la Chaise[4], ancien lieutenant général fort borné, en sorte

notice sur la famille Anfrie de Chaulieu, dans laquelle, en la reconnaissant originaire de Vire, il n'établissait de généalogie certaine qu'à partir du dernier quart du seizième siècle ; plusieurs de ses membres appartinrent au parlement de Rouen. Un certain abbé d'Estrées, « prieur de Nefville », qui n'est pas de la grande famille du même nom, y répondit par une *Lettre critique sur la maison de Chaulieu*, 1745, in-12, où il prétend établir que la famille était beaucoup plus ancienne et comptait dans les siècles antérieurs plusieurs chevaliers et seigneurs de la basse Normandie, mais sans en donner d'autres preuves qu'une similitude de nom. Saint-Simon, qui écrit ceci au début de 1747, connaissait certainement cette discussion, et c'est à cela qu'il veut faire allusion en disant, deux lignes plus bas, que la noblesse des Anfrie était « pour le moins obscure ».

1. Jacques-Paul Anfrie, dit le marquis de Chaulieu, né le 11 novembre 1659, d'abord page de la grande écurie, fut lieutenant puis capitaine de dragons, eut en 1690 une sous-lieutenance aux gendarmes de Bourgogne et un régiment de cavalerie en 1693 ; blessé grièvement à la bataille de la Marsaille, il dut quitter le service quelques années après. En 1700, il épousa Mlle Pellard, fille d'un commissaire des guerres (contrat du 6 septembre : reg. Y 276, fol. 199), et mourut dans son château de Beauregard en avril 1744. Un autre neveu de l'abbé, Louis-Joseph, chevalier de Chaulieu, d'abord mousquetaire, acheta une enseigne aux gardes françaises en août 1702, passa sous-lieutenant en janvier 1705, sous-aide-major (juillet 1706), lieutenant (décembre 1713), lieutenant de grenadiers (octobre 1719), eut enfin une compagnie en novembre 1724, et se retira en mars 1727 ; il vivait encore en 1745.

2. Antoine d'Aix de la Chaise, comte de Souternon : tome II, p. 327. Il signait SOUTERNON, et c'est en effet l'orthographe de cette localité du Roannais dont il tirait son nom ; c'est à tort que dans le tome II son nom a été écrit *Sousternon*.

3. Dangeau annonce sa mort subite le 24 juillet : p. 327.

4. Jacques d'Aix de la Chaise, seigneur d'Aix, capitaine des portes de Lyon, mort en 1695 ; notre tome XVII, p. 43, note 2.

qu'il lui étoit arrivé des malheurs à la guerre [1]. Il étoit aussi capitaine des gardes du comte de Toulouse comme gouverneur de Bretagne.

Arrêt du Conseil du 22 mai 1720, qui manifeste le désordre des actions et de la Banque, et qui a de tristes suites. Malice noire d'Argenson. Mouvements du Parlement. L'arrêt est révoqué, dont l'effet entraîne à la fin la perte de Law. [*Add. St-S. 1677*]

Le 22 mai de cette année devint célèbre par la publication d'un arrêt du conseil d'État concernant les actions de la Compagnie des Indes, qui est ce qu'on connoissoit sous le nom de Mississipi, et sur les billets de banque. Cet arrêt diminuoit par degrés les actions et les billets de mois en mois, en sorte qu'à la fin de l'année ils se trouveroient diminués chacun de la moitié de leur valeur [2]. Cela fit ce qu'on appelle en matière de finance et de banqueroute montrer le cul [3], et cet arrêt le montra tellement à découvert qu'on crut tout perdu beaucoup plus à fond qu'il ne se trouva, et parce que ce n'étoit pas même un remède au dernier des malheurs. Argenson, qui par l'occasion de Law étoit arrivé aux finances et parvenu aux sceaux, qui, dans sa gestion, l'avoit finement barré en tout ce qu'il avoit pu, et qui enfin s'étoit vu nécessité de lui quitter les finances [4], fut très accusé d'avoir suggéré cet arrêt par malice et en prévoyant bien tous les maux [5]. Le vacarme fut général et fut épouvantable. Personne de riche qui ne se crût ruiné sans ressource, ou en droiture,

1. Sa conduite à la bataille d'Audenarde en 1708 avait été fort blâmée, et depuis on l'avait tenu à l'écart : notre tome XVI, p. 459-461 et 463.

2. Arrêt du 21 mai, qui fut imprimé (Archives nationales, AD+759). Les actions de la Compagnie des Indes, qui valaient dix mille livres étaient réduites dès la publication de l'arrêt à huit mille livres, et devaient de mois en mois subir une diminution de cinq cents livres, de manière à ne plus valoir que cinq mille livres au 1er décembre; les billets de banque, dont la valeur était dix mille, mille, cent et dix livres subissaient une réduction progressive analogue; néanmoins, pour le paiement des impôts, ils gardaient leur valeur nominale. Les considérants de l'arrêt sont très curieux.

3. « On dit proverbialement qu'*un homme montre le cul* pour dire que ses habits ne valent rien et sont tout déchirés » (*Académie*, 1718).

4. On a vu ci-dessus, p. 127-128, Law nommé contrôleur général des finances.

5. C'est aussi ce que disent Buvat (tome II, p. 94) et Barbier (p. 36).

ou par un nécessaire contre-coup ; personne de pauvre qui ne se vît à la mendicité[1]. Le Parlement, si ennemi du Système par son système, n'eut garde de manquer une si belle occasion. Il se rendit protecteur du public par le refus de l'enregistrement et par les remontrances les plus promptes et les plus fortes[2], et le public crut lui devoir en partie la subite révocation de l'arrêt, tandis qu'elle ne fut donnée qu'aux gémissements universels et à la tardive découverte de la faute qu'on avoit commise en le donnant. Ce remède ne fit que montrer un vain repentir d'avoir manifesté l'état intérieur des opérations de Law, sans en apporter de véritables[3]. Le peu de confiance qui restoit fut radicalement éteint ; jamais aucun débris ne put être remis à flot.

Dans cet état forcé, il fallut faire de Law un bouc émissaire. C'étoit aussi ce que le Garde des sceaux avoit prétendu ; mais, content de sa ruse et de sa vengeance, il se garda bien de se déceler en reprenant ce qu'il avoit été obligé de quitter. Il étoit trop habile pour vouloir des finances en chef, en l'état où elles se trouvoient. En peu de temps de gestion, on eût oublié Law, et on s'en seroit pris à lui. Il en savoit trop aussi pour souffrir un nouveau contrôleur général, qui, pour le temps qu'il auroit duré, eût été le maître, et c'est ce qui en fit partager l'emploi

1. Voyez *Dangeau*, p. 291 et suivantes ; le *Journal de Buvat*, tome II, p. 85-86 ; celui de *Barbier*, tome I, p. 35 ; les *Mémoires de Mathieu Marais*, tome I, p. 263-266 ; *les Correspondants de Balleroy*, p. 164 ; etc. Il y a de nombreuses pièces satiriques dans le tome III du *Chansonnier historique du dix-huitième siècle*, par É. Raunié. Law fit publier immédiatement une *Lettre au sujet de l'arrest du conseil d'État du 22 mai 1720* (Archives nationales, AD + 759), qui tentait de justifier la mesure prise et d'en montrer les bons effets ; mais cela n'eut pas de succès ; on l'attribuait à la Faye (*Mathieu Marais*, p. 265). Le greffier du Parlement (reg. U 363) note « la consternation publique par la ruine totale de toutes les familles et l'on peut dire même de tout le peuple ».

2. Voyez ci-après, p. 318.

3. Sans apporter de véritables remèdes.

en cinq départements. Véritablement, il choisit celui qu'il voulut, et, ayant ainsi remis un pied dans la finance, ses quatre collègues le furent moins que ses dépendants[1]. Ce fut une autre comédie que celle que donna le Régent en refusant de voir Law, amené par le duc de la Force par la porte ordinaire[2], et peut-être par une suggestion du Garde des sceaux, qui les haïssoit tous deux, pour leur en donner la mortification; puis de voir le même Law, amené dès le lendemain par Sassenage[3] par les derrières, et reçu. Monsieur le Duc, Madame sa mère, et tout leur entour, étoient trop avant intéressés dans les affaires de Law, et en tiroient trop gros pour l'abandonner[4]. Ils accoururent de Chantilly, et ce fut un autre genre de vacarme que M. le duc d'Orléans eut à soutenir.

Conduite de l'abbé Dubois à l'égard de Law.

L'abbé Dubois, tout absorbé dans sa fortune ecclésiastique, qui couroit enfin à grand pas à lui, avoit été la dupe de l'arrêt, puis n'osa soutenir Law contre l'universalité du monde. Il se contenta de demeurer neutre, et inutile ami, sans que Law encore osât s'en plaindre. D'un autre côté, Dubois n'avoit garde de se brouiller avec un homme dont

1. Saint-Simon parlera plus loin de la destitution de Law; mais il n'expliquera pas comment il fut remplacé. Voilà ce que disait Dangeau le 30 mai (p. 296): « On a distribué à cinq personnes les différents emplois dont étoit chargé le contrôleur général. M. le Garde des sceaux n'a voulu être chargé que des pays d'État; M. Amelot aura la direction du commerce; M. de la Houssaye aura la direction de toutes les fermes et des domaines qu'on veut réunir; M. des Forts aura la direction de la Compagnie des Indes et de la Monnoie, et M. Fagon aura la direction de la Banque. Ces Messieurs travailleront deux fois la semaine avec M. le duc d'Orléans et ne diront qu'à lui ce qu'ils auront trouvé dans la Banque; ils ont défense même d'en parler à personne. » Voyez aussi *les Correspondants de Balleroy,* p. 166. Cette organisation fut complétée le 14 juin par des commissions de commissaires des finances données à MM. d'Ormesson et de Gaumont (reg. O[1] 64, fol. 164 et 165 v°).

2. Dangeau raconte cela le 30 et le 31 mai.

3. Ismidon-René, comte de Sassenage (tome II, p. 208), premier gentilhomme de la chambre du Régent.

4. « M. Law est protégé par un grand prince, et plusieurs gens considérables s'intéressent pour lui » (*Dangeau,* p. 296).

il avoit si immensément tiré, et qui, n'ayant plus d'espérance, se pouvoit dépiquer à le dire. Dubois aussi n'avoit garde de le protéger ouvertement contre un public entier aux abois et déchaîné. Tout cela tint encore quelque temps Law comme suspendu [par[1]] les cheveux, mais sans avoir pied nulle part, ni consistance, jusqu'à ce [que], comme on[2] le verra bientôt[3], il fallut céder, et changer encore une fois de pays.

M. le duc d'Orléans me confie, et à deux autres avec moi*, l'arrêt avant de le donner. Je tâche en vain de l'en détourner.

Cet arrêt fut donné et rétracté pendant une courte vacance du conseil de régence, que j'allai passer à la Ferté[4]. La veille de mon départ, étant allé prendre congé de M. le duc d'Orléans, je le trouvai dans sa petite galerie avec peu de monde. Il nous tira à part, le maréchal d'Estrées, moi et je ne sais plus qui encore, et nous apprit cet arrêt qu'il avoit résolu. Je lui dis que, encore que je me donnasse pour n'entendre rien en finance[5], cet arrêt me sembloit fort hasardeux; que le public ne se verroit pas tranquillement frustrer de la moitié de son bien, avec d'autant plus de raison qu'il craindroit tout pour l'autre; qu'il n'y avoit si mauvaise emplâtre[6] qui ne valût mieux que celle-

1. La préposition *par* a été omise en passant de la page 2501 du manuscrit à la page 2502.

2. Les mots *co^r on*, oubliés, ont été ajoutés à la fin de la ligne; mais Saint-Simon a omis le *que* qui précède.

3. Dans le prochain volume.

4. La Pentecôte étant le 19 mai, il n'y eut pas de conseil de régence entre le 12 mai et le 16 juin. Les lettres de Saint-Simon qui ont été publiées à la suite des *Mémoires* (édition 1873, tome XIX, p. 292 et suivantes) montrent en effet que Saint-Simon passa la fin de mai à la Ferté; il était à la Trappe le 1er juin; mais il revint à Paris le 2 juin au soir. Mme de Saint-Simon passa à Meudon la fin de mai, et rentra à Paris dès les premiers jours de juin.

5. Déjà dit aux tomes XV, p. 380-381, XXVII, p. 32-33, XXIX, p. 157, et XXXII, p. 89.

6. *Emplâtre* était régulièrement féminin au dix-septième siècle (voyez le *Dictionnaire de l'Académie* de 1718); c'est seulement dans le courant du dix-huitième qu'on fit ce substantif du masculin.

* Les six mots qui précèdent ont été ajoutés après coup en interligne.

là, dont sûrement il se repentiroit. On voit, par bien des endroits de ces *Mémoires,* que je disois souvent bien sans en être cru, et sans que les événements que j'avois prédits et qui arrivoient corrigeassent pour d'autres fois. M. le duc d'Orléans me répondit d'un air serein en pleine sécurité. Les deux autres parurent de mon avis, sans dire grand chose. Je m'en allai le lendemain, et il arriva ce que je viens de raconter.

Dès que M. le duc d'Orléans eut vu Law, comme il vient d'être dit, il travailla souvent avec lui, et le mena même, le samedi 25, dans sa petite loge de l'Opéra, où il parut fort tranquille[1]. Toutefois les écrits séditieux et les mémoires raisonnés et raisonnables pleuvoient de tous côtés, et la consternation étoit générale.

Conduite du Parlement et de M. le duc d'Orléans.

Le Parlement s'assembla le lundi 27 mai au matin, et nomma le premier président, les présidents Aligre et Portail, et les abbés Pucelle et Menguy[2] pour aller faire des remontrances. Sur le midi du même jour, M. le duc d'Orléans envoya la Vrillière dire au Parlement qu'il révoquoit l'arrêt du mercredi 22 mai, et que les actions et les billets de banque demeureroient comme ils étoient auparavant. La Vrillière, trouvant la séance levée, alla chez le premier président lui dire ce dont il étoit chargé. L'après-dînée, les cinq députés susdits allèrent au Palais-Royal, furent bien reçus; M. le duc d'Orléans leur confirma ce qu'il leur avoit mandé par la Vrillière, leur dit de plus qu'il vouloit rétablir des rentes sur l'hôtel de ville à deux et demi pour cent. Les députés lui répondirent qu'il étoit de sa bonté et de sa justice de les mettre au moins à trois pour cent. M. le duc d'Orléans leur répondit qu'il voudroit non-seulement les mettre à trois, mais à quatre et à

1. Saint-Simon prend cela à Dangeau (p. 293); mais cette séance à l'Opéra est antérieure de cinq ou six jours aux deux visites racontées plus haut.

2. Guillaume, abbé Menguy : tome XIII, p. 197; voyez une anecdote à son sujet dans les *Mémoires de Mathieu Marais,* p. 263.

cinq pour cent, mais que les affaires ne permettoient pas qu'on pût passer les deux et demi[1]. Le lendemain 28 mai on publia l'arrêt qui remit les billets de la Banque au même état où ils étoient avant l'arrêt du 22 mai, qui fut ainsi révoqué au bout de six jours, après avoir fait un si étrange effet[2].

Arrêt qui révoque au bout de six jours celui du 22 mai.

Le mercredi 29, la Houssaye et Fagon, conseillers d'État et intendants des finances, furent, avec Trudaine, prévôt des marchands, visiter la Banque[3]. En même temps le Blanc, secrétaire d'État, alla chez Law, à qui il dit que M. le duc d'Orléans le déchargeoit de l'emploi de contrôleur général des finances et le remercioit des soins qu'il s'y étoit donnés[4], et que, comme bien des gens ne l'aimoient pas dans Paris, il croyoit devoir mettre auprès de lui un officier de mérite et connu, pour empêcher qu'il ne lui arrivât quelque malheur. En même temps Besenval[5], major du régiment des gardes suisses, qui avoit été

Law est ôté de contrôleur général des finances. Besenval avec seize suisses en garde chez lui. Il voit le Régent après un refus simulé, travaille avec lui et en est traité avec la bonté ordinaire.

1. Tout cela est la copie de l'article de Dangeau du 27 mai (p. 294-295), et est confirmé par les renseignements fournis par le greffier du Parlement (reg. U 363).

2. Arrêt du conseil d'État du 27 mai (imprimé) : « Le Roi étant informé que la réduction des billets de banque portée par l'arrêt du 21 du présent mois, cause un effet contraire aux intentions de S. M. et produit même un dérangement général dans le commerce,... S. M. ordonne que les billets de banque auront et continueront toujours d'avoir cours sur le même pied et pour la même valeur qu'avant l'arrêt de son conseil du 21 du présent mois, que S. M. a révoqué. » Il n'est rien dit pour les actions de la Compagnie des Indes; mais la révocation de l'arrêt fut interprétée comme s'adressant également à elles, et elles remontèrent immédiatement (*Journal de Barbier*, p. 36).

3. *Dangeau*, p. 295; *Journal de Buvat*, p. 95; *Journal de Barbier*, p. 36.

4. *Journal de Dangeau*, p. 295. On a dit ci-dessus, p. 316, note 1, comment Law fut remplacé; il conservait la direction de la Banque et de la Compagnie des Indes (*Mathieu Marais*, p. 262; *Barbier*, p. 37). Voyez ci-après aux Additions et Corrections.

5. Jean-Victor de Besenval : tome XIV, p. 29. Saint-Simon écrit *Beuzwald*. C'est à tort que dans le tome XXX, p. 314, notre auteur

La garde se retire de chez lui. L'agio est transféré de la rue Quincampoix en la place de Vendôme.

averti, arriva avec seize suisses de ce régiment pour rester jour et nuit dans la maison de Law. Il ne s'attendoit à rien moins que sa destitution, ni à cette garde; mais il parut fort tranquille sur l'une et sur l'autre, et ne sortit en rien de son sens froid accoutumé. Ce fut le lendemain que le duc de la Force mena Law chez M. le duc d'Orléans par la porte ordinaire, qui ne voulut pas le voir, et qui le vit le lendemain, conduit par Sassenage, par les derrières[1]; depuis quoi il continua de travailler avec lui, sans s'en cacher, et à le traiter avec sa bonté ordinaire. J'ai rapporté plus haut cette comédie que donna le Régent, mais d'avance et en gros, pour mettre toute la scène sous un même coup d'œil. Le dimanche 2 juin, Besenval et ses seize suisses se retirèrent de chez Law[2]. On ôta l'agiotage qui se faisoit dans la rue Quincampoix, et on l'établit dans la place de Vendôme; il y fut en effet plus au large et sans empêcher les passants; ceux qui demeuroient dans cette place ne l'y trouvèrent pas si commode[3]. Le Roi abandonna à la Banque les cent millions d'actions qu'il y avoit[4].

M. le duc d'Orléans me veut donner

Pendant tous ces embarras, M. le duc d'Orléans, piqué contre Argenson, auteur de l'arrêt du 22 mai, qui les avoit

l'a qualifié de colonel des gardes suisses; il n'était que l'un des deux majors du régiment.

1. Ci-dessus, p. 316.

2. *Dangeau*, p. 297. Barbier raconte (*Journal*, p. 37) que « le vendredi (31 mai) Monsieur le Duc fut deux heures chez M. Law, et tous les ducs et duchesses y allèrent aussi. On vit bien par là qu'il n'étoit point disgracié ».

3. « Ce même jour (vendredi 31 mai) après-midi, l'on tint l'agio à la place des Victoires au lieu de la Banque et de la rue Quincampoix pour la vente et trafic des actions........Et le lendemain samedi 1er juin on fit publier à la Banque au son du tambour que l'agio se tiendroit cedit jour après midi à la place de Vendôme » (registre du greffier du Parlement, U 363; *Dangeau*, p. 297; *Barbier*, p. 37-38). Le greffier prétend, le 7 juin, qu'il fut question de le transférer à la place Royale.

4. Saint-Simon prend cela à Dangeau (p. 297); Mathieu Marais (p. 262) va jusqu'à neuf cents millions.

Les sceaux et m'en presse deux jours durant. Je tiens ferme à les refuser.

causés, et dont les suites avoient conduit nécessairement à la destitution de Law malgré Son Altesse Royale, voulut ôter les sceaux à Argenson. Il m'en parla une après-dînée que j'étois venu de Meudon[1] travailler avec lui, m'expliqua ses raisons en homme qui avoit pris son parti, et tout de suite me proposa de me les donner. Je me mis à rire. Il me dit qu'il n'y avoit point à rire de cela, qu'il ne voyoit que moi qu'il pût en charger. Je lui témoignai ma surprise d'une idée qui me paroissoit si étrange, comme s'il ne se pouvoit trouver personne, dans ce grand nombre de magistrats, qui pût en faire dignement les fonctions, à leur défaut par impossible, par un prélat, et avoir recours à un homme d'épée qui ne savoit ni ne pouvoit savoir un mot de lois, de règles et des formes pour l'administration des sceaux. Il me répondit qu'il n'y avoit rien de plus simple ni de plus aisé; que cette administration n'étoit qu'une routine que j'apprendrois en moins d'une heure, et qui s'apprenoit toute seule en tenant le sceau. J'insistai à lui faire chercher quelqu'un. Il prit donc l'*Almanach royal*[2], et eut la patience de me lire nom par

1. Saint-Simon dira plus loin, p. 328, que cela se passa à la fin de mai; d'autre part, il a dit plus haut, p. 317, qu'il alla à la Ferté pendant la vacance du conseil de régence, et sa lettre du 1er juin (tome XIX de 1873, p. 292) prouve qu'il était à la Trappe ce jour-là et ne revint à Meudon que le 2 au soir. Or, c'est le 6 juin au plus tard (*Dangeau*, p. 298-299) que le Régent se décida à rappeler le chancelier Daguesseau. Si la proposition que va raconter Saint-Simon lui a réellement été faite, ce ne peut être avant le 3 juin ni après le 5. Mais tout cela est-il bien exact? Saint-Simon se targue véritablement trop souvent de ce qu'on lui offre des fonctions éminentes, qu'il refuse. Ne peut-on penser aussi que le Régent voulait se moquer de lui?

2. L'*Almanach ou Calendrier*, commencé en 1684 par le libraire-imprimeur Laurent d'Houry, devint *Almanach royal* à partir de 1700, par privilège du 29 janvier 1699. Ce n'était au début qu'une mince plaquette contenant peu de renseignements, qui s'augmentèrent peu à peu au cours des années; en 1720, il contenait déjà des indications précieuses; on y trouvait notamment les noms et adresses des magistrats parisiens, des fonctionnaires des administrations centrales, des

nom la liste de tous les magistrats principaux par leurs places[1] ou par leur simple réputation, et de me détailler sur chacun ses raisons d'exclusion. De là il passa au conseil de régence avec les mêmes raisons d'exclusion sur chacun ; enfin aux prélats, mais légèrement, parce qu'en effet il n'y en avoit point sur qui on pût s'arrêter. Je lui contestai plusieurs exclusions de magistrats, celle surtout du Chancelier[2]. J'insistai même sur quelques-uns du Parlement, comme sur Gilbert de Voisins[3], mais sans pouvoir nous persuader l'un l'autre. Je lui dis que je comprenois que les sceaux étoient pour un magistrat une fortune par l'autorité, le rang, la décoration pour leur famille à laquelle ils ne pouvoient résister ; que je ne pouvois être touché de pas une de ces raisons, parce qu'aucune ne pouvoit me regarder ; que les sceaux ne décoreroient point ma maison, qu'ils n'apporteroient aucun changement à mon rang, à mon habit, à mes manières ; mais qu'ils m'exposeroient à la risée de ceux qui me verroient tenir le sceau, et à me casser la tête à apprendre un métier que je cesserois de faire avant que d'en savoir à peine l'écorce ; que de plus je ne voulois hasarder ni ma conscience, ni

évêques, etc., listes qu'on va voir le Régent parcourir. D'Houry étant mort en 1725, sa veuve continua, et le privilège lui fut renouvelé le 26 octobre 1730. Le 15 décembre 1743, elle obtint qu'il fût transféré à son gendre Lebreton, et leurs deux noms figurèrent sur le titre à partir de 1746. En 1751, il n'y a plus que Lebreton. Celui-ci meurt en 1779, et un autre petit-fils du fondateur, Laurent-Charles d'Houry, lui succède. En 1787, ce second d'Houry étant mort en octobre précédent, c'est son gendre François-Jean-Noël Debure qui obtient le privilège. Enfin il est remplacé par Testu en 1792.

1. Il y a *leur places* dans le manuscrit, et, trois lignes plus loin, le mot *raisons*, oublié, a été remis en interligne.

2. Daguesseau, alors exilé à Fresnes. La lettre de Valincour publiée dans le tome XIX de l'édition des *Mémoires* de 1873, p. 294, peut faire croire que Saint-Simon ne fut pas étranger à son rappel : ci-après, p. 332-333.

3. Pierre Gilbert de Voisins : tome XXIX, p. 66, alors avocat général.

mon honneur, ni le bien précieux de son amitié, en scellant ou refusant bien ou mal à propos des édits et des déclarations qu'il m'enverroit ou des signatures[1] à faire d'arrêts du Conseil rendus sous la cheminée[2]. Le Régent ne se paya d'aucune de ces raisons. Il essaya de m'exciter par la singularité de la chose et par les exemples du premier maréchal de Biron[3] et du connétable de Luynes[4]. Ils ne m'ébranlèrent point, de sorte que la discussion dura plus de trois grosses heures. Je voulus m'en aller plusieurs fois sous prétexte qu'il y avoit loin à Meudon, et toujours je fus retenu. A la fin, de guerre lasse, il me permit de m'en aller, mais à condition qu'il m'enverroit le lendemain deux hommes à Meudon, qu'il[5] ne me nomma point, qui peut-être me persuaderoient, et qu'il me demandoit instamment d'entretenir et d'écouter tant qu'ils voudroient; il fallut bien y consentir, et ce ne fut encore après qu'à peine qu'il me laissa aller.

Le lendemain matin je ne vis point de harangueurs arriver; mais, à la moitié du dîner, où j'avois toujours bien du monde, je vis entrer le duc de la Force et Canillac. Ce dernier me surprit fort. Je n'avois jamais eu de commerce avec lui que de rencontres rares; je l'avois vu chez moi et chez lui quatre ou cinq fois dans la première

1. Après *signatures* il a biffé un second *qu'il m'enverroit*, répété par mégarde.

2. Secrètement; locution rencontrée dès le tome II, p. 68, et souvent depuis.

3. Armand de Gontaut : tome XI, p. 173. Il tint les sceaux de la fin de 1589 au mois de juillet 1590; le chancelier de Cheverny était alors exilé, et le garde des sceaux François de Montholon venait d'être destitué (*Mémoires d'André d'Ormesson* à la suite du *Journal d'Olivier d'Ormesson*, tome II, p. 696-697).

4. M. de Luynes tint les sceaux après la mort de du Vair en avril 1621, et scella en présence du Roi et des officiers du sceau jusqu'à sa mort, 14 décembre 1621.

5. *Qu'il* corrige *qui* à la fin d'une ligne; les mots *ne me nomma point* sont écrits à la suite sur la marge, et le *qui* a été remis au commencement de la ligne suivante, avant *peut-estre*.

quinzaine de la Régence ; oncques depuis nous ne nous étions vus que d'un bout de table à l'autre, au conseil de régence[1], depuis qu'il y fut entré, et sans nous approcher devant ni après, ni nous rencontrer ailleurs. On a vu ici qu'il s'étoit livré à l'abbé Dubois, au duc de Noailles, à Stair[2], et qu'il l'étoit totalement au Parlement[3], et on y a vu aussi son caractère[4]. Leur arrivée n'allongea pas le repas. Ils mangèrent en gens pressés de finir, et, à peine le café pris, ils me prièrent de passer dans mon cabinet. Ils étoient venus ferrés à glace[5], et je ne pus douter que M. le duc d'Orléans ne leur eût rendu tout le détail de la si longue discussion que j'avois eue avec lui sur les sceaux, l'après-dînée de la veille. M. de la Force ouvrit non pas la conférence, mais le plaidoyer, qui ne fut pas court; Canillac ensuite, qui se plaisoit à parler et qui parloit bien, mais sans cesse, se donna toute liberté. Leur grand argument fut l'absolue nécessité de se défaire entièrement du Garde des sceaux, dont l'infidélité, causée par sa jalousie de Law, avoit produit[6] ce fatal arrêt du 22 mai, uniquement pour perdre Law, sans se soucier du péril où il jetoit M. le duc d'Orléans, en mettant au net ce qui ne pouvoit être tenu trop caché, et qui de plus étoit en partie le fruit de toutes les entraves qu'il avoit jetées sans cesse à toute l'administration de Law et à ses opérations ; les menées du Parlement plus envenimées

1. Après ce mot, qui termine une ligne, Saint-Simon, en se relisant, a ajouté sur la marge *depuis qu'il y fut entré* ; puis, s'apercevant que cela était déjà au commencement de la ligne suivante, il a effacé du doigt ce qu'il avait écrit en marge. — Nous avons vu en effet (tome XXXV, p. 301) M. de Canillac n'entrer au conseil de régence que le 6 octobre 1718.

2. Les mots *à Stairs* ont été ajoutés sur la marge.

3. Tomes XXIX, p. 264-265 ; XXX, p. 2-5 et 178 ; XXXI, p. 37 et 49 ; XXXII, p. 85.

4. Tome XXVI, p. 362-365.

5. Très bien préparés. Voyez la définition de cette locution par l'*Académie* dans le tome XX, p. 340, note 6.

6. *Produit* surcharge un autre mot illisible, peut-être *pensé*.

que jamais[1] contre M. le duc d'Orléans, et plus organisées, devenu plus habile en ce genre et plus précautionné, en même temps plus furieux par la leçon que lui avoit donnée le lit de justice des Tuileries, qu'il ne pardonneroit jamais; l'impossibilité, par conséquent, de choisir qui que ce pût être de cette Compagnie pour les sceaux, exclusion qui regardoit également le Chancelier par son attachement extrême et irrémédiable pour ce corps, dont il sortoit, et dont il faisoit sa divinité; qu'il falloit dans les conjonctures présentes un garde des sceaux dont l'attachement à M. le duc d'Orléans fût tel, qu'il n'en pût jamais douter, que rien ne pût ébranler, qui fût connu pour tel, et qui imposât par là une crainte et un embarras qui troublât la cabale et ses résolutions. Avec cela ils me faisoient beaucoup d'honneur; mais rien ne coûte quand on veut persuader, avec des propos tels qu'ils me dirent[2], un homme de tête, d'esprit, de courage, de réputation intacte sur l'honneur, la vérité, l'intérêt, surtout connu pour n'en avoir jamais voulu avoir avec les actions ni la Banque, intact sur les finances, dont il ne se seroit jamais voulu mêler, qui eût de la dignité, qui la connût, qui fût jaloux de l'autorité royale, enfin qui eût la parole à la main et qui fût incapable de crainte pour savoir soutenir les remontrances et les divers efforts du Parlement, le contenir par ses réponses, et préserver le Régent de foiblesse, qui lui seroit soufflée de toutes parts, à laquelle il n'étoit que trop naturellement enclin, et qui seroit sa perte certaine et bien projetée dans les circonstances présentes; qu'il ne falloit point se flatter de trouver dans le Conseil aucun magistrat capable de ce poids, qui ne sentît la robe, qui n'aimât ou ne craignît le Parlement, qui ne fût entraîné à mollir à l'aspect de l'état des finances, qui fût bien supérieur au plaisir de voir l'embarras où on

1. Les mots *que jamais* sont en interligne.

2. Saint-Simon avait d'abord écrit *avec cela*; il a biffé ce dernier mot et écrit en interligne *des propos tels qu'ils me dirent*.

étoit tombé pour s'être opiniâtrement écarté de toutes les routes connues et battues; qui ne fût affoibli par les cris que les menées du Parlement et de ses adjoints aigrissoient et augmentoient sans cesse; qui par-dessus tout ne songeât à sa conservation et qui ne fût effrayé de ce qu'on lui feroit envisager au bout de la Régence, qui ne le fût même des hasards de l'intérieur du Régent avant même la fin de la Régence; qu'il étoit également inutile de rien espérer d'aucun de ceux qui composoient le conseil de régence, presque tous incapables, foibles, effrayés, entraînés, le reste ou ignorants ou plus que très suspects, et dont l'esprit et la capacité seroit extrêmement dangereuse. M. de la Force reprit la parole; mais je leur proposai alors d'aller achever la conversation, qui avait déjà duré près de trois heures, en prenant l'air sur la terrasse qui mène aux Capucins[1].

Chemin faisant, M. de la Force essaya de me tenter tout bas par le plaisir de mortifier le Parlement et le premier président par moi-même, après tout ce qui s'étoit passé sur le bonnet, et de me montrer à eux sous le visage sévère et supérieur que j'emprunterois des sceaux, dont il m'étala les occasions continuelles et la satisfaction que j'aurois d'en profiter en servant bien l'État et M. le duc d'Orléans. Canillac s'étoit peu à peu écarté en sorte qu'il ne pouvoit entendre, je ne sais si ce fut de hasard ou de concert; mais il se rapprocha et il fut de la fin de cette sorte de conversation avec la légèreté d'un homme d'esprit qui, sans s'éloigner de ses préjugés, ne laisse pas de profiter de tout pour arriver au but qu'il s'étoit proposé à mon égard. Le beau temps et la belle vue de cette terrasse firent quelques moments de trêve au sérieux que nous traitions. Nous gagnâmes ainsi le bout de la terrasse et ce qu'on appelle le Bastion des Capucins; là nous nous assîmes, et, quoique la vue y

1. Couvent établi par Monseigneur (tome XXI, p. 43), et touchant au village.

soit encore plus admirable, la conversation se reprit incontinent.

On peut juger que jusqu'alors ils n'avoient pas parlé seuls et que j'avois pris quelquefois la parole, quoique avec Canillac il fût aisé de la laisser reposer. Ce fut ici où ils m'exposèrent le plus au long le péril dont M. le duc d'Orléans étoit menacé, les vues et les menées du Parlement, appuyé de beaucoup de gens considérables, du mécontentement public, du désordre des affaires, de la perspective de la majorité, qui n'étoit plus éloignée que de trois ans moins quelques mois. L'exposé fut long et vif; les noms des gens considérables suspects et plus que suspects, leurs intrigues, leurs vues, leurs intérêts n'y furent pas oubliés. J'y admirai souvent que Canillac consentît à tout ce qui étoit allégué là-dessus par le duc de la Force, et que lui-même, protecteur public du Parlement, du premier président, lui, ami du maréchal de Villeroy, qui à force de recherches l'avoit gagné, et si enclin au duc du Maine, chargeât encore le tableau sur leur compte. Je ne pus m'empêcher de lui dire quelquefois que, si j'en avois été cru, et si je n'avois pas trouvé des contre-batteries[1] si fortes, qui avoient fait jouer tant de ressorts en tous temps auprès de M. le duc d'Orléans, ni le Parlement, ni pas un de tous ceux dont ils me parloient et dont ils ne me cachoient pas les noms, ne seroient pas maintenant en situation de se faire considérer, ni de causer la moindre réflexion à faire, et je regardois Canillac, qui baissoit les yeux. Il étoit vrai que le Parlement, et tous ceux qui, avec M. et Mme du Maine, avoient été si déconcertés et si effrayés, avoient enfin peu à peu repris leurs esprits et travailloient de nouveau, fondés sur le mépris de la mollesse qui avoit suivi tant d'éclat de si près. Mais je ne voyois pas en quoi les sceaux

1. « *Contre-batterie,* disait *l'Académie* de 1718, se dit figurément de ce qu'on fait pour s'opposer aux desseins de ceux qui nous sont contraires. »

entre mes mains pouvoient[1] remédier à ces menées, dont le décri et le dévoilement[2] des affaires étoit le trop apparent fondement, et la légèreté et la foiblesse naturelle de M. le duc d'Orléans l'appui. Ce fut là tout l'argument de ma défense. Je leur fis les mêmes réponses que j'avois faites la veille à M. le duc d'Orléans, et les priai de remarquer que les cris publics sur l'état des finances, démasqué par l'arrêt du 22 mai, éclatoient principalement contre les routes détournées de la conduite des finances, que ce n'étoit donc pas le temps d'en prendre une autre pour une autre partie du ministère et de l'administration, qui, pour n'avoir pas le même danger ni la même conséquence, n'en paroîtroit pas moins extraordinaire et insolite, et ne feroit qu'augmenter le murmure contre ce goût du nouveau, quand on verroit un homme d'épée avoir les sceaux, et son ignorance à les tenir exposée aux brocards du dépit de toute la robe de les voir hors de ses mains.

Je ne finirois point si je voulois rapporter tout ce qui fut dit et discuté de part et d'autre. Je me contenterai de dire que je fus pressé par ces deux hommes, qui y employèrent tout leur esprit, comme si d'accepter ou de refuser les sceaux, la fortune, le salut, la vie de M. le duc d'Orléans eût été entre mes mains, et n'eût dépendu que du parti qu'à cet égard j'allois prendre ; je n'en pus être persuadé, et je ne me rendis point. Enfin, la nuit nous gagnant, et il faut remarquer que c'étoit dans la fin de mai, par le plus beau temps du monde, je leur proposai le retour. Tout le chemin fut encore employé de leur part au pathétique, à la fin aux regrets, à m'annoncer ceux que les événements que j'aurois empêchés me causeroient, et à tous les propos de gens qui s'étoient promis de réussir, et qui s'en voyoient déçus. En arrivant au château neuf[3],

1. *Pouvoit* corrigé en *pouvoient*.
2. Mot déjà rencontré dans le tome XV, p. 23.
3. Le château bâti par Monseigneur, non loin de l'ancien château

je me gardai bien d'entrer chez moi; je les conduisis où étoit la compagnie, avec laquelle je me mêlai pour me défaire de mes deux hommes, qui près de sept heures durant m'avoient fatigué à l'excès. Leur voiture les attendoit depuis longtemps; ils causèrent un peu debout avec le monde, enfin me dirent adieu et s'en allèrent.

Je n'ai jamais compris cette fantaisie de M. le duc d'Orléans, encore moins l'acharnement de Canillac à me persuader. J'ai toujours cru que M. le duc d'Orléans y alloit de bonne foi, pour avoir dans la place des sceaux un homme parfaitement sûr et ferme, qui l'aideroit et le fortifieroit à se débarrasser des menées et des entreprises du Parlement, et qui toutefois, par ce qu'il en avoit expérimenté sur l'affaire du duc du Maine lors du lit de justice des Tuileries, et sur la personne aussi du premier président[1], ne le mèneroit pas trop loin; M. de la Force aussi, ravi d'être chargé de quelque commission que ce fût, bien aise de voir ôter les sceaux à la robe, et d'y voir un duc ulcéré contre le premier président et le Parlement, en place de les barrer et de les mortifier. L'abbé Dubois, avec qui je n'étois pas bien, et que j'avois depuis outré par l'aventure que j'ai racontée sur son sacre[2], sans lequel rien d'important ne se faisoit alors, auroit, je crois, voulu m'embarquer dans quelque ânerie[3], me commettre avec

des le Tellier, et que le Régent avait donné comme logement aux Saint-Simon pour l'été depuis l'année précédente.

1. C'était malgré Saint-Simon que l'éducation du Roi avait été ôtée au duc du Maine, et il avait réussi à empêcher le Régent de révoquer le premier président (tome XXXV, p. 38-39, 53-55, 100-101, etc.).

2. Ci-dessus, p. 195 et suivantes. Les trois lettres de Saint-Simon publiées dans le tome XIX de l'édition de nos *Mémoires* de 1873, p. 296, 298 et 301, et qui sont des 15 et 16 juin et adressées très probablement à Millain, secrétaire de confiance de Monsieur le Duc, montrent que Saint-Simon, d'accord avec ce prince, s'efforçait alors de renverser l'abbé Dubois; n'ayant pas réussi, il n'en a rien dit dans ses *Mémoires*.

3. « *Anerie*, grande ignorance de ce qu'on devrait savoir » (*Académie*, 1718). Ici c'est plutôt action faite par ignorance.

le Parlement, et le raccommoder avec le Régent à mes dépens, pour, de pique, me faire abandonner la partie et me retirer tout à fait. Law, de son côté, qui m'avoit toujours courtisé, qui savoit qu'il ne lui en avoit rien coûté, quelque presse qu'il m'en eût faite et fait faire par M. le duc d'Orléans[1], et qui étoit bien sûr que je ne voulois en aucune sorte me mêler de finance, me vouloit aux sceaux comme un homme sûr et ferme qui ne molliroit point, qui ne le barreroit et ne le tracasseroit point, qui tiendroit en bride ceux des départements des finances qui le voudroient faire, quand je verrois la raison de son côté, qu'il seroit à portée de me faire entendre; de qui il n'auroit à craindre ni la haine, ni la jalousie, ni l'envie auprès de M. le duc d'Orléans, et qui donneroit[2] du courage et de la dignité à ce prince à l'égard du Parlement et de la cabale qui lui étoit unie. Ces réflexions ne me vinrent qu'après cette conférence si longue de Meudon, dont la persécution les produisit[3] le lendemain. Canillac me haïssoit de jalousie de la confiance de M. le duc d'Orléans, et de ricochet du duc de Noailles, du premier président, etc. Son ambassade et la prodigalité de son éloquence à me persuader ne pouvoient venir de sa part que de l'espérance de me jeter dans quelque sottise dans l'administration des sceaux, dont lui et ses amis pussent profiter avec avantage. Mais rien de tout cela n'eut part à mon refus. Ces raisonnements ne se présentèrent à moi qu'après coup: faire un métier important et fort éclairé[4] dont j'ignorois les premiers éléments, m'exposer à expédier des édits, déclarations, arrêts, mauvais, iniques, peut-être pernicieux, sans en connoître la force, le danger, les suites, ou les refuser nettement, voilà les raisons qui me frappèrent d'abord, et dont rien ne put me faire revenir. Une

1. Tome XXXVI, p. 207 et suivantes.
2. Il y a *donnerois,* à la première personne, dans le manuscrit.
3. Saint-Simon a écrit par mégarde *produisirent.*
4. C'est-à-dire, fort en vue, fort surveillé par tout le monde.

autre raison, mais qui auroit cédé à de meilleures, fut d'éviter [1] de me donner une singularité passagère qui feroit encore raisonner sur le goût des choses inusitées, laquelle ne me donnoit ni rang, ni illustration, ni rien dont je susse que faire, et qui ne m'apportoit qu'un travail aveugle par mon ignorance en ce genre, et fort ingrat d'ailleurs.

Law et le chevalier de Conflans envoyés sonder et persuader le Chancelier. Ils réussissent et le ramènent de Fresnes.

Mon refus, sans plus d'espérance de me persuader, rapporté à M. le duc d'Orléans dans ces moments critiques où il n'en falloit perdre aucun pour prendre un parti, devint la matière d'une délibération subite où je ne fus point appelé, et qui ne se prit qu'entre M. le duc d'Orléans, l'abbé Dubois et Law. Le résultat fut que Law iroit trouver le Chancelier, qu'on savoit qu'il se mouroit d'ennui d'être à Fresnes; que le chevalier de Conflans, cousin germain, ami intime du Chancelier [2], et raisonneur [3] fort avec beaucoup d'esprit, l'accompagneroit de la part de M. le duc d'Orléans, dont il étoit premier gentilhomme de la chambre; que Law expliqueroit l'état présent des affaires, sonderoit si le Chancelier se rendroit traitable, et si on pouvoit compter que la cire deviendroit molle entre ses mains [4], ses dispositions pour lui Law, enfin si on pourroit se fier à lui à l'égard du Parlement, non sur sa probité, dont on ne pouvoit être en peine, mais bien de son goût, de son affection et de son espèce de culte à l'égard de cette Compagnie. Conflans devoit essayer de l'effrayer par la menace d'une continuation d'exil sans fin et sans terme, même après la Régence, que la fin [5] de tout

1. Les mots *d'éviter* ont été ajoutés après coup sur la marge du manuscrit.

2. Philippe-Alexandre, chevalier de Conflans (tome III, p. 337), avait eu pour mère Marguerite Daguesseau, fille de François, seigneur de Puiseux, cousin du père du Chancelier; la parenté n'était pas aussi proche que le dit Saint-Simon.

3. Avant *raisonneur*, Saint-Simon a biffé *fort*.

4. Expression figurée pour dire: s'il scellerait tout ce qu'on voudrait.

5. Sans autre terme que la fin.

crédit de M. le duc d'Orléans, et lui en faire briller aux yeux les grâces, la confiance, le retour actuel avec les sceaux, s'il se vouloit résoudre de bonne grâce à ce qu'on desiroit de lui. Trois ans et demi de séjour à Fresnes[1] avoient adouci les mœurs d'un chancelier de cinquante ans, qui avoit compté que, parvenu de si bonne heure à la première place, il en jouiroit et avanceroit sa famille. Ces espérances se trouvoient ruinées par l'exil, et il se trouvoit beaucoup plus[2] éloigné de l'avancer et d'accommoder ses affaires domestiques que s'il fût demeuré procureur général. Conflans profita de ces dispositions, qui ne lui étoient pas inconnues, et que l'ennui de l'exil grossissoit. Le beau parler de Law trouva des oreilles bien disposées. Le Chancelier s'accommoda à tout, et le public, quand il en fut informé, le reçut froidement, et s'écria : *Et homo factus est*[3].

Les sceaux redemandés à Argenson et rendus au Chancelier. [*Add. StS. 1078*]

M. le duc d'Orléans, certain[4] du bon succès du voyage, envoya, le vendredi 7 juin, l'abbé Dubois demander les sceaux à Argenson, qui les rapporta à M. le duc d'Orléans l'après-dînée du même jour[5], et, comme il les avoit non en

1. Deux ans et demi seulement : l'exil datait du 28 janvier 1718 (notre tome XXXIII, p. 40).

2. Ce mot est répété deux fois, à la fin d'une ligne et au commencement de la suivante.

3. Jean Buvat (*Journal*, p. 113-114) raconte que ce mot fut affiché quelques jours plus tard sur la porte de la Chancellerie à la place Vendôme ; voyez aussi les *Mémoires de Mathieu Marais*, p. 334. Dans un noël de cette année (Raunié, *Chansonnier historique du dix-huitième siècle*, tome III, p. 282), on lit ce couplet :

> De son apostasie
> Daguesseau tout confus
> Se cache et s'humilie.
> « Sortez, lui dit Jésus. » —
> « Si l'on m'amène à vous, Seigneur, c'est avec peine,
> Sans vertu, sans renom, don, don,
> J'ai perdu tout cela, la, la,
> En revenant de Fresne. »

4. *Certain* est en interligne, au-dessus d'*informé*, biffé.

5. « M. le Régent envoya dire à M. le Garde des sceaux qu'il n'avoit

commission à l'ordinaire, mais en charge enregistrée au lit de justice des Tuileries, il en remit en même temps sa démission[1]. Il ne jouit donc pas longtemps du fruit de son insigne malice : les amis de Law, après le premier feu passé, la firent sentir au Régent, tirèrent sur le temps, et culbutèrent le Garde des sceaux, sans que l'abbé Dubois, qui, entre lui et Law, nageoit entre deux eaux, osât soutenir son ancien ami. Le Chancelier arriva dans la nuit qui suivit la remise des sceaux, alla sur le midi au Palais-Royal, suivit M. le duc d'Orléans aux Tuileries, où le Roi lui remit les sceaux[2] ; mais, comme il les dut à Law, qui le ramena de Fresnes, ce retour fit la première brèche à une réputation jusque-là la plus heureuse, et qui n'a cessé de baisser depuis, et de tomber tout à fait par divers degrés et par différents événements.

Retraite d'Argenson en très bon ordre et fort singulière.

Argenson n'avoit pas perdu son temps ; il étoit né pauvre, il se retira riche, ses enfants tout jeunes bien pourvus, en place avant l'âge, son frère chargé de bénéfices[3]. Il témoigna une grande tranquillité, qui dans peu lui coûta la

qu'à lui rapporter les sceaux. M. d'Argenson y alla sans hoquetons par la cour des cuisines, et il attendit le Régent qui étoit allé à Saint-Cloud » (*Journal de Barbier*, édition Charpentier, tome I, p. 39).

1. *Dangeau*, p. 299-300. Le marquis d'Argenson, dans ses *Mémoires*, ne donne pas de détails sur la révocation de son père, si ce n'est pour faire son éloge.

2. Tous les contemporains parlent de ce rappel de Daguesseau et plusieurs notent la satisfaction du public : *Dangeau*, p. 299-300 ; *Journal de Barbier*, p. 40-41 ; *Journal de Buvat*, tome II, p. 98 ; *Mémoires de Mathieu Marais*, tome I, p. 270-272 ; *du maréchal de Villars*, tome IV, p. 138 ; notes du greffier du Parlement, registre U 363 ; *Gazette d'Amsterdam*, n° XLIX et Extraordinaire ; etc. Mathieu Marais raconte (p. 271-272) l'entrevue du Chancelier avec le Roi, qui fut assez froide de la part du jeune monarque.

3. François-Élie de Voyer d'Argenson (tome XXVI, p. 97) était passé en mai 1719 de l'archevêché d'Embrun à celui de Bordeaux et reçut l'abbaye de Relecq, dans l'évêché de Saint-Pol-de-Léon, qui valait seize mille livres de rente, en même temps que son frère était disgracié (*Dangeau*, p. 40 et 302).

vie[1], sort ordinaire de presque tous ceux qui se survivent à eux-mêmes. Sa retraite fut sans exemple : ce fut dans un couvent de filles dans le faubourg Saint-Antoine, qui s'appelle la Madeleine de Traînel, où il s'étoit accommodé depuis longtemps un appartement dans le dehors, qu'il avoit rendu beau et complet, commode comme une maison, où il alloit tant qu'il pouvoit depuis longues années. Il avoit procuré, même donné beaucoup à ce couvent, à cause d'une Mme de Veyny, qui en étoit supérieure, qu'il disoit sa parente, et qu'il aimoit beaucoup[2]. C'étoit une personne fort attrayante, et qui avoit infiniment d'esprit, dont on ne s'est point avisé de mal parler[3]. Tous les Argensons lui faisoient leur cour ; mais ce qui étoit[4] étrange, c'est que, étant lieutenant de police, elle sortoit lorsqu'il étoit malade pour venir chez lui et demeurer auprès de lui[5]. Il conserva le rang, l'habit et toutes les marques

1. Nous le verrons mourir le 6 mai 1721 (suite des *Mémoires*, tome XVII de 1873, p. 237).

2. Tout cela a déjà été raconté dans le tome XXXIII, p. 114-115. M. de Caumartin de Boissy écrivait à la marquise de Balleroy (tome II, p. 172) : « La maison du faubourg paroît très étonnante à tout le monde ; on trouve que c'est trop se mettre au-dessus des discours du public, qui de son côté s'en venge cruellement. Il faut, lorsqu'on perd les grandes places, du moins se conserver l'estime. »

3. Assertion étonnante de la part de notre auteur. Tous les contemporains au contraire parlent du scandale de cette liaison, et les couplets satiriques abondent. Barbier reproduit cette affiche, placardée dans Paris lors de la disgrâce de M. d'Argenson : « Il a été perdu un grand chien noir avec un collier rouge et les oreilles plates. Ceux qui le trouveront s'adresseront à l'abbesse de Traînel, et on les récompensera. » Buvat (p. 102) en donne un autre texte, de même que Mathieu Marais (p. 320). Cependant le maréchal de Villars (*Mémoires*, tome IV, p. 138) se rapproche de Saint-Simon : « Peut-être qu'il n'y avoit, dit-il, aucun commerce de galanterie ; mais enfin la prieure avoit été très belle, elle l'étoit encore et avoit beaucoup d'esprit. Quoi qu'il en soit, ils s'étoient mis tous deux au-dessus des raisonnements du public. »

4. Le verbe *estoit* a été répété deux fois par erreur, et biffé la seconde.

5. Particularité que notre auteur est seul à rapporter.

de garde des sceaux[1], mais pour sa chambre ; car il n'en sortit plus que deux ou trois fois pour aller voir M. le duc d'Orléans par les derrières, qui lui continua toujours beaucoup de considération ; l'abbé Dubois aussi, qui le fut[2] voir plusieurs fois ; il alla voir le Chancelier une fois[3]. Hors deux ou trois amis particuliers et sa plus étroite famille, il ne voulut voir personne, et s'ennuya cruellement[4]. C'est ce même couvent dont, après sa mort, et cette même Mme de Veyny, dont Mme la duchesse d'Orléans a depuis fait ses délices[5].

Conférence de finance singulière au Palais-Royal. Création de rentes à

L'après-dînée du jour que les sceaux furent rendus au chancelier Daguesseau, il assista à une assemblée fort singulière qui fut tenue par M. le duc d'Orléans[6], où se trouvèrent le maréchal de Villeroy, seul du conseil de régence, des Forts, Ormesson, beau-frère du chancelier[7],

1. « M. d'Argenson a obtenu un brevet du Roi qui le maintient dans les honneurs de garde des sceaux, avec les appointements de vingt mille écus. C'est qu'il avoit les sceaux par une charge créée en sa faveur, et cette charge n'est point supprimée. Ces honneurs sont d'avoir les marques de la dignité dans ses armes, de pouvoir porter sa robe violette, d'avoir ses entrées au Louvre, et de prendre place au Conseil, s'il y vient, après le Chancelier » (*Mémoires de Mathieu Marais*, p. 283 ; voyez *les Correspondants de Balleroy*, p. 174-175). Le brevet, daté du 7 juin, est dans le registre O[1] 64, fol. 159. La question de la place au Conseil émut beaucoup Saint-Simon, qui était bien décidé à ne pas laisser Argenson précéder les ducs : voyez sa lettre du 15 juin dans le tome XIX de l'édition des *Mémoires* de 1873, p. 296.

2. *Le fut* corrige *l'alla*.

3. Dangeau ne mentionne aucune de ces visites.

4. A peine destitué, il choisit sa sépulture aux Théatins et leur donna par contrat dix mille écus, en fondant trois grands-messes annuelles : une à la Saint-Philippe pour le Régent, une pour lui à la Saint-René, et la troisième à la Saint-Marc pour la république de Venise, où il était né (*Les Correspondants de Balleroy*, p. 177).

5. La maison que la duchesse d'Orléans occupa auprès du couvent a été déjà mentionnée dans le tome XXXVI, p. 201.

6. Tout ceci est la copie de l'article du *Journal de Dangeau* du 8 juin (p. 300).

7. Mme Daguesseau était sa sœur.

deux et demi pour cent enregistrée. Diminution des espèces. Des Forts presque contrôleur général. Les quatre frères Paris exilés.

et Gaumont, tous trois conseillers d'État et ayant des départements de finance de la dépouille de Law[1], les cinq députés du Parlement susdits pour les remontrances, qui étoient le premier président, les présidents Aligre et Portail, et deux conseillers clercs de la grand chambre, les abbés Pucelle et Menguy, et la Vrillière, en cas qu'on eût besoin de plume et qu'il y eût des ordres à donner ou des expéditions à faire[2]. Le fruit de cette conférence fut l'enregistrement de l'édit de création de rentes sur l'hôtel de ville à deux et demi pour cent, qui fut fait au Parlement le surlendemain lundi 10 juin, qui fut publié le lendemain[3].

1. Jean-Baptiste de Gaumont (tome XXIX, p. 65) n'était pas conseiller d'État. Il était un des quatre administrateurs des fermes générales, et on a vu ci-dessus, p. 316, note 1, qu'il avait été nommé le 14 juin commissaire des finances avec M. d'Ormesson.

2. Nous donnerons plus loin à l'appendice VII le récit de cette conférence du samedi 8 juin, dont le premier président rendit compte au Parlement le 10 ; on y verra que Dangeau, et par conséquent Saint-Simon, s'est trompé sur les noms de ceux qui y assistèrent : outre les cinq députés du Parlement, le Régent et le Chancelier, il ne s'y trouva que les ducs de Chartres et de Bourbon, et MM. le Peletier des Forts et de la Vrillière ; du moins le premier président ne nomma ni M. d'Ormesson et M. de Gaumont, ni le maréchal de Villeroy.

3. Dans le courant de 1719, le Régent, profitant de la grande vogue des actions du Mississipi et des billets de la banque de Law, avait remboursé un grand nombre de charges vénales (nous avons vu dans le tome XXXVI, p. 303 et suivantes qu'il avait même songé à rembourser celles du Parlement) et aussi la majeure partie des rentes sur les aides et gabelles, l'hôtel de ville, le clergé, etc. ; mais ces remboursements avaient été faits en billets de banque, ce qui en avait aggravé l'inflation d'une façon énorme. Lorsque, en 1720, le décri de ces billets se produisit, les anciens porteurs de rente réclamèrent de toutes leurs forces. Il fallut les calmer, et d'autre part il était indispensable de réduire le nombre extrême des billets de banque. C'est à quoi prétendit parer l'édit que le Parlement enregistra le 10 juin. Il créait vingt-cinq millions de rentes au denier quarante, c'est-à-dire à deux et demi pour cent, qui ne pouvaient être acquises que par les anciens porteurs de rentes remboursées, et devaient être payées au moyen des billets de banque ou récépissés du Trésor royal qu'ils avaient reçus en échange. Une déclaration explicative, promulguée le 19 juin, fut enregistrée au Parlement le 22.

On publia en même temps un arrêt pour la diminution des monnoies à commencer au 1er juillet suivant[1]. Par la retraite d'Argenson, des Forts, sans en avoir le titre ni la fonction précise, devint comme contrôleur général[2]. A l'égard de force arrêts et autres opérations de finances, et de mutations de départements et de bureaux, c'est de quoi je continuerai à ne pas charger ces *Mémoires*. Je dirai seulement que les quatre frères Paris, dont j'ai parlé ailleurs, furent exilés en Dauphiné[3]. Ils ont depuis été les maîtres du royaume sous Monsieur le Duc, et ils le sont à peu près redevenus aujourd'hui, c'est-à-dire les deux qui sont demeurés en vie[4].

Papiers publics solennellement brûlés à l'hôtel de ville. Caractère de Trudaine, prévôt des marchands. [*Add. St-S. 1079*]

On cherchoit depuis quelque temps à ranimer quelque confiance, et on crut qu'un des plus utiles moyens d'y parvenir seroit d'anéantir si authentiquement les papiers publics acquittés, qu'il ne pût rester le moindre soupçon qu'on en pût remettre aucun dans le commerce et gagner dessus de nouveau. On prit donc le parti de les remettre toutes les semaines par compte au prévôt des marchands, qui les brûloit solennellement à l'hôtel de ville en présence de tout le corps de ville et de quiconque y vouloit assister, même bourgeois et peuple[5]. Trudaine, conseiller d'État,

1. *Dangeau*, p. 303 ; *Mémoires de Mathieu Marais*, tome I, p. 280, qui donnent le tarif dégressif de la diminution.

2. C'est lui en effet qui contresigna les édits et déclarations en matière de finances, comme le faisait jusqu'alors le contrôleur général.

3. Nous les avons vus déjà éloignés de Paris au début de l'année : ci-dessus, p. 183. On trouvera ci-après à l'appendice VIII un extrait d'une sorte de Mémoires de l'un des quatre frères, Paris de la Montagne, où il expose leur rôle vis-à-vis de Law et les causes de leur exil. Sur cette mesure, voyez le *Journal de Barbier*, p. 44, les *Mémoires de Marais*, p. 305, etc.

4. Paris du Verney et Paris de Montmartel, les deux derniers des quatre frères ; ils jouèrent un rôle financier très important pendant le ministère du cardinal de Fleury et après sa mort.

5. La première opération de brûlement de billets se fit le 28 juin, et une autre le 1er juillet ; en ces deux jours on en détruisit pour deux

étoit prévôt des marchands : c'étoit un homme dur, exact, sans entregent et sans politesse, médiocrement éclairé, aussi peu politique, mais[1] pétri d'honneur et de justice, et universellement reconnu pour tel ; il devoit tout ce qu'il étoit au feu chancelier Voysin, mari de sa sœur[2], et il n'avoit pas pris d'estime, ni encore moins d'affection dans ce tripot-là[3] pour M. le duc d'Orléans, ni pour son gouvernement. Il ne s'étoit point caché de toute l'horreur qu'il avoit pour le Système et pour tout ce qui s'étoit fait en conséquence. Ce magistrat s'expliqua si crûment à l'occasion de ce brûlement de billets, et de quelques méprises qui s'y commirent de la part de ceux dont il les recevoit, que ces Messieurs offensés aigrirent M. le duc d'Orléans, et lui persuadèrent que, au temps scabreux où on étoit du côté de la confiance et du peuple, l'emploi de prévôt des marchands ne pouvoit être en de plus dangereuses mains. A cette disposition, Trudaine mit le comble par un propos imprudent qui lui échappa de surprise en public, à un brûlement de billets, comme si quelques-uns de ceux-là lui eussent déjà passé par les mains[4]. Tout aussi[tôt] M. le duc

cent soixante douze millions (*Gazette*, p. 336 ; *Journal de Buvat*, p. 103). La *Gazette* enregistra depuis lors régulièrement les destructions de billets de banque et d'actions de la Compagnie des Indes.

1. Avant *mais*, Saint-Simon a biffé dans son manuscrit *il estoit frere de la femme du feu chancelier Voysin*.

2. Charlotte Trudaine : tome VI, p. 265.

3. Voyez nos tomes XXI, p. 318, XXVII, p. 131, etc.

4. Le greffier du Parlement écrivait dans son registre (U 363) au 2 juillet : « L'on disoit que la cause que M. Trudaine, prévôt des marchands, avoit été révoqué étoit qu'il étoit trop honnête homme, mais trop difficultueux, qu'il avoit refusé de signer le procès-verbal de la brûlure des billets de banque et actions brûlés en l'hôtel de ville depuis quelque temps, sur le fondement qu'il n'avoit point vu ni examiné les papiers qui avoient été brûlés, doutant fort que tous ces papiers fussent véritablement billets et actions, ainsi que l'on lui avoit dit, et encore pour quelque chose de la Banque, dont il avoit été nommé l'un des commissaires, et autres raisons que chacun disoit. » Voyez *Dangeau*, p. 309, *Mathieu Marais*, p. 304, *Barbier*, p. 44-45, *les Corres-*

d'Orléans en fut informé, et il est vrai que ce discours fut promptement débité et commenté, et qu'il ne fit pas un bon effet pour la confiance.

M. le duc d'Orléans m'apprend sa résolution d'ôter le prévôt des marchands, de mettre Châteauneuf en sa place, de chasser le maréchal de Villeroy, et de me faire gouverneur du Roi, à quoi je m'oppose avec la dernière force, et je l'emporte ; mais il ne me tient parole que sur le dernier.

Un jour ou deux après[1], je vins de Meudon travailler avec M. le duc d'Orléans à mon ordinaire. Dès que je parus (et le premier président étoit seul dans une grande pièce du grand appartement qui donne dans le petit) : « Je vous attends avec impatience, me dit le Régent, pour vous parler de choses importantes ; » et, s'enfonçant dans cette autre vaste pièce où étoit l'estrade et le dais, se mit à se promener avec moi et me conta toute l'affaire de l'hôtel de ville comme on la lui avoit rendue, ajouta tout de suite que c'étoit un complot du maréchal de Villeroy et du prévôt des marchands, et qu'il avoit résolu de les chasser tous deux. Je lui laissai jeter son feu ; puis j'essayai à lui ôter ce complot de la tête, en lui faisant le portrait de Trudaine. Je condamnai sa rusticité ; je blâmai surtout son imprudence, en remontrant qu'elle ne méritoit ni un éclat ni un affront tel que de l'ôter de place avant la fin de sa prévôté[2], mais bien un avertissement un peu ferme d'être plus mesuré dans ses paroles. Pour donner plus de poids aux miennes, je lui dis que ce n'étoit point par amitié pour Trudaine que je lui parlois, puisqu'il pouvoit se souvenir qu'il m'avoit accordé son agrément d'une[3] place d'échevin de Paris pour Boulduc, apothicaire du Roi très distingué dans son métier[4], et que j'aimois beaucoup de tout temps ; que là-dessus je

pondants de Balleroy, p. 176-177 et 179 ; aucun ne parle des difficultés faites par lui lors du brûlement des billets.

1. Il a été dit ci-dessus, p. 337, note 5, que la première destruction se fit le vendredi 28 juin ; l'entrevue que Saint-Simon va raconter se passa au plus tôt le 29 ou le 30, plutôt le 30, qui était un dimanche, jour où Saint-Simon travaillait ordinairement avec le Régent.

2. Il devait quitter obligatoirement sa charge six semaines plus tard, le 15 août.

3. Les mots *son agrément* ont été ajoutés en interligne, et *d'* écrit avant *une*, qui commence une ligne.

4. Gilles-François Boulduc : tome XXII, p. 302.

l'avois demandée à Trudaine, qui me l'avoit refusée avec la dernière brutalité. Le Régent s'en souvint très bien, mais insista toujours, et moi aussi. L'altercation fut encore plus vive sur le maréchal de Villeroy. Je lui représentai le double danger, dans un temps aussi critique, de toucher pour la seconde fois à l'éducation du Roi, après l'avoir ôtée au duc du Maine, et quels affreux discours cela feroit renouveler dans un public outré du désespoir de sa fortune pécuniaire et parmi un peuple qu'on cherchoit à soulever; à l'égard du prévôt des marchands, que ce seroit confirmer toute l'induction que les malintentionnés voudroient tirer de son imprudence, et perdre toute confiance et tout crédit à jamais que d'ôter, à cette occasion, un homme de cette réputation d'honneur, de probité, de justice et d'amour pour la droiture ; qu'on ne manqueroit pas d'en conclure qu'on avoit voulu jouer encore des gobelets[1] et imposer au monde en brûlant de faux papiers, et remettre les véritables dans le public ; enfin, que c'étoit une violence sans exemple d'ôter un prévôt des marchands avant l'expiration de son temps, parce que celui-ci n'avoit pu se prêter à une si indigne supercherie.

M. le duc d'Orléans, résistant à toutes ces remontrances par la persuasion du danger encore plus grand où il s'exposoit en laissant ces deux hommes en place, me déclara que son parti étoit pris, et de me faire gouverneur du Roi, et Châteauneuf[2] prévôt des marchands. Je m'écriai que jamais je n'accepterois la place de gouverneur du Roi; que plus je lui étois attaché, à lui Régent, moins j'en étois susceptible ; qu'il devoit se souvenir qu'il en étoit convenu, lorsque, avant la mort du Roi, nous traitions cette matière[3] ; qu'il ne pouvoit pas avoir oublié tout ce que je lui en avois dit encore, il n'y avoit pas si long-

1. Ci-dessus, p. 256.
2. Pierre-Antoine de Castagner, marquis de Châteauneuf, l'ancien ambassadeur en Hollande.
3. Il n'en a point parlé alors.

temps, quand il avoit voulu alors ce qu'il vouloit de nouveau aujourd'hui[1]. Venant après à l'autre point, je le priai de considérer que Châteauneuf étoit Savoyard de famille, né en Savoie, où il avoit été président de la cour supérieure de Chambéry[2], étranger par conséquent, et, bien que naturalisé, ci-devant ambassadeur à la Porte, en Portugal, en Hollande, conseiller au Parlement et maintenant conseiller d'État, il étoit exclu par les lois municipales de la ville de Paris[3]; que, quelque justice et bon et sage devoir qu'il eût fait à Nantes à la tête de la commission du Conseil, cette commission étoit, en gros, triste et fâcheuse pour servir de degré à revêtir les dépouilles d'un magistrat populaire, cher par sa vertu, et offenser doublement Paris en le lui ôtant pour mettre un étranger à sa place, contre toutes les règles et les lois de la ville et contre tout exemple. M. le duc d'Orléans demeurant ferme sur tous les points, et avec une vivacité qui m'effraya, je me jetai à ses genoux; je les embrassai de mes deux bras; je le conjurai par tout ce qui me vint de plus touchant, tandis qu'il trépignoit d'embarras pour me faire quitter prise; je protestai que je ne me relèverois[4] point qu'il ne m'eût donné sa parole de ne pas toucher au maréchal de Villeroy et à Trudaine et de les laisser dans leurs places. Enfin il se laissa toucher ou arracher, et il me le promit à plusieurs reprises, que j'exigeai avant de me vouloir relever. Quoique j'abrége fort ici le récit de cette longue scène, j'en rapporte tout l'essentiel. Nous travaillâmes ensuite assez longtemps, et je m'en retournai à Meudon, où je passois tous les étés en bonne compa-

1. Ci-dessus, p. 104 et suivantes.

2. C'est son père et non lui qui avait été président à Chambéry. Le fils, venu à Paris vers 1670, avait obtenu la naturalisation et acquis en 1675 une charge de conseiller au Parlement.

3. Le prévôt des marchands devait être parisien de naissance. Châteauneuf fut dispensé de cette condition par une lettre de cachet, dit le *Journal de Barbier*, p. 45; voyez ci-après, p. 342, note 2.

4. Saint-Simon écrit ici *relevrois*.

gnie, et ne venois à Paris que pour les affaires, sans y coucher.

Trudaine remercié; Châteauneuf prévôt des marchands.

Le lendemain, sans aller plus loin, le prince de Tingry[1] entre autres vint dîner à Meudon, qui d'abordée nous dit la nouvelle qui s'étoit répandue comme il alloit partir, que Trudaine étoit remercié et Châteauneuf mis en sa place[2]. Je cachai ma surprise autant qu'il me fut possible et mon trouble secret[3] sur le maréchal de Villeroy. Je compris bien qu'il n'y avoit rien encore à son égard, puisqu'on n'en parloit point; mais un manquement de parole si prompt sur l'un m'inquiéta fort pour l'autre, non par estime ni par amitié, non pour moi, qui étois bien résolu à refuser très nettement et constamment la place de gouverneur du Roi, mais pour M. le duc d'Orléans, et toutes les suites que je prévoyois[4] de l'ôter de cette place. Mais heureusement il n'en fut plus question pour lors. Je ne sais si la parole que j'avois moins obtenue qu'arrachée ne fut donnée que pour se dépêtrer de moi, ou si les mêmes qui lui avoient fait prendre ces résolutions le poussèrent de nouveau depuis[5] que je l'eus quitté. Je croirois plutôt le premier, et que, si M. le duc d'Orléans avoit eu un successeur tout prêt pour le maréchal de Villeroy comme il en avoit un pour Trudaine, le maréchal eût sauté avec lui. L'abbé Dubois aimoit Châteauneuf depuis qu'il l'avoit pra-

1. Christian-Louis de Montmorency, appelé d'abord le chevalier de Luxembourg (tome I, p. 233), prince de Tingry en se mariant, puis maréchal de Montmorency.

2. Dangeau enregistre la nouvelle les 28 et 29 juin (p. 309); *Barbier* (p. 45) n'en parle qu'au début de juillet, de même que *Mathieu Marais*, p. 304. La lettre adressée par le Roi au corps de ville pour procéder à l'élection de M. de Châteauneuf comme prévôt des marchands est du 1er juillet (reg. O[1] 64, fol. 190 v°); elle contient cette phrase : « encore qu'il ne soit pas né dans la ville de Paris, de quoi nous le relevons et dispensons, pour cette fois seulement et sans tirer à conséquence. »

3. Le mot *secret* a été ajouté en interligne.

4. Le manuscrit porte par erreur *prévois* pour *prévoyois*.

5. *Depuis* surcharge *aussi*.

tiqué en Hollande, quoiqu'il y fût peu au gré des Anglois. Il étoit pauvre et mangeur[1]; ses ambassades l'avoient incommodé, malgré celle de la Porte[2]; il avoit [des] besoins; la prévôté des marchands étoit propre à les remplir, et M. le duc d'Orléans avoit toujours eu du goût pour lui[3].

Trudaine et le maréchal de Villeroy sont tôt informés au juste de tout ce tête-à-tête, sans qu'on puisse imaginer comment, et avec des sentiments bien différents l'un de l'autre.

A quatre jours de là, il y eut conseil de régence, et j'étois de mois pour les placets. J'allai donc aux Tuileries un peu avant le Conseil me mettre dans la pièce qui précédoit celle où on le tenoit, derrière le fauteuil du Roi et la table des placets, entre deux maîtres des requêtes pour les recevoir, c'est-à-dire pour les voir jeter sur la table et les voir prendre après par les maîtres des requêtes et m'en rendre compte, et après tous trois à M. le duc d'Orléans, après les avoir entièrement dégrossis[4]. L'un de ces deux maîtres des requêtes se trouva être Bignon, mort jeune depuis conseiller d'État, fils du conseiller d'État intendant de Paris[5], ami

1. *Mangeur*, au sens figuré de dépensier, prodigue, n'était donné par aucun lexique; nous en avons eu un exemple au tome III, p. 319.

2. Elle rapportait ordinairement beaucoup par les profits extraordinaires qui s'y faisaient. Dangeau (tome VII, p. 96) dit qu'elle valait plus de quatre-vingt mille livres de rente; voyez aussi les *Mémoires du duc de Luynes*, tomes II, p. 238, et XIV, p. 13.

3. Mathieu Marais (*Mémoires*, tome III, p. 212) dit de lui en 1725 qu'il est « vieux, goutteux, savoyard, fin et rusé, aimant la bonne chère, l'argent, la dépense et peu la famille, et plus propre à l'intrigue qu'à la vigilance d'une ville comme Paris. » Il fut révoqué à cette époque pour diverses malversations et perdit par là le présent de cinquante mille livres que le mariage de la Reine lui eût valu (*ibidem*, p. 216; *Journal de Barbier*, tome I, p. 405).

4. Ce mécanisme a été expliqué en 1715 : tome XXIX, p. 129-131.

5. Il s'agit du fils d'Armand-Roland Bignon de Blanzy (tome VI, p. 274), qui s'appelait Jérôme IV; il était né le 28 février 1698, fut d'abord conseiller au Parlement (1676), puis maître des requêtes en 1719, et survivancier de son oncle l'abbé Bignon à la Bibliothèque du Roi, fut envoyé comme intendant à la Rochelle en juin 1726, passa à Soissons en 1737, fut nommé conseiller d'État en février 1743, et mourut quelques semaines plus tard, 7 mars 1743, dans sa quarante-sixième année; il était membre honoraire de l'Académie des Inscriptions.

intime de Mlle Choin, duquel j'ai parlé à l'occasion du mariage de Mme la duchesse de Berry[1], où on a vu ma liaison avec les Bignons et son ancienne cause[2]. Il étoit neveu de Bignon, aussi conseiller d'État, qui avoit été prévôt des marchands[3]. Il me dit que son oncle[4] ne se portoit pas bien, mais qu'il ne laisseroit pas de m'aller chercher à Meudon s'il pouvoit, qu'il avoit à me parler, qu'il en étoit même pressé, et qu'il l'avoit chargé de savoir de moi si et quand il me pourroit trouver chez moi à Paris. Je le priai de dire à son oncle que je passerois chez lui au sortir du Conseil avant de retourner à Meudon. J'y allai donc. Dès que Bignon me vit, il me dit que, si Trudaine avoit osé aller à Meudon, il y auroit couru me témoigner toute sa reconnoissance; que, ne pouvant la contenir, il l'avoit chargé de m'assurer que je m'étois acquis en lui un serviteur à jamais, et de là un torrent de louanges et de remerciements; moi, qui de ma vie n'avois eu le moindre commerce avec Trudaine, et qui n'imaginois pas ce que Bignon me vouloit dire, je demeurai fort surpris. Il me dit que je ne devois pas être si réservé, qu'ils savoient tout, et de là me raconta de mot à mot toute la conversation entière que j'avois eue avec M. le duc d'Orléans tête à tête[5], et que je viens de rapporter en gros. Alors mon étonnement fut extrême; je niai d'abord tant que je pus; mais je n'y gagnai rien. Le récit du tout fut exact, et pour l'ordre, jusque pour la plupart des termes, enfin l'action de la fin, tout me fut rendu par Bignon dans une si étrange justesse,

1. Tome XIX, p. 253 et suivantes.

2. Ce n'est pas là où il a parlé de cette « ancienne cause », qui était que Jérôme II Bignon avait été tuteur de notre auteur lors de la mort de la duchesse de Brissac sa sœur, mais bien dans le tome II, p. 269-270.

3. Jérôme III Bignon, prévôt des marchands en 1708 (tome VI, p. 274), était frère aîné d'Armand-Roland Bignon de Blanzy; il avait alors soixante et un ans.

4. Après ce mot, le manuscrit porte un *qui* inutile.

5. Les mots *teste à teste* ont été ajoutés en interligne.

que je ne pus malgré moi désavouer, et que je fus réduit à lui demander et à Trudaine le secret pour toute reconnoissance. Ils me le gardèrent sur le maréchal de Villeroy, dont Bignon sentit la conséquence; mais ils ne s'y purent soumettre sur l'autre point; ils publièrent ce que Trudaine me devoit. Il me vint voir au bout de quelque temps et m'a cultivé toute sa vie. Il faut dire, à l'honneur de son fils[1], que, jusqu'à aujourd'hui, il ne l'a pas oublié. D'imaginer après comment cela s'est su: si un valet relaissé[2] entre deux portes, ou M. le duc d'Orléans lui-même, auroit rendu la conversation et avec cette longueur et cette justesse, c'est ce que je n'ai jamais pu démêler. Je ne voulus pas en parler à M. le duc d'Orléans, et je n'ai pu tirer de Bignon ni de Trudaine comment ils l'avoient sue, quoi que j'aie pu faire. Comme elle vint à eux, il n'est pas surprenant qu'elle ne transpirât jusqu'au maréchal de Villeroy. Ce que j'y gagnai fut rare: sa malveillance, qui ne put me pardonner d'avoir pu remplir sa place, non pas même en faveur de ce que je l'avois refusée et que je la lui avois fait conserver. Il avoit déjà eu la même crainte à mon égard ; car ceci étoit une récidive[3] ; mais il n'en avoit eu que le soupçon, et non la certitude comme en celle-ci, qui produisit en lui ce sentiment bas à force d'orgueil et d'insolence, et si opposé à celui d'un honnête homme. On le lui verra bien renouveler dans quelque temps[4].

1. Daniel-Charles Trudaine, né à Paris et baptisé le 2 janvier 1703 (Archives nationales, X^{1A} 8720, fol. 153 v°), conseiller à la troisième chambre des Enquêtes en 1721, maître des requêtes en 1727, intendant d'Auvergne en mars 1730, intendant des finances en septembre 1734, conseiller d'État semestre en mai 1744 et directeur des ponts et chaussées, fut membre du conseil des finances et de celui de commerce, fut élu comme honoraire à l'Académie des sciences à la place de Bignon en avril 1743 et mourut à Paris le 19 janvier 1769.

2. Terme de vénerie déjà rencontré dans notre tome III, p. 251.

3. Voyez plus haut, p. 104 et suivantes.

4. Nous verrons en 1721 (suite des *Mémoires*, tome XVII de 1873,

Conduite étrange du maréchal de Villeroy. Il est visité par les harengères dans une attaque de goutte. [Add. StS. 1680]

Ce n'étoit pas sans raison, comme on a déjà vu en bien des endroits, mais raison toute récente, que le maréchal de Villeroy pesoit rudement à M. le duc d'Orléans dans la place de gouverneur du Roi. Il n'y avoit rien qu'il n'eût mis en usage depuis la Régence pour se rendre agréable au Parlement et au peuple. M. de Beaufort lui avoit tourné la tête[1]. Il crut qu'avec la confiance que le feu Roi lui avoit marquée dans les derniers temps de sa vie, ce qu'il pouvoit penser attendre des troupes qu'il avoit si longtemps commandées, se trouvant doyen des maréchaux de France, et le Roi entre ses mains, le gouvernement de Lyon, où il étoit de longue main maître absolu, et son fils, entièrement dans sa dépendance, capitaine des gardes du corps, c'étoit de quoi balancer l'autorité du Régent et faire en France le premier personnage. Par cette raison il affecta de s'opposer à tous les édits bursaux, à Law, aux divers arrangements de finances, à tout ce que le Parlement répugnoit à enregistrer. Il rendit, tant qu'il put, la vie dure au duc de Noailles tant que celui-ci eut les finances, quoique encore plus indécent et bas valet du Parlement que lui, quoiqu'il ne s'en mêlât que bien superficiellement, ainsi que de toutes autres affaires. On a vu son attachement au duc du Maine, le désespoir[2] qu'il marqua quand l'éducation lui fut ôtée[3], son engagement et ses frayeurs quand ce bâtard fut arrêté[4], avec quelle bassesse et quelle importunité pour le Roi il en faisoit les honneurs et le montroit aux magistrats à toutes heures qu'ils se présentoient, comme il les distinguoit sur qui que ce pût être, l'affectation avec laquelle

p. 180 et suivantes, notre prochain volume) le Régent vouloir encore chasser le maréchal, offrir sa place à Saint-Simon, qui la refusera une troisième fois.

1. Déjà dit aux tomes XXX, p. 86-87, XXXIII, p. 25, XXXV, p. 23.
2. *Despoir* corrigé en *desespoir* par l'addition de *es* en interligne.
3. Tome XXXV, p. 198.
4. Tome XXXVI, p. 143.

il faisoit voir le Roi au peuple, qui s'en étoit pris de passion à proportion qu'il s'étoit pris de haine contre le feu Roi, et que les ennemis de M. le duc d'Orléans le décréditoient parmi ce même peuple. Ce fut aussi de ce dernier article que le maréchal se servit le plus dangereusement. Il portoit sur lui la clef d'une armoire où il faisoit mettre le pain et le beurre de la Meute dont le Roi mangeoit, avec le même soin et bien plus d'apparat que le garde des sceaux celle de la cassette qui les renferme, et fit un jour une sortie d'éclat parce que le Roi en avoit mangé d'autre, comme si tous les vivres dont il usoit nécessairement tous les jours, la viande, le potage, le poisson, les assaisonnements, les légumes[1], tout ce qui sert au fruit[2], l'eau, le vin n'eussent pas été susceptibles des mêmes soupçons. Il fit une autre fois le même vacarme pour les mouchoirs du Roi, qu'il gardoit aussi ; comme si ses chemises, ses draps, en un mot, tout son vêtement, ses gants, n'eussent pas été aussi dangereux, que néanmoins il ne pouvoit avoir sous clef, et les distribuer lui-même. C'étoit ainsi des superfluités d'impudentes précautions vuides de sens, pleines de vues les plus intéressées et les plus noires, qui indignoient les honnêtes gens, qui faisoient rire les autres, mais qui frappoient le peuple et les sots, et qui avoient ce double effet de renouveler sans cesse les dits horribles qu'on entretenoit soigneusement contre M. le duc d'Orléans, et que c'étoit aux soins et à la vigilance d'un gouverneur si fidèle et si attaché qu'on étoit redevable de la conservation du Roi, et dont dépendoit sa vie. C'est ce qu'il vouloit bien établir dans l'opinion du Parlement et du peuple, et peu à peu dans l'esprit du Roi, et c'est à quoi il s'en fallut bien peu qu'il ne parvînt parfaitement. C'est ce qui lui attachoit telle-

1. Le mot *legumes* est en interligne, au-dessus de *potages*, biffé.

2. On sait que c'est ainsi qu'on nommait alors ce que nous appelons le dessert.

ment ce peuple[1], que, ayant eu tout nouvellement une violente attaque de goutte, qu'il avoit toujours fort courtes, le peuple en fut en émoi, et les Halles lui députèrent des harengères, qui voulurent le voir[2]. On peut juger comment ces ambassadrices furent reçues. Il les combla de caresses et de présents, et il en fut comblé de joie et d'audace, et c'étoit là ce qui avoit ranimé dans M. le duc d'Orléans la volonté et la résolution de l'ôter d'auprès du Roi. Le maréchal de Villeroy comptoit encore s'attacher le Roi et le public par ces odieuses précautions, de manière à se persuader que, quoi qu'il pût faire, jamais le Régent n'oseroit le chasser, et que, s'il l'entreprenoit, le Roi, tout enfant qu'il étoit, l'empêcheroit par ses cris, dans la conviction qu'il lui inspiroit que sa vie étoit attachée à ses soins, et que ce ne seroit que pour se procurer les moyens d'y pouvoir attenter qu'on l'éloigneroit de sa

1. Les mots *ce peuple* sont en interligne.

2. Le greffier du Parlement écrit dans son registre (U 363) : « Ce jourd'huy mercredi 3e juillet 1720, sur la joie que tous les honnêtes gens témoignoient avoir du rétablissement de la santé de M. le maréchal de Villeroy, et avec grande raison, étant si nécessaire auprès de la personne du Roi pour sa conservation et son éducation, après même le faux bruit qui avoit couru depuis deux jours qu'il étoit mort, ce qui auroit été une grande perte pour le royaume, les marchandes ou harengères de la Halle ayant député plusieurs d'entre elles pour aller lui en faire compliment et participer à la joie publique, elles y allèrent et furent très bien reçues à lui en marquer leur joie particulière. Elles furent même reçues par M. le duc de Villeroy, son fils, et par M. le marquis d'Alincourt, son petit-fils, qui leur firent l'honneur de les embrasser, à ce que l'on m'a dit, en leur témoignant qu'ils leur étoient très obligés de la joie qu'elles marquoient avoir, ainsi que tout le peuple. Dieu le conserve pour le Roi et pour le royaume, dans un temps où l'on a si grand besoin d'avoir d'honnêtes gens ! » Comparez une lettre des *Correspondants de Balleroy*, p. 180. Dangeau met cette visite au 2 juillet (p. 314) ; mais, à cette époque, il se trompe souvent de date et avance les nouvelles d'un jour ; on en verra encore un exemple ci-après pour la révocation du fils d'Argenson. Mathieu Marais (p. 355) donne le texte d'une chanson intitulée *La joie des harengères sur la convalescence du maréchal de Villeroy*.

personne. On verra en son temps[1] que ce raisonnement infernal n'étoit pas mal juste, et qu'il fut fort près de lui réussir.

Emplois des enfants d'Argenson. Baudry lieutenant de police.

Le fils aîné d'Argenson, qui, tout jeune, avoit eu sa place de conseiller d'État, étoit intendant à Maubeuge[2], où il ne demeura pas longtemps. Le cadet étoit lieutenant de police; il en fut remercié; Baudry eut cette place[3], et le jeune Argenson eut tôt après l'intendance de Tours, où il demeura peu[4]. Les deux frères sont depuis parvenus au ministère, et [à] être secrétaires d'État.

M. le duc d'Orléans renvoie gracieusement les députés du Parlement au Chancelier.

M. le duc d'Orléans reçut les remontrances du Parlement le mieux du monde. Elles ne furent que générales, sur la situation des finances. Il les renvoya au Chancelier, pour voir avec lui ce qu'il seroit de plus à propos à faire[5].

1. Lorsque, à la fin de 1722, le Régent le fit arrêter et l'exila dans sa terre de Villeroy (suite des *Mémoires*, tome XIX de 1873, p. 1 et suivantes).

2. Ci-dessus, p. 128.

3. Nous connaissons déjà Gabriel Taschereau de Baudry : tome XXIX, p. 66. C'est le 30 juin que M. de la Vrillière alla par ordre du Régent au couvent du Traînel pour prier l'ancien garde des sceaux de demander à son fils la démission de sa charge (*Journal de Barbier*, p. 43 ; *Dangeau*, p. 309-310 ; *Mémoires de Mathieu Marais*, p. 305 ; *Journal de Buvat*, p. 111 ; *Les Correspondants de Balleroy*, p. 176 et 179 ; *Gazette d'Amsterdam*, n° LVI). Les provisions de M. de Baudry, du 2 juillet, avec un brevet d'assurance de cent cinquante mille livres, sont dans le registre O[1] 64, fol. 192. Il fut reçu au Parlement le 5 juillet (reg. U 363).

4. De mars 1721 à mars 1722.

5. Le 4 juillet : *Dangeau*, p. 316. Ce ne furent pas des remontrances proprement dites, mais des « représentations », suivant le terme adopté par le Parlement ; aussi n'y eut-il pas un texte rédigé. D'après les notes prises par le greffier le 3 juillet sur les délibérations des chambres assemblées, et le 5 sur le récit de l'entrevue fait par le premier président (reg. U 363), les magistrats insistèrent sur la nécessité de rembourser à vue, comme on l'avoit promis, les billets de banque, du moins ceux des moindres valeurs, et de couper les gros billets en plus petits, opérations qui semblaient suspendues, ce qui augmentait le discrédit des billets et amenait une usure effroyable. Le Régent répondit que la principale cause qui avait fait suspendre le

Arrêt célèbre sur les pierreries [Add. StS. 1681]

Il y eut, le 5 juillet, un arrêt du Conseil portant défense d'avoir des pierreries, d'en garder chez soi, ni d'en vendre qu'aux étrangers[1]. On peut juger du bruit qui en résulta[2]. Cet arrêt, enté sur tant d'autres, alloient[3] trop visiblement tous à s'emparer de tout l'argent pour du papier décrié, et auquel on ne pouvoit plus avoir la moindre confiance. En vain M. le duc d'Orléans, Monsieur le Duc et Madame sa mère voulurent-ils persuader qu'ils en donnoient l'exemple, en se défaisant de leurs immenses pierreries dans les pays étrangers[4]; en vain y en envoyè-

paiement des billets était l'élévation du change ; que quinze bureaux et cent commis travaillaient nuit et jour à la Banque pour couper les gros billets, et qu'ils ne pouvaient suffire aux demandes ; que, pour faire diminuer le change, on avait décidé de défendre le port des pierreries, et d'en faire vendre le plus possible à l'étranger pour faire rentrer des espèces d'or et d'argent ; enfin, que, pour faciliter l'acquisition des rentes nouvellement émises, il serait accordé aux acheteurs le bénéfice d'un quartier ou trimestre. Il engagea les magistrats à avoir des conférences sur ces matières avec le Chancelier.

1. Il y avait déjà eu le 4 février précédent une déclaration qui interdisait le port des diamants, perles et pierres précieuses (*Dangeau*, p. 230) ; mais elle avait été très mal appliquée, et on avait autorisé des dérogations pour beaucoup de dames et de seigneurs (reg. O¹ 64, de mars à juin). L'arrêt du 4 juillet, promulgué le 5 et imprimé, rappela cette interdiction et l'aggrava en ce qu'il fût interdit de garder des pierreries ; les possesseurs devaient s'en défaire à l'étranger dans le délai d'un mois, sous peine de confiscation, dont les trois quarts au dénonciateur.

2. Le prudent Dangeau dit lui-même qu'on n'en étoit pas content (p. 317) ; voyez aussi les *Mémoires de Mathieu Marais*, p. 315-316, et l'anecdote rapportée dans les *Mémoires du maréchal de Villars*, tome IV, p. 141.

3. Il y a bien *alloient* au pluriel dans le manuscrit, et plus loin *tous*. Saint-Simon copie ici son Addition à Dangeau indiquée ci-contre ; mais il en modifie un peu la rédaction ; la comparaison du texte primitif expliquera ces pluriels à la suite d'un sujet au singulier.

4. Lors de l'entrevue du 4 avec les gens du Parlement, le Régent et Monsieur le Duc avoient dit « qu'ils seroient les premiers à en montrer l'exemple ». Monsieur le Duc fit dire à sa sœur la princesse de Conti qu'il fallait envoyer en Angleterre les nombreux diamants et pierreries provenant de la succession de Monsieur le Prince, toujours

rent-ils en effet, mais seulement en voyage ; qui que ce soit ne fut la dupe, et qui ne cachât bien soigneusement les siennes, qui en avoit, ce qui se put par le petit volume, bien plus aisément que l'or et l'argent. Cette éclipse de pierreries ne fut pas de longue durée.

Sutton succède à Stair. Courtes réflexions.

Stair enfin prit congé[1], après avoir régné ici sans voile avec une domination absolue, dont le commerce et la marine de France et d'Espagne se ressentiront longtemps, et même l'Angleterre, par la supériorité que son roi a acquise sur la nation, moyennant les subsides immenses qu'il a tirés de nous, qui l'ont mis en état de se rendre le maître de ses parlements, et de n'y trouver plus de barrière à ses volontés, grâces à l'ambition de l'abbé Dubois, à l'aveuglement de Canillac, à la perfide politique personnelle du duc de Noailles, et à l'entraînement de M. le duc d'Orléans. Stair se pressa de passer la mer dès que le chevalier Sutton[2], son successeur, fut arrivé, pour trouver le roi d'Angleterre, qui s'en alloit dans ses États d'Allemagne[3]. Jamais l'audace, l'insolence, l'impudence, ne furent portées[4] en aucun pays au point où cet ambassadeur les porta, ni avec tant de succès ; malheureusement il ne savoit que trop à qui il avoit affaire. Encore une fois voilà le fruit de se livrer à un seul, à un seul de l'espèce de l'abbé Dubois en-

en litige, parce qu'il serait bien aise de donner l'exemple ; mais celle-ci lui fit répondre que rien ne pressait et qu'on avait un mois pour y penser ; du moins, c'est le bruit qui courut (reg. U 363, au 6 juillet).

1. Le 22 juin (*Dangeau*, p. 307 ; *Gazette*, p. 312).

2. Robert, chevalier Sutton, avait été un des plénipotentiaires anglais au traité de Passarowitz (*Gazette de Leyde*, 1718, n° 101, lettre de Vienne). Il quitta Londres le 10 juin et arriva à Paris le 16 (*Gazette d'Amsterdam*, n°s XLIX, L et LII). Il avait fait louer l'hôtel de Tréville, rue de Tournon, pour s'y loger. Dès l'année suivante, il fut remplacé par Schaub.

3. Le roi Georges partit de Londres le 25 au soir pour aller s'embarquer à Greenwich, et arriva dans son duché de Hanovre le 1er juillet (*ibidem*, n°s LIII et LV).

4. Il y a *portés*, au masculin par mégarde, dans le manuscrit.

core, enfin à un premier ministre qui veut être cardinal.

Continuation de la brûlerie par le nouveau prévôt des marchands. Édit pour rendre la compagnie des Indes, connue sous le nom de Mississipi, compagnie exclusivement de commerce. Effets funestes de cet édit. [Add. St-S. 1682]

Le nouveau prévôt des marchands continua à brûler publiquement à l'hôtel de ville les actions et les billets de banque, jusqu'à la réduction qu'on avoit résolue[1].

Tandis que les députés du Parlement travailloient souvent chez le Chancelier sans conclure[2], on projeta un édit pour rendre la Compagnie des Indes compagnie de commerce, laquelle s'obligeoit, ce moyennant, à rembourser dans un an pour six cents millions de billets de banque, en payant cinquante millions par mois : telle fut la dernière ressource de Law et de son Système[3]. Aux tours de passe-passe du Mississipi il avoit fallu chercher à substituer quelque chose de réel, surtout depuis l'événement de l'arrêt du 22 mai dernier, si célèbre, et si funeste au papier[4]. On voulut donc substituer aux chimères une compagnie réelle des Indes, et ce fut ce nom et cette chose qui succéda, et qui prit la place de ce qui ne se connoissoit auparavant que sous le nom de Mississipi[5]. On avoit eu beau donner à cette compagnie la ferme du tabac et

1. La *Gazette* enregistre soigneusement ces destructions en juillet-août, où on détruisit pour près de sept cents millions de billets (p. 336, 360, 372, 384, 408, 432) ; le 3 octobre, on en brûle encore cent millions (p. 480), et ce fut tout.

2. Le greffier Delisle mentionne des conférences les 9, 13 et 16 juillet (reg. U 363 ; voyez *Dangeau*, p. 321).

3. Cet édit fut publié et imprimé, après le refus du Parlement de l'enregistrer, à la suite d'un arrêt du Conseil du 21 juillet, qui en ordonnait l'exécution. Sous la seule condition du rachat de six cents millions de billets de banque, il était accordé à perpétuité à la Compagnie des Indes le privilège exclusif du commerce dans les colonies françaises et dans toutes les mers des Indes orientales, sauf celui du castor au Canada, et elle était substituée à tous les droits, privilèges et possession des anciennes compagnies du Sénégal, des Indes, d'Afrique et de la Chine.

4. Ci-dessus, p. 314.

5. La Compagnie des Indes existait sous ce nom depuis l'édit de mai 1710 ; le nom de Compagnie du Mississipi était le nom vulgaire, donné d'abord à celle de la Louisiane.

quantité d'autres revenus immenses, ce n'étoit rien pour faire face au papier répandu dans le public, quelques soins qu'on eût pris de le diminuer à tous hasards, à toutes ruines, à toutes restes[1]. Il fallut chercher d'autres expédients. Il ne s'en trouva point que de rendre cette compagnie compagnie de commerce ; c'étoit sous un nom plus doux, mais obscur et simple, lui attribuer le commerce exclusif en entier. On peut juger comment une telle résolution put être reçue dans le public, poussé à bout de la défense sévère, sous de grandes peines, d'avoir plus de cinq cents livres en argent chez soi, d'y être visité et fouillé partout, et de ne pouvoir user que de billets de banque pour payer journellement les choses les plus médiocres et les plus nécessaires à la vie[2]. Aussi opéra-t-elle deux choses : une fureur qui s'aigrit tellement par la difficulté de toucher son propre argent, jour par jour, pour sa subsistance journalière[3], que ce fut merveille comment l'émeute s'apaisa, et que tout Paris ne se révoltât pas tout à la fois ; l'autre, que le Parlement, prenant pied sur cette émotion publique, tint ferme jusqu'au bout contre l'enregistrement de l'édit. Le 15 juillet, le Chancelier montra chez lui le projet de l'édit aux députés du Parlement, qui furent chez lui jusqu'à neuf heures du soir sans s'être laissés persuader[4]. Le lendemain 16, le projet de l'édit fut mon-

1. Locution déjà rencontrée dans nos tomes XX, p. 292, XXIII, p. 219, etc.

2. Ci-dessus, p. 180-181.

3. La confiscation de toutes les monnaies, sauf celle de billon, et l'émission de gros billets de mille et dix mille livres en trop grande quantité rendoient les achats journaliers presque impossibles par la pénurie de monnaie divisionnaire. Buvat, Barbier, Marais, etc. parlent des difficultés inouïes qu'on avait pour acheter même des vivres.

4. Saint-Simon copie les articles de Dangeau des 15 et 16 juillet (p. 321 et 322) ; mais il les mélange. Dangeau d'ailleurs est mal informé et antidate ses nouvelles. D'après le récit long et circonstancié que le premier président fit à la cour, au matin du 17 juillet, des conférences tenues chez le Chancelier (reg. U 363), il n'y en eut que les 9, 13 et

tré au conseil de régence. M. le duc d'Orléans, soutenu de Monsieur le Duc, y parla bien, parce qu'il ne pouvoit parler mal, même dans les plus mauvaises thèses. Personne ne dit mot, et on ploya les épaules. Il fut résolu de la sorte d'envoyer le lendemain, 17 juillet, l'édit au Parlement.

Gens étouffés à la Banque. Le Palais-Royal menacé. Law insulté par les rues ; ses glaces et ses vitres cassées. Il est logé au Palais-Royal.

Ce même jour 17, au matin, il y eut une telle foule à la Banque et dans les rues voisines, pour avoir chacun de quoi aller au marché, qu'il y eut dix ou douze personnes étouffées[1]. On porta tumultuairement trois de ces corps morts à la porte du Palais-Royal, où le peuple vouloit entrer à grands cris. On y fit promptement marcher un détachement des compagnies de la garde du Roi des Tuileries. La Vrillière et le Blanc haranguèrent séparément ce peuple. Le lieutenant de police y accourut; on fit venir des brigades du guet. On fit après emporter les corps morts, et par douceur et cajoleries on vint enfin à bout de renvoyer le peuple, et le détachement de la garde du Roi s'en retourna aux Tuileries. Sur les dix heures du matin, que tout cela finissoit, Law s'avisa d'aller au Palais-Royal ; il reçut force imprécations par les rues. M. le duc d'Orléans ne jugea pas à propos de le laisser sortir du Palais-Royal, où, deux jours après, il lui donna un

16, comme il a été dit ci-dessus. Dès le 13, le Chancelier parla de l'édit relatif à la Compagnie des Indes, et le 16 la réunion eut lieu à neuf heures du matin, et non pas jusqu'à neuf heures du soir. Mathieu Marais (p. 321-323) donne un récit intéressant de l'assemblée du 13.

1. Sur cette émeute du 17 juillet, il faut voir les relations de Buvat, qui se trouva dans la bagarre (*Journal*, tome II, p. 105-108), de l'avocat Barbier (p. 48-50), des *Mémoires de Mathieu Marais*, p. 327-330, du *Journal de Dangeau*, p. 322-323, et aussi ce que racontent Madame, qui vint à Paris ce jour-là (*Correspondance*, recueil Brunet, tome II, p. 253-255), et les *Correspondants de Mme de Balleroy*, p. 183-184. Notre *Gazette* n'en souffla mot ; mais la *Gazette d'Amsterdam* (nº LX et Extraordinaire) et celle *de Rotterdam* (nº LX) furent plus prolixes. Depuis plusieurs jours, il y avait de graves désordres à la Banque, où des gens étaient étouffés dans la foule ou tués par les gardes qui voulaient remédier à la presse.

logement[1]. Il renvoya son carrosse, dont les glaces furent cassées à coups de pierre[2]. Son logis en fut attaqué aussi avec grand fracas de vitres. Tout cela fut su si tard dans notre quartier des Jacobins de la rue Saint-Dominique, qu'il n'y avoit plus apparence de rien quand j'arrivai au Palais-Royal, où M. le duc d'Orléans, en très courte compagnie, étoit fort tranquille, et montroit que ce n'étoit pas lui plaire que de ne l'être pas[3]. Ainsi, je n'y fus pas longtemps, n'y ayant rien à faire ni à dire.

Le Parlement refuse d'enregistrer l'édit. Ordonnance du Roi étrange.

Ce même matin, l'édit fut porté au Parlement; il refusa de l'enregistrer, et envoya[4] les gens du Roi à M. le duc d'Orléans pour lui rendre compte de leurs raisons[5], lequel demeura fort piqué de ce refus. On publia le lendemain par la ville une ordonnance du Roi, portant défense au peuple de s'assembler, sous de grandes peines, et que, à cause des inconvénients arrivés la veille à la Banque, on n'y donneroit point d'argent et qu'elle seroit fermée jusqu'à nouvel ordre[6]. On fut plus heureux que sage; car de quoi vivre en attendant? Et si[7] rien ne branla, ce qui marque

1. Il logea chez Coche, concierge du Palais-Royal et premier valet de chambre du Régent, et mangea chez Mme de Nancré; il y resta dix jours sans sortir (*Mathieu Marais*, p. 329-330; *Journal de Barbier*, p. 50).

2. Une estampe de la collection Hennin, 1720, p. 25, représente le carrosse du financier « réduit en cannelle » par la populace.

3. L'avocat Barbier dit au contraire (p. 48 et 50) que « le Régent avoit peur; ... il s'habilloit pendant ce fracas; il étoit blanc comme sa cravate et ne savoit ce qu'il demandoit. »

4. Après ce mot, Saint-Simon a biffé *l'après disné*.

5. *Dangeau*, p. 322. Après une longue délibération, dont le greffier Delisle nous a conservé les principaux traits (reg. U 363), la cour décida à la quasi-unanimité que « le Roi seroit très humblement supplié de vouloir bien la dispenser de l'enregistrement de cet édit. »

6. L'ordonnance, du 17 juillet, ne spécifiait pas de peine spéciale, mais menaçait les contrevenants « d'être punis comme perturbateurs du repos public suivant la rigueur des ordonnances »; le paiement des billets était suspendu seulement à la Banque, et continuait chez les commissaires de quartiers qui y avaient déjà procédé les jours précédents.

7. Et cependant.

bien la bonté[1] et l'obéissance de ce peuple qu'on mettoit à tant et de si étranges épreuves[2].

Précautions, troupes approchées de Paris.

On fit néanmoins venir des troupes auprès de Charenton, qui étoient à travailler au canal de Montargis[3], quelques régiments de cavalerie et de dragons à Saint-Denis, et le régiment du Roi sur les hauteurs de Chaillot[4]. On envoya de l'argent à Gonesse, pour faire venir les boulangers comme à l'ordinaire, de peur de leur refus de prendre des billets, comme faisoient presque tous les marchands et les ouvriers de Paris, qui ne vouloient plus recevoir de papier[5]. Le régiment des gardes eut ordre de se tenir prêt, et les mousquetaires de ne s'éloigner point de leurs deux hôtels et de tenir leurs chevaux bridés.

Conférences au Palais-Royal* entre M. le duc d'Orléans et moi.

Ce même jour du refus du Parlement d'enregistrer l'édit, je fus mandé au Palais-Royal sur les cinq heures après midi. M. le duc d'Orléans m'apprit la plupart des choses faites ou résolues[6] qui viennent d'être rapportées, se plaignit fort de la mollesse du Chancelier avec le Parlement et dans les conférences chez lui avec les députés de cette Compagnie ; et de là force reproches de l'embarras où je le mettois par mon opiniâtreté à ne vouloir point

1. *Bonté* est répété deux fois, à la fin d'une ligne et au commencement de la suivante.

2. Les contemporains s'étonnent, comme Saint-Simon, de la patience des Parisiens. Au rapport de Jean Buvat (p. 108), Law aurait dit quelques jours auparavant que les Anglais ne criaient pas, mais qu'ils mordaient, tandis que les Français criaient beaucoup, mais ne mordaient pas.

3. Ce canal, qui longe le Loing de Montargis à Moret, était destiné à joindre à la Seine les canaux de Briare et d'Orléans, sans emprunter le cours du Loing, devenu difficilement navigable. Il avait été commencé depuis peu par ordre du Régent. Trois régiments d'infanterie y travaillaient alors, dont Champagne et Royal-marine.

4. *Dangeau*, p. 323 ; *Barbier*, p. 51.

5. Copie de l'article du *Journal de Dangeau* du 19 juillet, p. 324 ; Barbier dit de même.

6. Ces trois derniers mots ont été ajoutés en interligne.

* Après ce mot, Saint-Simon a biffé *Insolence de Silly*.

des sceaux. Je lui répondis qu'avec sa permission je pensois tout autrement. « Comment, m'interrompit-il vivement, me ferez-vous accroire que vous auriez été aussi mou que le Chancelier, et que vous ne leur eussiez pas fait peur ? — Ce n'est pas cela, repris-je ; mais vous n'ignorez pas à quel point je suis avec le premier président, et que je ne suis pas agréable au Parlement depuis la belle affaire du bonnet, où votre mollesse et votre peur du Parlement, vous qui aujourd'hui la reprochez aux autres, nous a mis dans la fange, et vous dans le bourbier, par l'audace et l'intérêt du Parlement, du premier président et de leur cabale, après qu'ils ont eu reconnu par là, dès l'entrée de votre régence, à qui ils avoient affaire et comment vous manier ; aussi s'y sont-ils donné ample carrière. Vous les aviez abattus par le lit de justice des Tuileries ; vous ne l'avez pas soutenu ; cette conduite leur a remis les esprits, et la cabale tremblante a repris force et vigueur. Cette courte récapitulation ne seroit pas inutile, si à la fin vons en pouviez et saviez profiter. Mais revenons à moi et aux sceaux. Persuadez-vous, Monsieur, que, si ces gens-là se montrent si revêches à un magistrat nourri dans leur sein, qui est leur chef et leur supérieur naturel, qu'ils aiment et dont ils se savent aimés, persuadez-vous, dis-je, qu'ils se seroient montrés encore plus intraitables avec un supérieur précaire, regardé par eux comme un supérieur de violence, sans qualité pour l'être, revêtu d'une dignité qu'ils haïssent et qu'ils persécutent avec la dernière audace et la plus impunie ; homme d'épée, qui est leur jalousie et leur mépris tout à la fois, et homme que personnellement ils haïssent et dont ils se croient haïs. Ils auroient pris pour une insulte d'avoir à traiter avec moi ; leur cabale auroit répandu cent mauvais discours ; les députés, par leurs propos, auroient exprès excité les miens, et tout le monde vous auroit reproché et la singularité d'un garde des sceaux d'épée, et le mauvais choix d'une manière d'ennemi pour travailler à une conciliation.

Voilà ce qui en seroit résulté, c'est-à-dire un bien plus grand embarras pour vous, et un très désagréable pour moi. Ainsi, n'ayez nul regret à mon refus. Tenez-le, au contraire, pour un avantage, qui vous est clairement démontré par l'occasion présente, et ne regrettez que de n'avoir pas eu sous la main un magistrat estimé, royaliste et non parlementaire, à faire garde des sceaux ; mais, cela ne s'étant pu trouver, vous avez fait la seule chose naturelle à faire, en rappelant et rendant les sceaux au Chancelier, et à un homme de ce mérite et de cette réputation, puisque, pour d'autres raisons, vous les avez voulu ôter à celui qui les avoit, et qui étoit votre vrai homme, tel qu'il vous le falloit dans les circonstances présentes, et, pour le bien dire, au vol que le Parlement a pris et veut prendre de plus en plus, l'homme pour qui les sceaux étoient le plus faits pendant une régence. Mais il faut partir d'où on est : avez-vous quelque plan formé pour sortir bien du détroit où vous êtes ? Il faut laisser le passé, et voir ce qu'il y a à faire. »

M. le duc d'Orléans demeura muet sur les sceaux, se rabattit encore sur le Chancelier, et me dit qu'il ne voyoit autre chose à faire que d'envoyer le Parlement à Blois. Je lui dis que cela étoit bon faute de mieux, non que j'imaginasse ce mieux, mais que je voyois avec peine que, par cet exil, le Parlement étoit puni, mais n'étoit ni ramené ni dompté. Le Régent en convint ; mais il espéra que ces magistrats, accoutumés à Paris dans leurs maisons, leurs familles, leurs amis, se lasseroient bientôt d'en être séparés, se dégoûteroient de n'être plus qu'entre eux, s'ennuieroient encore plus de la dépense de l'éloignement de chez eux, et de la diminution du sac[1] par celle des affaires, qui suivroit nécessairement leur transplantation. Cela étoit vrai, et, comme on ne pouvoit autre chose, il falloit bien s'en contenter. Je lui proposai ensuite de bien exa-

1. C'est-à-dire, des profits et des épices des procès ; on sait que les pièces se mettaient dans des sacs.

miner tout ce qui pouvoit arriver, les remèdes prompts et sûrs à y apporter, parce [qu']il valoit sans comparaison mieux[1] ne rien entreprendre que demeurer court et avoir le démenti de ce qu'on auroit entrepris, qui seroit la perte radicale de toute l'autorité. Il me dit qu'il y avoit déjà pensé, qu'il y réfléchiroit encore, qu'il comptoit tenir un petit conseil le lendemain au Palais-Royal, où il vouloit que j'assistasse, où tout seroit discuté. Il se mit après sur les maréchaux de Villeroy, Villars, Huxelles, et sur quelques autres moins marqués, et ces propos terminèrent cette conversation.

Petit conseil tenu au Palais-Royal. Impudence de Silly.

J'allai donc le lendemain jeudi 18 juillet, sur les quatre heures, au Palais-Royal. Ce conseil fut tenu dans une pièce du grand appartement, la plus proche du grand salon, avec Monsieur le Duc, le duc de la Force, le Chancelier, l'abbé Dubois, Canillac, la Vrillière et le Blanc[2]. On étoit assis vers une des fenêtres, presque sans[3] ordre, et M. le duc d'Orléans sur un tabouret comme nous et sans table. Comme on commençoit à s'asseoir, M. le duc d'Orléans dit qu'il alloit voir si quelqu'un n'étoit point là auprès, qu'il ne seroit pas fâché de faire venir, et l'alla chercher. Ce quelqu'un étoit Silly[4], de la catastrophe duquel j'ai parlé ailleurs d'avance[5], ami intime de Law, de Lassay, de Madame la Duchesse, qui le fit chevalier de l'Ordre depuis, et qui étoit fort intéressé avec eux. Il entra donc à la suite de M. le duc d'Orléans, qui l'avoit relaissé[6] dans son petit appartement d'hiver, et vint jusque tout contre nous. Je ne sais, et j'ai depuis négligé d'apprendre, ce qu'il avoit contre le Blanc; mais, dès qu'il l'avisa : « Monseigneur, dit-il en haussant la voix à M. le

1. *Mieux*, oublié, a été remis en interligne.
2. Dangeau n'a pas noté ce petit conseil, qu'il ignora sans doute.
3. Le mot *sans* est répété deux fois, par mégarde.
4. Jacques-Joseph Vipart, marquis de Silly : tome XII, p. 190.
5. *Ibidem*, p. 193-198.
6. Ci-dessus, p. 345.

duc d'Orléans, je vois ici un homme, en regardant le Blanc, devant[1] qui on ne peut parler, et avec lequel Votre Altesse Royale trouvera bon que je ne demeure pas. Elle m'avoit fait la grâce de me dire que je ne le trouverois pas ici. » Notre surprise à tous fut grande, et le Blanc fort étonné. « Bon ! bon ! répondit M. le duc d'Orléans, qu'est-ce que cela fait? Demeurez, demeurez, — Non pas, s'il vous plaît, Monseigneur, » reprit Silly, et s'en alla. Cette incartade nous fit tous regarder l'un l'autre. L'abbé Dubois courut après, le prit par le bras pour le ramener. Comme la pièce est fort grande, nous voyions Silly secouer Dubois et continuer son chemin, enfin passer la porte, et Dubois après lui. « Mais quelle folie ! » disoit M. le duc d'Orléans, qui avoit l'air embarrassé, et qui que ce soit qui dît un mot, excepté le Blanc, qui offrit à M. le duc d'Orléans de se retirer, qui ne le voulut pas. A la fin M. le duc d'Orléans alla chercher Silly ; son absence dura près d'un quart d'heure, apparemment à catéchiser[2] Silly, qui méritoit mieux, pour cette insolence, d'être jeté par les fenêtres, comme lui-même s'y jeta depuis[3]. Enfin M. le duc d'Orléans rentra, suivi de Silly et de l'abbé Dubois.

Pendant l'absence personne n'avoit presque rien dit que s'étonner un peu de l'incartade et de la bonté de M. le duc d'Orléans. Monsieur le Duc ne proféra pas un mot. Silly se mit donc dans le cercle, au plus loin qu'il put de le Blanc, et, en s'asseyant, combla l'impudence par dire à M. le duc d'Orléans que c'étoit par pure obéissance, mais qu'il ne diroit rien, parce qu'il ne le pouvoit devant M. le Blanc. M. le duc d'Orléans ne lui répondit rien, et tout de suite ouvrit la conférence par expliquer ce qui la lui avoit fait assembler par un récit fort net de l'état des

1. *Devant* est en interligne, au-dessus d'*avec*, biffé.

2. « *Catéchiser* signifie figurément tâcher de persuader quelque chose à quelqu'un, lui dire toutes les raisons qui peuvent l'induire à faire une chose » (*Académie*, 1718).

3. Voyez le récit de sa mort dans notre tome XII, p. 197-198.

choses, de la nécessité de prendre promptement un parti, de celui qui paroissoit le seul à pouvoir être pris, et finit par ordonner au Chancelier de rendre compte à l'assemblée de tout ce qui s'étoit passé chez lui avec les cinq députés du Parlement susdits. Le Chancelier en fit le rapport assez étendu avec l'embarras d'un arrivant d'exil qui n'y veut pas retourner, et d'un protecteur secret, mais de cœur et de toute son âme, du Parlement qu'il voyoit bien ne pouvoir sauver. Ce ne fut donc qu'en balbutiant qu'il conclut la fin de son discours: que les conjonctures forcées où on se trouvoit jetoient dans une nécessité triste et fâcheuse, sur quoi il n'avoit qu'à se rapporter à la prudence et à la bonté de Son Altesse Royale. Tous opinèrent à l'avis de M. le duc d'Orléans, qui s'étoit ouvert sur envoyer le Parlement à Blois. Monsieur le Duc, le duc de la Force et l'abbé Dubois parlèrent fortement; les autres, quoique de même avis, se mesurèrent davantage et furent courts. Je crus ne devoir dire que deux mots sur une affaire résolue qui regardoit le Parlement. Silly tint parole, et ne fit qu'une inclination profonde quand ce fut à lui à opiner. De là on parla sommairement des précautions à prendre pour être sûrement obéi; puis on se leva. Alors le Chancelier s'approcha de M. le duc d'Orléans, et lui parla quelque temps en particulier. L'abbé Dubois s'y joignit sur la fin, et cependant chacun s'écouloit. Monsieur le Duc fut appelé. Enfin je sus qu'il s'agissoit de Pontoise au lieu de Blois, et cela fut emporté le lendemain matin. Ainsi le châtiment devint ridicule et ne fit que montrer la foiblesse du gouvernement, et encourager le Parlement, qui s'en moqua. Néanmoins ce qui s'étoit passé en ce petit conseil demeura tellement secret, que le Parlement n'eut pas la plus légère connoissance de ce qui y fut résolu que par l'exécution.

Le dimanche 21 juillet, des escouades du régiment des gardes avec des officiers à leur tête se saisirent à quatre

Translation du

Parlement à Pontoise.

heures du matin de toutes les portes du Palais[1]. Des mousquetaires des deux compagnies avec des officiers s'emparèrent en même temps des portes de la grand chambre, tandis que d'autres investirent la maison du premier président, qui eut grand peur pendant la première heure, et cependant d'autres mousquetaires des deux compagnies allèrent séparément quatre à quatre chez tous les officiers du Parlement leur rendre en main propre l'ordre du Roi de se rendre à Pontoise dans deux fois vingt-quatre heures[2]. Tout se passa poliment de part et d'autre, en sorte qu'il n'y eut pas la moindre plainte; plusieurs obéirent dès le même jour, et s'en allèrent à Pontoise. Le soir assez tard, M. le duc d'Orléans fit porter au procureur général cent mille francs en argent, et autant en billets de banque de cent livres et de dix livres pour en donner à ceux qui

1. Sur la translation du Parlement à Pontoise et son séjour dans cette ville, on peut consulter le *Journal de Dangeau*, p. 324-325, celui *de Barbier*, p. 52-57, 68-69, celui *de Buvat*, p. 114 et suivantes, les *Mémoires de Mathieu Marais*, p. 332-335, 338, 358, 362, les *Correspondants de Balleroy*, p. 185, le *Mercure* de juillet, p. 160, la *Gazette d'Amsterdam*, nos LXI à LXIII et Extraordinaires, le manuscrit Joly de Fleury 2117 à la Bibliothèque nationale, qui contient de nombreux documents, le Journal tenu par le greffier Delisle (Archives nationales, U 747-748), dont les parties historiques ont été publiées dans l'*Annuaire-Bulletin de la Société de l'histoire de France*, 1923, celui du président Hénault (*Mémoires*, édition Rousseau, appendice, p. 289-347), qui se rapporte surtout aux affaires de la bulle *Unigenitus* et du cardinal de Noailles, un autre journal manuscrit rédigé par le président Rolland et qui a passé en vente en 1893 à la librairie Techener, un quatrième écrit par un cordelier de Pontoise et publié en 1863 par Arthur Demarsy; Lémontey, *Histoire de la Régence*, tome I, p. 335-336; Trou, *Recherches sur Pontoise*, 1841, p. 286-290; un mémoire historique de M. Glasson dans les *Comptes rendus de l'Académie des sciences morales et politiques*, 1900; Lucien Pérey, *Le Président Hénault*, p. 43 et suivantes; enfin l'*Histoire de la Régence* de Dom Henry Leclercq, tome II, p. 460-462. Des chansons sur cette affaire ont été publiées par Raunié, *Chansonnier historique*, tome III, p. 189-200.

2. Mathieu Marais donne (p. 333) le texte de la lettre de cachet, ainsi que la *Gazette d'Amsterdam*, Extraordinaire LXI.

en auroient besoin pour le voyage, mais non en don[1].

Effronterie du premier président, qui tire plus de 300 000 # de la facilité de M. le duc d'Orléans pour le tromper, s'en moquer et se raccommoder avec le Parlement à ses dépens.

Le premier président fut plus effronté et plus heureux : il fit tant de promesses, de bassesses, employa tant de fripons pour abuser de la foiblesse et de la facilité de M. le duc d'Orléans, dont il sut bien se moquer, que ce voyage lui valut plus de cent mille écus, que le pauvre prince lui fit compter sous la cheminée à deux ou trois diverses reprises, et trouva bon que le duc de Bouillon[2] lui prêtât sa maison de Pontoise toute meublée, dont le jardin est admirable et immense au bord de la rivière, chef-d'œuvre en son genre, qui avoit fait les délices du cardinal de Bouillon[3], et qui fut peut-être la seule chose qu'il regretta en France. Avec de si beaux secours, le premier président, mal avec sa Compagnie, qui le méprisoit ouvertement depuis quelque temps, se raccommoda parfaitement avec elle. Il y tint tous les jours table ouverte pour tout le Parlement, qu'il mit sur le pied d'y venir tous les jours en foule, en sorte qu'il y eut toujours plusieurs tables servies également délicatement et splendidement, et envoyoit[4] à ceux qui vouloient envoyer chercher chez lui tout ce qu'ils pouvoient desirer de vin, de liqueurs et de toutes choses. Les rafraîchissements et les fruits de toutes sortes étoient servis abondamment tant que les après-dînées duroient, et il y avoit force petits chariots à un et à deux chevaux toujours prêts pour les dames et

1. C'est Dangeau qui fournit ces détails pécuniaires (p. 325) ; mais c'est Saint-Simon qui ajoute que ce n'était qu'un prêt.

2. Godefroy-Maurice, qui ne mourut qu'en 1721 ; mais la belle maison dont il va être parlé appartenait à son fils aîné le duc d'Albret, qui en avait hérité de son oncle le cardinal. Il y vint rendre visite au premier président le 8 août : voyez le Journal de Delisle dans l'*Annuaire-Bulletin de la Société de l'histoire de France*, 1923, p. 267. Il y a en tête du registre U 748 une liste imprimée des membres du Parlement avec l'indication de leur domicile à Pontoise et aux environs.

3. C'était la maison du prieur commendataire de Saint-Martin : voyez nos tomes II, p. 205, et XVI, p. 125-126.

4. Le verbe *envoyoit* a été ajouté en interligne.

les vieillards qui vouloient se promener, et force tables de jeu dans les appartements jusqu'au souper[1]. Mesmes, sa sœur et ses filles[2] faisoient les honneurs, et lui, avec cet air d'aisance, de magnificence, de politesse, de prévenance et d'attention, en homme qui saisissoit l'occasion de regagner ainsi ce qu'il avoit perdu, en quoi il réussit pleinement; mais ce fut aux doubles dépens du Régent, de l'argent duquel il fournissoit à cette prodigieuse dépense, et se moquoit encore de lui avec Messieurs du Parlement, tant en brocards couverts ou à l'oreille qu'en trahissant une confiance si chèrement et si indiscrètement achetée, dont il leur faisoit sa cour, tant en la leur sacrifiant en dérision qu'en s'amalgamant à eux à tenir ferme et faisant tomber le Régent dans tous leurs panneaux par la perfidie du premier président, à qui M. le duc d'Orléans croyoit finement se pouvoir fier à force d'argent, et de cacher cette intelligence, dont le secret servoit à ce scélérat de couverture aux insolentes plaisanteries qu'il faisoit du Régent et du gouvernement avec ses confrères, qui ne pouvoient pas toutes échapper à M. le duc d'Orléans, et que le premier président et ses traîtres de protecteurs donnoient au Régent comme nécessaires à cacher leur intelligence. Lui vouloir ouvrir les yeux sur une conduite si grossière eût été temps perdu, de sorte que je ne lui en dis pas une parole. Je lui aurois été suspect plus que personne sur le premier président, qui se joua de lui de la sorte, et qui, sans le moindre adoucissement dans la

1. Quoiqu'il y ait une grande exagération dans ce récit, voyez néanmoins le Journal cité ci-dessus, p. 260, 262-263, 271, etc., et celui de *Barbier*, p. 68-69.

2. Nous connaissons la sœur du premier président, la marquise de Fontenilles (tome XXII, p. 228), et ses deux filles, la seconde mariée au comte de Lautrec, « rousse comme une vache, le teint blanc, de l'esprit et du monde » (tome XXVI, p. 239-240), et l'aînée, Mlle de Mesmes, dont il a été parlé ci-dessus (p. 252), et qui deviendra bientôt la belle-sœur de notre auteur. Mme de Mesmes était morte depuis 1705.

roideur du Parlement, le fit revenir à Paris quand, pour son intérêt personnel, et après s'être pleinement rétabli avec sa Compagnie, et mieux avec elle qu'il y eût jamais été, et maître de la tourner à son gré, il jugea à propos de procurer ce retour. Quelques principaux magistrats du Parlement firent demander à voir M. le duc d'Orléans avant partir, et en furent refusés[1].

Le Parlement refuse d'enregistrer sa translation, puis l'enregistre en termes les plus étranges. Arrêt de cet enregistrement.

Le Parlement avoit refusé l'enregistrement de l'édit de sa translation à Pontoise[2]. On lui en envoya de nouveau une déclaration, dans laquelle on osa avoir le courage de laisser échapper quelques expressions qui ne devoient pas lui plaire[3]. Néanmoins il l'enregistra, mais avec la dérision la plus marquée et la plus à découvert. Comme cet enregistrement ne contient pas un seul mot qui ne la porte avec

1. Après cette longue diatribe, où la passion emporte Saint-Simon dans le style diffus et les phrases embrouillées qu'il a reprochées au cardinal de Bouillon (tome XX, p. 14), il prend cette dernière phrase à Dangeau, p. 325.

2. C'est une erreur : le Parlement n'avait pas refusé l'enregistrement de la déclaration (et non édit) du 21 juillet, qui le transférait à Pontoise. Elle ne lui avait pas été envoyée, mais simplement des lettres de cachet à chacun de ses membres. L'acte lui-même ne fut apporté à Pontoise que le 27 juillet par les gens du Roi, et fut enregistré le jour même (Journal du greffier Delisle).

3. Voici le préambule de cette déclaration, qui fut imprimée. Le Roi, après avoir exposé que, depuis son avènement, il s'est appliqué à chercher tous les moyens possibles pour acquitter les dettes de l'État et soulager les charges du peuple, continue ainsi : « Cependant Nous avons la douleur de voir que les officiers qui composent notre Parlement, abusant de l'autorité que nous voulons bien leur confier, et oubliant que leur unique soin devroit être de concourir au maintien de la nôtre dans toute sa splendeur, y donnent eux-mêmes atteinte en éloignant l'exécution de nos décisions sur l'administration des finances de notre royaume, et, notre intention étant de prévenir de nouvelles difficultés de leur part, qui ne pourroient produire d'autre effet que de jeter de la défiance et du trouble dans notre bonne ville de Paris, nous avons résolu de transférer notredit parlement de Paris dans une autre ville où il ne soit occupé que de rendre la justice à nos sujets.... ». Voyez *Dangeau*, au 26 juillet.

le ton et les termes du plus parfait mépris et de la résolution la plus ferme de ne reculer pas d'une ligne, j'ai cru devoir l'insérer ici.

« Registrées, ouï [et] ce requérant le procureur général du Roi, pour continuer par la cour ses fonctions ordinaires, et être rendu au Roi le service accoutumé tel qu'il a été rendu jusqu'à présent, avec la même attention et le même attachement pour le bien de l'État et du public qu'elle a eu dans tous les temps; continuant ladite cour de donner au Roi les marques de la même fidélité qu'elle a eue pour les rois ses prédécesseurs et pour ledit seigneur Roi depuis son avénement à la couronne jusqu'à ce jour, dont elle ne se départira jamais. Et sera ledit seigneur Roi très humblement supplié de faire attention à tous les inconvénients et conséquences de la présente déclaration, et de recevoir le présent enregistrement comme une nouvelle preuve de sa profonde soumission. Et seront copies collationnées de la présente déclaration et du présent enregistrement envoyées aux bailliages et sénéchaussées du ressort, pour y être lues, publiées et enregistrées. Enjoint aux substituts du procureur général du Roi d'y tenir la main et d'en certifier la cour dans un mois, suivant l'arrêt de ce jour. A Pontoise, en Parlement y séant, le 27 juillet 1720. Signé: Gilbert[1]. »

Conduite du premier président; dérision du Parlement à Pontoise et des avocats pareille.

Les paroles et le tour de cet arrêt sont tellement expressifs et frappants, que ce seroit les affoiblir qu'en faire le commentaire. Le Régent n'en parut pas touché ni y faire la moindre attention. Je suivis la résolution que j'avois prise : je ne pris pas la peine de lui en dire un mot. Tout se soutint en conséquence à Pontoise. Les avocats, de concert avec le Parlement, ne feignirent point de répandre qu'ils étoient gens libres, qu'ils profiteroient de cette

1. Saint-Simon prend ce texte au *Journal de Dangeau*, p. 328-329; il est conforme à celui qui se trouve dans le registre du Parlement, X[1A] 8724, fol. 58 v°, et qui fut porté sur l'imprimé. — Le signataire est le greffier en chef du Parlement, Roger-François Gilbert de Voisins.

liberté pour aller à la campagne se reposer au lieu d'aller dépenser leur argent à Pontoise, où ils seroient mal logés et fort mal à leur aise[1]. En effet aucun bon avocat n'y mit le pied; il n'y eut que quelques jeunes d'entre eux et en fort petit nombre, destinés à monter cette garde de fatigue; parce que, encore que le Parlement eût résolu de ne rien faire de sérieux, il ne voulut pas toutefois, après avoir enregistré sa translation, n'entrer[2] point du tout, et pour entrer il falloit bien quelque pâture légère comme quelque défaut, quelque appointé à mettre, et autres bagatelles pareilles, qui les tenoient assemblés une demi-heure, rarement une heure, et souvent ils n'entroient pas[3]. Ils en rioient entre eux, et malheur à qui avoit des procès. Quelque peu de présidents riches tinrent quelquefois des tables[4]. En un mot on n'y songea qu'à se divertir, surtout à rien faire, à le montrer même, et à s'y moquer du Régent et du gouvernement.

Foule d'opérations de finance. Des Forts en est comme contrôleur général. Profusion de pensions.

Cette translation fut suivie de différentes opérations de finance et de plusieurs changements dans les emplois des finances[5]. Des Forts en eut le principal : il exerça le contrôle général en toute autorité, sans en avoir le nom. Je n'entrerai point, selon ma coutume, dans tout ce nouveau détail de finances. Leur désordre n'arrêta point les étranges libéralités, ou, pour mieux dire, facilités de M. le duc d'Orléans à l'égard de gens ou sans mérite ou sans besoin, et de pas un desquels il ne pouvoit se soucier; il donna[6]

1. Voyez *Dangeau*, p. 325, et ce que dit l'avocat Barbier (*Journal*, p. 55-57).

2. Au sens d'entrer en séance, de tenir l'audience.

3. Le manuscrit du Journal de Delisle (U 747 et 748) contient l'indication de toutes les audiences tenues par les chambres et des affaires qui y furent portées et jugées; souvent en effet la cour « n'entre pas ».

4. Voyez les parties imprimées du Journal susdit.

5. Il y eut particulièrement de nouveaux titulaires pour les intendances de Bordeaux, de Metz, de la Rochelle et d'Auvergne, et on prit diverses mesures que Dangeau expose (p. 325-327).

6. Après *donna*, Saint-Simon a biffé *des pensions*.

à Madame la Grande-Duchesse une augmentation de quarante mille livres de ses pensions[1], une de huit mille livres à Trudaine[2], une de neuf mille livres à Châteauneuf, qu'il venoit de faire prévôt des marchands, une de huit mille à Bontemps, premier valet de chambre du Roi[3], une de six mille à la maréchale de Montesquiou[4], une de trois mille à Foucaud, président du parlement de Toulouse[5],

1. Saint-Simon lit mal Dangeau, qui disait au 14 août : « On a donné à Madame la Grande Duchesse, qui avoit représenté le mauvais état de ses affaires, une pension de quarante mille écus (120 000#), qui lui sera payée dix mille livres par mois. »

2. L'ancien prévôt des marchands, qu'on voulait consoler ainsi, et qui passa conseiller d'État ordinaire en décembre à la place de Caumartin.

3. « Pour le consoler un peu de ce qu'il n'avoit point eu la survivance de la capitainerie de Versailles, qu'il avoit fort espérée ; c'étoit un emploi que son père avoit eu longtemps » (*Dangeau*, au 8 août). On a vu ci-dessus, p. 308, que cette charge avait été donnée au duc de Noailles.

4. C'était la seconde femme du maréchal. Il avait épousé en premières noces Jeanne de Peaudeloup, qui mourut sans enfants le 16 février 1699. Les *Mémoires de Sourches*, tome VI, p. 133, note, écrivaient au moment de sa mort : « Son mari l'avoit épousée très vieille, dans le temps qu'il n'avoit pas un sol de bien et qu'elle lui donnoit de quoi subsister. Aussi en usa-t-il avec elle parfaitement bien jusqu'à sa mort. Après son décès, il en usa de même avec sa fille du premier lit, nommée la comtesse d'Arbouville, à laquelle il donna même plus qu'il ne lui appartenoit, bien loin de vouloir profiter d'une donation que sa femme lui avoit faite. » Il se remaria le 27 mars 1700 (contrat du 23), dans l'église du Plessis-Piquet, avec Catherine-Élisabeth l'Hermite d'Hiéville, d'une famille normande, âgée de vingt et un an, tandis que lui en avoit soixante, qui ne mourut que le 15 mai 1770, à quatre-vingt-onze ans ; elle n'avait eu qu'un fils, mort en juillet 1717 de la petite vérole (*Généalogie de la maison de Montesquiou-Fezensac* (1784), p. 76-78, et Preuves, p. 179-180, où il n'est parlé ni de la première femme ni du fils). La pension était accordée sur la ville d'Arras, dont le maréchal était gouverneur.

5. Jean-Pierre de Foucaud d'Alzon, premier président de la chambre des enquêtes du parlement de Toulouse, marié à Marguerite d'Aignan d'Orbessan. — Avant p^t (président), Saint-Simon a biffé p^r (premier).

une de neuf mille à la veuve du duc d'Albemarle, remariée secrètement au fils de Mahony[1], dont il a été fort parlé ici à propos de l'affaire de Crémone, où le maréchal de Villeroy fut pris[2]. Cette femme étoit fille de Lussan, dont il a été fait aussi mention ici à propos du procès que me fit sa mère, qui me brouilla pour toujours avec Monsieur le Duc et Madame la Duchesse[3].

L'agiotage public étoit toujours établi dans la place de Add. SᵗS. 1683
Vendôme, où on l'avoit transporté de la rue Quincampoix[4]. Ce Missisipi avoit tenté tout le monde : c'étoit à qui en rempliroit ses poches à millions par M. le duc d'Orléans et par Law. Les princes et les princesses du sang en avoient donné les plus merveilleux exemples[5]. On ne comptoit de gens à portée d'en avoir tant qu'ils en auroient voulu, que le Chancelier, les maréchaux de Villeroy et de Villars, et les ducs de Villeroy, de la Rochefoucauld et moi, qui eussent constamment refusé d'en recevoir quoi

1. Saint-Simon répète, en l'aggravant, l'erreur qu'il avait déjà commise dans le tome XV, p. 70 ; il lit d'ailleurs mal Dangeau, qui disait très exactement (p. 333) : « Mme de Melfort, veuve du duc d'Albemarle. » Marie-Gabrielle d'Audibert de Lussan (tome IV, p. 321) épousa en effet d'abord le duc d'Albemarle, bâtard de Jacques II, qui mourut en 1702, se remaria secrètement avec un Mahony, qui n'était pas le fils du Mahony de Crémone, et, veuve encore, convola en troisièmes noces en 1707 avec le duc de Melfort.

2. Tome X, p. 66, 75, 78 et 84-85.

3. Tome XV, p. 64 et suivantes. — Saint-Simon prend la mention de toutes ces pensions dans le *Journal de Dangeau*, au début d'août, p. 332-333, et 336.

4. Ci-dessus, p. 320.

5. L'avidité des princes et des princesses du sang et leurs profits énormes dans les spéculations de Law furent l'occasion de nombreuses chansons ; Raunié, *Chansonnier historique du dix-huitième siècle*, en cite quelques-unes (tome III, p. 147-148, 154, 204-205 et 273), et notamment ce couplet à l'adresse de Monsieur le Duc :

Prince, dites-nous vos exploits ;
Que faites-vous pour votre gloire ?
— Taisez-vous, sots ; lisez l'histoire
De la rue Quincampoix.

que ce fût. Ces deux maréchaux et la Rochefoucauld étoient frondeurs de projet et d'effet, et le duc de Villeroy suivoit le bateau de sel[1]. Ils étoient liés ensemble pour leur Fronde[2], pensant mieux faire leurs affaires par là, et devenir de plus des personnages avec qui le gouvernement seroit forcé de compter. Ce n'étoit pas que la Rochefoucauld eût par soi, ni par sa charge, de quoi arriver à ce but; mais, riche à millions, fier de son grand-père dans la dernière minorité, plus étroitement et de tout temps uni au duc de Villeroy que par leur proximité de beaux-frères[3], il suivoit les Villeroy en tout, et cet air de désintéressement et d'éloignement du Régent, sans toutefois cesser d'être devant lui ventre à terre[4], leur donnoit, dans le Parlement et auprès du peuple, les plus vastes espérances.

Maréchal de Villars cruellement hué dans la place de Vendôme. L'agiotage qui y [étoit] établi transporté dans le jardin

Un jour que le maréchal de Villars traversoit la place de Vendôme dans un beau carrosse, chargé de pages et de laquais, où la foule d'agioteurs avoit peine à faire place, le maréchal se mit à crier par la portière contre l'agio, et avec son air de fanfaron à haranguer le monde sur la honte que c'étoit. Jusque-là on le laissa dire; mais, s'étant avisé d'ajouter que pour lui il en avoit les mains nettes, qu'il n'en avoit jamais voulu, il s'éleva une voix forte qui s'écria:

1. Cette locution, qu'aucun lexique n'a relevée et dont on ne connaît pas d'autre exemple, est facile à comprendre, pour ce que Saint-Simon veut dire, mais difficile à expliquer quant à son origine. Il est du moins curieux de remarquer qu'on appelait *bateau de selles*, au dix-septième siècle à Paris, un grand bateau plat et couvert, ayant le long de chaque bord des petits bancs appelés selles, sur lesquels les blanchisseuses battaient leur linge.

2. Il a déjà à plusieurs reprises comparé à la Fronde l'opposition qu'un certain parti faisait au Régent (voyez notamment tome XXXV, p. 22-23); celui-ci appelait Villeroy « le généralissime » et Villars « le général des frondeurs » (*Mathieu Marais*, tome I, p. 350).

3. Ils avaient épousé tous deux les filles de Louvois.

4. « On dit proverbialement et figurément *demander pardon ventre à terre*, pour dire demander pardon avec toute sorte de soumission, et on dit dans le même sens *faire venir quelqu'un le ventre à terre* » (*Académie*, 1718).

« Eh ! les sauvegardes[1] ! » Toute la foule répéta ce mot, dont le maréchal honteux et confondu, malgré son audace ordinaire, s'enfonça dans son carrosse, et acheva de traverser la place au petit pas, au bruit de cette huée qui le suivit encore au delà, et divertit Paris plusieurs jours à ses dépens sans être plaint de personne.

de l'hôtel de Soissons. Avidité sans pareille de M. et de Mme de Carignan.

A la fin on trouva que cet agiotage embarrassoit trop la place de Vendôme et le passage public ; on le transporta dans le vaste jardin de l'hôtel de Soissons[2]. C'étoit en effet son lieu propre. M. et Mme de Carignan, qui occupoient l'hôtel de Soissons, à qui il appartenoit, tiroient à toutes mains de toutes parts[3]. Des profits de cent francs, ce qu'on auroit peine à croire s'il n'étoit très reconnu, ne leur sembloient pas au-dessous d'eux, je ne dis pas pour leurs domestiques, mais pour eux-mêmes, et des gains de millions dont ils avoient tiré plusieurs de ce Missisipi, sans en compter d'autres pris d'ailleurs, ne leur paroissoient pas au-dessus de leur mérite, qu'en effet ils avoient porté au dernier comble dans la science d'acquérir avec

1. Voyez notamment tome XV, p. 180-184, et les notes.

2. A l'emplacement de la Bourse de commerce actuelle : tome II, p. 225. L'ordonnance de transfert est du 20 juillet ; elle fut complétée le 22 par un règlement (promulgué le 29 par le lieutenant de police) pour « la police et sûreté pour le commerce établi à l'hôtel de Soissons » (Archives nationales, AD†760) ; enfin une ordonnance du 16 août y défendit tout autre commerce que celui des effets de la Compagnie des Indes, et fixa le temps d'ouverture de neuf heures du matin à une heure après midi (*ibidem*, reg. O[1] 64, fol. 230 v°).

3. En décembre 1718, le prince de Carignan, à court d'argent, avait vendu le jardin de l'hôtel à l'architecte Boffrand pour 650 000 livres ; on devait y percer deux rues et y bâtir des maisons. Il y eut même un commencement de travaux en mai 1719. Mais le Régent, ayant choisi cet emplacement pour faire bâtir un théâtre d'opéra italien, força M. de Carignan à rembourser Boffrand au moyen d'un prêt que Law fit au prince (*Journal de Dangeau*, tomes XVII, p. 423, et XVIII, p. 43 et 166 ; *Mémoires du duc de Luynes*, tome IX, p. 511-512). Entre temps, en mars 1719, le bruit avait couru que Law achetait l'hôtel lui-même pour le démembrer, moyennant 750 000 livres (*Journal de Buvat*, tome I, p. 368) ; mais cela n'avait pas eu de suite.

toutes les bassesses les plus rampantes, les plus viles, les plus continuelles. Ils gagnèrent en cette translation un grand louage, de nouvelles facilités et de nouveaux tributs[1]. Law, leur grand ami, qui avoit logé quelques jours au Palais-Royal, étoit retourné chez lui[2], où il recevoit force visites. Le Roi alla voir à diverses reprises les troupes qu'on avoit fait approcher de Paris, après quoi elles furent renvoyées[3]. Celles qui avoient formé un petit camp à Charenton retournèrent au leur de Montargis travailler au canal qu'on y faisoit.

Law, retourné du Palais-Royal chez lui, fort visité. Les troupes approchées de Paris renvoyées.

Peste de Marseille.

Law avoit obtenu depuis quelque temps par des raisons de commerce que Marseille fût port franc[4]. Cette franchise y fit abonder les vaisseaux, surtout les bâtiments de Levant, [qui] y apportèrent[5] la peste faute de précaution, qui dura longtemps, et qui désola Marseille, la Provence,

1. L'avocat Barbier (*Journal*, p. 58) donne des détails sur le « grand louage » du prince de Carignan : « Tout autour [du jardin], on a fait des loges, toutes égales, propres et peintes, ayant une porte et une croisée avec le numéro au-dessus de la porte. C'est de bois ; il y en a cent trente-huit, avec deux entrées, l'une dans la rue de Grenelle, et l'autre dans la rue des Deux-Écus, des suisses de la livrée du Roi aux portes et des corps de garde, avec une ordonnance du Roi pour ne laisser entrer ni artisans, ni laquais, ni ouvriers. Ce sont deux personnes qui ont entrepris cela, peut-être au profit de la Banque. Ils donnent cent cinquante mille livres à M. le prince de Carignan ; il leur en coûte encore cent mille livres pour l'accommodement, et chaque loge est louée cinq cents livres par mois. » Comparez les *Mémoires de Mathieu Marais*, p. 359.

2. Saint-Simon doit se tromper ; car Dangeau écrivait au contraire le 3 août : « M. le duc d'Orléans a donné un logement dans le Palais-Royal à M. Law. »

3. Il alla le 5 août au camp de Charenton, et peut-être à Saint-Denis (*Dangeau*, p. 331, 332 et 333 ; *Journal de Barbier*, p. 60 ; *Gazette d'Amsterdam*, n° LXVI).

4. C'est une affirmation erronée ; Marseille était port franc depuis la déclaration du 12 août 1669, par laquelle Louis XIV lui avait accordé ce privilège.

5. Le manuscrit porte : « Cette franchise *qui* y fit abonder les vaisseaux, surtout les bâtiments du Levant, y apportèrent » ; nous supprimons le *qui* mal placé, pour le remettre à sa place logique.

et les provinces les plus voisines[1]. Les soins et les précautions qu'on prit la restreignirent autant qu'il fut possible, mais ne l'empêchèrent pas de durer fort longtemps, et de faire d'affreux désordres[2]. Ce sont des détails si connus qu'on se dispensera d'y entrer ici.

1. La première annonce du fléau parvint au public parisien par le numéro du 6 août de la *Gazette d'Amsterdam* qui publiait une lettre de Marseille du 19 juillet. Dangeau le nota le 8 (p. 334); notre Gazette n'en parla jamais, et le *Mercure* seulement en novembre, et assez sobrement. Les *Mémoires de Mathieu Marais* donnent de nombreux détails (tomes I, p. 368, 387-388, 391, 394, 405, 413, 454, et II, p. 15, 39, 125, 142, 270, 291); Barbier ne s'en inquiète qu'en 1721. Il y a de longues lettres du mois de septembre dans la *Gazette d'Amsterdam,* Extraordinaires LXXXIII et LXXXIV. On trouvera encore des renseignements dans les manuscrits Français 12067, et Nouv. acq. franç. 22930 à 22934 et 22943 de la Bibliothèque nationale, dans le ms. Arsenal 4258, fol. 61-109, dans les mss. 866-868 de la bibliothèque d'Aix-en-Provence, dans les cartons G⁷ 1729 à 1745 des Archives nationales. Le *Cabinet historique,* tome XI (1865), première partie, p. 175-178, a reproduit une curieuse lettre de Mgr de Belsunce (27 septembre), dont on connaît le dévouement dans cette calamité de sa ville épiscopale. Il parut en 1820 en deux volumes à Marseille un recueil de *Pièces historiques sur la peste de Marseille,* et MM. Paul Gaffarel et le marquis de Duranty ont publié en 1911 *La Peste de 1720 à Marseille et en France, d'après des documents inédits,* gros volume de plus de six cents pages.

2. C'était la neuvième épidémie de peste qui ravageait Marseille depuis 1476; on prétendit que le nombre des victimes avait atteint quarante mille. Le fléau dura plus de dix-huit mois, et ce fut seulement le 12 février 1723 qu'on chanta à Notre-Dame un *Te Deum* de délivrance (*Mathieu Marais,* tome II, p. 411). Dans tous les pays qui avoisinaient la Provence, on prit des précautions rigoureuses pour prévenir l'extension du mal; voyez notamment pour Bordeaux les *Archives historiques de la Gironde,* tome LIV, p. 113-115. Notre *Gazette,* qui ne disait rien de ce qui se passait dans notre midi, insérait dans ses correspondances de Rome les mesures énergiques prises par le gouvernement pontifical : p. 428, 452, 477, 488-489, 512, 525. En août 1723, le peintre de Serre exposa deux grands tableaux représentant au naturel des scènes de la peste de Marseille; mais en France on les trouva trop réalistes; personne n'en voulut, et ils furent achetés par des Anglais (*Mathieu Marais,* tome III, p. 31; *Mercure* d'août 1723, p. 410-414).

APPENDICE

PREMIÈRE PARTIE

ADDITIONS DE SAINT-SIMON
AU *JOURNAL DE DANGEAU*

1616. *L'abbé de Tencin et sa sœur.*
(Page 2.)

17 novembre 1719. — Law visoit au grand, ou plutôt l'abbé Dubois, et M. le duc d'Orléans pour lui ; mais tout étoit impossible sans changer de religion et sans être naturalisé. Il fallut donc commencer par le premier pas. L'abbé Tencin étoit frère d'un président du parlement de Grenoble et de deux sœurs : l'une qui a passé sa vie à Paris dans les meilleures compagnies de la ville, femme d'un M. Ferriol demeuré assez ignoré et belle-sœur de celui qui a été ambassadeur à Constantinople ; l'autre religieuse professe pendant plusieurs années dans les Augustines de Montfleury, aux environs de Grenoble. Toutes deux belles, aimables, Mme Ferriol avec plus de douceur et de galanterie, l'autre avec infiniment plus d'esprit, d'intrigue et de débauche. Elle attira bientôt les meilleures compagnies de Grenoble à son couvent, dont la facilité de l'entrée et de la conduite ne put jamais être réprimée par tous les soins du cardinal de Camus, et par la commodité de trouver, au bout de la plus belle promenade d'autour de Grenoble, un lieu de soi-même extrêmement agréable, et où toutes les meilleures familles de la ville avoient des religieuses. Tant de commodités, dont Mme Tencin abusa largement, ne firent que lui appesantir le peu de chaînes qu'elle portoit. On la venoit trouver avec tout le succès qu'on eut pu desirer ailleurs ; mais un habit de religieuse, une ombre de régularité, quoique peu contrainte, une clôture, bien qu'accessible à toutes les visites des deux sexes, mais d'où elle ne pouvoit sortir que de temps en temps, étoient une gêne insupportable à qui vouloit nager en grande eau, et à qui se sentoit des talents pour faire un personnage par l'intrigue. Quelques raisons pressantes de dérober les suites de ses plaisirs à une communauté qui ne peut s'empêcher d'être scandalisée des éclats du désordre et d'agir en con-

séquence, ne fut-ce que par un honneur auquel on ne peut entièrement renoncer, tout cela la hâta de sortir de son couvent sous quelque prétexte, avec ferme résolution de n'y plus rentrer. L'abbé Tencin et elle ne furent jamais qu'un cœur et qu'une âme par la conformité des leurs, si tant est que cela se puisse appeler en avoir. Il fut son confident, et il sut la servir si bien par son esprit et par ses intrigues, qu'il la soutint bien des années au milieu de la vie, des plaisirs et des désordres du monde, dans la province et jusqu'au milieu de Paris, sans avoir changé d'état. Elle fit même beaucoup de bruit par son esprit et par des aventures sous le nom de « la religieuse Tencin », et le frère et la sœur eurent l'art que personne ne l'entreprît sur cette vie vagabonde et débauchée d'une religieuse professe, qui en avoit même quitté jusqu'à l'habit de sa seule autorité. On feroit un livre de la vie de cette créature, qui ne laissa pas de se faire des amis par les charmes de son corps, et même plus par ceux de son artificieux esprit. Vers la fin du dernier règne, elle et son frère trouvèrent enfin moyen d'obtenir de Rome un changement d'état, et de religieuse de la faire chanoinesse, je ne sais plus d'où, et où elle n'alla jamais. Cette solution demeura imperceptible en nom, en habit, en conduite, et ne fit ni bruit ni changement. C'est l'état où la mort du Roi la trouva, et où, fort peu après, elle devint la maîtresse de l'abbé Dubois, et bientôt la confidente, puis la directrice de la plupart de ses secrets et de ses desseins. Cela demeura assez longtemps caché, et tant que la fortune de cet abbé eut besoin de quelques mesures; mais, depuis qu'il fut archevêque, et encore plus, dès qu'il fut cardinal, elle devint maîtresse publique, dominant chez lui à découvert et tenant une cour chez elle comme étant le véritable canal des grâces et de la fortune. Ce fut donc elle qui fit celle de son frère bien-aimé, qu'elle fit bientôt connoître à son amant secret, lequel ne tarda pas à le goûter comme un homme si fait exprès pour le seconder en toutes choses et lui être singulièrement utile. Un esprit vaste, mâle, hardi, entreprenant, surtout incapable de se rebuter d'aucune difficulté, et d'une patience de plusieurs vies, mais toujours agissante vers son but, sans jamais s'en détourner; un esprit plein de ressorts et de ressources, bien souple, fin, discret, doux et âpre selon le besoin, et capable sans effort de toutes sortes de formes; maître en artifices, contempteur souverain de tout honneur et de toute religion, en gardant soigneusement tous les dehors de l'une et de l'autre; fier et bas toujours selon les gens et les occurences, et toujours avec esprit et discernement; d'une ambition démesurée, et surtout altéré d'or, non par avarice ni par desir de dépenser ou de paroître, mais comme voie abrégée de parvenir à tout. Il joignoit quelque savoir et tous les agréments de la conversation, des manières et du commerce, à une singulière souplesse et à un grand art de cacher avec jugement tout ce qu'il ne vouloit pas être aperçu. Ce ne fut donc pas merveilles si, produit et secondé par une sœur maîtresse, il fut admis par un ministre avec lequel il avoit de si essentiels rapports. Tel fut l'apôtre d'un prosélyte tel que Law, administré par l'abbé Dubois. Leur connoissance étoit déjà bien faite; la sœur, dont le crédit n'étoit pas ignoré de Law dès les commencements de l'amour de l'abbé Dubois pour elle, n'avoit pas négligé de se l'acquérir. Elle n'étoit plus débauchée que par habitude ou par ambition, et elle avoit trop d'esprit pour ne pas sentir qu'à son âge et à son état, une ambition personnelle ne pouvoit pas la mener bien loin. Elle étoit donc toute tournée sur ce cher frère, et, suivant son principe, elle le fit gorger par Law, et le gorgé sut de bonne heure mettre son papier en or. Ils en étoient là, quand il fut question de ramener au giron de l'Église ce protestant ou anglican; car lui-même ne savoit guères ce qu'il étoit. On peut juger que l'ouvrage n'en fut pas difficile; mais ils eurent le jugement de le faire et de le consommer en secret, de sorte que ce fut pour quelque temps un problème, et qu'ils sauvèrent par ce moyen une partie du ridicule et du scandale d'une telle conversion opérée par un tel convertisseur.

Quelque habile que fût l'abbé Tencin à se couvrir, sa réputation avoit beaucoup souffert de celle de sa sœur et de son identité avec elle. Il n'avoit pu dérober au public quelques aventures de l'espèce des siennes; il en avoit eu d'autres pour des marchés de bénéfices, qui avoient transpiré. On savoit depuis, quoiqu'en gros, qu'il avoit immensément tiré de Law, et il lui avoit été impossible de cacher jusqu'alors ses grands et pernicieux talents à tout le monde. Il y passoit donc pour un scélérat très dangereux, mais que son esprit et ses grâces rendoient agréable dans un certain commerce général, où il étoit souffert par ceux qui le connoissoient, et toujours desiré par le gros qui étoit moins instruit et qui se prenoit aisément par le dehors. Choisi par l'abbé Dubois pour succéder à Lafitau et aller à Rome presser sa pourpre, il dédaigna d'accommoder un procès qui lui étoit intenté en simonie, et de plus en friponnerie pour avoir dérobé une partie du marché qu'il avoit fait. Dans les faveurs où il se trouvoit et à la veille d'aller à Rome par ordre apparent du Régent, mais en effet par celui de l'abbé Dubois déjà devenu redoutable, il n'imagina jamais que sa partie osât le pousser à bout, et ne se put figurer que le Parlement le condamnât dans cette position brillante. Mais ce brillant même l'aveugla; il soutint son affaire, elle fit du bruit, lui-même parla en pleine audience. Le jour du jugement, M. le prince de Conti, dont la malice ne dédaignoit aucune occasion de mal faire, voulut se divertir de ce qui s'y passeroit à tout hasard, et, comme la cause étoit à l'audience du matin de la grand chambre, il y entraîna quelques pairs qui prirent place avec lui, et d'autres qui se mirent dans les lanternes. La cause se continua. L'avocat contraire à l'abbé Tencin engagea le sien à des assertions les plus fortes, et mit à dessein l'abbé dans la nécessité de les confirmer lui-même avec une audace de nécessité vertu, puis tira de son sac le papier original qui prouva nettement et la simonie et la friponnerie, qui passa entre les mains des juges, et qui les indigna avec tout l'auditoire, lequel, excité par M. le prince de Conti, fit une risée et une huée épouvantable. Cependant on alla aux opinions, en conséquence desquelles, de Mesmes, premier président, fit approcher l'abbé Tencin et l'admonesta cruellement, sans épargner les termes les plus fâcheux et de la voix la plus intelligible ; puis prononça l'arrêt qui le condamna en tout et partout, aux dépens, et de plus à une aumône, qui est une marque d'infamie. Alors recommencèrent les huées, tandis que l'abbé Tencin se couloit honteusement dans la presse pour se dérober aux regards des honnêtes gens et aux insultes de la canaille. Le bruit de ce jugement se répandit à l'instant dans Paris avec tout l'éclat et le scandale qui en étoient inséparables. Tout autre que l'abbé Dubois eût changé d'agent pour Rome ; mais celui-là étoit tellement à son point et dans ses mœurs, et ses talents lui semblèrent si difficiles à rassembler dans un autre, que dès le lendemain il le fit partir. Il eut raison sans doute ; ce n'étoit pas du mérite et de la vertu qu'il attendoit le cardinalat, et ce négociateur étoit supérieur à tout autre pour faire utilement valoir l'or, l'intrigue et les divers ressorts où l'abbé Dubois avoit établi toutes ses espérances. On ne se seroit pas tant étendu sur cet abbé Tencin et sur sa sœur la religieuse, sans le grand personnage que l'un et l'autre ont fait depuis dans l'Église, en attendant qu'ils le fassent dans l'État. La sœur, après avoir perdu son tout-puissant amant et causé, depuis, la mort tragique d'un homme chez elle, en plein Paris, par la continuation de sa vie débauchée et avec le bruit qu'une telle affaire ne manque jamais de causer, eut le crédit par ce même frère déjà parvenu à l'archevêché d'Embrun, d'en étouffer les poursuites. Elle se tourna depuis à un métier plus sérieux ; elle devint une mère de l'Église et le bureau d'adresse de tous les complots des furieux de la Constitution. Le trop fameux concile d'Embrun avoit mis son frère sur le chandelier. Il en hâta la récompense. La pourpre promise, mais trop lente à venir, lui parut mériter de tout sacrifier. Le cardinal Fleury ne lui tenoit pas tout ce que sa fureur outrée pour la Constitution lui avoit arraché ; il n'étoit pas content de ce qu'il ne menaçoit pas Rome pour la presser de le faire cardinal. Il y envoya les lettres du premier ministre, à qui il fit une affaire aussi sérieuse qu'un homme dans cette puissance en pût avoir au dehors, et signala ainsi un abandon au pape, qu'il ne douta pas qui ne fût immédiatement suivi de l'envoi de la barrette qui lui étoit assurée par les deux cours, et qu'il avoit chèrement achetée du roi Jacques d'Angleterre ; mais, pour se trop presser, il gâta tout. Le cardinal Fleury sut bien se tirer d'affaires avec Rome, qui avoit de si continuels besoins de lui ; il fit retirer la nomination par le roi d'Angleterre ; il fit déclarer au pape et aux cardinaux que, si l'on passoit outre à faire Tencin cardinal, jamais la France ne le reconnoîtroit, et qu'elle s'en ressentiroit, et il envoya une défense à ce cardinal manqué de sortir de son diocèse. Vers ce temps-là se tint l'assemblée du clergé de 1730, où la cour ne voulut pas qu'il fût parlé d'autre chose que de don gratuit et d'affaires temporelles, et où les furieux avoient dessein d'agiter beaucoup de choses sur la Constitution, sur les appels comme d'abus des jugements ecclésiastiques aux parlements, et de remuer beaucoup d'affaires. Ils étoient veillés, et ce fut alors que leurs assemblées secrètes se tenoient les nuits chez la religieuse Tencin, où des évêques alloient travestis, et où ce pauvre idiot mais saint évêque de Marseille se laissa mener masqué en cavalier par des gens qui en savoient plus que lui, et fut reconnu en cet étrange équipage. Cela valut une lettre de cachet à la Tencin pour sortir de Paris; mais ce qui s'appeloit évêques catholiques, ayant le cardinal de Bissy à leur tête, firent tant d'instances, et de peur de pis, se voyant découverts, donnèrent tant de paroles de ne penser plus à rien pour l'assemblée, que la Tencin devenue le pilier et le ralliement de la saine doctrine et le centre de la petite Église cachée, si excellemment orthodoxe, eut tacite permission de demeurer à Paris, où elle continua d'être le creuset d'où sortirent les plus violents partis et les plus dangereuses pratiques des ambitieux, sous le voile de la Constitution. Les jésuites, le cardinal de Bissy et les plus signalés d'entre les évêques ne lui refusoient rien, et cette créature fut constamment le canal le plus assuré de leurs grâces. Enfin Monsieur d'Embrun, lassé du personnage tranquille et dépouillé de tout autre soin que de celui de soutenir l'Église et de n'agir que par sa sœur et par les ressorts les plus cachés, en fit tant remuer auprès du cardinal de Fleury, et, sous la direction de sa sœur, lui demanda tant d'humbles pardons, témoigna de si amers repentirs, prodigua tant de flatteries et de bassesses, que, vers le mois de mai 1736, il eut permission de revenir et fut reçu du cardinal Fleury comme en triomphe.

On a cru devoir dire en deux mots tout ce qui regarde jusqu'à présent cet archevêque et sa sœur, qui ne se croient encore qu'en chemin de la plus grande fortune et qui ne le croient pas seuls.

1617 et 1618. *La mort du Père Quesnel.*

(Page 17.)

2 décembre 1711. — Le P. Quesnel n'est mort que le 2 décembre 1719, à Amsterdam, à quatre-vingt-cinq ans quatre mois et dix-huit jours.

7 décembre 1719. — Le P. Quesnel a tant fait de bruit dans le monde toute sa vie, et un bruit si soutenu et si connu de toutes sortes de personnes, qu'il seroit inutile d'en rien dire ici.

1619. *Le prince d'Auvergne épouse Mlle Trant.*

(Page 22.)

24 décembre 1719. — Cette Mlle Trant étoit une Angloise, demoiselle, disoit-elle, et qui se prétendoit à Paris à cause de la religion. La première femme du maréchal d'Alègre, bel esprit à sa manière, et dévote en titre d'office, charmée de son ramage, la retira chez elle, où elle a été très longtemps, et où elle ne tarda pas à se faire connoître par ses

intrigues et par son esprit souple, liant, entreprenant, hardi, et qui surtout vouloit faire fortune. Elle attrapa lestement force Mississipi de Law, donna dans la vue au prince d'Auvergne, connu si longtemps sous le nom de chevalier de Bouillon, qui avoit tout fricassé et qui cherchoit à se marier sans pouvoir trouver à qui. Le décri où ses débauches et d'autres aventures fort étranges l'avoient mis, joint à sa gueuserie, n'épouvantèrent point l'aventurière angloise, et la firent atteindre à ce mariage, au grand déplaisir des Bouillons. Elle a toujours depuis mené ce mari par le nez et a acquis avec lui des richesses infinies par ce même Mississipi. Il est pourtant mort avec peu de bien parce qu'il avoit été soulagé de la plus grande partie de son portefeuille, que sa femme lui avoit fait prêter, et qu'elle a été fort accusée d'avoir mis de côté. Quoi qu'il en soit, cela a été perdu pour le mari et pour les siens, sans moyens contre la femme, qui est demeurée brouillée avec tous les Bouillons, et qui n'a point eu d'enfants qui aient vécu. Elle a cherché tant qu'elle a pu, avant et depuis, à faire un personnage; mais la défiance en a été telle partout, qu'aucun parti n'en a voulu. Elle s'est retranchée sur la dévotion, la philosophie, la chimie et le bel esprit dans un très petit cercle de gens, à faute de mieux.

1620. *Nangis et Pezé.*

(Page 25.)

13 décembre 1719. — Nangis, avec une aimable figure dans sa jeunesse, le jargon des femmes et du grand monde, une famille qui elle-même formoit le grand monde, sans esprit et sans talent pour la guerre, mais une valeur brillante et les propos d'officier, une ambition de toutes les sortes et de cette espèce de gloire envieuse qui se perd en bassesses pour arriver, a longtemps fait une figure flatteuse et singulière par l'élévation de ses heureuses galanteries, et par le vol des femmes, du courtisan et de l'officier. Ce groupe tout ensemble forma un nuage qui le porta longtemps avec éclat, mais qui, dissipé par l'âge et par les changements, laissa voir le tuf et le squelette. Il avoit le régiment d'infanterie du Roi qui sous le feu Roi étoit un emploi de grande faveur, et qui sembloit devoir mener à la fortune par les distinctions et l'affection singulière qu'il donnoit à ce régiment par-dessus tout autre, et par les privances attachées à l'état du colonel qui travailloit directement avec le Roi sur tous les détails de ce corps, où nul inspecteur ni le secrétaire d'État de la guerre n'avoient rien à voir. Après la mort du Roi, l'âge de son successeur et l'incertitude du goût et du soin qu'il prendroit de ce régiment dégoûtèrent Nangis. Il aima mieux le vendre, quoiqu'il ne lui eût rien coûté. Il en eut la permission du Régent; le duc de Richelieu eut l'agrément de l'acheter; le marché fut fait et convenu; mais lorsqu'il fallut payer, l'héritier du grand Armand se trouva court, et les paroles de part et d'autre furent rendues. Les

choses en étoient là depuis plusieurs mois sans que Nangis eût trouvé marchand, lorsque Pezé se présenta. C'étoit un gentilhomme des plus simples, du pays du Maine, parent éloigné du maréchal de Tessé par la généalogie, mais tout au plus près par la galanterie. Il avoit eu une mère que le maréchal avoit trouvée aimable. Pezé étoit un cadet; il en prit un tendre soin et le mit page de Mme la duchesse de Bourgogne de fort bonne heure, dont il étoit premier écuyer. Courtarvel, frère aîné de Pezé, avoit du bien, mais pour lui tout seul, et plantoit ses choux chez lui. Leur grand-père avoit épousé la fille aînée d'Artus de Saint-Gelais, seigneur de Lansac, et d'une fille du maréchal de Souvré, dont la famille s'étoit crue heureuse de se défaire honnêtement de la sorte par les disgrâces de son corps, et le mari qui la prit s'estima très honoré d'une telle occasion de faire cette alliance. L'autre fille de M. et de Mme de Lansac épousa Louis de Prye, seigneur de Toucy, et de ce mariage vint Mme de Bullion, grand'mère de Fervacques, chevalier du Saint-Esprit en 1724, et Mme la maréchale de la Motte, laquelle étoit ainsi cousine germaine du père de Pezé dont il s'agit ici, et lui par conséquent issu de germain des duchesses d'Aumont, de Ventadour et de la Ferté, filles de la maréchale. Cette alliance si proche le tira du régiment des gardes, où il étoit entré en sortant de page, et le fit gentilhomme de la manche du Roi. C'étoit un jeune homme plein d'esprit, de manége, de finesses, d'adresses, de ressources dans l'esprit, liant et agréable, et d'une ambition qui lui fit trouver toutes sortes de talents pour arriver à la plus haute fortune. Il fit si bien, qu'il persuada au monde que le Roi l'avoit pris en amitié, et que cette raison le fit compter, lui acquit des amis considérables et à qui il ne manqua jamais en aucun temps, et lui fraya le chemin à tout. Lorsque, à la mort de Mme la duchesse de Berry, on donna la Meute au Roi comme un jouet pour l'amuser, Pezé prévoyant que cette petite maison pourroit prospérer avec les années, en desira le gouvernement et l'obtint par le duc de Saint-Simon, ami intime du duc d'Humières de tous temps, lequel l'engagea à procurer cette grâce. De là, Pezé pensa au régiment du Roi comme à une autre sorte de germe de fortune, et ce fut encore M. de Saint-Simon qui lui en fit obtenir l'agrément. Nangis se trouva choqué qu'il fût donné avant que le marché fût convenu, et ne voulut plus vendre. Pezé ne se le tint pas moins de ce procédé, et demanda si son argent n'étoit pas d'un aussi bon aloi que celui de M. de Richelieu. L'affaire se tourna de travers, et M. le duc d'Orléans, qui ne vouloit blesser ni l'un ni l'autre, mais qui aimoit mieux Pezé que Nangis, traîna tant qu'il put et s'exposa aux cris de la vieille maréchale de Rochefort, grand mère de Nangis et dame d'honneur de Mme la duchesse d'Orléans dès son mariage. Tant fut procédé que Nangis en eut à peu près le même prix dont il étoit convenu avec M. de Richelieu, et attrapa en sus pour pot de vin un gouvernement de quinze mille livres de rente, avec quoi encore il fit le mécontent, et lui et Pezé n'ont jamais été bien ensemble. L'un est devenu pour rien chevalier d'honneur de la Reine, qui est son vrai ballot, sans discontinuer de servir, et chevalier de l'Ordre en 1728 ; l'autre a montré des talents et une capacité à la guerre d'Italie qui le portoit à tout, et qui l'ont fait regretter, malgré l'envie extrême, de tous les généraux et de toutes les troupes. Il est mort lieutenant général et déclaré en chapitre chevalier de l'Ordre, des blessures qu'il reçut en se distinguant infiniment à la bataille de Guastalle en 1735, à la porte des plus grands honneurs, et arrivé en très peu de temps déjà à de forts grands, et tels qu'il ne les eût jamais espérés dans les premiers temps de sa vie. Il avoit épousé une fille et sœur des Beringhen, premiers écuyers, dont il demeura veuf, et n'a laissé que deux filles, et pour tout ajouter extrêmement riches.

1621. *Pezé souffleté par le jeune Roi.*

(Page 28.)

26 mai 1720. — Le Roi avoit dix ans, mais élevé et tenu de façon qu'il étoit encore bien plus jeune que son âge. On a ci-dessus parlé de Pezé assez pour n'avoir pas besoin d'y ajouter. Il crut pouvoir hasarder avec un enfant, et il se trouva que cet enfant sentit, et en enfant, qu'il étoit son maître. Au lieu d'étouffer ce soufflet comme une plaisanterie, et puis avertir le Roi tête à tête de ce qu'il y avoit à lui dire là-dessus, le maréchal de Villeroy, toujours à gauche et ravi de faire montre de son autorité, chaussa le cothurne, harangua, et força le Roi à faire excuse à Pezé, on dit même en termes ridicules dans la bouche d'un Roi qui n'est pas d'âge à le faire parce qu'il le veut. Le Roi pleura et fut outré. Il fut longtemps à ne revenir point pour Pezé, et à ne le traiter comme les autres que pour n'être pas grondé, et Pezé, affligé au dernier point de la chose, et au désespoir de la suite, ne fut occupé qu'à en étouffer tout ce qu'il put, et il eut l'adresse de se maintenir dans l'opinion de faveur du Roi, dans l'esprit de la cour et du monde, qui lui servit plus que tout à sa fortune. Toutefois on a cru certain que jamais le Roi ne l'a aimé depuis cette aventure, et qu'il apprit sa blessure, ses suites et sa mort de manière à confirmer dans cette opinion.

1622. *Monsieur de Saint-Abre.*

(Page 29.)

18 janvier 1720. — Saint-Abre étoit un vieux libertin, qui avoit été bien fait et qui avoit aimé et été bien traité des dames. Il aimoit encore mieux la table sans être ivrogne, avec de l'esprit et des saillies qu'il ne retenoit pour rien ; libertin d'esprit comme de corps, s'étoit battu plus d'une fois en sa vie ; plein d'honneur et d'un commerce très sûr. Ces qualités l'avoient initié dans ce qu'il y avoit de meilleur et de plus brillant dans le monde, sans en avoir jamais voulu faire d'autre usage

que d'être en bonne compagnie et se divertir. Il n'avoit jamais voulu se lier au service, et avoit servi presque toute sa vie volontaire, aide de camp, puis avec le premier général ou officier général de ses amis qui l'emmenoit. Il étoit extrêmement bien et familier avec feu Monsieur le Duc et feu MM. les princes de Conti, avec qui il alla en Hongrie, intimement avec M. de la Rochefoucauld le favori, et encore mieux avec ses enfants. Sa femme étoit de la branche de Bayers, qui est avouée par eux pour être de la Rochefoucauld, fort bien encore avec tous les Bouillons. Son nom étoit la Cropte, de fort anciens gentilshommes du Limousin, dont étoit la mère de cette demoiselle de Limeuil d'une branche de la Tour que MM. de Bouillon n'ont osé désavouer, quoiqu'ils en aient désavoué d'autres aussi certaines, depuis qu'ils sont princes, mais qui subsistent; Mlle de Limeuil, dis-je, si connue dans l'histoire pour être accouchée à Lyon du fait du prince de Condé, tué à Jarnac, dans la garde-robe de Catherine de Médicis, qui par elle, tiroit les secrets du prince, mais qui la chassa parce qu'elle ne put soutenir le bruit étrange de ce scandale d'un accouchement si mal placé. Saint-Abre étoit souvent en province, avoit peu d'ordre et de soin dans ses affaires, veuf et point de garçons, avec deux filles qui le faisoient enrager, et lui elles, et une troisième qu'il aimoit fort et qu'il maria de la sorte pour l'aider à débrouiller son fait et avoir de quoi vivre. Il ne mourut que longtemps après, toujours avec la meilleure compagnie, et toujours de très bonne compagnie lui-même, et fort plaisant sur la cour, les ministres et les favoris, où il n'alloit jamais, excepté M. de la Rochefoucauld. Il a été si connu dans le monde qu'on a cru en devoir dire ce mot. Il eut une vraie singularité, c'est que, voyant très souvent M. de Lauzun, il le tenoit de court comme un petit garçon.

1623. *Les cardinaux de la promotion de décembre 1719.*

(Page 41.)

10 décembre 1719. — Presque tous les cardinaux de cette promotion méritent qu'on les fasse connoître. Il n'y a que Spinola, nonce à Vienne, Pereira de la nomination de Portugal, et Althann, frère du favori de l'Empereur et nommé par lui, qui soient dans l'ordre ordinaire; des six autres il en faut parler en leur rang.

Gesvres avoit plus de soixante ans, et il y en avoit plus de trente qu'il couroit infatigablement après le cardinalat. Le goût lui en étoit venu à Rome par celui qu'Innocent XI Odescalchi avoit pris pour lui. Il l'avoit fait son camérier d'honneur; le nouveau prélat sut lui plaire et à toute la cour de Rome; il en prit si bien toutes les manières qu'il ne s'en est jamais défait depuis, soit habitude ou politique. Tout lui rioit à Rome, et il y passoit pour un de ceux qui touchoient de plus près à la pourpre, lorsque les démêlés avec le Roi pour les franchises vinrent au point que tous les François furent rappelés, et que M. de Lavardin fit cette étrange ambassade à Rome, où le pape l'excommunia et ne le vit jamais. Gesvres eut, pour prix de son obéissance et de la perte de ses grandes espérances, Bourges qui vaqua tout à propos, et fut peut-être le premier abbé de ce règne qui sauta tout d'un coup à l'archevêché. Il ne le regarda que comme une planche après le naufrage, et tâcha de s'en faire un échelon pour arriver où il tendoit, tout aussitôt qu'Alexandre VIII et le Roi furent raccommodés. Ce pontificat dura trop peu pour Monsieur de Bourges. Pignatelli ou Innocent XII, qui régna plus longtemps, lui marqua de la bonne volonté; mais il n'étoit plus à Rome dans la prélature; il lui falloit une nomination. Il brigua celle du roi Jacques II d'Angleterre, et n'oublia rien pour devenir ami particulier de MM. de Croissy, de Pomponne et de Torcy, qui avoient les affaires étrangères. Cette nomination n'ayant pu réussir, il tâcha de s'assurer de celle de M. le prince de Conti lorsqu'il fut élu roi de Pologne, puis de son heureux compétiteur. Le roi Stanislas porté par le victorieux roi de Suède sur le trône de Pologne, dont il avoit chassé le roi Auguste, électeur de Saxe, Monsieur de Bourges eut encore sa nomination, et derechef encore celle du même Auguste, lorsqu'à son tour il eut chassé Stanislas et repris la couronne, et tout cela du consentement du Roi. Enfin cette dernière nomination réussit, et il fut transporté de joie. Qui n'eût cru que, parvenu au bout de plus de trente ans de travail et de peines au seul but de toute sa vie, il n'en eût pas joui pleinement; mais voilà de ces traits des jugements de Dieu qui confondent les hommes: Gesvres, archevêque de nom sans presque jamais de résidence, et qui depuis longtemps s'étoit déclaré ne vouloir retourner jamais à Bourges et y avoit tout démeublé et vendu, fut encore moins cardinal qu'archevêque. Idolâtre de ses écus et de sa santé, il ne pensa qu'à éviter d'aller à Rome, et, pour en montrer son impossibilité, n'alla presque point à Versailles, après que la cour y fut retournée en 1722[1], et dînoit en chemin. Il s'abstint de toutes les cérémonies, se renferma de plus en plus chez lui, où il vécut à l'italienne, mangeant seul, et tous ses valets logeant et mangeant dehors; se promenoit tout le matin aux Tuileries, faisoit très peu de visites et bientôt plus du tout, et se retira du conseil de conscience, où on l'avoit mis *ad honores*, et de toutes sortes d'affaires, même de celles de la Constitution. Il eut l'ordre du Saint-Esprit dans les suites, mais sans aller depuis à pas une cérémonie de l'Ordre, et vécut en solitaire dans sa maison, où sa pourpre ne lui fut d'aucun usage, que pour s'entendre donner de l'Éminence par ses valets et se voir vêtu de rouge dans ses miroirs. Du reste, ce n'étoit pas un homme sans savoir et sans lumières. Il se défit de son archevêché en faveur de l'abbé de Roye, qu'il voulut absolument de préférence à son neveu, quoique très bien avec le duc de Tresmes son frère, et eut de grosses abbayes. Ce neveu, qui devint depuis évêque-comte de Beauvais, n'y perdit pas.

Mailly, sans ailes comme en avoit eu Gesvres, ne visa pas moins haut

1. Cette date a été ajoutée après coup par un correcteur.

que lui et n'y travailla pas moins. Mis dans l'Église malgré lui par un père et une mère violents et absolus dans leur famille, il fit de nécessité vertu comme il put à travers les plus cuisants regrets, et ne prit d'ecclésiastique que ce qu'il n'en put laisser. Il eut besoin du mariage du comte de Mailly, son frère, avec une nièce à la mode de Bretagne de Mme de Maintenon, mais dont elle prit soin comme de sa véritable nièce, pour se tirer d'abord fort petitement de misère, puis d'ennui en devenant aumônier du Roi, enfin, à force de bras, archevêque d'Arles à la mort du dernier Grignan. A peine y fut-il nommé, qu'il songea à mettre à profit le voisinage d'Avignon et la facilité de la mer pour le commerce avec Rome. Il fit toutes sortes d'avances à Gualterio, vice-légat d'Avignon, qui de sa part y répondit en homme de beaucoup d'esprit et très liant qu'il étoit, et qui étoit instruit de ce qu'étoit l'archevêque d'Arles et la comtesse de Mailly, sa belle-sœur. Le but de ces vice-légats est de sortir de leur emploi par la nonciature de France, qui leur assure le cardinalat, et pour cela il faut s'y rendre agréable, parce qu'une des distinctions des trois grandes couronnes, qui sont l'Empire, la France et l'Espagne, est l'exclusion de leur nonciature de tout sujet qui déplaît, et le choix d'un entre trois ou quatre que la cour de Rome propose. La liaison fut donc bientôt formée entre les deux prélats par leurs vues et leurs besoins respectifs, qui se tourna depuis en amitié intime, qui ne finit qu'avec leur vie. Tôt après, Gualterio vint nonce en France, où il plut extrêmement, et où il se mit si bien avec le Roi, que, devenu cardinal, il lui donna une grosse pension et lui promit l'Ordre et une riche abbaye. Il eut peu après celle de Saint-Victor de Paris, et il revint quelques années après voir le Roi tout exprès de Rome, dont il fut si bien reçu et traité avec tant de distinction et de familiarité pendant tout un été qu'il demeura à la cour, et toujours de tous les Marlis, qu'on se persuada que le Roi avoit sur lui de grandes vues. Comme il ne fit point de promotion de l'Ordre, il ne le lui donna point; mais Monsieur le Duc, devenu premier ministre, acquitta cette parole du feu Roi en 1724. On a vu en son lieu dans ces Annotations de quoi il scella sa faveur en partant, en faveur du nouvel état des bâtards, qui s'accrut bien autrement depuis, et qu'il en porta la peine à Rome par un discrédit qui ne finit qu'avec sa vie. Pour revenir à l'archevêque d'Arles, il intrigua si bien à Rome, qu'il s'y fit des amis, qu'il trouva des prétextes d'écrire au pape des assurances de respect, qu'il s'en attira des brefs; tout cela se passoit dans une obscurité profonde. Il étoit défendu depuis Henri IV à tous les évêques et autres bénéficiers de France, d'avoir aucun commerce avec la cour de Rome sans une permission expresse, qui passoit par le secrétaire d'État des affaires étrangères, et qui ne s'étendoit jamais au delà de l'affaire pour laquelle elle étoit accordée et même ne l'étoit pas toujours, et c'étoit un crime qui étoit sévèrement châtié que d'y avoir le moindre commerce sans permission. Le Roi en étoit très jaloux, et ce n'a été que toutes les dernières années de son règne que l'affaire de la Constitution, qui fit tant d'ambitieux et de fortunes, énerva cette loi et puis l'anéantit par un usage tout contraire dont la France a senti tout le malheur. Monsieur d'Arles avoit donc un soin extrême de se cacher; mais, cherchant sans cesse à se mettre de mieux en mieux avec le pape, il trouva le moyen de s'attirer un bref sur les reliques de saint Trophime, un des premiers évêques d'Arles, dont il avoit fait inspirer au pape quelque desir d'en avoir. Il lui en envoya. Ce présent fut trop bien reçu; car il fit du bruit ainsi que le bref de remerciment, tellement que l'avis en vint de Rome. Le Roi en fut si irrité, que l'archevêque eut besoin de toute l'adresse du nonce Gualterio, de tous les mouvements du peu d'amis qu'il avoit à portée, et de tout le crédit de sa belle-sœur auprès de Mme de Maintenon, pour calmer l'orage, qui fit du bruit à la cour. Cette aventure rendit l'archevêque plus timide, pour un temps, mais lui servit à Rome. Il avoit gagné les jésuites, comme on peut bien croire d'un homme de cette ambition, et il se les étoit de plus en plus dévoués par s'être brouillé à l'excès, et fort mal à propos encore, dans une assemblée du clergé, avec le cardinal de Noailles, qui y présidoit et à qui il ne pardonna de sa vie. Ces motifs l'entraînèrent, contre ses lumières mêmes avouées à ses amis, dans l'affaire de la Constitution, qu'il jugeoit mauvaise, et dangereuse de plus à l'épiscopat, par la forme de soumission qu'on y exigeoit; mais le cardinal de Noailles, qui se trouvoit à la tête du parti contraire, le détermina pour sa fortune et pour une vengeance que la douceur de ce cardinal n'avoit pas méritée. Monsieur d'Arles avoit passé à Reims peu avant la mort du Roi. Le P. Tellier y voulut un ennemi du cardinal de Noailles, qui par l'éminence de son siège fût un personnage nécessaire, et il ne s'y trompa pas. Le commerce avec Rome étoit peu à peu devenu libre aux prélats françois. Celui-ci ne s'endormit pas à en tirer tous les avantages qu'il put se ménager de ses anciennes liaisons, et de celles que l'affaire de la Constitution faisoit aisément naître. De là, ses lettres si violentes et si redoublées, et le double mérite qu'il en tira à Rome, et pour avoir osé les faire et les publier, et pour la flétrissure qu'elles avoient reçues de la condamnation au feu par les arrêts du Parlement. Toutes ces choses, soutenues des plus continuelles flatteries au pape, qui lui faisoit part de ses homélies, dont il étoit entêté et dont l'archevêque [faisoit] l'enthousiaste, le firent cardinal sans la participation de la France, ni d'aucun de ses parents ni de ses amis de ce pays-ci. Le Régent fut irrité au dernier point lorsqu'il en apprit la nouvelle, et voulut se porter aux extrémités. Saint-Simon, qui fut mandé, étoit l'ami de l'archevêque. Leurs maisons de même pays avoient plusieurs alliances directes et réciproques; l'union et un certain intérêt l'une pour l'autre s'y étoit toujours soutenu, et, outre cela, ils étoient personnellement liés, quoique d'opinions fort différentes en beaucoup de choses. Il sentit tout le crime de l'archevêque; il sentit aussi toute la foiblesse du Régent après le premier feu passé et tous les embarras avec une dignité que les couronnes ont mise en possession paisible de toute indépendance et de toute infidélité. Ami, de plus, d'un homme qu'il falloit perdre ou laisser en possession de son larcin, il se conduisit en conséquence. Le Régent, content d'avoir éclaté par la défense de prendre la pourpre et par l'obéissance de l'archevêque, qui fut bien averti, permit enfin qu'il restât quelques jours caché à Paris, où il étoit venu contre ses ordres, mais sans aucune marque de cardinal. De là Saint-Simon obtint une audience secrète, où il le conduisit par une porte de derrière. Il avoit fait la leçon au prélat, qui sut la retenir, et la conversation, entre eux trois, se passa si bien, que l'archevêque, contre son espérance, eut permission de se dire et compter cardinal en pays étranger par ses lettres, pourvu qu'il s'en abstînt dans le royaume et qu'il n'y en prît aucune marque. Tout cela n'étoit que des degrés de bienséance qui ne durèrent pas longtemps; l'archevêque s'en retourna à Reims, où il tint parole, et peu après sa paix fut faite. Il revint; Saint-Simon le présenta en public au Régent, qui lui permit d'aller présenter sa barrette au Roi pour la recevoir de sa main, ce qui fut exécuté. Comme les cardinaux sont en possession de ne pouvoir être assez riches, celui-ci ne fut pas longtemps sans être pourvu de la belle abbaye de Saint-Étienne de Caen, que Saint-Simon lui fit encore donner, et, comme le temps du sacre paroissoit s'approcher, le cardinal, qui le devoit faire dans son église par le droit de son siège, obtint que le marquis de Nesle, fils de son défunt frère aîné, porteroit la queue du manteau de l'Ordre du Roi le lendemain du sacre, qu'il en devoit recevoir le collier de ses mains. Cette fonction donne l'Ordre, la promotion suivante, à celui qui l'a faite, même n'ayant pas l'âge comme celui-ci ne l'avoit pas, et comme il étoit arrivé à M. de Nevers. Voilà donc un homme au comble de ses vœux: cardinal, ce qu'il avoit si passionnément souhaité toute sa vie, et le premier duc par son siège, dont il ne s'applaudissoit guères moins, touchant de plus à l'honneur de sacrer le Roi, sûr du lot d'avance pour son neveu, et en état de figurer en grand et dans l'État et dans l'Église et de se faire compter dans les affaires de la Constitution. Mais qu'est-ce que l'homme et ses fortunes? A peine eut-il tâté de toutes ces grandeurs, qu'il savouroit dans toute leur étendue, qu'un mal subit l'arrêta prêt à partir pour le conclave. Il crut être guéri par l'opération d'une espèce de fistule; mais l'humeur attaqua la tête avec des douleurs si insupportables, dès qu'il fut retourné en son diocèse, qu'il en mourut en très peu de jours et sans avoir eu un moment à se reconnoître.

Après avoir dit ce qui regarde le cardinal de Mailly tout de suite, il ne faut pas omettre une anecdote curieuse dont il ne fut que l'occasion. Le Blanc, secrétaire d'État de la guerre, mais que le Régent employoit aussi à beaucoup d'autres choses, étoit chez lui lorsqu'il reçut la nouvelle de la promotion. La colère de celle de Mailly, les mesures à prendre, et tous les raisonnements qui se firent là-dessus, conduisirent aisément jusque sur les trois heures après midi, d'autant que M. le duc d'Orléans, qui ne dînoit jamais, ne songeoit pas toujours au dîner des autres. Le

Blanc, arrivant chez lui, trouva sa femme et sa fille à table avec douze ou quinze personnes, comme il le vouloit toujours lorsqu'il arrivoit tard, à quoi ses diverses affaires le rendoient assez sujet. Il se met à table, fait ses excuses, et le hasard le place vis-à-vis l'évêque de Soissons Languet[1] et le chevalier de Tourouvre. Comme la nouvelle de la promotion alloit devenir publique, il la leur dit, et ajouta que c'étoit ce qui l'avoit retardé. Chacun s'empressa de lui demander le nom des nouveaux cardinaux ; il les nomma. A celui de Mailly, l'évêque de Soissons le fit répéter, les yeux hors de la tête, puis, se la prenant à deux mains, s'écria de toute sa force : « Ah ! il m'a pris mon chapeau ! » Le silence subit de toute la compagnie stupéfaite le rappela à lui-même. Il se remit, baissa les yeux sous les regards de tout le monde attachés sur lui et ne dit plus pas un mot ; mais sa surprise et la rage l'avoient trahi. Qui eut dit du plat abbé Languet, languissant dans toutes les antichambres de Versailles, et croyant avoir fait fortune d'être parvenu à une place pécuniaire d'aumônier de Mme la duchesse de Bourgogne et à une de grand vicaire d'Autun, que, non content d'être évêque, et évêque de Soissons, il oseroit lever les yeux jusqu'à la pourpre. Saint-Sulpice d'abord, dont le curé étoit son frère, et la Constitution après, lui tournèrent la tête d'ambition. Peu de gens osèrent se déshonorer dans les commencements de cette affaire par un abandon à découvert ; il fut des premiers, et il se signala par ces fameux Avertissements qui firent tant de bruit et de scandale, dont il se donna pour l'auteur, tandis qu'on a su du même cardinal de Mailly, lors archevêque de Reims, qu'ils lui avoient été portés pour les faire passer sous le sien, qu'il ne voulut tâter ni de l'ouvrage ni du mensonge, et que sa surprise fut sans égale, lorsque, peu de jours après, il les vit imprimés sous le nom de Monsieur de Soissons. Il étoit vrai qu'il briguoit sourdement la pourpre, et que Rome, suivant sa politique, l'entretenoit d'espérances sans la vouloir prostituer à un sujet aussi infime, et duquel, à beaucoup moins, elle étoit bien sûre de tirer toutes les folies et les fureurs qu'elle voudroit. Aussi ne s'est-elle pas trompée, et les suites en ont fait la pleine démonstration fort au delà même des intentions de Rome. En effet, il se trouva bien peu d'auteurs et encore moins d'évêques aussi féconds en sophismes continuels, aussi hardis à citer faux, à tronquer les passages, à en tirer le contraire de ce qu'on y lit en joignant ce qui précède et ce qui suit, enfin aussi audacieux à supposer des faits et des mensonges. Tels, pour un exemple entre mille, que celui des plaintes des curés et des chanoines d'Auxerre et de tout ce diocèse portées à lui de la doctrine de leur évêque Caylus[2] et dans une lettre imprimée sous son nom et avouée de lui, adressée à cet évêque, dans la confiance que ce bas clergé n'oseroit le démentir, qui néanmoins le fit avec éclat par une autre lettre signée de tous et imprimée de leur aveu, qui témoigne

1. Ce nom a été ajouté par un correcteur.
2. Nom encore ajouté par le correcteur.

leur étrange surprise d'une fausseté sans la moindre apparence, et leur attachement unanime à cette même doctrine, bien loin de s'en être jamais plaint à Monsieur de Soissons, alors archevêque de Sens, qui y est demeuré muet, et devenu leur métropolitain par des voies très peu correctes. Ce prélat est si connu par tant de funestes endroits que, excepté les mœurs, il se peut dire qu'il n'a aucune partie saine; on y peut ajouter ni agréable; mais il figure trop pour qu'il soit besoin de s'arrêter plus longtemps sur l'ambitieux et ridicule auteur de Marie Alacoque.

Bentivoglio avoit quitté un régiment de cavalerie au service de l'Empereur pour entrer dans la prélature. Sa naissance lui valut en moins de rien la nonciature de France, et celle-ci la pourpre fort peu après. C'étoit un ignorant parfait, un emporté sans mesure, un débauché qui n'en faisoit pas de mystère, et qui laissa une fille qu'il avoit eue d'une comédienne à Paris et qui a joué longtemps à l'Opéra, où on ne l'appeloit que *la Constitution*, en mémoire de son père, qui la portoit, et à Paris et depuis à Rome, à toutes extrémités. Il eut à son retour la légation de la Romagne, d'où ses fureurs le firent promptement rappeler. Il ne les signala pas moins au seul conclave où il se trouva, et mourut peu après, méprisé et détesté de tout le monde, dans un âge peu avancé.

Bossu, frère du prince de Chimay, avoit fait ses études à Rome, et, dirigé par les jésuites, qui toute sa vie suppléèrent à ses talents nuls en tout genre, visa dès lors au cardinalat. Il revint en Flandre plus romain que les Romains mêmes, mais avec d'excellentes mœurs et beaucoup de piété. Comme elle étoit sans nulle lumière dans un sujet d'une grande naissance, c'étoit ce qu'il falloit aux jésuites pour régner sous son nom, et c'est ce qui lui valut l'archevêché de Malines, dont ces Pères furent en effet les seuls et véritables archevêques. Bientôt après, se trouvant si bien de leur choix, leurs mêmes soins le firent tant valoir à Rome, qu'il fut de cette promotion sans la participation de l'Empereur, qui entra d'autant plus en colère, que ce prélat reçut et mit la barrette sans avoir attendu sa permission. Il tonna, il menaça, il saisit quelque temps des revenus, il donna force dégoûts; mais enfin, il s'apaisa un peu par un voyage de soumission qu'il fit faire à Vienne, après le premier conclave où il alla tôt après sa promotion. L'Empereur l'y retint longtemps et désagréablement; mais il étoit et demeura cardinal. Les gens de bien sont souvent autant et plus glorieux que les autres: il prit le nom de cardinal d'Alsace. Son nom est Hénin-Liétard, grand, ancien, illustre; pour d'Alsace, ce fut une chimère qu'il mit au jour le premier de sa race. On s'en étonna; on en rit; mais ce fut tout, et ce nom de guerre lui demeura.

Belluga arriva à la pourpre par des sentiers plus droits. C'étoit un bon gentilhomme castillan, que sa piété éclatante avoit fait choisir à Philippe V pour l'évêché de Murcie dans les commencements de son règne. Il s'y gouverna comme on s'y étoit attendu, et il y fut en exemple à toute l'Espagne. Lorsque la guerre y fut portée jusque dans ses entrailles, et que le roi et la reine sa première femme, sortis de Madrid, se trouvèrent aux dernières extrémités et avec très peu d'espérance de conserver aucune pièce de la monarchie, sans argent ni subsistance pour ce qui leur restoit de troupes, l'évêque de Murcie se signala entre quantité de seigneurs, d'évêques et de gentilshommes espagnols. Lui seul fournit gratuitement deux mois de subsistance à l'armée, ou du sien qu'il épuisa et qu'il engagea, ou du fonds de ses diocésains, qu'il toucha par son exemple et par ses continuelles prédications, et il donna de plus de quoi payer aux troupes plusieurs prêts qui leur étoient dus. Le sort des armes étant devenu aussi favorable au roi d'Espagne qu'il lui avoit été contraire, et se trouvant après paisible sur son trône, l'évêque de Murcie ne crut pas qu'il lui fût rien dû. Il ne compta que d'avoir fait son devoir, et demeura, comme il avoit toujours fait, renfermé dans son diocèse, uniquement occupé du soin de son salut et de celui des autres. L'épuisement où tant de diverses secousses avoient mis les finances d'Espagne obligea enfin à chercher des voies de les réparer. Ce qu'on appelle la croisade parut d'un secours plus prompt et plus net, et on l'augmenta fort d'un trait de plume; c'est une contribution sur le clergé, que les papes, qui le dominent en Espagne et dans tous les pays d'obédience, encore plus d'Inquisition, ont souvent accordée aux rois d'Espagne pour la guerre contre les Maures, et qui, sous le même prétexte, quoique cessé depuis longtemps, a été si ordinairement continué qu'il a passé en ordinaire. Cette surtaxe émut le clergé, et Belluga plus qu'aucun autre. Il ne crut pas pouvoir en conscience livrer au roi un bien consacré aux autels et aux pauvres; il fit grand bruit; il résista avec la plus grande fermeté aux ordres réitérés du roi, et, comme son exemple à donner lors de la nécessité avoit été grand et en spectacle à toute l'Espagne, son exemple n'eut pas moins de crédit pour le refus. Le roi, embarrassé, s'aigrit. Belluga inébranlable porta ses plaintes à Rome, et fut cause que cette affaire devint très considérable, et ne put finir que par un accommodement. Lors de son plus grand feu, la promotion se fit, et Belluga, célèbre à Rome par son zèle pour l'autorité du pape et l'immunité du clergé, fut déclaré cardinal sans y avoir jamais pensé. Il le montra bien; il n'en apprit la nouvelle qu'avec surprise, et déclara tout de suite qu'il ne l'accepteroit jamais sans la permission du roi, qu'il n'espéroit pas dans sa disgrâce. En effet, le roi d'Espagne, qui regarda la promotion de Belluga comme une injure qui lui étoit faite, lui envoya défendre de l'accepter; mais le refus continuel avoit précédé la défense. Le pape, à son tour piqué, envoya un bref impératif à Belluga d'accepter en vertu de la sainte obéissance; mais ce bref ne put le tenter ni l'ébranler. Il répondit modestement qu'il n'y alloit ni de la religion ni de l'Église qu'il fût cardinal ou qu'il ne le fût pas, mais qu'il y alloit du devoir et de la conscience d'un sujet d'obéir à son roi et de lui être soumis, dont nulle puissance ne pouvoit le délier ni le faire départir. C'est qu'il ne s'agissoit ici que d'une dignité; s'il y avoit eu de la religion ou de l'hérésie mêlée, je ne sais si l'on penseroit au delà des Pyrénées comme on pense en deçà, et comme toute l'antiquité a pensé en tout pays. Quoi qu'il en soit, telle fut la réponse du fameux évêque de Murcie, et dans laquelle il persévéra malgré tout ce que Rome commise y employa de caresses et de menaces. Ce spectacle plaisoit fort à Madrid, qui laissoit faire sans se remuer et qui le laissa durer plusieurs mois, sans que Belluga y ait jamais ni fait ni laissé faire la moindre démarche en sa faveur, ni qu'il en ait paru moins tranquille ni moins absorbé dans ses devoirs et dans sa vie accoutumée. Rome aussi eût dédaigné d'agir auprès du roi d'Espagne; tellement que, lorsqu'il n'y songeoit plus, il partit un courrier de Madrid avec un ordre à Belluga d'accepter la pourpre, et un pour Rome avec une lettre du roi d'Espagne au pape pour le prier de la lui donner. Ainsi l'affaire fut finie avec une gloire sans égale pour Belluga, qui, sans se hâter ni changer rien à son habit ni à sa calotte, vint présenter sa barrette au roi, la recevoir de sa main, et le remercier comme ne la tenant que de ses bienfaits. Ce contraste fut un peu fort pour Alsace et pour Mailly et fut fort célébré partout. Dans la suite. Belluga, trop zélé, voulut entreprendre des réformes que les évêques d'Espagne ne purent souffrir; ils s'élevèrent contre, tellement que Belluga, dégoûté de son pays pour n'y pouvoir pas procurer le bien qu'il avoit espéré, fit trouver bon au roi d'Espagne qu'il remît son évêché entre ses mains et qu'il se retirât à Rome; c'est ce qu'il exécuta. Il y a été comme à Murcie, toujours sujet très attaché, chargé même dans des entre-temps des affaires d'Espagne, et y a eu part dans tous, et sa vertu, qui surnage en lui aux lumières politiques, lui a acquis une vénération et même une considération que celles-ci n'ont pas, quoique plus dans leur centre en cette capitale du monde.

Salerne étoit un jésuite italien qui s'étoit mêlé de la conversion du roi Auguste. Je ne sais s'il y avoit eu plus de peine que l'abbé Tencin à celle de Law. Auguste, électeur de Saxe, vouloit être roi de Pologne, et il n'y avoit pas moyen sans être catholique. Il avoit affaire à tout son électorat, en vertu duquel il étoit chef né et protecteur de tous les protestants d'Allemagne, et ce titre lui donnoit la première considération et une autorité qui le faisoit ménager par l'Empereur. Il ne les vouloit pas perdre, et ils étoient bien difficiles à concilier avec sa conversion. Son domestique n'étoit pas plus aisé: sa mère et sa femme étoient du plus grand zèle pour leur religion. La première ne le voulut plus voir depuis qu'il eut changé, ni presque plus sa femme que par des visites courtes et rares quand il venoit en Allemagne, sans que jamais elle ait voulut mettre le pied en Pologne. Parvenu pourtant à concilier deux choses si opposées, il espéra la même fortune pour son fils, qui, comme on le voit maintenant, ne l'a pas trompé. Il se servit pour sa conversion de ce même Père Salerne, qui, travesti, l'accompagna dans tous ses voyages et s'enfermoit dans sa chambre tous les matins avec lui, où que ce fut, et où, par permission du pape, il lui disoit la messe avant qu'on le sût converti; c'est ce qui valut la pourpre à cet habile jésuite dans cette promotion.

1624. *M. de Gesvres, archevêque de Bourges, nommé cardinal.*

(Page 41.)

29 mai 1694. — L'abbé de Gesvres avoit été du temps à Rome camérier d'honneur d'Innocent XI, homme de caprice, et qui avoit tellement pris goût pour lui qu'on ne doute point qu'il n'eût été cardinal sans aucune recommandation, si l'éclat arrivé avec la France ne l'eût obligé d'y revenir, et c'est ce qui lui valut enfin ce siège. Il avoit pris beaucoup des manières italiennes, et songea toujours depuis à devenir cardinal. Il en fut souvent fort près, et à la fin l'est devenu avec la nomination des deux compétiteurs de Pologne en 1719. Mais la malédiction y a été telle que, depuis sa promotion, il n'a voulu aller à aucun conclave, puis à pas une cérémonie, enfin plus à la cour, et à peine faire quelques visites dans Paris et ne voir presque personne dans sa maison; jamais aux cérémonies de l'Ordre, en un mot, parvenu si persévéramment au comble de ses vœux, c'est pour se repaître les yeux de son habit rouge au fond d'une entière solitude, et se tenir toujours pour malade. Il n'a jamais résidé et à peine songé qu'il eût un diocèse : c'est le seul qui y eût accoutumé le feu Roi.

1625. *Les cinq frères Languet.*

(Page 65.)

28 février 1704. — Le baron de Montigny, baron de sobriquet, étoit fils d'un homme du parlement de Dijon des plus nouveaux, mais qui eut plusieurs enfants, qui ne laissèrent pas leurs talents enfouis. Celui-ci fit valoir celui d'espion, dans lequel il fut maître, et peut-être des deux côtés, et qui lui fit friser la corde plus d'une fois et servir plus d'un maître. Il en a vécu parce qu'il manquoit de pain, et ç'a été tout. L'aîné ou M. de Gergy étoit une happelourde, mais un honnête homme, et qui ne s'oublia point, qui fut envoyé en diverses petites cours, et qui se fit moquer longtemps de lui à Ratisbonne, en récompense de quoi on lui donna l'inutile ambassade de Venise, quand on y envoya un ambassadeur, d'où les apoplexies le firent revenir. Les trois autres frères prirent un meilleur parti, et y poussèrent mieux leurs diverses fortunes. L'abbé Languet, dont il est parlé ici, intrigua par Saint-Sulpice pour une place d'aumônier de Mme la duchesse de Bourgogne. Il se fourroit dans les antichambres, qu'il ne passoit guères nulle part, mais dont il ne se lassoit point; puis se fit grand vicaire d'Autun, et résolut de faire sa fortune par la Constitution. Il en devint évêque de Soissons, et ce nom, sous lequel il a tant et si étrangement

fait parler de lui, suffit pour le faire connoître. Son ambition et son audace étoient dès lors si démesurées, qu'il espéra le cardinalat, et y compta si bien à force de manéges et de sacrifices sanglants, d'adoption d'écrits et de toutes sortes d'intrigues, que, lorsque l'archevêque de Reims Mailly fut cardinal, étant à table chez M. le Blanc, secrétaire d'État, qui en dit la nouvelle, il s'élança en la faisant répéter, et tout de suite s'écria : « Monsieur de Reims cardinal ! Ah ! il m'a pris mon chapeau ! » Ce trait échappé, il en fut moins honteux que toute la compagnie, et ne songea plus qu'à en gagner un autre, et cependant changer d'évêché. La friponnerie qui lui valut Sens a été publique, et tant d'autres dont les diverses impressions sont remplies. C'est lui encore qui, étant évêque de Soissons, donna comme de lui ces fameux Avertissements qui ont causé tant de troubles, lesquels avoient été portés à Monsieur de Reims Mailly, pour les faire passer sous son nom, qui le refusa et qui, dans la surprise de les voir paroître incontinent après sous le nom de Monsieur de Soissons, ne put s'empêcher d'en conter l'aventure. Ce dernier prélat, immortalisé par la vie de sa Marie Alacoque, avoit espéré que ce petit troupeau guyoniste, à qui les progrès de la Constitution ont rendu tant de vigueur et de crédit, lui abrégeroit le chemin de la pourpre. Un autre frère ne fait pas un moindre personnage dans l'ordre de Cîteaux, où il est abbé de Morimond, et, ce qui vaut bien mieux pour l'intrigue à la fortune commune, procureur général de son ordre à Rome depuis plusieurs années. Il passe en ce genre l'archevêque de loin, à ce qu'on dit, et, si on dit vrai, ce doit être un grand maître. Le cinquième est tout d'une autre espèce ; c'est le curé de Saint-Sulpice, que son bâtiment immense immortalisera ; excellent curé en tout genre, veillant les pauvres, qui le demandent avec autant de soin que les plus grands seigneurs, un grand don et une grande fluidité de paroles, et un art pour établir et soutenir les bonnes et grandes œuvres inimitable, un génie doux, fin, singulièrement adonné aux arts, aux manufactures, au commerce, qu'il tourne tout en soin des pauvres de tous états.

1626. *Disgrâce du cardinal Alberoni.*

(Pages 86-87.)

19 décembre 1719. — Alberoni, cardinal, premier et unique ministre, au plus haut point de la puissance, devint tout à coup le bouc émissaire de toute l'Europe. On a vu comment, pour faire passer incognito ses trésors en Italie, il y avoit allumé la guerre et dépouillé M. de Savoie de la Sicile et l'Empereur de la Sardaigne, avec le projet de s'emparer de Naples après la conquête de la Sicile, sans abandonner les vues sur la Lombardie. L'Angleterre ne lui pouvoit pardonner les deux projets de remettre Jacques III sur son trône, le premier par le roi de Suède, le second à l'appui du czar. La France, qui avoit peine à se disculper d'avoir attaqué l'Espagne pour le seul intérêt de l'abbé

Dubois à se dévouer l'Empereur par le roi Georges pour protecteur pour sa pourpre, se rejetoit sur les mécontentements reçus d'Alberoni. Ce ministre qui avoit enfermé le roi et la reine dans la plus étroite prison, avoit fait main basse d'exils, de prisons, de pillages. Les grandes choses qu'il avoit faites au dedans et qu'il avoit été si près d'opérer au dehors, ne le sauvoient point du désespoir général où il avoit mis tout ce qui étoit considérable en Espagne. Tout y trembloit sous lui ; mais tout le détestoit. Tant qu'il demeura maître de cet étroit intérieur du palais, il méprisa les cris publics qu'il empêchoit bien d'y être entendus, et il n'avoit pas lieu d'être plus inquiet des dépêches du dehors qui lui étoient toutes portées, et dont il ne montroit au roi que ce que bon lui sembloit. Mais des riens de cour, qu'un si puissant ministre méprisa, le brouillèrent avec la nourrice de la reine, qui avoit toute sa confiance, et la seule qui eut quelques moments à la voir seule tous les matins au sortir de son lit. Cette nourrice comprit bien qu'elle seroit chassée comme tant d'autres et du plus haut parage, si elle n'y mettoit ordre de bonne heure. Elle avoit de l'esprit et de l'intrigue ; elle se découvrit aux François pour s'appuyer de notre cour ; elle la fut, et, comme elle étoit intéressée en créature de son espèce, elle s'assura d'une récompense, si elle réussissoit. Elle fut bien instruite, après quoi elle en fit confidence à la reine, excédée de sa prison, qu'elle n'espéroit pas d'élargir tant que dureroit ce ministère, et fatiguée à l'excès de l'empire qu'il prenoit sur elle-même. Le complot fut bientôt fait. Le roi, toujours François dans le cœur, et dans l'impuissance de résister à tant de forces unies contre lui, fut aisément persuadé par la reine qui n'en vouloit qu'à son ministre, et d'acheter la paix et sa réconciliation par un sacrifice devenu nécessaire, même en Espagne, par l'horreur avec laquelle il étoit regardé des Espagnols. Ce fut ainsi qu'Alberoni fut perdu en peu de jours, et qu'il ne s'en aperçut que par l'ordre qu'il reçut de se retirer sans plus se présenter devant LL. MM. CC. Il le soutint avec courage, et l'exécuta avec tant d'audace, que même en cet état il fit trembler ses ennemis dans la peur qu'ils eurent qu'il ne se raccommodât. Comme il avoit été toujours maître de tout, il avoit mis à quartier tout ce qu'il lui avoit plu, entre autres le testament original du feu roi d'Espagne qui nommoit Philippe V son successeur, et il l'emporta. Le roi et la reine n'en furent informés qu'après son départ. Ils dépêchèrent après ; il fut fouillé, le testament fut trouvé avec beaucoup d'autres papiers très importants, qui furent rapportés au roi, et dont Alberoni osa jeter les hauts cris. Le chevalier de Marcieu, qui lui fut envoyé aux frontières pour ne le pas quitter de vue que hors du royaume, ne le fut point pour lui faire honneur. L'affaire de Bretagne n'étoit pas finie, et celles qui avoient suivi l'arrêt fait de la personne de l'ambassadeur d'Espagne fumoient encore. On craignit les pratiques d'Alberoni, tout disgracié qu'il étoit, passant par la France, où tout ce qui étoit contraire au Régent avoit eu recours à lui, ou y étoit disposé. Ce fut donc un surveillant qu'on lui donna à son passage, où on lui retrancha toute liberté, tout accès, toute curiosité, et où on ne lui laissa point rendre d'honneurs. Il le sentit vivement; mais il se conduisit avec une sagesse infinie. Le reste de son histoire, jusqu'ici peu intéressante, dépasse entièrement le temps des Mémoires que nous suivons. Il suffit de dire que, parvenu à grandes difficultés jusqu'à Rome, il s'y jeta entre les bras de l'Empereur, dont la protection chèrement achetée de ses ministres le fit arriver enfin dans cet asile de sa dignité. Il y fut longtemps méprisé, et il fit semblant d'y tout mépriser à son tour. Peu à peu son argent lui ouvrit des voies, et son esprit acheva de les aplanir. Il est enfin parvenu à la légation de Ravenne, où il capte les peuples par ses largesses et par des dépenses immenses qu'il fait du sien pour rendre l'air plus sain par des desséchements de marais et des écoulements d'eau, aussi chers que nécessaires, et par ouvrir des canaux et les rendre navigables pour l'utilité du commerce.

1627. *Alberoni arrêté par les Génois sur les instances du Pape.*

(Page 96.)

7 mars 1720. — Cet arrêt , qui fit grand peur au cardinal Alberoni, ne fut que l'effet d'une complaisance passagère du Pape pour les ardentes instances du roi d'Espagne.

1628. *Alberoni, sa carrière et sa chute.*

(Page 98.)

1er février 1720. — Alberoni, qui ne visoit à rien moins qu'à se rendre le tyran d'Espagne, perdit toute mesure et tout jugement pendant quelque temps, de désespoir d'avoir manqué son coup. C'est ce qui le fit éclater avec tant d'ingratitude, d'infidélité, et pour soi-même avec une indécence qui l'eût déshonoré, si la pourpre ne comptoit, entre ses priviléges, la liberté et l'impunité de tout ce qu'il y a de plus infamant et de plus criminel en tout genre, sans qu'il en soit rien, pas même dans la conduite de personne avec ces francs coupables, et très imperceptiblement dans l'opinion, entre un nombre infini d'exemples que le sacré collége en présente : à peine Bouillon et Grimani sont-ils morts ; Alberoni, Fini, Coscia, sont pleins de vie. Celui dont on parle ici, avoit commencé par s'acquérir tout droit d'impunité la plus étendue, et, quoi qu'il commît, de la plus sûre et de la plus ferme considération, avec la pourpre et les moyens par elle de revenir toujours à figurer où que ce fût. Mais ce n'étoit pas assez pour ses vues ; il vouloit Tolède ; à son défaut, parce qu'il étoit rempli, Séville, dont il ne s'en fallut rien qu'il n'eût les bulles, ayant été chassé presque aussitôt après qu'il eut été nommé à ce riche archevêché ; alors, le joignant à sa pourpre, il n'eût pu être chassé d'Espagne, s'il avoit eu le temps dans sa puissance de pratiquer le clergé, et de s'en faire un parti qui l'eût rendu redoutable à la cour, et qu'il avoit compté qui le maintiendroit dans le premier ministère. C'est ce qui, à faute et en attendant vacance d'archevêchés, l'avoit engagé à se saisir toujours de l'évêché de Malaga et à se faire sacrer, et ce qui, malgré sa chute, le rendit si opiniâtre à en donner sa démission, et si longtemps là-dessus rebelle au pape et au roi d'Espagne, parce que c'étoit encore tenir son projet par un filet, qui, tout chimérique qu'il étoit devenu par n'avoir pas eu le temps de le faire mûrir et éclore, lui tenoit toujours le plus avant au cœur. C'est, pour le dire en passant, le danger extrême du gouvernement des ecclésiastiques, qui se rendent si facilement indépendants de leurs rois, et qui, ce grand pas fait, ont des moyens de se maintenir par une force contre laquelle la temporelle a la honte d'avoir à lutter ou de souffrir, et quelquefois d'étranges inconvénients à subir, et toujours en plein spectacle.

1629. *Épilogue de la conspiration de Cellamare au conseil de régence.*

(Page 112.)

15 janvier 1720. — Par les mesures de l'abbé Dubois, ci-devant expliquées, pour demeurer seul maître absolu de toute cette affaire de la Bastille, et par la fumée qui finit ce grand feu apparent, on peut juger de ce que c'étoit que des dépositions de gens si principaux déjà sortis de la Bastille, et des dépositions lues dans une cohue telle que le conseil de régence étoit devenu pour lors. Elles ne purent toutefois être si bien ajustées, que, à travers tout l'art de leur légèreté, elles ne fissent sentir que le plus court eût été la suppression entière. On écouta; on se tut exactement sur tout, sans que personne songeât à ouvrir la bouche, et chacun sortit confus et plein d'admiration. Il s'en trouve encore ci-dessous qui furent traités de même, et, si M. de Laval fit l'arrière-garde des prisonniers, et fut après plus maltraité que les autres, c'est que l'ingratitude le mérita, et qu'on ne voulut châtier qu'elle.

1630. *Réconciliation du duc et de la duchesse du Maine.*

(Page 115.)

1er août 1720. — Tant d'émotion et de vacarme sur les affaires publiques, où le patrimoine de chacun se trouvoit entraîné, fit juger à M. et à Mme du Maine qu'on n'avoit plus guères loisir de songer à eux, et qu'il étoit temps de finir entre eux une importune comédie, et ils la finirent aussi en comédiens, dont peu de gens voulurent bien être les dupes. Après une réconciliation dans laquelle ils n'eurent pas honte de faire entrer le Régent par Madame la Princesse, dont ils se surent merveilleusement bien servir, et qui, par sa plus que simplicité, y étoit aussi merveilleusement propre, Mme du Maine revit le Roi, et vécut après avec M. du Maine et jusqu'à sa mort, seize ans depuis, comme ils avoient fait toute leur vie, sans la plus petite altercation ni diversité, ce qui a de plus en plus démontré la vérité de cette comédie.

1631. *Madame de Montmorency quitte la place de dame d'honneur de Madame la Duchesse.*

(Page 118.)

14 octobre 1713. — Il étoit humiliant à l'aîné de la maison de Montmorency, dont une fille de branche cadette de la sienne avoit relevé en biens la maison de Condé, très pauvre alors, d'en voir sa femme domestique, et domestique très peu comptée et considérée, quoique de plus femme de mérite. Telle est la différence énorme de moins d'un siècle.

1632. *Madame de Pons devient dame d'honneur de Madame la Duchesse ; Madame de Dampierre lui succède.*

(Page 118.)

1er janvier 1720. — M. de Pons, aîné de cette grande maison, mais fort pauvre, dut tout à M. de la Rochefoucauld, le favori, jusqu'à sa subsistance. Très glorieux, avec beaucoup d'esprit et un esprit très orné, sans service, peu de cour, et fort avare depuis qu'il est devenu riche par son mariage, dont on a parlé en son temps, il est surprenant que, avec tant de naissance, de biens et de gloire, ils se fussent adomestiqués à l'hôtel de Condé. Il l'est moins qu'ils s'en soient lassés comme la femme de l'aîné de la maison de Montmorency, à qui elle avoit succédé. Mme de Dampierre, qui eut sa place, étoit belle-sœur du chevalier de Dampierre, écuyer de Monsieur le Duc, de la maison de Cugnac, qui anciennement a eu des chevaliers du Saint-Esprit et qui est bonne. Elle mourut tôt après dans cette place peu convenable à son orgueil, qui étoit extrême et qui, avec beaucoup d'esprit et de méchanceté, n'étoit soutenu d'aucune sorte de qualité personnelle.

1633. *L'abbé d'Entragues.*

(Pages 120-121.)

1er janvier 1720. — L'abbé d'Entragues n'étoit rien moins qu'Entragues-Balzac, et ne le prétendit jamais ; son nom est Crémeaux. Ce sont de très simples gentilshommes du côté de Lyon, et rien plus. Ce qui les mit au monde, fut le mariage de son frère avec la sœur utérine de Mme de la Vallière, maîtresse du Roi, dont le nom est Courtarvel, aussi de la plus médiocre noblesse. Son père, qui s'appeloit Saint-Remy, étoit premier maître d'hôtel de Monsieur Gaston. Il épousa la veuve de la Vallière qui s'appeloit le Prévost, et qui n'étoit rien, et déjà veuve en premières noces de Bénard-Rezay, conseiller au Parlement, lorsqu'elle épousa la Vallière, dont elle eut la maîtresse de Louis XIV, mère de Mme la princesse de Conti, et le père du duc de la Vallière. Elle eut en troisièmes noces une fille qui épousa ce frère de l'abbé d'Entragues, qui mourut jeune, et lui laissa un fils grand joueur et grand batteur de pavé, et toutefois cousin germain de Mme la princesse de Conti et de la Vallière. La différence d'une mère avouée, que n'avoient pas les enfants du Roi et de Mme de Montespan, et l'attachement dont Mme la princesse de Conti se piqua toujours pour Madame sa mère, distingua fort tous ses parents auprès d'elle. Ce fut par là que l'abbé d'Entragues s'introduisit chez elle sous la protection de sa belle-sœur, propre tante de cette princesse, et toujours traitée d'elle en tante. Il se mêla fort avec le grand monde et la meilleure compagnie, parmi laquelle il eut des amis distingués. Très bien avec M. et Mme du Maine, toujours de tout à Sceaux, et bien encore avec Madame la Duchesse et même avec Monsieur le Duc, c'étoit ce qu'on entend par dire une espèce, mais espèce singulière, plaisante, dangereuse au possible, avec de pernicieuses et quelques bonnes qualités; et qui méritent qu'on s'y étende pour la rareté, et parce que, n'ayant jamais fait de personnage, il est difficile de le trouver nulle part. C'étoit un grand homme sec, bien fait, avec des manières aisées, mesurées, très polies et sentant fort le grand monde et la bonne compagnie, de beaucoup d'esprit et l'esprit extrêmement orné de science, d'histoire, de belles-lettres, d'une grande lecture et d'une rare mémoire, qui s'énonçoit nettement et agréablement, et qui avoit un tour naturellement plaisant sans le vouloir être, grand remarqueur et dangereux pour les ridicules, avec tous ceux qu'on peut avoir et qu'il avouoit de très bonne grâce, du reste sans mœurs aucunes, sans honte des plus vilaines débauches, exilé longtemps et souvent pour cela, se moquant de la cour avec liberté, et n'ayant non plus de peur que de honte. Il se piquoit d'être extraordinaire ; il l'étoit aussi en tout et au dernier point. Il affectoit toutes les manières des femmes, travailloit en tapisserie, portoit un éventail, et en déshabillé se coiffoit comme elles, avec une pâleur de mort, du rouge aux lèvres, du noir aux sourcils. Les grands jours étant en Normandie, M. Peletier de Souzy, qui en étoit, se crut honnêtement obligé d'aller voir l'abbé d'Entragues à Caen, où il étoit exilé et où la commission passoit. On l'introduisit dans une chambre sur le midi. Il voit un lit couvert, une personne dedans en peignoir, à son séant, en cornettes et en rubans à sa tête, travaillant en tapisserie. Peletier regarde bien, puis recule, fait des excuses et des révérences à cette dame, dit qu'il croyoit entrer chez M. l'abbé d'Entragues et qu'il est bien honteux de s'être mépris et d'être indiscrètement entré. La personne qui étoit au lit eut beau le rappeler et protester qu'elle est l'abbé d'Entragues, Peletier court encore et crut qu'on se moquoit de lui. C'étoient là les façons journalières de ce bon ecclésiastique. Il se l'étoit fait par choix, quoique aîné, avec la vocation qu'on voit par ce peu qu'on en dit, et le rare est sans poltronnerie; car cet homme-femme n'avoit peur de rien. Il couchoit ses mains suspendues pour se les rendre plus blanches, et se faisoit saigner très souvent du pied, puis marchoit tout le jour dans les rues, quoiqu'il eut un carrosse et d'assez bonnes abbayes. On l'avertissoit qu'il deviendroit hydropique; il répondoit que c'étoit sa friandise. Très rangé dans ses affaires, quand le jeu ne le dérangeoit point, ce qui arrivoit souvent; propre en tout et à l'excès; d'un goût exquis en habits, en meubles, en ornements, en maisons; [il] se crevoit de fruits et de glaces jusqu'à la dernière vieillesse, et du reste très sobre. Un curé fort à son aise, d'une de ses abbayes, le vint voir un soir qu'il neigeoit fort; l'abbé lui demanda s'il vouloit souper avec lui, et, sur ce qu'il accepta, l'avertit qu'il n'y avoit à manger que pour lui seul et fort légèrement, mais qu'il s'en trouveroit bien pour deux s'il s'en vouloit contenter. Le curé en compliments et demeure. Peu de temps après, on apporte des oublies chargées de neige sur une assiette, il en offrit au curé, qui, surpris du mets, en voulut tâter, et l'abbé mangea le reste. Cependant la conversation continua. Vers minuit, l'abbé lui demanda en riant s'il ne se couchoit point à Paris, et que pour lui il lui en sembloit heure. Le curé, depuis longtemps surpris de ne voir point de couvert mis, le fut bien davantage : « Comment! coucher! répondit-il, et souper, quand sera-ce donc, puisque vous m'avez fait l'honneur de m'en prier? — Souper! reprit l'abbé, cela est plaisant, vous avez soupé il y a deux heures et vous l'avez déjà oublié? » Le curé crut rêver et ne pouvoit comprendre ce qu'on lui vouloit faire accroire. Enfin l'énigme s'expliqua; la neige et les oublies étoient le souper, et il étoit vrai que c'étoit celui que l'abbé faisoit d'ordinaire en pareil temps, quand il passoit la soirée chez lui. C'étoit un homme instruit de tout ce qui se passoit, qui s'insinuoit dans les maisons, qui avoit tout ce qu'il falloit pour y être bien reçu et souvent aussi pour en être chassé par le peu de sûreté de son commerce. Il aimoit les tracasseries et les poussoit volontiers aux noirceurs pour le plaisir d'un bon mot, ou pour se divertir; au reste, doux, poli, insinuant à merveilles et complaisant sans bassesse. C'étoit un composé le plus étrange qui se pût voir et que tout son maintien promettoit, qui étoit tel qu'il n'y avoit personne qui ne le remarquât entre mille, ni qui pût résister à la curiosité de savoir qui il étoit. Ce qui lui fit faire la surprenante démarche qui donne ici lieu de parler de lui, personne, ni lui-même n'en a pu rendre aucune raison; la haine de la cour, de tout gouvernement du feu Roi, quoiqu'il ne fût plus, licence et libertinage d'esprit qu'il n'eût osé hasarder de son temps, en un mot folie. Il se piqua quelque temps du personnage de confesseur persécuté; il s'en lassa bientôt, et, dès qu'il en fut las, on le fut aussi de le tenir à la Bastille. Il revint au giron de l'Église, et, comme on ne pouvoit imaginer rien de sérieux de lui, il fut incontinent après reçu dans toutes les maisons qu'il avoit accoutumé de fréquenter, et avec la même familiarité qu'auparavant, princes du sang et autres. Il affecta un peu de temps de se faire voir à la messe, disant un grand bréviaire ; car tous ses bénéfices lui demeurèrent ; puis, peu après, il revint à sa vie ordinaire, quand il crut son apostasie oubliée. Il ne laissoit pas avec ses mœurs dépravées de donner considérablement aux pauvres, et il est parvenu à plus de quatre-vingts ans sans aucune sorte d'infirmité, toujours dans sa même vie. Il mourut d'une maladie assez longue avec beaucoup de courage, et toutefois, à ce qu'il parut enfin, en bon chrétien.

1634. *Madame de Saint-Remy, mère de Mademoiselle de la Vallière.*

(Page 121.)

4 avril 1686. — Mme de Saint-Remy avoit épousé en premières noces la Vallière, dont elle eut le marquis de la Vallière, gouverneur de Bourbonnois, dont la femme fut dame du palais de la Reine, et le fils duc et pair dans la régence de M. le duc d'Orléans, et Mlle de la Vallière fille de Madame. En secondes noces, elle épousa Saint-Remy, premier maître d'hôtel de Madame, veuve de Gaston, l'un et l'autre de grande intrigue, et en eurent Mme d'Entragues pour fille unique, mère de d'Entragues, fort dans le monde et moins de beaucoup que sa mère et sa grand mère. Ainsi Mme d'Entragues étoit sœur de mère de Mlle de la Vallière, maîtresse du Roi, puis carmélite, et mère de M. de Vermandois et de Mme la princesse de Conti.

1635. *Law fait contrôleur général des finances.*

(Page 127.)

5 janvier 1720. — Il étoit temps de faire jouir Law de sa conversion. M. le duc d'Orléans ne pouvoit plus s'accommoder d'un autre chef dans les finances ; Law vouloit l'être. Il rejeta sur autrui tous les inconvénients qui arrivoient à son système, dont il étoit pénétré de bonne foi, et, avec cette même bonne foi, se promettoit des merveilles quand il n'auroit plus de maître avec qui compter. Argenson, qui se trouvoit garde des sceaux, c'est-à-dire dans une place aussi fragile que relevée, et de la chute de laquelle il n'y a plus de ressources, sentit, en homme de beaucoup d'esprit qu'il étoit, qu'il étoit temps de céder à un homme qu'il ne faisoit plus sûr de contrarier, et que les finances, qui lui avoient valu en même temps les sceaux, les lui feroient perdre en perdant ces mêmes finances. Il n'y contentoit personne, et l'orage

se formoit, à mesure qu'on le sentoit perdre du terrain auprès du Régent. Il se hâta donc de lui en faire un sacrifice et de s'en procurer un pont d'or, dont les grâces à ses enfants furent inouïes par leur âge.

1636. *Avidité du prince de Conti ; ses propos contre Law.*

(Pages 129-130.)

17 janvier 1720. — M. le prince de Conti avoit tiré des monts d'or de M. le duc d'Orléans et de Law en particulier encore ; non content de tant de trésors, il voulut continuer. M. le duc d'Orléans s'en lassa, d'autant plus qu'il n'avoit pas été content de sa conduite lors des brouilleries du Parlement, où il avoit essayé de faire un personnage peu séant à sa naissance, à son âge et aux monstrueuses grâces qu'il recevoit tous les jours. Rebuté du Régent, il espéra mieux de Law, et fut trompé dans son attente. Les prières et les souplesses ayant manqué, il essaya de faire peur à Law, et d'arracher de vive force ce qu'il n'en avoit pu obtenir autrement. Law eut peur en effet, mais ce fut d'accoutumer ces princes à le tyranniser par leurs hauteurs et leurs menaces, et eut recours à M. le duc d'Orléans. Le Régent, piqué de ce procédé dont il sentit les dangereuses suites et le pernicieux exemple, encore à l'égard d'un étranger sans appui, qu'il venoit de faire contrôleur général assez légèrement, se mit en colère et la fit sentir à M. le prince de Conti. Celui-ci n'osa branler et demanda pardon ; mais outré, et d'avoir échoué et d'avoir eu la tête lavée, il eut recours au soulagement des femmes, et se répandit en propos contre Law, qui ne lui firent plus de peur et encore moins de mal, et peu d'honneur au prince de Conti parce qu'on en connoissoit la cause.

1637. *Le fils de Law admis au ballet du Roi.*

(Page 133.)

3 février 1720. — Le fils de Law du ballet du Roi fut une de ces bassesses dont le maréchal de Villeroy étoit si fécond parmi toutes ses hauteurs. Personne ne crioit tant contre Law ; personne ne se faisoit tant de mérite que lui d'une opposition si publique ; personne encore ne se piquoit plus de ne ménager point le Régent et de lui faire contre, dans l'idée de devenir l'idole du Parlement et du peuple, et, avec le Roi entre ses mains, d'arriver à faire la principale figure ; aussi cette misère lui réussit-elle mal partout, et au Palais-Royal aussi bien que parmi les ennemis du gouvernement.

1638. *Le maréchal de Villeroy fait danser un ballet au jeune Roi et l'en dégoûte pour toujours.*

(Page 134.)

8 février 1720. — Le maréchal de Villeroy, qui avoit vu danser des ballets au feu Roi et qui apprenoit à celui-ci à ôter la moitié des œufs frais qu'il mangeoit et tous les bouts des ailes de perdrix, de faisans et de gelinottes, et à n'en jamais manger les cuisses, parce que le feu Roi mangeoit ainsi, voulut faire danser un ballet au Roi. Le maréchal les aimoit et y avoit brillé. Il leur devoit reconnoissance, puisque sans les ballets il n'auroit jamais brillé nulle part; mais il ne prenoit pas garde, lui qui avoit été si avant dans les galanteries et qui en avoit conservé le goût et les façons, que le feu Roi étoit amoureux quand il donnoit des fêtes, que la galanterie en est l'âme, et que le Roi n'étoit pas en âge de sentir encore ce que c'étoit; mais les raisonnements, surtout les conséquents, ne furent jamais son fort. Le feu Roi avoit dansé, n'importe à quel âge et dans quelles circonstances; il fallut que le Roi dansât. Il dansa donc, non comme il voulut, mais comme le maréchal voulut, et comme le put un prince qui, bien que couronné, étoit enfant, par conséquent timide et désolé de se voir en spectacle et, glorieux comme le sont les enfants, de danser avec des gens plus âgés et plus forts que lui, et qui bien aisément dansoient beaucoup mieux. C'est ce qui lui a donné une telle aversion pour la danse, les ballets et les bals, qu'il n'en a jamais voulu ouïr parler depuis, et que cette aversion s'est étendue jusqu'à toutes sortes de fêtes, de spectacles et même de cérémonies, ce qui ne rend pas une cour gaie, brillante, auguste, ni majestueuse.

1639. *Les Boisfranc; leurs mariages et leurs héritages.*

(Pages 138-139.)

21 janvier 1720. — Boisfranc étoit un très riche financier qui, pour se mettre à couvert, s'étoit fait à force d'argent surintendant de la maison de Monsieur, et beau-père du marquis de Gesvres, aujourd'hui duc de Tresmes et frère du cardinal de Gesvres. Il maria son fils à la fille de feu M. de Soyecourt, grand veneur et chevalier de l'Ordre, laquelle avoit deux frères et qui n'apporta quoi que ce soit en mariage. Il arriva que ces deux frères, tous deux non mariés, furent tous deux tués à la bataille de Fleurus, et qu'elle devint en un jour une très riche héritière. Le fils de ce mariage, qui fut unique, épousa, comme on le voit ici, Mlle de Feuquières. Mme de Feuquières, sa mère, étoit fille unique du marquis d'Hocquincourt, chevalier de l'Ordre en 1688, fils du maréchal. Elle avoit eu peu en mariage; ses frères moururent tous l'un après l'autre, et elle hérita de tout leur bien. Elle avoit un fils et

une fille, tous deux uniques; elle ne donna rien à sa fille, qui tôt après perdit son frère et hérita de tout, tellement que tous les biens des maisons de Belleforière, de Monchy et de Pas fondirent tous en deux générations sur ce Boisfranc, dont la grand mère recueillit de plus, déjà fort vieille, presque toute la riche succession du président de Maisons. Voilà le succès de ces mariages infâmes. On y sacrifie une fille de qualité pour conserver tout aux mâles, et les vilains qui les épousent, à ce que l'on croit, pour rien, en accumulent sur leur tête des successions immenses. Celui-ci, outre son néant, a aussi accumulé tant et de tels vices, qu'il est interdit, expatrié, et n'oseroit sous peine capitale, rentrer dans le royaume. Il vit à Gênes dans le dernier mépris, et, ce qui est monstrueux, son fils épouse, cette année [1736], une fille du duc de Saint-Aignan, ambassadeur à Rome, dont toute l'Italie est offensée, tandis qu'en France on le trouve heureux de se défaire d'une fille pour rien, avec sa nombreuse famille et le dérangement où ses ambassades ont mis ses affaires.

1640. *Le prince-abbé de Murbach.*

(Page 141.)

29 janvier 1720. — Ce prince de Murbach, frère de Mme de Dangeau, portoit le nom de son abbaye de Murbach, qui est commendataire assez riche et donne le titre de prince de l'Empire. Il avoit plusieurs autres bénéfices.

1641. *Friponnerie de l'abbé d'Auvergne à l'égard du cardinal de la Trémoïlle.*

(Page 143.)

20 janvier 1720. — .... On [1] a suffisamment parlé du cardinal de la Trémoïlle; mais une anecdote trop curieuse ne peut être omise ici, et qu'on a sue en son temps même et de la première main. On a vu ailleurs aussi en ces Notes [2] quel étoit le duc de Noirmoutier, son frère, combien il étoit avant dans tout, et recherché toute sa vie de tout ce qu'il y avoit de plus grand et de meilleur, tout aveugle qu'il étoit dès sa première jeunesse, et sans sortir presque jamais de chez lui. L'abbé d'Auvergne se piquoit d'être intimement de ses amis; il étoit très souvent et très familièrement chez lui. Il étoit vrai que ses proches en étoient; mais il ne l'étoit pas moins que Noirmoutier le connoissoit bien, et le souffroit par bienséance. Deux ans environ avant ce temps-ci [3], M. de Noirmoutier, qui logeoit porte à porte du duc de Saint-

1. Le commencement de cette Addition a été placé dans notre tome XIII, en regard de la page 68, n° 626.
2. Addition n° 326, dans notre tome VII, p. 389.
3. C'est-à-dire au début de 1718; elle doit être de 1719.

Simon, mais qui n'avoit jamais eu aucune habitude avec lui, l'envo a prier de vouloir bien lui donner une heure, dans la journée ou le lendemain, où il pût lui aller parler. Saint-Simon, avec politesse, alla chez lui sur-le-champ : il le trouva seul avec sa femme ; c'étoit d'assez bonne heure dans l'après-dînée. Après les premiers compliments sur la liberté de s'adresser à lui sans avoir avec lui aucune liaison, il lui dit qu'il lui alloit parler avec la même confiance que s'il avoit souvent vécu avec lui, parce qu'il savoit qu'on le pouvoit en sûreté, et parce qu'il se trouvoit dans un embarras dont il n'y avoit que lui qui pût le tirer. Avant d'entamer le fait, il faut savoir que M. de Noirmoutier, hors d'âge et d'état d'avoir jamais eu la moindre relation avec M. le duc d'Orléans en aucun temps de sa vie, en avoit été un[1] où il avoit été regardé comme un ennemi par rapport à sa sœur la princesse des Ursins et à beaucoup de liaisons étroites, toutes contradictoires à M. le duc d'Orléans. Cette même raison avoit empêché M. de Saint-Simon de profiter en aucune sorte du voisinage d'un homme aussi recherché et d'aussi bonne compagnie, et fit aussi sa surprise d'un préambule si ouvert pour une première occasion. M. de Noirmoutier pria donc M. de Saint-Simon de vouloir bien lui dire franchement si son frère, le cardinal de la Trémoïlle, avoit eu le malheur de déplaire à M. le duc d'Orléans. Il fut rassuré là-dessus, et cela même, à ce que témoigna M. de Noirmoutier, augmenta sa surprise. Il dit ensuite à M. de Saint-Simon que l'abbé d'Auvergne, qu'il voyoit de tous les temps fort souvent, de toute la famille duquel il étoit ami particulier, et qui se donnoit pour être le sien et celui de son frère, avoit fait proposer à son frère de lui donner la démission de l'archevêché de Cambray, et fait entendre que c'étoit M. le duc d'Orléans qui le vouloit ainsi, mais qui aimoit mieux n'y pas paroître ; que le cardinal, à qui cela avoit semblé extraordinaire, n'y avoit pas ajouté grande foi, mais que, les instances s'étant redoublées avec des avertissements qui annonçoient la menace, il n'avoit pu croire que l'abbé d'Auvergne allât jusque-là de soi-même ; que, dans cette inquiétude, il lui en avoit écrit pour savoir ce qu'il plaisoit au Régent, à qui il donneroit sa démission pure et simple toutes les fois qu'il desireroit, puisqu'il tenoit la place du Roi, et que c'étoit de sa grâce qu'il avoit reçu son archevêché ; que cette affaire les affligeoit fort l'un et l'autre ; qu'il avoit cherché les moyens d'être éclairci des volontés du Régent, sans avoir pu trouver de voie sûre ; que, tandis qu'il les cherchoit, les instances s'étoient redoublées avec un équivalent de menaces, des conseils de céder et de s'en faire un mérite, et des protestations de la peine et de la douleur où cette volonté déterminée du Régent le jetoit lui-même, abbé d'Auvergne, son ami, son parent, son serviteur, de lui et de son frère, de tous les temps, ainsi que toute sa famille ; que, dans cette crise, ne sachant au monde à qui s'adresser, il avoit imaginé la voie qu'il prenoit avec confiance ;

1. Avait été un temps.

et le compliment au bout. La surprise de Saint-Simon fut extrême et telle, qu'il se fit répéter un si étrange fait encore deux autres fois : sur quoi Mme de Noirmoutier alla chercher des lettres du cardinal et en lut à Saint-Simon les articles qui regardoient et qui énonçoient ces faits et la perplexité où elle le mettoit. Saint-Simon leur dit qu'il leur rendroit confiance pour confiance dès cette première fois et sous le même secret qu'ils lui avoient demandé ; qu'à la mort de l'abbé d'Estrées, nommé à Cambray, M. le duc d'Orléans s'étoit hâté de donner cet archevêché au cardinal de la Trémoïlle, pour le bien donner par la dignité, la naissance et l'actuel service à Rome, mais en même temps pour se délivrer de la demande que la maison de Lorraine auroit pu lui en faire pour l'abbé de Lorraine, à qui il ne vouloit pas donner ce grand poste si frontière, et de celle aussi des Bouillons pour l'abbé d'Auvergne, à qui il l'auroit moins donné qu'à qui que ce fût, à cause de sa mère, de sa belle-mère, de sa belle-sœur, de sa nièce, toutes des Pays-Bas, et de leurs biens et alliances ; qu'il étoit parfaitement sûr de cette disposition de M. le duc d'Orléans, qui la lui avoit dite dans le temps même, et qu'il n'avoit rien aperçu depuis qui l'eût pu faire changer de sentiment ; que, de plus, c'étoit un prince si éloigné de toute violence, qu'il étoit fort difficile d'imaginer qu'il songeât à en faire une de cette nature, et à un homme de l'état et de la naissance du cardinal de la Trémoïlle, et dont il ne l'avoit point vu mécontent. M. de Noirmoutier se sentit fort soulagé de cette opinion d'un homme aussi avant que celui-là l'étoit dans la confiance de M. le duc d'Orléans ; mais il desira davantage, et demanda à Saint-Simon si ce ne seroit point abuser de lui dès la première fois que de le supplier d'en parler franchement au Régent. Saint-Simon y consentit, mais en avertissant Noirmoutier qu'il ne le pouvoit qu'en faisant à M. le duc d'Orléans la confidence entière. Noirmoutier répondit qu'il l'entendoit bien ainsi, en le suppliant du secret et en lui offrant la démission du cardinal, dont il avoit pouvoir, si elle lui étoit agréable. M. de Saint-Simon lui voulut faire le plaisir entier sur ce qu'il dit qu'il étoit fâché de n'avoir pas été averti deux heures plus tôt, parce qu'il sortoit d'avec M. le duc d'Orléans, auquel il auroit parlé. M. de Noirmoutier se mit aux regrets, à cause de l'ordinaire de Rome, et M. de Saint-Simon l'en consola en le quittant pour retourner au Palais-Royal. Le Régent, surpris d'un retour si prompt et si peu accoutumé, lui en demanda la cause. En entendant le récit, le voilà à rire aux éclats et à se récrier sur la friponnerie insigne et l'impudence sans pareille. Il chargea M. de Saint-Simon de dire à M. de Noirmoutier, de sa part, que jamais il n'avoit ouï parler de rien d'approchant, ni n'en avoit rien imaginé lui-même; qu'il étoit très content du cardinal de la Trémoïlle, et très éloigné de se repentir de lui avoir donné Cambray ; qu'il le prioit donc de le garder sans aucune inquiétude ; mais qu'il les prioit aussi l'un et l'autre d'être de plus persuadés que, quand bien même il seroit possible qu'il vînt au cardinal la volonté de s'en démettre et qu'on ne pût l'en empêcher, il n'y avoit évêque ni abbé en France à qui il ne donnât Cambray plutôt qu'à l'abbé d'Auvergne. Comme l'heure des plaisirs des soirs approchoit, Saint-Simon ne fit pas durer la conversation après les premiers élans de surprise et les premiers propos de ce qu'elle produisit si naturellement ; il se hâta d'aller délivrer M. et Mme de Noirmoutier, qui avoient toujours l'âme en peine, et qui se dilatèrent à cette réponse merveilleusement. On peut juger de ce qui fut dit de leur ami et cousin l'abbé d'Auvergne, auquel toutefois ils résolurent de n'en pas faire semblant, mais de lui faire écrire par le cardinal de la Trémoïlle une négative si sèche et si nette, qu'il n'osât plus retourner à la charge, et qui lui fit sentir qu'il étoit découvert. Il le sentit si bien, en effet, qu'il demeura tout court, mais sans cesser de voir M. de Noirmoutier, comme si jamais il n'eût été question de cette affaire. Avant de se quitter, les deux ducs se souvinrent que cette infâme tentative étoit le second tome de celle du cardinalat, lorsque le cardinal de Bouillon étoit chargé des affaires du roi à Rome, avec ordre de s'opposer en son nom et de toutes ses forces à la promotion du duc de Saxe-Zeitz, évêque de Javarin, que l'Empereur pressoit de toutes les siennes, et qui le fut de Clément XI, en 1706. Plusieurs mois auparavant, le Pape témoignant son extrême embarras au cardinal de Bouillon entre le Roi et l'Empereur, auxquels il ne vouloit pas déplaire, et les anciens engagements qu'il avoit pris, le cardinal saisit la conjoncture de faire l'abbé d'Auvergne cardinal en trompant le Roi et le Pape. Il fit accroire au Pape qu'il n'avoit qu'un moyen de satisfaire ces deux puissances, mais qu'il lui en coûteroit un chapeau ; qu'il étoit si bien auprès du Roi, qu'il étoit sûr de le faire consentir à la promotion de Saxe-Zeitz pourvu que l'abbé d'Auvergne fût fait cardinal de la même. Le Pape, qui lui avoit grande obligation du pontificat, et qui le marqua bien en s'intéressant autant qu'il fit auprès du Roi pour lui, lors de sa dernière disgrâce, accepta l'expédient de tout son cœur. Alors Bouillon, qui, en effet, étoit parti de la cour à merveilles avec le Roi, mais qui commençoit à s'y gâter pour des choses qu'on a pu voir dans ces Notes, et qui seroient déplacées ici, lui manda que, dans l'impossibilité absolue d'empêcher la promotion de Saxe-Zeitz, dont l'Empereur avoit la parole et que le Pape ne pouvoit plus différer, il avoit tout tenté pour que le Roi eût aussi un chapeau hors la promotion des couronnes, pour être égale en cela à la faveur promise à l'Empereur ; qu'il y avoit échoué, mais qu'enfin le Pape, qui le combloit de bontés, voyant sa peine de ne pouvoir servir le Roi en ce point comme il le desireroit passionnément, l'avoit chargé de lui mander qu'il ne pouvoit, en aucune sorte, admettre qu'il nommât un cardinal pour cette promotion, mais que, s'il en vouloit absolument un en même temps que Saxe-Zeitz, il consentiroit à promouvoir l'abbé d'Auvergne, par l'amitié qu'il avoit pour lui, son oncle, et sans se laisser ébranler pour aucun autre tel qu'il fût. Pour cette fois, le Roi n'en fut pas la dupe ; il se fâcha même tellement de cette hardie tentative de le prendre pour tel, sur le soupçon qu'il en eut, qu'il donna en réponse l'exclusion positive à l'abbé d'Auvergne, et manda qu'il aimoit mieux que Saxe-Zeitz passât sans qu'il eût de chapeau pour lui. Le Pape alors vit à découvert la double et insigne friponnerie, dont le Roi, après, fut pleinement éclairci. Il n'en revint jamais pour le cardinal de Bouillon. D'autres choses qui arrivèrent de suite le plongèrent dans une dernière disgrâce, dont il n'est plus sorti. Saxe-Zeitz fut cardinal quelques mois après, et, dans cette promotion, le Roi n'eut point de chapeau.

1642. *Grimaldo; sa carrière; il remplace le cardinal Alberoni.*

(Page 162.)

7 janvier 1720. — Grimaldo étoit un Biscayen de la plus obscure naissance et d'une figure tout à fait ridicule et comique, surtout pour un Espagnol. C'étoit un petit homme, blond comme un bassin de vermeil, très court et fort pansu, avec deux petites mains appliquées sur son ventre, qui, sans s'en décoller, gesticuloient toujours, avec un parler doucereux et des yeux bleus et un sourire qui donnoient à son ton l'accompagnement du visage. Il avoit beaucoup d'esprit, fin, adroit, politique, bas et haut à merveilles, suivant ce qui lui convenoit, et à qui lui convenoit; il avoit l'art de ne s'y point méprendre. La première fois que M. de Berwick alla en Espagne, on le lui voulut donner pour secrétaire espagnol, et il l'auroit pris si Grimaldo eût su le françois ou lui l'espagnol, qu'il ignoroit entièrement, et pour le françois, l'autre n'en a jamais su un mot, et sur les fins, à peine l'entendre, mais sans jamais le parler ni entendre tout. Hors d'espérance de cette condition, il en chercha une autre, et il entra sous-commis dans le bureau d'Orry, avant que celui-ci fût devenu homme principal en Espagne. Il goûta Grimaldo par son esprit liant, insinuant, infatigable et net au travail, fécond en ressource et ne se rebutant jamais de rien. Ces qualités le mirent à la tête d'un bureau et le crûrent en commis à proportion qu'Orry crût en puissance. Il fut par lui connu et goûté de Mme des Ursins, et par eux approché du roi et de la reine, et admis à travailler avec eux quand Orry n'en avoit pas le loisir ou qu'il ne le vouloit pas prendre. De là il devint secrétaire d'État avec le département de la guerre, où il n'y avoit rien à faire qu'à recevoir et exécuter les ordres d'Orry et de Mme des Ursins, auxquels il faut dire qu'il demeura fidèle à tous les deux et à leurs amis et créatures lors de leur chute, et toujours depuis, tant qu'il a vécu. Dans une telle dépendance, on peut juger qu'il fut des premiers dont Alberoni se défit, et qu'il ne le laissa pas rapprocher tant qu'il fut le maître. Dans cette sorte d'exil, Grimaldo, toujours titulaire d'un emploi qu'il n'exerçoit en aucune de ses parties, demeura retiré chez lui, s'étant conservé des amis qui n'osoient avoir de commerce avec lui qu'avec de grandes

mesures. Le roi d'Espagne, malgré cet éloignement, n'avoit point changé pour lui ; de temps en temps il l'en faisoit assurer, et quelquefois il le faisoit consulter sur des affaires. Il l'a même fait venir deux ou trois fois lui parler la nuit dans le plus profond secret. Le duc del Arco, favori de tout temps du roi et son grand écuyer, étoit le canal de ces choses ; il étoit ami intime de Grimaldo. C'est le seul seigneur d'Espagne qui n'ait jamais fléchi le genou devant Alberoni, et qui ait toujours affecté pour lui de l'indifférence, de l'indépendance et de la hauteur, sans que l'autre ait jamais pu l'entamer sur rien, ni osé songer à l'éloigner. Grimaldo, dans cette situation secrète auprès du roi, fut remis en place au moment de la chute d'Alberoni, et à son tour exerça tous les ministères et dépêcha seul avec le roi avec une autorité et un crédit supérieur, et qui portoit sur tous les genres d'affaires et de grâces. Il s'y fit aimer, estimer, considérer, haïr de personne, et son estime passa au dehors par la manière dont il se conduisit et dont il manioit les affaires. Il est pourtant vrai que la reine, qui avoit chassé Mme des Ursins et mis Alberoni en place, dont toutes les impressions lui étoient demeurées malgré sa disgrâce, n'aima jamais Grimaldo. Elle ne put l'ébranler avant l'abdication du roi, ni empêcher qu'il ne reprît sa place et son premier crédit lorsque le roi reprit la couronne ; mais, quelque temps après, elle le perdit, c'est-à-dire elle lui fit quitter sa place. Le comment passeroit trop les bornes de ces Notes. Grimaldo, devenu ministre principal, eut la foiblesse de vouloir être homme de qualité. La ressemblance de nom l'entêta de s'enter dans la maison Grimaldi de Gênes, et il en prit les armes pleines. Quand il y eut accoutumé le monde, il aspira à la grandesse ; mais il n'y put atteindre. Le roi, en quittant la couronne, lui donna la Toison et lui permit de se retirer auprès de lui à Saint-Ildefonse, où ce prince se mêloit toujours fort des affaires, et Grimaldo sous lui. Il eut, au retour du roi à la couronne, le vain titre de conseiller d'État. Ces honneurs ne l'empêchèrent pas de vivre dans l'obscurité à Madrid, les huit ou dix ans qu'il survécut à sa place, qu'il eut la douleur de voir occuper par son premier commis, dont il avoit fait la fortune et qu'il avoit élevé son domestique.

1643. *La duchesse de Villars-Brancas et son cadenas à table avec Mademoiselle de Valois.*

(Page 171.)

26 janvier 1720. — C'étoit la mode d'avoir oublié ce qui étoit le mieux établi, et de contester tout aux ducs ; c'est pour cela que Dangeau, qui avoit vu une autre conduite, qui en étoit bien fâché, mais qui étoit trop honnête homme aussi pour s'inscrire en faux contre la vérité, coule en douceur le cadenas de la duchesse de Villars à table avec Mlle de Valois. Il le laisse ainsi trouver étrange et nouveau ; mais il se

garde pourtant bien de le dire, ni, d'autre part, d'assurer le fait positivement, de peur de le constater. La vérité est que jamais les princes du sang n'ont pris de cadenas à table avec les ducs qu'ils ne leur en aient donné, pareillement des soucoupes, et ils ont toujours été servis à table par la même sorte de domestiques des princes du sang que les princes du sang, comme ils ont un fauteuil pareil au leur toujours, et sont conduits hors de l'appartement, et les duchesses au carrosse. Jamais les princes du sang ne l'ont disputé, mais depuis longtemps l'ont évité en ne prenant plus rien de tout cela eux-mêmes, pour n'en donner ni aux ducs ni aux princes étrangers; mais, en ce voyage, qui se faisoit avec cérémonie dans les carrosses du Roi, et les tables servies par ses officiers, il n'y avoit pas moyen d'éviter. La duchesse de Villars, qui prévit que dans un tel temps que celui-ci, on disputeroit tout, voulut s'assurer de tout avant le départ, et, sans difficulté aucune, l'ordre fut donné pour que son traitement fût en tout égal et pareil à celui de Mlle de Valois, c'est-à-dire fauteuil, cadenas, soucoupe, verre couvert, etc., et même sorte d'officiers pour servir la princesse du sang et la duchesse, et rien de tout cela pour aucune des autres dames. Ce fut un grand crève-cœur, par le temps qui couroit, que cette distinction publique et de tous les jours. Les dames du voyage, car tout étoit devenu pareil, l'essuyèrent pourtant tout du long, et la duchesse de Villars ne fut pas la dupe d'une politesse si aisément tournée en prétention, puis en anéantissement de tout. Mais elles mirent Mlle de Valois de leur côté, qui, ne pouvant empêcher que les ordres ne fussent exécutés à la lettre, hasarda quelquefois de vouloir manger seule. Comme elle s'arrêtoit partout et qu'elle allongeoit le voyage par les séjours et par les plus petites journées qu'elle pouvoit, la duchesse de Villars, qui sentit l'affectation et qui ne voulut pas mortifier ces dames au point de prendre un cadenas avec elles quand Mlle de Valois ne mangeoit pas avec elles, ce qui n'étoit point pris de la sorte jusqu'au milieu du règne du feu Roi et se faisoit toujours, manda ce procédé de manger souvent seule, et Mlle de Valois eut ordre de manger avec la duchesse de Villars et les autres dames. Dans tout le reste, la duchesse de Villars eut toutes les attentions et les politesses qu'elle put avoir; mais elle maintint son rang dans son entier.

1644. *Le Régent n'invite pas au mariage de sa fille avec le prince de Modène.*

(Page 172.)

11 février 1720. — Rien de si capricieux que le François sur les hauteurs et les bassesses. Il est vrai que les princes du sang ont toujours prié de leurs fiançailles et de leurs noces; il est vrai encore que les fils de France n'ont jamais prié de celles de leurs enfants, sans que la foule ait été moindre. M. le duc d'Orléans se trouvoit le premier

petit-fils de France depuis l'établissement de ce rang; le mariage de sa fille aînée avec M. le duc de Berry, fils de France, n'étoit pas dans le cas de prier. Il avoit cru ne devoir prier personne à la vêture, à la profession ni à la bénédiction de Madame de Chelles; aussi ne s'y trouva-t-il que des familiers et au plus petit nombre, tout le reste domestiques ou gens d'église peu distingués, excepté le nécessaire. A cette troisième fois, il ne crut pas qu'un mariage aussi médiocre, et d'une fille qui n'étoit point aimée de sa famille, valût la peine d'inviter, ni le privilége de son rang et de sa place dans l'État, l'un et l'autre unique, ne dût pas aussi l'en exempter. Il s'en dispensa donc, et l'on vit ces mêmes gens qui faisoient foule autour de lui sans cesse pour en arracher des grâces et se les procurer par toutes sortes de raffinements de bassesses, le narguer tout d'un coup, et tous, comme de concert, se tenir chez eux pour n'avoir pas été conviés. Peut-être aussi que le désespoir des suites du Mississipi, qui étoient alors dans toutes leurs horreurs, donnèrent lieu à ce dépit pour en passer la mauvaise humeur sur quelque chose.

1645. *Accompagnement de la princesse de Modène.*

(Page 175.)

1er mars 1720. — La duchesse de Villars accompagnoit la princesse de Modène de la part du Roi; ce fut une nouveauté. Cet honneur n'avoit encore été fait qu'aux filles et aux petites-filles de France qui se marioient en pays étranger; mais le père de la princesse de Modène étoit régent, et il avoit fait pair le mari de cette duchesse. Mme de Simiane, fille de feu M. de Grignan, chevalier de l'Ordre, lieutenant général de Provence, et de Mme de Grignan, si connue par les lettres de Mme de Sévigné, sa mère, étoit veuve de Simiane, premier gentilhomme de la chambre de M. le duc d'Orléans, et dame de Mme la duchesse d'Orléans, qui accompagna la princesse de leur part. Mme de Bacqueville étoit extrêmement attachée à la princesse. Toutes deux demandèrent cette consolation avant de se séparer apparemment pour toujours. On fut surpris de la complaisance, parce que, encore qu'elle fût fille de M. de Châtillon, chevalier de l'Ordre, premier gentilhomme de feu Monsieur, etc., elle avoit épousé, n'ayant rien, ce M. de Bacqueville, qui étoit riche, mais dont le père étoit moins que rien, et connu pour tel à Rouen, où il étoit premier président de la chambre des comptes. Mme Goyon étoit fille d'une Mme des Bordes qui avoit passé sa vie sous-gouvernante des enfants et des petits-enfants de Monsieur. Cette fille avoit été élevée avec eux, étoit fort bien avec la princesse, d'ailleurs avoit épousé un homme qui pour n'être qu'écuyer de la grande écurie, étoit de même nom et maison que MM. de Matignon.

1646. *M. de Bacqueville et sa femme fille du comte de Châtillon.*

(Page 176.)

21 juin 1714. — Dangeau, toujours obligeant, prodigue ici les titres à grand marché. Son marquis de Bacqueville étoit fils de Bonnetot, premier président de la chambre des comptes de Rouen, qui n'étoit pas réunie alors avec la cour des aides. Ce premier président étoit fils d'un paysan extrêmement enrichi dans les fermes qu'il avoit tenues, et le président s'étoit poussé par argent et par degrés à cette magistrature. Son avarice sordide avoit achevé de l'enrichir. Son fils, amoureux du plumet, voulut s'anoblir par un mariage. Quelque fortune que Monsieur eût faite au beau Châtillon, il n'avoit pas pris le vol que l'alliance de Voysin donna à son neveu, et que ce neveu, par des hasards heureux, poussa bien plus haut dans les suites. Châtillon, marié par amour à Mlle de Piennes, sœur de la duchesse d'Aumont, étoit depuis longtemps brouillé avec elle : ils vivoient séparés ; point de bien, et des filles difficiles à marier par pauvreté et par ce divorce. Ils ne dédaignèrent point ce parti ; M. et Mme de Châtillon furent ravis de se défaire d'une fille pour rien et conclurent ce mariage. Il ne fut pas longtemps heureux ; il se brouilla, se sépara. Le mari mangea son fait ; la femme demeura plus que mal à son aise et fort à la charge de ses parents. Enfin Bacqueville fit tant de sottises, mais longues années après, qu'il fut cassé. Il avoit eu un régiment, et vécut après obscur et pauvre.

1647. *Inconvénients du système de Law.*

(Page 178.)

3 février 1720. — Le système de Law tiroit à sa fin. Pour dire ce seul mot de finances, si on se fût contenté de sa banque, et de sa banque réduite dans de justes bornes, on auroit doublé tout l'argent du royaume, et apporté une facilité infinie à son commerce et à celui des particuliers entre eux, parce que, la banque étant toujours en état partout de faire face, des billets, continuellement payables de toute leur valeur, auroient été de l'argent comptant et souvent préférable à l'argent comptant par la facilité du transport. Encore faut-il convenir que tout bon que cela étoit en soi, c'étoit un établissement qui ne pouvoit l'être que dans une république, ou dans une monarchie telle que l'Angleterre, dont les finances se gouvernent par ceux qui les fournissent ; mais, dans un État léger, changeant, absolu, tel que la France, la solidité y manquoit, conséquemment une juste confiance, puisqu'un roi et, sous son nom, un ministre, un favori, une maîtresse, cent choses enfin, pouvoient renverser la banque, dont l'appât étoit trop grand et en même temps trop facile. Mais d'ajouter au réel de cette banque, la

chimère du Mississipi, de ses actions, de sa langue, de sa science, c'est-à-dire un tour de passe-passe continuel pour tirer l'argent des uns et le donner aux autres, il falloit bien que, puisqu'on n'avoit ni mines, ni pierre philosophale, ces actions à la fin portassent à faux, et que le petit nombre se trouvât enrichi de la ruine entière du grand nombre, comme il arriva. Ce qui hâta la culbute de la Banque et du Système, fut la prodigalité de M. le duc d'Orléans, qui, sans bornes et sans choix, ne pouvoit résister à l'importunité et qui donnoit à toutes mains. On a peine à croire ce qu'on a vu, et la postérité considérera comme une fable ce que nous-mêmes ne nous remettons que comme un songe. Tant fut donné à une nation, avide et prodigue autant que desireuse et que nécessiteuse par son luxe et par son désordre, que le papier manqua et que les moulins n'en purent assez fournir. On peut juger par là de l'abus inimaginable de ce qui étoit établi comme une ressource toujours prête, et qui ne pouvoit subsister telle qu'en ajustant ensemble les deux bouts, et se conservant toujours de quoi répondre. Aussi arriva le temps fatal que cela devint impossible. Alors les billets commencèrent à perdre, un moment après à se décrier, et le décri devenu public, nécessité de le soutenir par la force puisqu'on ne le pouvoit plus d'industrie, et, dès que la force se fut montrée, chacun désespéra de son salut. On vint à vouloir d'autorité supprimer tout usage d'or, d'argent, de pierreries; à vouloir persuader que, depuis Abraham, qui avoit payé argent comptant un champ pour la sépulture de Sara, jusqu'à nos temps, on avoit été dans l'illusion et dans l'erreur la plus grossière dans toutes les nations policées du monde, sur la monnoie et les métaux dont on la fait; que le papier étoit l'unique utile et le seul nécessaire, et qu'on ne pourroit faire plus de mal à nos voisins, jaloux de notre grandeur, que de faire passer chez eux tout notre argent et toutes nos pierreries; mais, comme à ceci il n'y avoit point d'enveloppe, personne ne se laissa persuader, et de là recours à l'autorité, qui ouvrit toutes les maisons des particuliers aux visites et aux délations, pour n'y laisser aucun argent, et pour punir sévèrement quiconque en réserveroit de caché. Jamais souveraine puissance ne s'étoit si violemment essayée et n'avoit attaqué rien de si sensible ni de si indispensablement nécessaire pour le temporel. Aussi fut-ce un prodige, plutôt qu'un effort de gouvernement et de conduite, que des ordonnances si terriblement nouvelles n'aient pas produit, non-seulement les révolutions les plus tristes et les plus entières, mais qu'il n'en ait pas seulement été question, et que de tant de millions de gens, ou absolument ruinés ou mourant de faim et des derniers besoins auprès de leur bien, et sans moyens d'aucuns secours pour leur subsistance et leur vie journalière, il ne soit sorti que des pleurs et des gémissements. La violence toutefois étoit trop excessive, et en tout genre trop insoutenable pour pouvoir subsister longtemps. Il en fallut donc revenir à de nouveaux papiers et à de nouveaux tours de passe-passe. On les connut tels, on les sentit; mais on les subit plutôt que de n'avoir pas vingt écus en sûreté chez soi, et une violence plus grande en fit admettre volontiers de moindres. De là donc, tant de manèges, tant de faces différentes en finances, et toutes tendantes à fondre un genre de papier par un autre, c'est-à-dire faire toujours perdre les porteurs de ces différents papiers, et ces porteurs l'étoient par force, et la multitude universelle. C'est ce qui en finance occupa tout le reste du gouvernement et de la vie de M. le duc d'Orléans, ce qui chassa Law du royaume, ce qui sextupla toutes les denrées et toutes les marchandises, ce qui ruina le commerce général et les particuliers, et ce qui fit, aux dépens du public la fortune de quantité de fripons de toute espèce, employés en divers degrés dans cette confusion; c'est ce qui occupa encore plusieurs années depuis la mort de M. le duc d'Orléans, et c'est ce dont la France ne se relèvera jamais, quoiqu'il soit vrai que les terres en soient considérablement augmentées. Pour dernière plaie, les gens tout-puissants qui ne s'étoient fait faute du Mississipi, et qui ont mis toute leur autorité à s'en sauver sans en rien perdre, l'ont rétabli sur ce qu'ils ont appelé la Compagnie d'Occident, qui, avec les mêmes tours de passe-passe particuliers à un commerce exclusif aux Indes, achève d'anéantir celui du royaume, sacrifié à l'énorme intérêt d'un petit nombre de particuliers, dont le gouvernement n'ose s'attirer la haine et la vengeance en attaquant un article si délicat.

1648. *Les quatre frères Paris.*

(Page 183.)

28 juin 1720. — Ces quatre frères Paris, sortis d'un cabaret de la grande route de Paris en Dauphiné, et dont l'un, qui a le plus figuré, avoit été longtemps soldat aux gardes, s'étoient enrichis par leur union, leur esprit, leur conduite et leur capacité dans les affaires de finances, où ils avoient commencé par les derniers emplois. Ils ont fait tant de bruit et tant de maux sous le règne de Monsieur le Duc et de Mme de Prye, qu'ils gouvernoient, qu'ils se sont rendus célèbres pour toujours.

1649. *Décadence du conseil de régence.*

(Page 187.)

21 août 1718. — Le conseil de régence, où depuis longtemps il ne se faisoit plus rien en aucun genre qui fût de la moindre importance ni qui méritât le moindre secret, étoit devenu le vieux sérail, dont la facile entrée n'étoit plus comptée que par la cessation du dégoût de n'en être point tandis qu'on y en voyoit tant d'autres, et par vingt mille livres d'appointements. On y tuoit un temps très court par des extraits de lettres de paille qu'apportoit le maréchal d'Huxelles, par

des rinçures de matières du conseil des affaires du dedans, et par des bagatelles de finances. Il y avoit longtemps qu'on y étoit accoutumé, et ceux mêmes qui le trouvoient le plus mauvais ne pouvoient disconvenir qu'il n'y avoit pas moyen de traiter rien de sérieux dans une pareille cohue. Dès avant qu'elle fut arrivée au point du temps dont on parle ici et de l'entrée de ces deux derniers admis, un petit chat du Roi sauta pendant un conseil sur la table, et le duc de Noailles, qui les craignoit, à faire la grimace. M. le duc d'Orléans, qui s'en aperçut, voulut faire ôter le chat. M. de Saint-Simon, en regardant ce prince, se mit à sourire, et lui dit : « Pourquoi, Monsieur ? laissez ce petit chat : il fera le dix-septième. » C'est qu'ils étoient seize à ce conseil. La compagnie éclata de rire, et le Régent même ne s'en put empêcher. Le rare fut que le Roi le remarqua et qu'il le raconta le soir.

1650. *L'abbé Dubois fait archevêque de Cambray.*

(Page 188.)

26 février 1720. — Dubois, qui vouloit tout, et qui par degrés précipités l'un sur l'autre marchoit à pas de géant, se crut susceptible de toutes les dignités et tendoit même au cardinalat[1]. Il demanda donc Cambray avec une hardiesse mêlée de timidité et de ruse, et comme une fortune que M. le duc d'Orléans pouvoit lui faire par sa seule volonté. Le Régent, peu scrupuleux à la collation des bénéfices, ne laissa pas d'être effrayé de la bassesse et de la scandaleuse vie de celui qui lui faisoit la proposition. Il n'appuya pas trop sur la première, qu'il lui fit toutefois sentir, mais il insista tellement sur l'autre, qu'il lui demanda qui pourroit être le sacre qui le voudroit sacrer. « Oh ! s'il ne tient qu'à cela, répondit brusquement Dubois, et que vous n'y trouviez que cette difficulté, elle sera bientôt levée » et insista plus fort. « Mais qui donc trouveras-tu, dis-le, si tu peux ? — Qui je trouverai ? il est tout trouvé ; votre premier aumônier qui est là-dedans, sans en aller chercher plus loin ; » et d'emblée, arracha ainsi Cambray. Tressan, évêque de Nantes, alors premier aumônier de M. le duc d'Orléans, et mort archevêque de Rouen, lui donna en effet les ordres ; mais ce fut avec l'affront qu'il ne put jamais obtenir ni dimissoire ni territoire[2] du cardinal de Noailles, à qui il ne l'a jamais pardonné. Il fut donc obligé d'aller à Pontoise, du diocèse de Rouen, où, par dispense du pape, il reçut tous les ordres comme à la fois. Le jour même qu'il fut ordonné

1. Le texte du manuscrit est : « se crut susceptible de toutes les dignités, dès lors qu'il étoit devenu cardinal ; » comme c'était une erreur, puisque Dubois ne fut cardinal qu'après avoir été nommé archevêque de Cambray, un correcteur a biffé la fin de la phrase, pour la remplacer par une leçon plus exacte.

2. C'est-à-dire que le cardinal de Noailles ne voulut pas lui permettre de se faire sacrer dans aucun endroit de son diocèse.

prêtre et qui fut celui de sa première communion, à ce que dit plaisamment le duc Mazarin, il y eut conseil de régence, et il y vint à l'extrême surprise de tout le monde. M. le prince de Conti, avec ce ricanement de Monsieur son père, mais qui assurément n'en avoit pas les grâces, fut à lui, lui parla des ordres si brusquement reçus et de son sacre qui alloit suivre, de sa surprise et celle de tout le monde, et lui fit un pathos qui tenoit d'un assez plaisant sermon. L'abbé le laissa dire, puis répondit froidement que, s'il étoit un peu plus instruit de l'antiquité, il trouveroit ce qui l'étonnoit tant moins étrange, puisqu'il ne faisoit que suivre l'exemple de saint Ambroise, qu'il étala tout entier. Saint-Simon, qui étoit avec eux et deux ou trois autres du Conseil, entendant saint Ambroise, s'enfuit à l'autre bout du cabinet, et d'horreur et de peur de lui dire d'achever donc, et de ne pas omettre combien peu saint Ambroise desiroit, et combien peu il s'attendoit à ce qui lui arriva, et comme il se cacha pour n'être point évêque. Il sentit que cela le prenoit à la gorge et qu'il ne pouvoit le ravaler. Cet exemple de saint Ambroise courut bientôt le monde, et ne diminua pas son extrême indignation.

1651. *Saint-Simon tâche d'empêcher le Régent d'aller au sacre de Dubois.*

(Page 196.)

9 juin 1720. — Voici une anecdote de rien, mais curieuse, et qu'on a cru ne devoir pas omettre pour montrer un échantillon de l'autorité, et du danger de déplaire à l'abbé Dubois. M. de Saint-Simon ne sut qu'il pensoit à Cambray que par sa nomination, qui fut en effet très brusque, comme on le vient de voir dans ces Notes. Elle fit un effet épouvantable dans le public; mais, comme il n'y avoit plus de remède, M. de Saint-Simon n'en dit rien à M. le duc d'Orléans, qui, de son côté, sentant bien qu'il ne l'approuveroit pas, ne lui en dit pas un mot aussi. Vint le sacre de l'abbé Dubois et le murmure général de tout ce que le Régent faisoit pour son ministre en cette occasion. Saint-Simon et lui ne se voyoient point alors, et cela même l'avoit retenu de parler au Régent de tout le bruit que ce sacre faisoit contre lui. Il devint si grand, que Saint-Simon crut devoir passer par-dessus toute considération. La veille du sacre, il fut trouver M. le duc d'Orléans, lui dit qu'il savoit bien qu'il ne lui avoit pas ouvert la bouche de la nomination de l'abbé Dubois, parce que sa maxime étoit de ne l'importuner jamais de choses faites, mais que le scandale en avoit été si universel et si grand, et qu'il se renouveloit si cruellement contre lui, à l'occasion de tout ce qu'il faisoit pour ce sacre, qu'il ne pouvoit s'empêcher de le lui représenter; que d'en faire la dépense, celle du festin, de le faire donner dans son propre appartement, et de faire faire les honneurs de tout par toute sa maison, il ne lui en disoit rien encore, quel

que étrange que cela fût en soi, et quelque bruit que cela fît dans le monde, parce que cela étoit sur le point de l'exécution; mais que d'aller, lui, à ce sacre, outre qu'il ne pourroit faire plus pour son propre fils légitime, si on étoit encore dans les temps où des princes du sang devinssent évêques, c'étoit, à la vie que tous deux menoient de profession ouverte et publique, s'aller moquer de Dieu et de la religion dans ses plus saints mystères et dans la plus auguste cérémonie, à la face de l'univers. Il paraphrasa ces points de ce qu'il put de plus persuasif, et conclut que, pour lui marquer son attachement, il lui donnoit sa parole que, encore qu'il sût bien comme il étoit alors avec l'abbé Dubois, il iroit à son sacre, quelque honte qu'il en eût, s'il vouloit lui donner la sienne de n'y point aller. M. le duc d'Orléans, qui d'abord avoit allégué son engagement à l'abbé Dubois d'y aller, et mille autres raisons dont il cherchoit à se défendre, ne put tenir à celles de Saint-Simon. Après l'avoir laissé parler assez longtemps sans dire un mot, se jeta à son col, lui dit qu'il étoit un ami véritable, et mille choses obligeantes, mais d'un homme persuadé; lui promit qu'il n'y iroit point, et le remercia de l'en avoir empêché. La nuit suivante, il coucha avec Mme de Parabère chez lui, au Palais-Royal. Le rare est que, entre deux draps, il lui conta la conversation du duc de Saint-Simon avec mille louanges, et lui dit qu'il n'iroit point au sacre. A cela Mme de Parabère répondit que Saint-Simon avoit grande raison, mais que pourtant il iroit, et qu'elle le vouloit ainsi. Dispute entre eux deux, la maîtresse ne démordant point, mais sans alléguer aucune raison. M. le duc d'Orléans la pressa tant de lui dire pourquoi elle vouloit si fort qu'il allât à ce sacre, en trouvant que M. de Saint-Simon avoit raison de l'en empêcher, qu'enfin elle lui dit qu'il n'y avoit pas quatre jours qu'elle étoit raccommodée avec l'abbé Dubois, avec lequel elle avoit été brouillée; qu'il savoit minute par minute qui il voyoit, et tout ce qu'il faisoit; qu'il ne manqueroit pas de savoir aussi, dès en se levant, qu'ils avoient passé la nuit ensemble, et que, n'allant point le matin à son sacre, il ne douteroit jamais que ce ne fût elle qui l'en eût empêché; qu'il en seroit outré contre elle; qu'il feroit si bien, qu'il les brouilleroit tous deux, et qu'en deux mots elle vouloit qu'il fût à son sacre, et en effet il y alla. Saint-Simon, qui comptoit qu'il n'iroit point, mais qui, pour sa vade, ne voulut pas hasarder d'y aller, lui, sans être sûr de son fait, sut à temps que M. le duc d'Orléans s'étoit mis en marche pour y aller, et sur cela se tint chez lui. Le hasard lui fit rencontrer le lendemain un homme de ses amis, qui l'étoit d'un autre homme qui couchoit aussi avec Mme de Parabère, laquelle lui avoit conté cette aventure en mourant de rire, de qui il la venoit d'apprendre, et qui la rendit au duc de Saint-Simon. L'abbé Dubois conta depuis à Belle-Isle que, de toutes les oppositions qu'il avoit essuyées du duc de Saint-Simon en divers temps, celle-là lui avoit été la plus sensible, au point qu'il n'en pouvoit revenir, et ce fut longtemps depuis, à l'occasion de l'ambassade d'Espagne pour la demande de l'Infante, que Saint-Simon avoit obtenue à l'insu de ce cardinal Dubois, et pour l'exécution de laquelle la nécessité des affaires les obligea tous deux à se raccommoder comme dans les cours on se raccommode.

1652. *Expulsion de France de tous les Jacobites.*

(Page 206.)

28 février 1720. — Cette infamie fut une clause expresse du traité d'Angleterre, qui y gagnoit tout et la France rien, puisqu'il ne peut y avoir de François réfugié en Angleterre qui donne au Roi la moindre inquiétude pour sa couronne. Ce respectif donc fut un voile fort clair pour faire passer une clause aussi nouvelle et aussi destructive de l'honneur, de la souveraineté et de la liberté. Cela ne fut pas accordé sans que le Régent ne reçût des remontrances fort vives d'un de ses serviteurs[1], qui lui fit remarquer les deux objets de cette clause qui ne touchoient point les Anglois, mais le roi Georges et son ministère uniquement, et qui étoient également honteux à la France. L'un de chasser le roi Jacques, et quiconque seroit de son parti, ou qu'il plairoit à la cour d'Angleterre d'en soupçonner, chose que Portland, qui avoit charge de le demander lorsque le roi Guillaume [fut] reconnu du feu Roi, n'osa jamais entamer, quoique reçu comme en triomphe, parce que le Roi déclara qu'il en regarderoit la demande comme le dernier affront, tellement qu'on n'en avoit osé parler depuis. De plus, c'étoit s'ôter un moyen le plus sûr de se faire ménager et respecter par la cour d'Angleterre et de la tenir en inquiétude toutes les fois qu'on le voudroit et même de lui nuire dangereusement par la position de la France à l'égard de l'Angleterre. L'autre objet étoit encore plus honteux à la France, s'il étoit possible, et tout aussi dommageable, et regardoit encore plus l'intérêt particulier du ministère d'Angleterre, et blesseroit tous les Anglois : c'est que par là on s'engageoit à ne souffrir aucun Anglois qui lui fût opposé, et qui se retirât de peur d'en être maltraité. Or c'étoit la situation précise de tout le dernier ministère de la reine Anne et de tout ce qui lui avoit été attaché, qui souffroit la persécution la plus ouverte et la plus violente du ministère du roi Georges, et c'étoit à ce précédent ministère que la France devoit la paix sans laquelle elle étoit perdue sans ressource, et qui se laissoit forcer à payer un si grand service de cette cruauté. Les conséquences d'une pareille conduite sont aisées à tirer ; mais c'étoit l'intérêt le plus pressant de ce qui gouvernoit alors l'Angleterre, que d'obtenir cette clause, et déjà l'abbé Dubois, qui tendoit à la pourpre par le crédit du roi Georges auprès de l'Empereur, n'avoit plus d'yeux que pour s'en frayer le chemin, et cet intérêt l'emporta dès lors sur toute sorte de raison d'honneur et de politique. Ce qui est rapporté

1. Saint-Simon lui-même.

ici dans les Mémoires n'est qu'un des effets de cette clause. Il y avoit longtemps que le traité étoit fait et le roi Jacques chassé en Avignon en conséquence, et après passé en Italie, quoique Avignon ne soit pas au Roi; mais le gouvernement d'Angleterre, qui le trouvoit encore trop proche, l'exigea, et on s'y soumit sans résistance.

1653. *La princesse de Lillebonne, sœur de M. de Vaudémont.*

(Pages 214-215.)

19 février 1720. — Mme de Lillebonne étoit bâtarde de Charles IV, duc de Lorraine, qui a tant fait parler de lui dans le monde, et de Béatrix de Cusance, veuve du comte de Cantecroix, qu'il fit appeler princesse de Cantecroix. L'histoire du deuil de la duchesse Nicole, sa femme, qu'il prit quoiqu'elle se portât bien, et son faux mariage à Bruxelles avec Béatrix, est connue de tout le monde. Elle épousa en 1660 M. de Lillebonne, frère de M. d'Elbeuf, qui servit longtemps dans les troupes de ce duc de Lorraine, et beaucoup après dans celles du Roi. Il y avoit fort longtemps qu'il ne servoit plus lorsqu'il mourut en janvier 1694. Il étoit pauvre, grand menteur et fort débauché, en sorte qu'il arrivoit souvent à Mme de Lillebonne de manquer de tout, même de dîner et de souper, que son mari emportoit chez ses gueuses. M. de Louvois, qui le sut, y suppléa souvent avec la plus grande générosité et la plus respectueuse. Mme de Lillebonne avoit beaucoup d'esprit, de sens, de vues et de conduite, et, Lorraine digne des Guises, elle éleva ses deux filles dans cet esprit, les mena à la cour, s'introduisit dans l'amitié de Mme la princesse de Conti, de chez qui Monseigneur ne bougeoit alors, et le Roi lui en sut un gré infini, comme d'une compagnie utile par sa vertu et son esprit, et honorable par ce qu'elle étoit. Peu à peu, elle gagna la confiance entière de Monseigneur, et fit en sorte qu'elle la partagea avec ses filles, ce qui a duré toute la vie de ce prince, et leur donna d'autant plus de considération, qu'elles eurent l'art de se rendre utiles au Roi, qui fut bien aise de cette entière confiance. Il y avoit déjà plusieurs années que Mme de Lillebonne s'étoit retirée de la cour, d'abord peu à peu, puis entièrement, après qu'elle y eut bien ancré ses filles. M. de Vaudémont, son frère du même amour, avoit dix ans moins qu'elle, et leur union, quoique presque toujours fort séparés de lieux, fut toujours la plus intime. Quand la catastrophe d'Italie l'amena à Paris, il logea chez elle, et ne fut jamais qu'un avec elle et ses filles. Il sera parlé ailleurs de cette intime union et de ce que devinrent les deux fils de Mme de Lillebonne et celui de M. de Vaudémont, dont aucun n'a été marié depuis qu'il fut en France. Mme de Lillebonne, qui depuis longtemps voyoit peu de monde et qui n'en étoit pas moins occupée d'affaires pour sa maison, ne fut occupée que de lui et de dévotions, qui ne l'empêchèrent pas de continuer ses pratiques et d'entrer dans les desseins des

Impériaux sur la Franche-Comté, sans qu'à son égard et de sa famille il en ait été autre chose ni que leur considération en ait diminué.

1654. *Le Père Cloche, général des Dominicains.*

(Page 217.)

14 mars 1720. — Ce Père Cloche avoit été plus de quarante ans général de son ordre, et avec plus d'autorité et de considération à Rome dans toutes les affaires et sous tous les pontificats que presque tous les cardinaux qui y demeuroient. Il y étoit de plus aimé et estimé au dernier point; mais il étoit François de nation et d'affection déclarée; c'est ce qui l'empêcha toujours de parvenir au cardinalat, auquel il ne tendit jamais.

1655. *Exécution du comte de Horn.*

(Page 228.)

26 mars 1720. — Il y eut bien du pour et du contre sur cette exécution du comte d'Horn. Le crime étoit horrible en soi, en toutes ses circonstances, et dans un homme de cette qualité; nul prétexte donc à lui sauver la vie. Mais il faut savoir que le supplice de la roue emporte une infamie aux Pays-Bas et en Allemagne qui rejaillit tellement sur toute la famille, que les neveux mêmes et les nièces du roué, à plus forte raison ses enfants, ses frères et ses sœurs, sont exclus d'entrer dans tous les chapitres pour plusieurs générations. Outre la honte d'une telle exclusion, c'est une porte fermée à la plus honorable, la plus commode et la plus ordinaire décharge des familles dont la naissance peut y entrer, et souvent encore à une grande fortune, par les prélatures souveraines et les électorales où l'on peut parvenir. Cela fut vivement représenté au Régent par le duc de Saint-Simon, quoiqu'il n'en fût prié par personne dont il se souciât et qu'il connût[1], et qu'il ne fût point parent de la maison d'Horn. Le Régent y entra et goûta la proposition de commuer la peine, par cette raison, à lui faire couper la tête. L'exemple étoit fait par la condamnation, justice étoit faite par l'exécution publique à mort, et il n'y a personne de raisonnable qui ne fût entré dans la raison de cette commutation de peine. Saint-Simon partit pour sa maison de la Ferté, ayant lieu de compter que le comte d'Horn seroit décapité. Mais Law, outré d'un genre de crime qui portoit sur sa banque, avoit résolu la roue. L'abbé Dubois et lui n'étoient qu'un alors, et ils l'emportèrent dès que Saint-Simon fut parti. Non-seulement la maison d'Horn fut au désespoir, mais toute la grande noblesse des Pays-Bas fut outrée et ne se contraignit pas de le témoigner sans ménagement et longtemps.

1. Les huit derniers mots ont été ajoutés par Saint-Simon lui-même en interligne.

1656. *Condamnation des conspirateurs bretons.*

(Page 234.)

30 mars 1720. — Ces Bretons vouloient livrer leurs ports à l'Espagne, y recevoir les troupes et les commissions du roi d'Espagne, prendre les armes et marcher en France, etc., tout cela juridiquement prouvé et avoué. Ceux qui se sauvèrent, se retirèrent par mer en Espagne, où tous eurent des pensions et des emplois. Peu, mais quelques-uns, y ont fait fortune; quelques autres sont revenus chez eux après la mort de M. le duc d'Orléans et le changement de toutes choses; la plupart sont morts dans la terre étrangère.

1657. *Le prince de Berghes et sa famille.*

(Page 236.)

9 avril 1720. — Ce prince de Berghes, grand d'Espagne de Philippe V et chevalier de la Toison d'or du même roi, n'étoit point de l'ancienne maison de Berghes, mais des bâtards de Gueldres; sa grandesse s'est éteinte avec lui faute d'enfants. Il étoit frère de Mlle de Montigny, dernière maîtresse de l'électeur de Bavière, qui lui fit de grands biens et qui la maria enfin au comte d'Albert, malgré toute la famille de ce comte, qui n'avoit que les bienfaits de l'Électeur, à qui ses malheurs l'avoient attaché. Le père du prince de Berghes et de Mlle de Montigny défendit Mons, dont il étoit gouverneur lorsque le feu Roi le prit, et est mort chevalier de la Toison d'or et gouverneur de Bruxelles.

1658. *Mort du duc de Perth.*

(Page 237.)

17 avril 1720. — Le duc de Perth avoit été gouverneur du roi Jacques qui est à Rome, et avoit la Jarretière, et sa femme étoit morte dame d'honneur de la reine d'Angleterre. Il étoit frère du duc de Melfort, dont il a été parlé plus d'une fois dans ces Notes.

1659. *Les fils du maréchal de Berwick.*

(Page 239.)

20 mars 1720. — Le fils unique du premier lit du duc de Berwick étoit exclu de succéder à la dignité de duc et pair de son père, et établi en Espagne grand d'Espagne, et on en a vu le comment et le pourquoi dans ces Notes. Celui dont il s'agit ici étoit l'aîné du second lit, qui mourut sans enfants tôt après son mariage, et sa veuve a, long-

temps depuis, épousé le duc d'Aumont d'aujourd'hui. Les deux aînés d'après voulurent être d'Église ; le second de ceux-là mourut au séminaire de Saint-Sulpice d'une saignée à la langue pour une esquinancie dont on ne put jamais étancher le sang. C'est donc le quatrième fils du second lit, et en tout le cinquième fils de M. de Berwick qui a recueilli l'aînesse, et qui, sur la démission de son frère, prêtre et reçu duc et pair au Parlement, est devenu aussi duc et pair.

1660. *L'abbé de Gamaches résiste aux ordres de rappel; sa carrière.*

(Page 244.)

1er avril 1720. — L'abbé de Gamaches étoit fils de Cayeux, lieutenant général, duquel le père étoit chevalier de l'Ordre. Cayeux avoit été mis par le feu Roi auprès de M. le duc d'Orléans après la mort du marquis d'Arcy, qui avoit été son gouverneur, et Cayeux le suivit sans titre quelques années, après quoi, il passa auprès de Mgr le duc de Bourgogne, lorsque le Roi mit MM. d'O, de Cheverny et de Saumery auprès de lui. Sa femme et sa mère étoient tante et nièce, filles et sœurs de MM. de Loménie et de Brienne, secrétaires d'État. Le frère de l'abbé de Gamaches avoit épousé la fille de Pomponne, sœur de Mme de Torcy; mais le crédit des ducs de Chevreuse et de Beauvillier, qui lui avoient valu cet emploi, et celui de M. de Torcy, ministre et secrétaire d'État jusqu'à la mort du Roi, qui l'y avoit soutenu, étoient finis. L'abbé de Gamaches, dont le nom étoit Rouault, étoit fort glorieux, encore plus ambitieux, et extrêmement plein de lui-même. Il faut dire aussi qu'il n'étoit pas sans mérite et qu'il avoit du savoir et de l'esprit pour toute sa race; mais il ne souffroit pas aisément de supérieur, ne démordoit point de ce qu'il avoit entrepris, et savoit parfaitement être ami et ennemi. Avec ces qualités il s'appliqua fort à la rote, et y acquit la réputation d'un des plus habiles. Quand il y fut ancré, son humeur se déploya et son ambition se donna l'essor : il ne songea qu'à plaire à la cour de Rome et à ceux qui la gouvernoient ou pouvoient la gouverner à leur tour, et se mit dans la tête de se faire cardinal par cette voie. Il fut piqué des mystères que lui faisoient les divers agents de l'abbé Dubois ; il se brouilla avec eux, et il les traversa tant qu'il put, et pour leur nuire, et pour faire sentir à l'abbé Dubois qu'il avoit besoin de lui. La fureur en prit à l'abbé Dubois, qui trouva plus court de le rappeler, dans la puissance où il se trouvoit. Un autre que l'abbé de Gamaches en eût été accablé ; pour lui il commença par s'excuser et par se plaindre : mais, comme il s'aperçut que cette conduite n'opéroit point de changement à son rappel, il déclara que ce rappel n'étoit point en la puissance de l'abbé Dubois, pour couler plus doucement qu'elle passoit celle du Régent et du Roi même. Il représenta qu'il avoit à la vérité été nommé par le feu Roi pour être auditeur de rote pour la France, mais qu'en cela même le pouvoir étoit consommé; que du moment qu'il étoit pourvu, agréé à Rome, et en possession, il étoit devenu magistrat d'un des premiers tribunaux du monde, qui ne dépendoit en rien du Roi, ni pour sa personne, ni pour sa place, ni pour ses fonctions; que, si l'on pouvoit prouver juridiquement des crimes, alors un auditeur de rote comme tout autre magistrat en subissoit la punition, mais prononcée par le pape, qui étoit le souverain de Rome, où se tenoit la rote, et sous l'autorité et la protection duquel elle faisoit ses fonctions; que de crimes, ni même de mauvaise conduite, il ne craignoit point qu'on lui en pût imputer, encore moins prouver, et qu'il s'en tenoit là avec tranquillité, d'autant qu'il n'avoit à répondre que devant le pape, de l'intégrité et de la bonté duquel il ne pouvoit prendre de défiance. L'abbé Dubois sauta en l'air; mais, quand il eut bien tempêté, il craignit de se commettre avec une cour dont il espéroit tout et de s'y rendre odieux. Il écouta volontiers ce qu'on lui voulut dire en faveur de l'abbé de Gamaches; mais, comme il desiroit passionnément aussi retirer de Rome un homme qui lui pourroit beaucoup nuire, et qui étoit sur les pistes de tous ses agents, car il en entretenoit quatre ou cinq à Rome inconnus les uns aux autres, il lui offrit l'archevêché d'Embrun. Gamaches, incapable d'abandonner ses vues, le refusa tout net, et déclara qu'il ne vouloit point quitter Rome ni la rote; mais, profitant de cet adoucissement avec esprit, il fit le reconnoissant, offrit ses services à l'abbé Dubois, et en effet il lui en rendit de fort bons pour se le gagner. Avec tous ces manéges il demeura auditeur de rote. Cela ne laissa pas de faire un véritable scandale : jamais auditeur de rote n'avoit imaginé ne pouvoir être rappelé, et cet exemple, qui fit grand bruit, ne fit pas honneur à l'autorité du Roi, et y porta une plaie qui doit bien faire prendre garde à l'avenir aux nominations à la rote. Enflé de ce succès, et ayant toujours MM. Séraphin, de Polignac et de la Trémoïlle devant les yeux, qui, d'auditeurs de rote étoient devenus cardinaux, mais c'en étoit trois en plus d'un siècle, Gamaches ne se contint plus, et se brouilla dans la suite avec la plupart de nos cardinaux et de ceux qui furent chargés des affaires de France; ce fut même dans les suites avec tant d'éclat avec le cardinal de Polignac, chargé des affaires du Roi, que Gamaches perdit tout respect et toutes mesures en discours et en conduite, ne le vit plus, et cessa de lui rendre tout devoir, tant comme cardinal que comme ministre du Roi, et cela fut souffert parce qu'on lui avoit laissé gagner ce terrain, et que, dans les fins, on mortifioit volontiers le cardinal de Polignac. Ce n'étoit pas que, depuis quelques années, Gamaches n'eût donné force prises sur soi, et même une qui dura longtemps et qui fit du bruit à Rome; mais il n'en fut autre chose. Il avoit beaucoup d'amis dans le sacré collége, dans la prélature, chez le pape, parmi la principale noblesse, et n'étoit pas aussi sans ennemis. Ce fut la situation où le duc de Saint-Aignan le trouva lorsqu'il y arriva en qualité d'ambassadeur de France; mais il n'eut guères le temps de voir comment il s'en accommoderoit; car, peu de mois après, l'abbé de Gamaches mourut d'une maladie ordinaire, mais qui fut fort courte et qui mit fin à tous ses grands projets. Il étoit riche de lui, et, entre ses bénéfices, il avoit l'abbaye de Montmajour d'Arles, qui est très considérable.

1661. *M. de Rions obtient la permission de revenir à Paris.*

(Page 256.)

24 avril 1720. — Rions ne pouvoit pas être agréable à M. le duc d'Orléans après tout ce qui s'étoit passé en dernier lieu avant son départ pour l'armée. La campagne finit trop tôt après la mort de Mme la duchesse de Berry, pour que son retour ne réveillât bien des discours qui n'étoient bons qu'à éviter. Il eut donc ordre de ne se rapprocher point de Paris qu'il n'en eût une permission expresse, et elle lui fut donnée lorsqu'on crut tout assez éloigné et oublié pour qu'il n'en fût plus question à son retour.

1662. *Enlèvements de gens sans aveu pour le Mississipi.*

(Page 256.)

26 avril 1720. — A force de jouer des gobelets sur le Mississipi, on eut envie de faire en ces vastes pays des établissements effectifs. Ce fut pour les peupler qu'on fit les enlèvements des mendiants valides et de gens sans aveu de toutes parts pour les y transporter; mais cela fut exécuté avec tant de violence et de friponnerie, et il en mourut un si horrible nombre par les chemins et aux ports, faute de nourriture et de toute sorte d'humanité, que cela éleva d'étranges cris contre le gouvernement, qui, par une conduite aussi odieuse de ceux qui furent employés à ces enlèvements et à ces transports, en perdit toute l'utilité effective, et fut enfin contraint de cesser ce qui causoit tant de cris.

1663. *Le maréchal de Montesquiou en Bretagne.*

(Page 259.)

15 mai 1720. — Le maréchal de Montesquiou, vieilli dans le subalterne, ne sut pas soutenir l'emploi qu'il eut en Bretagne, où, avec de bonnes intentions, il offensa tout le monde, commettoit sans cesse l'autorité du Roi, et s'y fit haïr et mépriser.

1664. *M. de Turményes ; ses bons mots.*

(Page 260.)

1er mai 1720. — Turményes, garde du Trésor royal après son père, et après avoir été maître des requêtes et intendant de province avec réputation, étoit un garçon de beaucoup d'esprit, sur un pied, avec tous les ministres, fort au-dessus de ce qu'il étoit, extrêmement mêlé avec la meilleure compagnie de la cour et de la ville, bien avec le Régent, et sur un pied de telle familiarité avec Monsieur le Duc et M. le prince de Conti pères et fils, qu'ils trouvoient tout bon de lui, et ce qu'ils n'auroient souffert de personne. Le voisinage de l'Ile-Adam, la chasse et la table l'avoient mis sur ce pied-là avec les pères, et il s'y étoit conservé avec les enfants. C'étoit un homme qui, sentant très bien la force de ses paroles, ne pouvoit retenir un bon mot, et dont l'impunité avoit aiguisé la hardiesse, laquelle d'ailleurs n'étoit que liberté sans aucun air d'insolence, et sans jamais se déplacer avec personne. Il avoit même trop d'esprit et de monde pour être impertinent, et d'ailleurs il avoit beaucoup d'honneur. Il se trouva à Chantilly avec assez de monde des familiers de la maison, lorsque M. de Charolois y arriva de ses longs voyages. Chacun accourut pour le voir débarquer de sa voiture, où Monsieur le Duc le reçut et l'embrassa ; les autres s'empressèrent autour d'eux à faire leur révérence. Après les premiers mots entre les deux frères, Monsieur le Duc lui présenta la compagnie, à pas un desquels il ne parla, et l'on demeura ainsi assez longtemps en cercle autour d'eux, sans que M. de Charolois dît une seule parole. Courtcollet, car c'étoit le sobriquet de Turményes, qui en effet avoit la tête engoncée, voyant ce qui se passoit, se tourne à la compagnie : « Messieurs, leur dit-il froidement et montrant M. de Charolois, faites voyager vos enfants et dépensez-y bien de l'argent ; » et tout de suite passa d'un autre côté. Cet apophtegme fit du bruit et courut fort. Il ne s'en défendit point, et Monsieur le Duc et M. le comte de Charolois ne firent qu'en rire. Monsieur le Duc devoit y être accoutumé : au commencement des actions de Law, Monsieur le Duc se vanta chez lui avec complaisance d'une quantité considérable qu'il en avoit eue. Chacun se taisoit, lorsque Courtcollet impatienté, « Fi ! Monsieur, répondit-il, votre bisaïeul n'en eut jamais que quatre ou cinq, mais qui valoient bien mieux que toutes les vôtres. » Chacun baissa les yeux, et Monsieur le Duc se prit à rire sans lui en avoir su plus mauvais gré. Il ne vécut que peu d'années après, quoique assez jeune, et fut fort regretté même pour les affaires de sa gestion. Il ne laissa point d'enfants, et M. de Laval, mis à la Bastille en même temps que M. et Mme la duchesse du Maine furent arrêtés, épousa tôt après sa sœur, veuve de Bayers. Ses apophtegmes n'étoient pas réservés aux princes du sang ; il ne s'en contraignoit pour personne.

1665. *Retrait de l'hôtel de Marsan.*

(Page 262.)

1er mai 1720. — Matignon et M. de Marsan avoient épousé les deux sœurs, filles uniques et sans frère du frère aîné de Matignon, lui l'aînée, et M. de Marsan la cadette, veuve avec des enfants de M. de Seignelay, fils de M. Colbert. Un intérêt commun les avoit intimement unis; c'étoit l'amitié de M. Chamillart dont ils avoient tiré des trésors. M. de Marsan fit par son testament M. de Matignon tuteur de ses enfants avec l'autorité la plus étendue, et les plus grandes marques de confiance, et tout le monde convient que M. de Matignon y répondit par tous les soins, l'application et les tendresses d'un véritable père, et le succès d'un homme très habile et accrédité. M. de Marsan qui de soi n'avoit point de bien et n'avoit vécu que de grâces, d'industrie et de rapines, avoit mangé à l'avenant et laissa ses affaires en mauvais état. Matignon estima qu'un effet tel que sa maison de Paris étoit trop pesant pour des enfants en bas âge, dont le prix aideroit fort à liquider leurs biens, et crut la pouvoir acheter, quoique tuteur, à la conduite qu'il avoit eue dans leurs affaires. Il l'exécuta; il dépensa beaucoup à cette maison, où il alla demeurer, et vendit la sienne au maréchal de Matignon. Ce sont toutes ces choses qui rendirent si amer à Matignon le compliment du retrait, dont il ne s'étoit jamais douté, et qui fut extrêmement blâmé dans le monde. Il soutint le procès. Tout étoit pour lui, hors la règle par la qualité de tuteur, et il le perdit, au grand regret des juges et du public. Le jour même de l'arrêt, il retourna à son ancienne maison chez son frère, et de dépit acheta et augmenta la superbe maison dont il a peu joui et que son fils occupe encore, et il n'a revu les enfants de M. de Marsan qu'à la mort, avec qui les Matignons sont demeurés fraîchement.

1666. *Madame de Chevry; elle épouse M. de la Noue.*

(Page 265.)

2 mai 1720. — Mme de Chevry, sans avoir été religieuse ni coureuse comme la Tencin, eut cette similitude avec elle, qu'elle fit pour Monsieur de Cambray, frère de sa grand mère, et pour son petit troupeau, pour Mme Guyon et pour sa petite Église, le même personnage que l'ambition du frère et de la sœur fit faire à celle-ci pour la Constitution. Mme de Chevry, qui n'avoit rien, avoit été mariée à un vieil homme, qui tôt après devint aveugle, mais qui n'eut pas la complaisance de mourir de bonne heure, et, quoiqu'il eût toutes les autres, il ennuya fort sa femme et ses nombreux amis et amies. Elle avoit beaucoup d'esprit, de manége et d'intrigue, aimoit le monde, le jeu et

la parure, et néanmoins fort dévote, disoit-elle et disoient ses amis, et il le falloit bien, puisqu'en cela consistoit toute sa considération et son existence. Devenue riche par les avantages de son contrat de mariage, à la mort de son mari, ce fut une grande joie pour elle et pour tous ses amis, qui trouvèrent chez elle une bonne maison; mais les vapeurs énormes qui l'avoient gagnée pendant la vie de son mari, ne s'en allèrent pas avec lui, non plus que la pierre et la gravelle, qui la mettoient très souvent en des états étranges, après lesquels il n'y paroissoit pas, et qu'elle soutenoit même au milieu du monde qui abondoit chez elle. Elle étoit les délices et la vénération de toute cette petite Église et le ralliement de tout ce qui en étoit. Tout cela flattoit sa vanité et son amusement par la bonne compagnie et le nombre d'amis qu'elle avoit su attirer chez elle, outre ce petit troupeau; mais elle n'avoit jamais eu de mari, et elle s'en donna un dont on ne l'auroit jamais soupçonnée : la petite Église par vénération, les autres par la croire de meilleur goût, tous par l'état de sa santé. La Noue n'avoit rien vaillant; il n'étoit plus ni jeune ni bien fait comme autrefois; sa naissance étoit une bonne noblesse toute simple, et son esprit un simple usage du monde et anciennement de jeu et de galanterie, et rien plus. Il avoit servi toute sa vie dans le subalterne, faute de pouvoir avoir un régiment, qu'il avoit enfin trouvé à l'hôtel de Conti, avec une place d'écuyer, qu'il ne garda guères par la jalousie de M. le prince de Conti, de sorte que la déclaration de ce mariage fit un étrange vacarme parmi tous les amis de Mme de Chevry, dont la maison ne fut plus depuis, à beaucoup près, si fréquentée, et déchut entièrement de cet état de petit tribunal où tout se jugeoit, qu'elle possédoit auparavant. La Noue mari, demeura toujours amant respectueux et soumis, mais cela ne dura guères; elle mourut, et il ne profita de rien.

1667. *Mariage honteux du marquis de Brancas d'Oise avec la fille de l'agioteur André.*

(Page 270.)

11 mai 1720. — L'énorme folie d'une part et l'énorme cupidité de l'autre de cet étrange contrat de mariage de M. d'Oise est un échantillon de celles que le système de Law alluma en France. Qui en voudroit raconter les effets, les transmutations subites, les marchés incroyables, les fortunes dans leur immensité et encore dans leur rapidité, les chutes promptes et entières de la plupart de ces enrichis, par leur luxe et leur démence, la ruine de tout le reste du royaume, et les plaies profondes qu'il en a reçues et qui ne guériront jamais, feroit la plus curieuse, la plus amusante et peut-être la plus incroyable histoire qui sera jamais. Ce mariage avorta avant la fin de la bouillie de la mariée avec la culbute de Law, et les Brancas, qui s'en étoient

doutés, s'étoient fait payer d'avance, le père et les deux fils. Le comble de la honte fut que les suites de cette affaire produisirent un procès plus de quinze ans après, et qui fut soutenu sans honte; ces Brancas n'y étoient pas sujets.

1668. *L'abbé Gaultier; ses négociations secrètes en Angleterre.*

(Page 284.)

17 janvier 1712. — .... Dans[1] l'extrême besoin de la paix, on tenta tout et on se servit de tout. Un abbé Gaultier, fort du commun, mais homme d'esprit et plus encore de sens, avoit eu des affaires de commerce en Angleterre; il crut reconnoître qu'on pouvoit espérer quelque chose de l'inclination de l'intérieur de la cour de la reine à se délivrer de la tyrannie de Mme de Marlborough. Il fut renvoyé en Angleterre par M. de Torcy, qui conféroit en même temps en grand secret avec quelques Hollandois de poids, fort las d'une guerre qui les ruinoit. Gaultier s'insinua auprès de Mme Masham, nouvelle favorite de la reine, et dont le petit emploi la rendit sujette aux hauteurs de la duchesse de Marlborough. Il pénétra que la reine vouloit la paix, et ne savoit comment s'y prendre avec son parlement et sa cour. Il crut s'apercevoir qu'elle vouloit mourir sur le trône, mais qu'elle desiroit le pouvoir laisser à son frère et aux siens. Il s'accosta de Prior[2], homme de peu, mais un des hommes d'Angleterre des plus fins, des plus adroits et des plus hardis. Tous deux conduisirent l'intrigue, et, avec de l'argent et des instructions de ce pays-ci, vinrent à bout de la paix par la trêve d'Angleterre, qui força dans les suites les alliés à la paix.

1669. *M. de Valero y Lossa, archevêque de Tolède.*

(Pages 286-287.)

14 mai 1720. — Cet archevêque de Tolède, dont la rare vertu avoit percé jusqu'à la cour par les occasions de la guerre et des voyages autour du lieu dont il étoit curé, l'avoit fait évêque de Badajoz, où il la conserva toute entière avec plus de moyens de la rendre utile aux autres et au roi même, qu'il servit de sa bourse et de ses prédications dans les temps de ses plus grands besoins. Ce fut ce même prélat qui, de Badajoz et sans penser à rien moins, emporta l'archevêché de Tolède sur toute la considération et les instances du cardinal del Giudice, appuyé dans sa plus grande faveur de tout le crédit de Mme des

1. Le commencement de cette Addition a été placée dans le tome XXII, n° 1035.
2. On lirait plutôt *Porier;* mais c'est une mauvaise transcription du copiste de Saint-Simon.

Ursins, dont elle fut si piquée, que peu après elle trouva le moyen de faire chasser de la cour et d'Espagne le P. Robinet, le plus honnête homme, le plus sage et le plus digne confesseur que le roi d'Espagne ait eu, qui n'a cessé d'être regretté de toute l'Espagne, et qui sans regret s'est retiré à Strasbourg, où ses supérieurs l'ont envoyé après sa disgrâce, et où il vit dans une grande piété et dans une profonde paix.

1670. *Mission avortée du duc de la Force à Londres.*

(Page 291.)

8 mai 1720. — L'abbé Dubois, dans le fort de la crise du cardinalat, étoit aussi dans le fort de l'engouement pour l'Angleterre ; c'est ce qui lui fit saisir l'occasion de le marquer, et à M. de la Force, qui à toutes restes vouloit toujours être de quelque chose, d'en saisir aussi l'occasion pour faire l'ambassadeur. Le prétexte d'aller voir sa mère étoit moindre que l'inconvénient de montrer à l'église françoise de Londres un catholique, jadis leur frère, qui les avoit si rudement persécutés et qui en avoit su tirer parti. Mais le roi d'Angleterre, qui ne pouvoit empêcher que les éclats entre lui et son fils ne retentissent par toute l'Europe, ne s'accommoda point de leur en donner un nouveau[1] qu'il pouvoit éviter, et trouva étrange qu'on eût imaginé en France de l'envoyer complimenter en pompe sur des détails désagréables et domestiques. Il s'en expliqua donc nettement dès qu'il le sut, et, comme on ne songeoit par cette singulière démarche qu'à l'obliger autant qu'on le pouvoit, l'envoi tomba, dès qu'on sut qu'il ne l'avoit point agréable, et le double mérite à son égard en demeura à l'abbé Dubois, qui étoit tout ce qu'il en avoit prétendu.

1671. *Massei nonce du pape en France.*

(Page 292.)

15 mai 1720. — Massei étoit fils d'un trompette de la ville de Florence; il entra jeune parmi les domestiques du sieur Albane, petit compagnon alors en tout genre. Massei avoit de l'esprit, de la vivacité, de l'adresse; il plut à son maître, il gagna après sa confiance et fit sa fortune avec la sienne. Il fut toujours son ancien domestique de confiance étant devenu pape, et si bien avec lui que la jalousie devint assez grande pour embarrasser le pape. Il prit donc un autre tour pour l'élever à la pourpre, et, sous prétexte de lui envoyer porter une barrette en France, il y négocia aisément de l'y faire admettre pour nonce ordinaire lorsque Bentivoglio en revint; je dis aisément, parce

1. Un nouveau retentissement.

que c'étoit le fort de la faveur du cardinal de Bissy, à qui Massei porta la barrette. Il faut pourtant dire que ce nonce se conduisit en France, dans le temps du plus grand feu de la Constitution, avec beaucoup de modération, de sagesse et d'honneur, et qu'il y fut aimé et estimé de tout le monde. Il y languit longues années après la pourpre, parce que son maître mourut sans la lui avoir osé donner, et que du reste de son pontificat il ne fit plus aucun des nonces, et que Benoît XIII, qui lui succéda, qui étoit un saint très singulier, et qui auroit été meilleur sous-prieur jacobin ou vicaire de village, tout au plus évêque *in partibus* que pape, ne voulut jamais faire de nonces[1], et disoit que ce n'étoit que des nouvellistes. Massei mouroit de faim, car les nonces ont fort peu, et, à ce qu'étoit celui-ci, son patrimoine ni ses bénéfices n'y suppléoient pas. Il supporta son indigence avec dignité; il l'avouoit pour être excusé de la frugalité de sa vie, et s'en alla sans rien devoir, regretté de tout le monde. Lui aussi s'étoit tellement accommodé de la vie de ce pays-ci et du commerce des honnêtes gens, qu'il étoit outré de sentir que cela auroit une fin. Il disoit que, s'il avoit sûrement son emploi pour toujours, et un revenu suffisant pour le soutenir, il ne voudroit jamais le quitter pour la pourpre et s'en aller; aussi fut-il très affligé, quoique parvenu au cardinalat, et tout de suite à la légation de Romagne. L'embarras du cérémonial avec les bâtards, dont Gualterio s'étoit si mal trouvé à son retour à Rome, empêcha qu'il fût fait cardinal à Paris; mais il eut ordre de prendre congé, de partir et d'arriver dans un temps marqué fort court à Forli, sa patrie, où il trouveroit sa calotte, comme en effet il la trouva.

1672. *Le cardinal Ottoboni rayé du livre d'or de Venise.*

(Page 294.)

18 mai 1720. — Le père d'Alexandre VIII étoit chancelier de Venise, qui est la première charge où un citadin puisse monter. Le pontificat du fils fit inscrire les Ottobons au livre d'or, et par là nobles vénitiens. Le cardinal Ottobon, depuis la mort de son oncle, accepta la protection de France; de là la colère des Vénitiens, qui l'effacèrent et les siens du livre d'or, et le Roi qui s'en offensa rompit commerce avec eux. On a vu plus au long cette affaire dans ces Notes, dont on se contente de rafraîchir la mémoire ici, et on y a expliqué la cause de la colère de la République et ce que c'est que ce pompeux nom de protecteur des couronnes pour les cardinaux.

1673. *Prétentions ridicules du prince de Montbéliard à l'égard de ses bâtards.*

(Page 296.)

20 mai 1720. — Qu'une folie de cette nature ait passé par la tête de

1. Faire cardinaux des nonces.

quelqu'un, il y a de quoi s'en étonner; mais que dire de ce qu'on la fait examiner comme quelque chose qui puisse l'être? Cela fait voir à quel point le Régent étoit facile à ce qui n'avoit point de contradicteur. M. de Montbéliard, du temps du feu Roi, s'étoit contenté de vouloir faire légitimer ses enfants et en avoit été refusé. Maintenant, il veut qu'ils soient non plus légitimés, mais légitimes; on se moqua de lui, et il s'en retourna. Qui ne croiroit cette chimère finie? Elle reparut à Vienne, où elle fut foudroyée, puis au parlement de Paris avec le plus grand éclat, après la mort de M. de Montbéliard, en 1737. L'intrigue est trop longue et dépasse trop le temps de ces Mémoires pour la raconter ici, et les factums dispenseront aussi des faits; ils sont assez curieux pour être entre les mains de tout le monde. Finalement l'Empereur se fâcha avec raison; on étoit en termes de faire la paix avec lui, et le Roi arrêta toutes les procédures, la veille qu'après de longs et de célèbres plaidoyers Gilbert de Voisins, premier avocat général, devoit parler.

1674 et 1675. *La marquise de Coëtquen; Turenne lui confie un secret d'État.*

(Page 309.)

29 décembre 1687. — Mme de Coëtquen disoit plaisamment d'elle-même qu'elle étoit entre deux selles, le cul à terre, parce que ses sœurs, Mmes de Soubise et d'Espinoy, étoient assises. Elle avoit été belle et encore de plus grande mine, et célèbre par l'amour du fameux Turenne, et par la confidence qu'il lui fit du siége de Maëstricht et qui revint au Roi.

17 juin 1720. — Mme de Soubise étoit aînée de Mme de Coëtquen, et Mme d'Espinoy sa cadette, desquelles on a suffisamment parlé en ces Notes, et qui toutes deux avoient le tabouret; c'est ce qui faisoit dire plaisamment à leur sœur qu'elle étoit entre deux siéges, le cul à terre. Elle est célèbre par l'amour de M. de Turenne et par le secret qu'il lui confia du siége de Gand. Lui et M. de Louvois étoient les seuls qui le sussent, et ils étoient fort loin de s'aimer. M. de Louvois, qui étoit informé de tout, le fut que Mme de Coëtquen savoit ce grand projet, et tout de suite en avertit le Roi, de peur d'être soupçonné d'avoir parlé; mais le Roi le savoit impénétrable, de manière que, quelqu'estime qu'il eût pour M. de Turenne, il ne douta point que ce ne fût lui, et il espéra le remède d'où étoit venu le mal. Il en parla donc à M. de Turenne, qui rougit et qui avoua. En effet il empêcha Mme de Coëtquen de parler davantage, et heureusement ce qu'elle avoit dit demeura étouffé. Cette aventure, que M. de Louvois ne laissa pas ignorer depuis qu'elle ne fut plus d'aucune conséquence par l'effet de l'entreprise, donna, tant le François est admirable, beaucoup de relief à Mme de Coëtquen. Elle étoit belle, encore plus agréable, et de

grande mine, avec de l'esprit et fort faite pour la cour et le grand monde, où elle figura longtemps, et fut assez avant en beaucoup de choses. Le Roi la considéroit; aussi étoit-elle intimement avec Mme de Soubise et aussi avec Mme d'Espinoy.

1676. *L'abbé de Chaulieu.*

(Page 311.)

30 juin 1720. — L'abbé de Chaulieu, qui n'avoit d'ecclésiastique que le nom et quelques bénéfices, étoit homme de peu et peu accommodé, homme d'esprit, fort débauché, agréable dans la débauche et avec ses amis, audacieux ailleurs. Il faisoit aisément et très bien de jolis vers et avoit assez de belles-lettres. La table le fit connoître et goûter au grand prieur de Vendôme, et par lui à son frère, avec qui il ne fut qu'un toute leur vie, jusqu'à ce que, après beaucoup d'années que l'abbé de Chaulieu gouvernoit leurs affaires, M. de Vendôme ne put à la fin ne pas voir leur désordre, et jusqu'à quel excès son frère et l'abbé de Chaulieu avoient abusé de sa confiance. L'abbé fut honteusement chassé, et le Roi même y entra fort. L'abbé de Chaulieu demeura attaché au Grand Prieur, mais moins mêlé avec la bonne compagnie libertine qu'auparavant. La Fare, capitaine des gardes de feu Monsieur, puis de M. le duc d'Orléans, son camarade de belles-lettres, de vers et de débauches, demeura toujours de ses amis, avec assez peu d'autres.

1677. *Arrêt du Conseil diminuant la valeur des billets de la Banque.*

(Page 314.)

22 mai 1720. — Cet arrêt fit ce que, en matière de finance et de banqueroute, on appelle montrer le cul, et il le montra tellement à découvert, qu'on crut tout perdu beaucoup plus à fond qu'il ne se trouva, parce que ce n'étoit pas même un remède au dernier des malheurs. Le Garde des sceaux, qui, par l'occasion de Law, étoit arrivé aux finances et parvenu aux sceaux, qui dans sa gestion l'avoit finement barré en tout ce qu'il avoit pu, et qui enfin s'étoit vu nécessité de lui quitter les finances, fut accusé d'avoir suggéré cet arrêt par malice et en prévoyant bien tous les maux. Le vacarme fut général et fut épouvantable; personne de riche qui ne se crût ruiné sans ressource, personne de pauvre qui ne se vît à la mendicité. Le Parlement, si ennemi du Système par son système, n'eut garde de manquer une si belle occasion. Il se rendit protecteur du public par le refus de l'enregistrement, et par les remontrances les plus promptes et les plus fortes, et le public crut lui devoir en partie la subite révocation de l'arrêt, tandis qu'elle ne fut donnée qu'aux gémissements universels et à

la tardive découverte de la faute qu'on avoit commise en le donnant. Ce remède ne fit que montrer un vain repentir d'avoir manifesté l'état intérieur des opérations de Law sans en apporter de véritable; le peu de confiance qui restoit fut radicalement éteint, et jamais aucun débris ne put être remis à flot. Dans cet état forcé, il fallut faire de Law un bouc émissaire. C'étoit aussi ce que le Garde des sceaux avoit prétendu; mais, content de sa ruse et de sa vengeance, il se garda bien de se déceler en reprenant ce qu'il avoit quitté. Il étoit trop habile pour vouloir les finances en l'état où elles se trouvoient : en peu de temps de gestion on eût oublié Law, et l'on s'en seroit pris à lui. Il l'étoit trop aussi pour souffrir un nouveau contrôleur général, qui pour son temps eût été le maître, et c'est ce qui en fit partager l'emploi en cinq départements. Véritablement il choisit celui qu'il voulut, et, ayant ainsi remis un pied dans la finance, ses quatre collègues le furent moins que ses dépendants. Ce fut une autre comédie que celle que donna le Régent en refusant de voir Law amené par la porte ordinaire par M. de la Force, et peut-être une suggestion du même Garde des sceaux, qui les haïssoit tous deux, pour leur en donner la mortification, puis de voir le même Law dès le lendemain, mais par les derrières, amené par Sassenage et reçu. Monsieur le Duc, Madame sa mère et tout leur entour étoient trop avant intéressés dans les affaires de Law et en tiroient trop gros pour l'abandonner; ce fut donc un autre genre de vacarme que M. le duc d'Orléans eut à soutenir. L'abbé Dubois, tout absorbé dans sa fortune ecclésiastique, qui couroit enfin à lui à grands pas, avoit été la dupe de l'arrêt, et puis n'osa soutenir Law contre l'universalité du monde. Il se contenta de demeurer neutre et inutile ami, sans que Law encore osât s'en plaindre. Dubois n'avoit garde de se brouiller avec un homme dont il avoit si immensément tiré et qui, n'ayant plus d'espérance, se pouvoit dépiquer à le dire. Il n'avoit garde aussi de le protéger ouvertement contre un public entier aux abois et déchaîné. Tout cela tint encore quelque temps Law comme suspendu par les cheveux, mais sans avoir pied nulle part ni consistance, jusqu'à ce qu'à la fin il fallut céder et changer encore une fois de pays.

1678. *Disgrâce et retraite du garde des sceaux d'Argenson.*

(Page 332.)

6 juin 1720. — Le Garde des sceaux ne jouit pas longtemps de son insigne malice. Les amis de Law, après le premier feu passé, la firent sentir au Régent, et tirèrent si bien sur le temps, que le Garde des sceaux fut culbuté, sans que son ami l'abbé Dubois, qui, entre Law et lui, nageoit entre deux eaux, l'osât soutenir. Le Chancelier en eut les sceaux; mais, comme il les dut à Law, qui fit pour cela un voyage à Fresnes et pour s'assurer de lui, ce retour fut la première brèche

d'une réputation jusque là la plus heureuse et qui n'a cessé de baisser depuis et de tomber tout à fait par différents degrés. Pour Argenson, il se retira en bon ordre, riche et ses enfants bien établis, riches aussi et tous deux en place avant l'âge. Il témoigna et soutint une grande tranquillité qui dans peu lui coûta la vie, sort ordinaire de presque tous ceux qui se survivent. Sa retraite fut sans exemple : ce fut dans un couvent de filles, au dehors à la vérité, où il avoit un fort bel appartement et comme toute une maison, où il alloit tant qu'il pouvoit depuis longues années. Il avoit procuré et même donné beaucoup à ce couvent en faveur d'une Mme de Veyni, supérieure, qu'il aimoit extrêmement, et qui avoit infiniment d'esprit. Toute la famille d'Argenson lui faisoit fort sa cour, et elle sortoit de son couvent pour aller auprès de lui, lieutenant de police encore, lorsqu'il étoit malade. L'archevêque de Bordeaux ne logeoit pas ailleurs quand il étoit à Paris. Argenson conserva l'habit et le rang de garde des sceaux pour sa chambre; car il n'en sortit plus qu'une fois ou deux pour voir le Régent par les derrières, qui lui continua toujours beaucoup de considération, et l'abbé Dubois aussi, qui l'alloit voir quelquefois; mais hors lui, deux ou trois amis au plus et sa plus étroite famille, il ne voulut voir personne et s'ennuya cruellement. C'est ce même couvent dont, depuis sa mort, Mme la duchesse d'Orléans a fait ses délices.

1679. *Le duc de Saint-Simon cherche à détourner le Régent de renvoyer le maréchal de Villeroy et le prévôt des marchands.*

(Page 337.)

29 juin 1720. — On a promis ci-devant dans ces Notes un exemple encore plus fort que ceux qu'on en a donné, du peu de secret de ce qui se passoit tête à tête avec M. le duc d'Orléans. On va tenir parole, et ce qu'on va raconter a été su au temps même, de la première main. On cherchoit à ranimer quelque confiance, et l'on crut qu'un des plus utiles moyens d'y parvenir, seroit d'anéantir si authentiquement les papiers publics acquittés qu'il ne pût rester le moindre soupçon qu'on les pût remettre dans le commerce et gagner dessus de nouveau. On prit donc le parti de les remettre pour compte, toutes les semaines, au prévôt des marchands, qui les brûloit solennellement à l'hôtel de ville à jour et heure marqués, en présence du corps de ville et de quiconque y vouloit assister. Trudaine, conseiller d'État, étoit lors prévôt des marchands; c'étoit un homme dur, exact, sans entregent et sans politesse, médiocrement éclairé, et aussi peu politique, mais pétri d'honneur et de justice, et qui d'ailleurs, devant ce qu'il étoit au feu chancelier Voysin, mari de sa sœur, n'avoit pas pris d'estime ni d'affection dans ce tripot pour M. le duc d'Orléans ni pour son gouvernement, et qui ne s'étoit point caché de toute l'horreur qu'il avoit pour le Système et pour tout ce qui s'étoit fait en conséquence. Il

s'expliqua si crûment à l'occasion de ce brûlement de billets et de quelques méprises qui s'y commirent de la part de ceux dont il les recevoit, que ces Messieurs, offensés, aigrirent M. le duc d'Orléans, et le persuadèrent que, au temps scabreux où l'on étoit du côté du peuple et de la confiance, l'emploi de prévôt des marchands ne pouvoit être en de plus dangereuses mains. A cette disposition, Trudaine mit le comble par un propos imprudent qui lui échappa de surprise en public en un brûlement de billets, comme si quelques-uns de ceux-là lui eussent déjà passé par les mains. Tout aussitôt M. le duc d'Orléans en fut informé, et il est vrai que cela fut promptement débité partout, et ne fit pas un bon effet pour la confiance. Un jour ou deux après, M. de Saint-Simon vint à son ordinaire travailler avec M. le duc d'Orléans. Dès qu'il parut, et le prince étoit seul dans une pièce du grand appartement du Palais Royal qui donne dans le petit : « Je vous attends, lui dit-il, avec impatience ; je veux vous parler de choses importantes », et, s'enfonçant dans cette vaste pièce en se promenant seul avec lui, lui conte l'affaire de l'hôtel de ville comme on la lui avoit rendue, et tout de suite ajouta que c'étoit complot du maréchal de Villeroy et du prévôt des marchands, et qu'il avoit résolu de les chasser tous deux. Saint-Simon lui laissa jeter son feu, puis essaya de lui ôter ce complot de la tête, en lui faisant le portrait de Trudaine, condamnant sa rusticité et surtout son imprudence, et lui remontrant qu'elle ne méritoit ni un éclat ni un affront, mais bien un avertissement un peu ferme d'être plus mesuré dans ses paroles. Il chercha à donner du poids à son avis par la mauvaise satisfaction toute récente qu'il avoit personnellement du prévôt des marchands, qui lui avoit brutalement refusé de faire échevin Boulduc, apothicaire du Roi, très distingué dans son métier, et le Régent ne le pouvoit ignorer, parce qu'il avoit donné son agrément avant que Saint-Simon l'eût demandé à Trudaine. Tout cela ne se passa point sans de vives altercations tant sur le maréchal que sur l'autre. Saint-Simon représenta le double danger, dans un temps si critique, de toucher pour la seconde fois à l'éducation du Roi et de lui ôter le maréchal de Villeroy après M. du Maine, et quels affreux discours cela feroit renouveler dans un public outré du désespoir de sa fortune pécuniaire, et parmi un peuple qu'on cherchoit à soulever ; qu'à l'égard du prévôt des marchands, ce seroit confirmer toute l'induction que les malintentionnés voudroient tirer de son imprudence, et perdre tout crédit et toute confiance à jamais, que d'ôter et à cette occasion, un homme de cette réputation d'honneur, de justice, de probité, de droiture ; qu'on ne manqueroit pas d'en conclure qu'on avoit encore voulu jouer des gobelets et imposer au monde, en brûlant de faux papiers et remettre les véritables dans le public, et qu'on faisoit une violence sans exemple d'ôter un prévôt des marchands avant l'expiration de son temps, parce que celui-ci n'avoit pu se prêter à une si indigne supercherie. M. le duc d'Orléans, résistant à toutes ces remontrances par la persuasion du danger encore plus grand où il s'exposoit en laissant ces deux hommes en place, passa à déclarer à Saint-Simon qu'il étoit non-seulement résolu à s'en défaire, mais à leur donner, lui Saint-Simon, et Châteauneuf, conseiller d'État, pour successeurs. Inutile d'allonger ces Notes d'une si longue quoique si curieuse dispute. Il suffira ici de dire qu'il s'écria qu'il n'accepteroit jamais la place de gouverneur du Roi, et que plus il étoit attaché au Régent, et moins en devoit-il être susceptible; sur Châteauneuf, que, bien qu'il eût fait son devoir et justice en Bretagne, cette commission en gros étoit triste et fâcheuse, pour servir de degré à revêtir les dépouilles d'un magistrat populaire, cher par sa vertu, et que, étant Savoyard, c'étoit encore une exclusion, qui, n'étant pas considérée par le Régent comme telle, offenseroit beaucoup et donneroit beaucoup d'entraves et d'obstacles à ce premier prévôt des marchands étranger. M. le duc d'Orléans, demeurant ferme sur tous les points, Saint-Simon se jeta à genoux, prit les siens entre ses bras, le conjura par tout ce qu'il put de plus touchant, et protesta qu'il ne se relèveroit point qu'il ne lui eût donné sa parole de laisser le maréchal de Villeroy et Trudaine dans leurs places. Ce fut encore autre débat. Enfin le Régent se laissa toucher, et promit à plusieurs reprises ce que Saint-Simon exigea avant de se relever. Ils travaillèrent ensuite, puis Saint-Simon s'en retourna à Meudon, où il passoit l'été dans le château neuf qui lui avoit été prêté, et ne revenoit à Paris que pour les affaires. Le lendemain, sans aller plus loin, Trudaine fut remercié et Châteauneuf nommé, et pour la forme élu en sa place, soit que M. le duc d'Orléans n'eût promis le contraire au duc de Saint-Simon que pour s'en dépêtrer, soit que les mêmes gens qui l'avoient aigri l'eussent poussé de nouveau depuis, et l'abbé Dubois aimoit fort Châteauneuf, qui étoit pauvre et mangeur, depuis surtout qu'il l'avoit vu en Hollande. Pour le maréchal de Villeroy, il n'en fut plus question. A quatre jours de là, il y eut conseil de régence. M. de Saint-Simon y alla, et, comme il se trouvoit de mois, il reçut les placets à l'ordinaire derrière la chaise vide du Roi, dans la pièce avant celle du Conseil, entre deux maîtres des requêtes. Bignon, depuis intendant de la Rochelle et tout jeune alors, en étoit un, qui dit à Saint-Simon que Bignon, conseiller d'État, son oncle, auroit été le chercher à Meudon s'il n'avoit été incommodé, et que, étant pressé de lui parler, il l'avoit chargé de lui demander si et quand il le pourroit trouver chez lui à Paris. Saint-Simon étoit de père en fils ami particulier des Bignon; il dit au neveu qu'au sortir du Conseil il passeroit chez son oncle, et il y alla. Dès que Bignon le vit, il lui dit que, si Trudaine avoit osé aller à Meudon, il y auroit couru lui témoigner toute sa reconnoissance, que, ne pouvant la contenir, il l'avoit chargé de lui dire qu'il s'étoit acquis en lui un serviteur à jamais, et de là un torrent de louanges et de remercîments. Saint-Simon qui n'avoit de sa vie eu aucun commerce avec Trudaine, et qui n'imaginoit pas ce que Bignon lui vouloit dire, demeura fort étonné. Bignon lui dit qu'il ne devoit point être si réservé, qu'ils savoient tout, et de là, raconta mot à mot la conversation entière qu'il avoit eue avec le Régent qu'on vient de rapporter en gros. La surprise de Saint-Simon fut alors extrême; il nia d'abord tant qu'il put; mais il n'y gagna rien, et le récit exact de tout, et pour l'ordre, et jusque pour la plupart des termes, l'action de la fin, tout fut rendu par Bignon dans une si étrange justesse que Saint-Simon, malgré lui, ne put désavouer et se tourna à demander le secret pour toute reconnoissance; c'est précisément ce qui lui fut refusé, et ils publièrent partout ce que Trudaine lui devoit, qui le vint voir au bout de quelque temps et qu'il a cultivé le reste de sa vie. D'imaginer après comme cela s'est su et avec cette précision, si un valet curieux relaissé entre deux portes, ou si le Régent lui-même aura rendu cette conversation; c'est ce que M. de Saint-Simon n'a jamais pu savoir, ni de Bignon, ni de Trudaine, qui ne l'ont jamais voulu dire, ni d'ailleurs. Ce que Saint-Simon y gagna de très rare, ce fut la malveillance du maréchal de Villeroy, qui ne put lui pardonner la destination de sa place, non pas même en faveur de ce qu'il la lui avoit fait conserver. Ce fut un renouvellement de la même crainte qu'il avoit déjà eue, et puis un troisième après qui l'aigrit encore plus, et n'a pardonné au duc de Saint-Simon que lorsque le duc de Charost a eu sa place; mais tout cela dépasse le temps de ces Mémoires.

1680. *Ambition et popularité du maréchal de Villeroy.*

(Page 316.)

2 juillet 1720. — Il n'y avoit rien que le maréchal de Villeroy n'eût mis en usage depuis la Régence pour se rendre agréable au Parlement et au peuple. M. de Beaufort lui avoit tourné la tête. Il crut que, avec la confiance que le Roi lui avoit marquée dans les derniers temps de sa vie, ce qu'il pensoit pouvoir attendre des troupes qu'il avoit si longtemps commandées, et se trouvant le doyen des maréchaux de France, avec le Roi entre ses mains, le gouvernement de Lyon où il étoit maître absolu, et son fils capitaine des gardes du corps, c'étoit de quoi balancer l'autorité du Régent et faire en France le premier personnage. Il se piqua aussi de s'opposer à tous les édits bursaux, à Law et à tout ce que le Parlement répugnoit à enregistrer. Il rendoit au duc de Noailles la vie dure tant qu'il put, tandis qu'il eut les finances, quoiqu'il s'en mêlât comme de tout très superficiellement, et il avoit grand soin de faire répandre parmi le Parlement et le peuple les périls auxquels il s'exposoit pour l'autorité et les bons avis de l'un et pour le soulagement de l'autre. Il tourmentoit le Roi à toute heure que des magistrats se présentoient pour faire leur cour, et les distinguoit sur tous autres; il le montroit aussi au peuple avec affectation, et comme ce peuple s'étoit pris de passion pour le Roi, à proportion qu'il s'étoit pris de haine contre le feu Roi, et que les ennemis de la Régence décréditoient M. le duc d'Orléans auprès de lui, ce fut aussi ce dont le maréchal se servit le plus dange-

reusement pour ses vues. Il portoit la clef du beurre de la Meute dont le Roi mangeoit, avec le même soin que le garde des sceaux n'en désempare pas les clefs, et il fit un jour une sortie épouvantable, et avec apparat, parce que le Roi en avoit mangé d'autres, comme si tous les autres vivres dont il usoit tous les jours, le pain, la viande, le poisson, les assaisonnements, le potage, l'eau, le vin, tout ce qui se sert au fruit, n'eût pas été susceptible des mêmes soupçons. Il fit une autre fois le même vacarme pour des mouchoirs du Roi, qu'il gardoit encore, comme si ses chemises et cent autres choses à son usage n'eussent pas été aussi dangereuses et que pourtant il ne pouvoit tout conserver et distribuer lui-même. C'étoient ainsi des superfluités de précautions qui indignoient les honnêtes gens, qui en faisoient rire d'autres, mais qui frappoient les sots et le peuple, et qui faisoient ce double effet de renouveler les idées horribles qu'on entretenoit soigneusement contre M. le duc d'Orléans, et que c'étoit aux soins, à la vigilance, à la fidélité du maréchal qu'on devoit la conservation de la vie du Roi, et c'est ce qu'il vouloit bien établir dans l'opinion du Parlement et du peuple, et à quoi il s'en fallut bien peu qu'il ne parvînt parfaitement. C'est ce qui lui attachoit ce peuple, et qui lui valut cette belle députation des harengères, qu'il reçut comme des ambassadrices, qu'il combla de caresses et de présents, et qui le comblèrent de joie et d'audace. Elle le mena trop loin à la fin; mais sa chute, aussi méritée qu'entière, et à laquelle il força le Régent malgré lui, dépasse de trop loin ces Mémoires; il n'en put jamais revenir, et fit voir de plus en plus quel rien il étoit, et quels avoient été les choix et les goûts de Louis XIV.

1681. *Arrêt du Conseil défendant de porter des pierreries.*

(Page 350.)

5 juillet 1720. — Cet arrêt des pierreries fit grand bruit, enté surtout sur tant d'autres, qui alloient tous à s'emparer de tout l'argent pour du papier décrié et auquel on ne pouvoit plus avoir la moindre confiance. En vain M. le duc d'Orléans, Monsieur le Duc et Madame sa mère voulurent-ils persuader qu'ils donnoient l'exemple en se défaisant de leurs immenses pierreries dans les pays étrangers; en vain y envoyèrent-ils en effet, il n'y eut qui que ce soit qui en fût la dupe et qui ne cachât bien soigneusement les siennes, qui en avoit, ce qui se put par le petit volume bien plus facilement que l'or et l'argent.

1682. *Édit déclarant la Compagnie des Indes compagnie de commerce.*

(Page 352.)

15 juillet 1720. — Cet édit fut la dernière ressource de Law et de son Système. Aux tours de passe-passe du Missisipi il avoit fallu

chercher à substituer quelque chose de réel depuis l'événement de l'arrêt surtout du 22 mai dernier, si célèbre et si funeste au papier. On voulut donc substituer aux chimères une compagnie réelle des Indes, et ce fut ce nom et cette chose qui succéda et qui prit la place de ce qui ne se connoissoit auparavant que sous le nom de Mississipi. On avoit eu beau donner à cette compagnie la ferme du tabac et quantité d'autres immenses revenus, ce n'étoit rien pour faire face au papier répandu dans le public, quelque soin qu'on eût pris de le diminuer à tous hasards, à toutes ruines, à toutes restes. Il fallut chercher d'autres expédients, et il ne s'en trouva point que celui de rendre cette compagnie compagnie de commerce, qui étoit à dire, sous un nom doux, simple et obscur, lui attribuer le commerce exclusif en entier. On peut juger comment une telle résolution put être reçue dans le public. Aussi opéra-t-elle deux choses : une fureur qui s'aigrit tellement par la difficulté de toucher son propre argent jour par jour pour sa subsistance journalière, que ce fut merveille comme l'émeute s'apaisa, et que tout Paris ne se révoltât pas tout à la fois ; et que le Parlement, prenant pied sur cette émotion publique, tint ferme jusqu'au bout contre l'enregistrement de l'édit, et en fut envoyé à Pontoise. On voit bien que le pauvre Dangeau, accablé d'années et de la suite de sa taille[1], étoit tout proche de son terme, par le peu que ses Mémoires fournissent ici. Ce seroit en faire, et de très curieux, que d'y suppléer ici ; mais on ne s'est proposé que de le suivre, et, puisqu'il n'en dit pas davantage, on se dispensera d'y ajouter[2].

1683. *L'agiotage public est transféré à l'hôtel de Soissons.*

(Page 369.)

29 juillet 1720. — Cet agiotage public demeura encore quelque temps à la place de Vendôme avant que d'être transporté au jardin de l'hôtel de Soissons, où véritablement il étoit plus dans son centre, sous les yeux de M. et de Mme de Carignan, et lui payant bien le louage, et en bien des façons. Parmi les seigneurs, on n'en comptoit guères que quatre ou cinq qui, pouvant avoir gros du Mississipi dès sa naissance jusqu'alors, avoient constamment refusé d'en recevoir quoi que ce fût : les ducs de Saint-Simon et de la Rochefoucauld, les maréchaux de Villeroy et de Villars et le Chancelier. De ce petit nombre, les trois du milieu étoient frondeurs, de projet et d'effet, liés ensemble pour l'être, et comptant mieux faire leurs affaires par là, et, de plus, devenir des personnages avec qui le gouvernement compteroit. Non que M. de la Rochefoucauld eût en soi ni dans ses emplois de quoi y parvenir, mais riche à millions et étroitement uni avec les Villeroy d'amitié

1. L'opération de la taille, qu'il avait subie à la fin de 1719, à quatre-vingt-deux ans.
2. Saint-Simon ne pensait donc pas encore à écrire ses Mémoires.

intime de tout temps et de toute liaison, encore plus que par être beaux-frères, il les suivit en tout, et cet air de désintéressement leur donnoit dans le Parlement et auprès du peuple toutes sortes de vastes espérances. Un jour que le maréchal de Villars passoit dans la place de Vendôme dans un beau carrosse accablé de pages et de laquais, à travers cette foule d'agioteurs qui avoient peine à faire place, le maréchal, avec cet air de fanfaron, se mit à crier par la portière contre l'agio et le Mississipi, et à haranguer le monde sur la honte que c'étoit. Tant qu'il en demeura là, on le laissa dire ; mais, s'étant après avisé d'ajouter tout haut que, pour lui, il en avoit les mains nettes, qu'il n'en avoit jamais voulu prendre, et toutes sortes de vanteries paraphrasées, il s'éleva une voix forte qui s'écria : « Et les sauvegardes? » Toute la foule répéta, et le maréchal, honteux et confondu, s'enfonça dans son carrosse et acheva de traverser la foule au petit pas, au bruit de cette huée, qui le suivit encore au-delà.

APPENDICE

SECONDE PARTIE

I

EXTRAITS DE LA CORRESPONDANCE DU RÉGENT (LETTRES DE LA MAIN) PENDANT L'ANNÉE 1719

[Ainsi que nous l'avons fait dans le tome XXX pour l'année 1717, nous donnons dans le présent appendice une partie des lettres particulières du Régent qui ont trait à des événements dont parle Saint-Simon dans ses Mémoires, pour l'année 1719; elles sont extraites du registre KK 1323 des Archives nationales. Nous avons déjà dit que ce recueil est perdu pour l'année 1718.]

1. *Au maréchal de Berwick, à Bordeaux.*

21 janvier 1719.

« Je vous renvoie, Monsieur, la lettre du baron d'Allemans[1]. J'ai envoyé à Renau copie de l'article de cette lettre qui le regarde, et lui marque combien il est nécessaire qu'il s'abouche avec lui. Prenez la peine, s'il vous plaît, de l'écrire de votre côté à ce baron, et de lui marquer qu'il me fera plaisir de m'écrire aussi, après qu'il aura conféré avec Renau. Je sais que c'est un homme de mérite, bien intentionné et qui ne me parlera qu'après avoir bien examiné la chose. On doit croire avec raison que je n'ai point envie dans cela d'être induit en erreur, puisque mon unique intention est de concilier l'intérêt du Roi, c'est à dire le maintien de ses revenus, avec le bien de ses sujets, en leur donnant par là plus de facilité de payer, le poids étant partagé avec plus d'égalité.

« Notre projet du port du Passage[2] ayant été éventé, je ne sais par qui, de manière que plusieurs personnes m'en ont déja parlé, il est à croire qu'il deviendra tout à fait public dans peu de jours, et néces-

1. Voyez notre tome XXXVI, p. 284 et suivantes.
2. *Ibidem*, p. 203-205.

saire par conséquent de n'en plus différer l'exécution. Comme les vaisseaux dont il est question sont encore sur le chantier, on n'a que faire pour cette expédition des vaisseaux anglois, et vous avez tout ce qu'il faut pour vous mettre en mouvement quand il vous plaira. Le plus tôt sera le mieux, d'autant plus qu'il ne sera pas nécessaire d'attaquer aucun fort ni de rester longtemps pour faire cette expédition. »

2. *A M. Renau, lieutenant général des armées du Roi, commissaire de Sa Majesté dans les provinces de Saintonge et Angoumois, à Niort*[1].

21 janvier 1719.

« J'ai reçu, Monsieur, votre lettre du 3 de ce mois. Personne n'a jamais méprisé plus que moi les mémoires anonymes; ainsi celui que vous m'avez envoyé n'a pas trouvé grande créance auprès de moi, et je pense à peu près de même sur les bruits de mécontentement qu'on disoit qui étoient de votre côté. Je sais combien la nation est légère, et le peu de foi qu'on doit ajouter aux discours. Cependant je ne suis pas fâché d'être assuré par vous-même qu'ils soient sans aucun fondement et que le nouvel établissement trouve aussi peu de contradiction. Ce n'est rien d'en souffrir de la part de quelques gentilshommes qui trouvoient le moyen de soustraire leurs fermiers à la taille, et de la part de quelques coqs de paroisse seulement, comme vous me marquez, pourvu que le grand nombre, et de la noblesse et du peuple, goûte véritablement ce genre d'imposition et s'en croie soulagé, sans diminution des revenus du Roi. L'obstacle de quelques intérêts particuliers n'en sauroit jamais être un solide au succès entier de la chose; mais ce qui seroit à craindre est si la condition de toute la noblesse et des possesseurs des fonds de terre devenoit en effet moins bonne considérablement qu'elle n'étoit auparavant, et qu'ils ne consentissent à cet établissement que par une soumission simple, qu'ils doivent à ce qui vient de la part du Roi, ou par la crainte d'y être forcés. Il est certain que, dans ce cas, leur silence ne doit point être pris pour une satisfaction de leur part, et ne laisseroit pas une trop bonne disposition dans les esprits, qui viendroit à éclater dans le temps qu'on croiroit compter davantage sur le succès. C'est ce qu'il convient d'examiner très exactement pour ne se point tromper. Vous savez que mes intentions sont bonnes; qu'elles ne tendent qu'à concilier le bien des sujets avec les intérêts du Roi, et qu'il seroit fâcheux que, animé uniquement de cet esprit, je ne vinsse à en recueillir qu'un fruit incertain. Je suis induit surtout à vous parler ainsi par une lettre que M. le maréchal de Berwick m'a renvoyée du baron d'Allemans, qui est un homme d'une probité reconnue et d'un caractère d'esprit très solide. Vous verrez, par la copie que je joins ici, qu'elle mérite une attention

1. Voyez notre précédent volume, p. 287 et suivantes.

sérieuse. Il souhaite fort de s'aboucher avec vous, et je vous y invite d'autant plus qu'il est de vos amis, et que vous êtes l'un et l'autre deux honnêtes gens qui ne chercherez qu'à vous éclaircir de bonne foi, pour ne point tomber dans un inconvénient dont on n'auroit que des reproches à se faire. »

3. *A M. le duc de Roquelaure*[1].

17 février 1719.

« Je réponds, Monsieur, à votre lettre du 7 de ce mois. J'ignorois parfaitement les bruits que vous me marquez qui courent sur votre compte, et je puis vous assurer qu'ils n'ont aucun fondement. Je ne suis point homme à me laisser prévenir par des soupçons légers, et d'ailleurs je n'ai eu aucun lieu d'en avoir de votre fidélité. Ainsi, quand je me déterminerois à quelque chose, vous devez avoir la certitude que je ne saurois jamais l'être par des raisons de cette nature ni par rien qui dût vous inquiéter essentiellement. C'est de quoi j'ai été bien aise de vous assurer, Monsieur, aussi bien que de mon amitié très sincère. »

4. *A M. le marquis du Terrail*[2].

13 avril 1719.

« J'entre véritablement dans votre douleur, Monsieur, et j'aurois fort desiré pouvoir vous l'épargner ; mais, M. de Saillans étant nommé dans la lettre de M. le duc de Richelieu, je n'ai pu me dispenser de m'assurer de lui. Je ne souhaite pas moins que vous qu'il n'ait pas de part à la chose, et vous devez être persuadé que non seulement j'abrégerai autant qu'il sera possible sa peine et la vôtre, mais que je chercherai même à l'en dédommager, si, comme je l'espère, il ne se trouve rien qui puisse m'en empêcher. »

5. *A Mesdames les Supérieure et religieuses de la Maison de Saint-Louis à Saint-Cyr*[3].

18 avril 1719.

« La perte que vous venez de faire, Mesdames, de Mme de Maintenon ne sauroit rien changer à mes sentiments pour vous. Elle ne fera au contraire que redoubler mon attention pour vous donner des marques dans l'occasion, en général et en particulier, de l'intérêt que je prendrai toujours à votre maison. C'est de quoi, je vous prie, Mesdames, d'être très persuadées. »

1. Voyez notre tome XXXVI, p. 87, note 2.
2. Voyez notre tome XXXVI, p. 167, note 4.
3. *Ibidem*, p. 192, note 1.

6. *A M. le Grand Maître de Malte*[1].

22 avril 1719.

« Monsieur mon cousin,

« On ne sauroit être plus sensible que je le suis à la bonne réception que vous avez bien voulu faire au chevalier d'Orléans et à toutes les bontés dont vous le comblez. J'espère qu'il n'en fera usage que pour rendre plus de service à votre ordre et vous marquer davantage sa reconnoissance. Pour moi, j'en suis pénétré, aussi bien que de votre attention continuelle dans toutes les occasions. Celle de la commanderie de Boncourt que vous venez de donner au bailli de Mesmes me fournit une nouvelle matière de remerciements, et je sens la grâce que vous lui faites dans toute son étendue. Vous devez être persuadé que je ne serai pas moins attentif à dédommager le chevalier Tambonneau du bien que vous aviez intention de lui faire, et que tout ce qui peut vous regarder en particulier et votre ordre me sera toujours infiniment précieux. Ce sont les véritables sentiments, Monsieur mon cousin, de votre très affectionné cousin. »

7. *Au même.*

25 avril 1719.

« Je n'ai que des remerciements continuels à vous faire : chaque jour vous fournit matière de faire une nouvelle grâce au chevalier d'Orléans, et vous ne lui donnez pas le temps de rien desirer de toutes les marques de bonté qu'il peut espérer de vous. Il m'a fait part de celle dont vous venez encore de le prévenir au sujet du bref de grand croix. Je ne sais en vérité comment m'acquitter envers vous de toutes ces faveurs et ces attentions ; mais je sais bien qu'il ne me manque pour cela qu'autant d'occasions que j'en desire pour vous marquer ma parfaite reconnoissance. Il est singulier que, tandis que j'en suis uniquement occupé, j'aie une nouvelle recommandation à vous faire pour don Emmanuel Pinto, vice-chancelier de votre ordre ; mais le moyen de ne pas s'intéresser à un homme qui témoigne autant d'amitié au chevalier d'Orléans et qui cherche à lui procurer tous les secours qui peuvent dépendre de lui ? Je serai donc sensiblement touché des grâces que vous voudrez bien lui faire, et je les joindrai à toutes celles dont je suis pénétré, étant, etc. »

8. *A M. le chevalier d'Orléans à Malte.*

25 avril 1719.

« Je n'ai point encore répondu à toutes vos lettres, quoiqu'elles m'aient fait beaucoup de plaisir. J'ai été ravi d'apprendre par vous-

1. Voyez notre tome XXXVI, p. 314, note 2.

même les bons traitements que vous avez reçus de tout le monde à votre arrivée, principalement de M. le Grand Maître, qui n'a rien omis pour vous donner des marques de sa bonté, vous ayant prévenu sur tout ce qui pourroit vous convenir, comme il paroît par le bref de grand croix, qu'il a demandé de son mouvement au pape pour vous. Je suis ravi de voir, par tout ce que vous m'écrivez, que vous soyez sensible à la reconnoissance et que vous pensiez en effet que toute la distinction qu'on a pour vous ne doive que vous engager davantage à faire tout ce qui dépendra de vous pour qu'on en soit très content en toute sorte d'occasion.

« Je vous adresse les lettres que j'écris à M. le Grand Maître, que vous lui rendrez sans doute vous-même, par lesquelles je le remercie de son attention continuelle pour vous, et je ne manque pas aussi de lui parler de don Emmanuel Pinto, comme vous le desirez, à qui j'écris aussi en particulier.

« Vous ne doutez point que je ne vous sache gré de l'envie que vous me marquez de vouloir servir dans la guerre qui commence. Mais, quelque instance que vous me fassiez pour cela, c'est à quoi je ne puis consentir, parce qu'il vous convient davantage de faire vos caravanes et de vous mettre en état de vous donner au service auquel vous êtes destiné. Et ce qui est de certain, c'est que, répondant comme vous paroissez faire à mon amitié pour vous, je ne laisserai passer aucune occasion de vous en donner des marques solides; c'est sur quoi vous pouvez compter. »

[A la suite, il y a une lettre de courtoisie à don Emmanuel Pinto, vice-chancelier de l'ordre de Malte, et une autre, assez courte, à M. Couvrel qui accompagnait à Malte le jeune chevalier d'Orléans en qualité de gouverneur.]

9. *A la reine de Suède*[1].

10 mai 1719.

« Madame

« Mes regrets avoient déja prévenu la part que Votre Majesté a eu la bonté de me donner de la mort du roi son frère. Elle ne peut douter que je n'en aie d'infinis pour un prince d'un mérite aussi distingué et qui faisoit tant d'honneur à l'homme, et je m'y suis intéressé surtout à cause de Votre Majesté. Je la supplie de croire que j'ai partagé véritablement la douleur qu'elle a sentie dans une si funeste occasion, et toute l'étendue de cette perte. Si quelque chose peut l'adoucir, c'est de voir sa couronne sur la tête de Votre Majesté. Je ne suis point en peine qu'elle ne la sache porter très dignement. Je suis touché singulièrement des marques qu'elle veut bien me donner de son amitié, que je me ferai une affaire très sérieuse de cultiver avec toute l'at-

1. Voyez notre tome XXXVI, p. 96, note 1.

tention possible, en cherchant à marquer dans toutes les occasions l'attachement sincère et parfait avec lequel je suis, Madame, de Votre Majesté, etc. »

10. *A M. le maréchal de Berwick, à Bayonne*[1].

19 mai 1719.

« Vous voulez bien que je vous recommande, Monsieur, le marquis de Ségur, qui vous rendra cette lettre. Outre l'intérêt que je prends personnellement à lui, le mariage qu'il a fait m'engage de le lui marquer plus particulièrement. Ainsi j'espère que vous y aurez quelque attention dans les occasions qui se présenteront, et que vous compterez toujours, Monsieur, autant que vous le devez, sur mon amitié pour vous. »

11. *A M. le prince de Conti.*

19 juin 1719.

« La lettre que vous m'avez envoyée, Monsieur, avec la vôtre du 10 de ce mois, ne sauroit être sérieuse[2]. Ce n'est qu'une très mauvaise et très impertinente plaisanterie, dont l'auteur pourtant n'aura garde de se découvrir. Je ne puis que louer votre attention extrême à votre devoir dans les moindres occasions, persuadé qu'il n'en est aucune où vous ne sachiez le remplir mieux que personne..... »

12. *Au même*[3].

29 juillet 1719.

« Mme la princesse de Conti m'a fait l'honneur, Monsieur, de me rendre votre lettre du 20 de ce mois, qui m'afflige d'autant plus qu'elle m'engage à vous dire naturellement ce que je pense. J'ignore les petits incidents qui se sont déjà passés entre vous et le maréchal de Berwick; mais il est invraisemblable d'imaginer qu'il puisse avoir eu la volonté de vous manquer en quelque chose, encore moins de n'avoir pas pour vous toute l'attention possible, lui qui sait suffisamment que ce ne seroit pas à vous seul qu'il manqueroit s'il venoit à le faire, et qui d'ailleurs, ayant été étroitement lié d'amitié avec Monsieur votre père, ne sauroit avoir d'autres sentiments pour vous. C'est uniquement pour satisfaire à l'un et à l'autre qu'il n'a pas voulu décider dans le cas présent; car il étoit très bien instruit que la prétention du régiment de Picardie est mal fondée et contraire à ce qui s'est toujours pratiqué. Ainsi j'ose vous dire que vous auriez dû faire plus d'at-

1. Voyez notre tome XXXV, p. 288-289.
2. Voyez notre tome XXXVI, p. 233, note 2.
3. *Ibidem*, p. 101, note 2.

tention à ce qu'il vous représentoit à ce sujet que sur ce qui vous étoit suggéré par M. de Montauban et par quelques autres officiers de Picardie. Plus gens comme nous sont élevés au-dessus des autres, plus il nous doit convenir de marquer notre confiance à un général que nous ne devons présumer avoir d'autre envie que celle de nous plaire, comme certainement il est vrai, quand ce n'est pas aux dépens des régles ou des choses qui peuvent importer au bien du service du Roi. Vous avez trop d'esprit pour ne pas voir que je vous parle raison, et c'est la plus grande preuve que je puisse vous donner, Monsieur, de l'intérêt vif que je prends à vous et de mon amitié très sincère. »

13. *A M. le cardinal de la Trémoïlle à Rome*[1].

4 août 1719.

« M. le Grand Prieur m'ayant pressé plusieurs fois, Monsieur, depuis deux ans de l'envie qu'il avoit de se défaire du grand prieuré et de son amitié pour le chevalier d'Orléans, je ne voulus jamais l'écouter alors; au contraire, toute mon attention fut de l'en détourner par les raisons qu'il étoit convenable de lui dire. Mais, persistant toujours dans son dessein et fatigué des peines et des soins que lui donne cette administration, il m'apporta dernièrement la démission qu'il en avoit faite en faveur du chevalier d'Orléans. Après lui avoir dit encore tout ce que je pensois sur sa résolution, et très inutilement, j'ai cru enfin que je ne devois plus éloigner sa bonne volonté si constamment marquée, et me suis persuadé que le Pape, qui a eu tant de bonté jusqu'à présent pour mon fils, dont il ne s'est pas rendu indigne, S. S. voudra bien lui en donner une marque nouvelle dans une occasion aussi capitale. Il s'est assez attiré l'estime et l'amitié de tout le monde depuis qu'il est à Malte; il y va faire incessamment ses vœux, et j'espère que, moyennant les grâces de S. S., il sera en état de rendre un jour de grands services à son ordre, auquel je ne serai que plus engagé par là à donner toute la protection qui peut dépendre de moi.

« Vous verrez, Monsieur, par le mémoire instructif que je joins à cette lettre, en quoi consiste ce que je demande au Pape pour lui, les exemples qui m'autorisent à le faire, et tout ce qu'il convient que vous fassiez. Vous prendrez, s'il vous plaît, la peine de rendre à S. S. les lettres que le Roi et moi lui écrivons à ce sujet. Je lui fais assez connoître combien la chose me tient au cœur, et en effet Elle ne sauroit rien faire pour moi de plus sensible. Ainsi, connoissant votre amitié pour moi, je ne puis douter que vous ne donniez tous vos soins pour les faire réussir, et il est de conséquence que ce soit prompte-

1. Pour cette lettre et les quatre suivantes, voyez notre tome XXXVI, p. 314, note 2.

ment, à cause de la santé très chancelante du Grand Maître. Vous trouverez aussi dans ce paquet la lettre de M. le Grand Prieur au Pape, et sa démission en original, que vous ferez voir à S. S., pour la renvoyer ensuite à Malte avec les brefs, lorsque S. S. aura eu la bonté de les accorder.

« Après vous avoir remercié de la peine que vous voudrez bien vous donner pour moi dans cette affaire, il ne me reste qu'à vous assurer, Monsieur, de la continuation de toute mon estime et de mon amitié. »

14. *A Notre Très Saint Père le Pape.*

4 août 1719.

« Très Saint Père

« Je n'aurois pas l'honneur de demander à Votre Sainteté la continuation de ses bontés pour le chevalier d'Orléans, si je n'étois assuré qu'il ne s'est pas rendu indigne de toutes celles que Votre Sainteté a eues pour lui jusqu'à présent. C'est elle qui l'a mis en état de signaler son zèle et son attachement pour la religion, à laquelle il s'est entièrement dévoué. J'espère qu'Elle voudra bien encore le mettre en situation de rendre de plus grands services à son ordre, dont il paroît qu'il s'est attiré l'estime et l'amitié depuis qu'il est à Malte. Il s'en présente aujourd'hui une occasion. M. de Vendôme, grand prieur de France, voulant se soulager des peines et des soins que lui donne l'administration du grand prieuré, a pris la résolution d'y renoncer absolument, tant au titre qu'à la dignité, en faveur du chevalier d'Orléans. Mais il ne le peut sans le secours puissant de Votre Sainteté, qui seule peut habiliter l'un et l'autre à cet effet. M. le cardinal de la Trémoïlle aura l'honneur de lui expliquer plus particulièrement en quoi consiste cette grâce. J'oserai dire seulement à Votre Sainteté que je la lui demande avec d'autant plus de confiance et d'empressement qu'il y en a plusieurs exemples, et que c'est pour un sujet pénétré de tous les sentiments d'attachement et de vénération pour le saint siège et la personne de Votre Sainteté. J'y joindrai ceux de la reconnoissance la plus vive et du profond respect avec lequel je suis, Très Saint Père, votre très humble et très dévot fils. »

15. *A M. le chevalier de Laval, agent du Roi à Malte.*

4 août 1719.

« En recevant cette lettre, Monsieur, vous devez recevoir en même temps de M. le cardinal de la Trémoïlle la démission que M. de Vendôme a faite du grand prieuré de France en faveur du chevalier d'Orléans, avec les brefs du Pape au Grand Maître nécessaires pour confirmer la démission et pour habiliter le chevalier d'Orléans à recevoir le grand prieuré. Vous présenterez, s'il vous plaît, l'une et l'autre au Grand Maître, avec les lettres que le Roi et moi lui écrivons à ce sujet. S. M. écrit en même temps aussi bien que moi à Messieurs de la langue de France pour avoir leur consentement. Si je me flatte de trouver dans le Grand Maître toutes les dispositions favorables, je ne compte pas moins de ne rencontrer dans Messieurs de la langue nulle opposition, persuadé qu'ils seront bien aise de me faire ce plaisir, surtout devant être très assurés de ma reconnoissance et de mon attention à leur donner dans les occasions toutes les marques de ma sensibilité et de ma protection. Vous trouverez aussi dans ce paquet une lettre de M. le Grand Prieur pour le Grand Maître et une autre que j'écris au chevalier d'Orléans. Je lui marque de faire ses vœux, et j'espère que vous voudrez bien le conduire dans toutes les démarches qu'il faut qu'il fasse pour le succès de son affaire. Je suis bien persuadé, Monsieur que vous y donnerez tous vos soins; mais vous ne devez pas l'être moins de celui que j'aurai de les reconnoître et de vous donner des preuves certaines de toute ma satisfaction et de mon amitié. »

[Suivent une lettre au Grand Maître, et une autre à « Messieurs les commandeurs et chevaliers de l'ordre de Saint-Jean de Jérusalem de la langue de France, à Malte. »]

16. *A M. le chevalier d'Orléans.*

4 août 1719.

« Je crois ne pouvoir rien faire de mieux pour vous, ni de plus solide, que d'écouter M. le Grand Prieur dans la résolution qu'il a prise de se démettre absolument du grand prieuré de France en votre faveur, et je l'ai fait avec d'autant plus de plaisir qu'il ne m'est rien revenu de vous que de satisfaisant et qui ne m'ait donné envie de vous faire du bien. Cet établissement est des plus considérables, et j'espère que vous vous en rendrez digne envers votre ordre autant par vos actions que je vous le crois à présent par vos sentiments. M. le chevalier de Laval, qui vous rendra cette lettre, a entre les mains la démission de M. le Grand Prieur, avec les brefs du Pape au Grand Maître nécessaires pour la confirmer et vous mettre en état de recevoir le grand prieuré, s'il veut bien vous faire cette grâce, comme je l'espère. Le Roi et moi lui écrivons pour l'en prier, et S. M. a la bonté d'en écrire aussi à Messieurs de la langue de France, que je prie en même temps de vouloir bien donner leur consentement à la chose. Outre que je me flatte que vous aurez cherché à mériter leur estime et leur amitié, il est certain que de ma part je tâcherai de les dédommager en toute occasion de ce qu'ils voudront bien faire pour vous dans celle-ci.

« Je prie M. le chevalier de Laval de vous conduire dans toutes les démarches que vous aurez à faire, afin que vous puissiez agir de concert avec lui. Il ne me reste qu'à vous dire après cela qu'il est nécessaire et que vous ne pouvez pas différer de faire vos vœux. Vous le pouvez avec d'autant plus de confiance que j'ai pris de ma part toutes les précautions nécessaires pour vous assurer les vingt-cinq mille livres de rente qui doivent vous revenir, et le brevet de retenue de votre charge en entier. C'est à vous, après vos vœux faits, d'obtenir du Grand Maître une permission, tant pour le présent que pour l'avenir. »

17. *L'abbé de Thésut, secrétaire des commandements du Régent, à M. l'abbé Dubois, secrétaire d'État pour les affaires étrangères.*

5 août 1719.

« Mgr le Régent m'ordonne de vous dire, Monsieur, que M. de Vendôme ayant fait sa démission absolue du grand prieuré de France en faveur de M. le chevalier d'Orléans, S. A. R. écrit au Pape pour lui demander les brefs facultatifs au Grand Maître, qui lui permettent de confirmer la démission et de rendre M. le chevalier d'Orléans habile à posséder le grand prieuré. S. A. R. adresse cette lettre au Pape à M. le cardinal de la Trémoïlle, à qui elle envoie en même temps un mémoire instructif, dont je joins ici une copie. Et, comme, ces brefs obtenus, S. Ém. doit les faire passer à Malte avec l'original de la démission qu'on lui envoie, S. A. R. lui adresse aussi un paquet pour M. le chevalier de Laval, agent du Roi à Malte, qui contient deux lettres, l'une au Grand Maître pour le prier de vouloir bien confirmer cette démission en conséquence des brefs de S. S., l'autre à Messieurs de la langue de France, qui peuvent s'opposer à la grâce qui est espérée du Grand Maître, pour leur demander leur consentement. Quoique S. A. R. se flatte avec raison de trouver dans le Pape, dans le Grand Maître et dans Messieurs de la langue de France toutes les dispositions favorables, puisqu'il y a nombre d'exemples de semblables démissions, et qu'il leur écrit avec tout l'empressement et la vivacité que lui inspire sa tendresse pour M. le chevalier d'Orléans, S. A. R. juge à propos que ses lettres au Pape, au Grand Maître et à Messieurs de la langue de France soient accompagnées de pareilles lettres du Roi. Vous aurez la bonté de prendre ses ordres plus particulièrement là-dessus, aussi bien que sur un courrier extraordinaire qu'il croit nécessaire d'envoyer à M. le cardinal de la Trémoïlle pour presser la chose, à cause de la santé du Pape et de celle du Grand Maître, qui est encore plus chancelante. J'aurai l'honneur de vous envoyer dès demain le paquet de S. A. R. adressé à Monsieur le cardinal de la Trémoïlle, et suis en attendant, etc. »

[Le grand prieuré fut accordé, et les 16 et 21 novembre le Régent en remercia le Grand Maître, ainsi que de ses bontés en général pour le nouveau grand prieur de France.]

18. *A M. le prince de Conti*[1].

12 août 1719.

« Je ne sais, Monsieur, si le château de Saint-Sébastien tiendra longtemps encore, ce que je ne crois pas; mais je sais bien que les opérations du reste de la campagne qui suivront ce siège rouleront sur si peu de chose, qu'elles ne sauroient être dignes de vous ni mériter votre présence, et j'aurois un reproche à me faire, si je vous laissois prendre des peines inutiles et fatiguer mal à propos. C'est pourquoi, lorsque ce château sera pris, je vous conseille de revenir ici, où vous emploierez à coup sûr votre temps plus utilement, en le donnant à votre plaisir, que vous ne feriez. C'est le parti que je prendrois, je vous assure, Monsieur, en pareil cas comme le plus convenable. »

19. *Au même.*

17 août.

« J'apprends avec bien du déplaisir, Monsieur, votre maladie, qui me donne une véritable inquiétude. J'espère cependant que le changement d'air, car on m'assure qu'on doit vous transporter à Bayonne, vous rendra bientôt la santé. L'usage que je souhaite que vous en fassiez est de revenir ici, dès qu'elle vous le permettra, ne voulant point absolument que vous retourniez davantage à l'armée, où le mauvais air qui y règne ne sauroit vous convenir. »

20. *A l'impératrice douairière Amélie*[2].

3 octobre 1719.

« Madame

« Je reçois avec une reconnoissance infinie l'honneur que me fait Votre Majesté de me donner part du mariage qu'elle vient de faire de l'archiduchesse Marie-Josèphe avec le prince royal de Pologne. Le mérite singulier de l'un et de l'autre donne tout lieu d'espérer que le ciel répandra sur ce mariage sa bénédiction. Je le souhaite d'autant plus que personne ne s'intéresse plus vivement que moi à tout ce qui peut contribuer à la satisfaction de Votre Majesté. Je la prie d'en être persuadée, aussi bien que du fidèle attachement et du respect avec lequel je suis, Madame, de Votre Majesté très humble et très affectionné cousin et serviteur. »

21. *A Mylord duc de Powis, à Bruges*[3].

9 novembre 1719.

« Le mérite solide et agréable de Mlle de Powis, votre fille, Mylord,

1. Pour cette lettre et la suivante, voyez notre tome XXXVI, p. 101, note 2.
2. Voyez notre tome XXXVI, p. 343, note 3.
3. Voyez ci-dessus, p. 305, note 7.

a si fort persuadé M. le duc d'Albret qu'il ne pouvoit être heureux qu'avec elle, que je n'ai pu différer un moment de vous en écrire. Je puis vous assurer qu'elle trouveroit avec lui un égal bonheur par son caractère d'esprit doux et aimable, et c'est ce que je vous ferois valoir davantage comme la chose la plus nécessaire pour la société. Sa naissance illustre vous est connue; les dignités et les biens de sa maison sont tels qu'il est véritablement un des grands seigneurs de ce royaume, et je doute que nulle part vous puissiez procurer un plus grand établissement à Mademoiselle votre fille. A tous ces avantages, je crois pouvoir compter pour quelque chose mon amitié pour lui; il m'appartient d'assez près pour ne pas négliger de lui en donner des marques, et c'est par où je finirai ma lettre, en vous assurant, Mylord, de mon estime et de mon amitié. »

22. *A Messieurs les gens tenant la cour de parlement de Bretagne, à Rennes*[1].

27 décembre 1719.

« J'ai appris avec déplaisir que M. du Latté, votre confrère, avoit été arrêté en exécution d'un décret de la Chambre royale. La considération que j'ai pour votre compagnie me donnera toujours toute l'attention possible à conserver ses privilèges, auxquels je ne prétends pas donner aucune atteinte dans cette occasion. Il s'agit d'une affaire majeure que j'ai confiée à des commissaires, dont il n'est pas possible de partager le pouvoir. La chose d'ailleurs vous doit être d'autant moins sensible que M. du Latté n'est pas le seul soupçonné, puisque M. de Lambilly, aussi votre confrère, a jugé à propos de s'absenter et même de se retirer en Espagne. Vous devez être bien persuadés que je ne douterai jamais de votre zèle, et je vous prie en même temps de ne pas douter des sentiments avec lesquels je suis, Messieurs, votre très affectionné ami. »

1. Notre tome XXXVI, p. 358, note 2.

II

L'ACHAT DES COLLECTIONS DE GAIGNIÈRES[1]

MM. G. Duplessis et Ch. de Grandmaison, parmi les nombreux et très intéressants documents qu'ils ont publiés dans les *Nouvelles archives de l'art français*, années 1874-75, et dans la *Bibliothèque de l'École des Chartes*, années 1890-92, n'ont pas reproduit l'acte même d'acquisition des collections de Roger de Gaignières, passé le 19 février 1711 devant le notaire Alexandre le Febvre, et il ne se trouve que partiellement dans l'*Histoire du Dépôt des affaires étrangères* par A. Baschet; nous le donnons ci-après d'après le registre des Insinuations du Châtelet. Nous y joignons une lettre que le vendeur écrivit en septembre suivant au secrétaire d'État Torcy et qui laisse entendre que, malgré la modicité du prix d'achat, il ne lui était pas encore payé à cette époque. D'autres difficultés d'ailleurs surgirent par la suite : en décembre 1713, le Roi rendit un édit ordonnant que les rentes viagères créées sur l'hôtel de ville de Paris depuis le 1er octobre 1710 seraient réduites de moitié. Gaignières adressa une supplique pour demander que la rente de 4000 livres qui lui avait été attribuée par le contrat fût exceptée de cette mesure; il l'obtint, et un arrêt du conseil d'État du 3 février 1714 consacra cette faveur; on en trouvera le texte plus loin.

Contrat d'acquisition[2].

Par devant les conseillers du Roi notaires à Paris soussignés fut présent Messire François-Roger de Gaignières, ancien gouverneur des ville, château et principauté de Joinville, demeurant à Paris, rue de Sèvres, paroisse Saint-Sulpice, lequel a dit que, travaillant depuis longtemps avec un soin, une étude, et une application continuelle à la recherche de différents manuscrits curieux touchant les histoires et autres matières, et à la recherche de tableaux, estampes et autres curiosités, il voit avec plaisir que le succès en a été assez heureux pour avoir rassemblé plus de deux mille manuscrits, et une quantité considérable de livres, tableaux, estampes et autres curiosités qui composent actuellement ses cabinets et galerie, qu'il seroit fâché que, après lui, ces ouvrages fussent dispersés et tombassent en différentes mains,

1. Ci-dessus, p. 35, note 1.
2. Archives nationales, Y 291, fol. 15 v°.

de sorte que, ayant le dessein de les laisser à la postérité, il croit qu'il ne peut mieux faire pour les conserver que d'en faire présent au Roi, après en avoir fait demander la permission à Sa Majesté, dès il y a plus d'un an, et l'ayant agréé, ledit sieur de Gaignières a par ces présentes fait don entre vifs et irrévocable au Roi, — ce acceptant pour Sa Majesté et par son ordre Messire Jean-Baptiste Colbert, marquis de Torcy, conseiller du Roi en tous ses conseils, ministre et secrétaire d'État et des commandements de Sa Majesté, commandeur et chancelier de ses ordres, demeurant à Paris rue Vivien, paroisse Saint-Eustache, à ce présent, — de tous les manuscrits, tant en parchemin qu'en papier, au nombre de plus de deux mille, traitant de plusieurs histoires et de différentes matières, et tous les livres, tableaux, estampes, et toutes les autres curiosités et autres choses généralement quelconques qui composent à présent tous les cabinets et galerie dudit sieur de Gaignières, dont de tout il sera incessamment fait un état qui demeurera annexé à la minute des présentes, ensemble tous les autres manuscrits, livres, tableaux, estampes, curiosités et autres choses généralement quelconques qui se trouveront appartenir audit sieur de Gaignières lors de son décès, sans aucune exception ni réserve, sinon seulement les meubles meublants de son appartement et les tableaux qui sont actuellement dans sa chambre de parade et dans celle où il couche, dont il sera aussi fait un état incessamment, qui demeurera annexé à la minute des présentes, tous lesquels états seront paraphés *ne varientur* dudit sieur de Gaignières et dudit seigneur de Torcy, en présence des notaires soussignés, pour tout ce que dessus donné appartenir dès à présent à Sa Majesté et être mis, sitôt le décès dudit sieur de Gaignières, dans la bibliothèque de Sa Majesté ou en tel autre endroit qu'il lui plaira, et en disposer librement par Sa Majesté ainsi qu'elle avisera bon être, se réservant néanmoins ledit sieur de Gaignières l'usage et jouissance pendant sa vie, à titre de précaire seulement, desdits manuscrits, livres, tableaux, estampes et autres curiosités, pour être le tout délivré aux gens porteurs des ordres du Roi immédiatement après la mort dudit sieur de Gaignières. — Et ledit seigneur marquis de Torcy, de la part du Roi, pour indemniser en quelque manière ledit sieur de Gaignières des dépenses qu'il a faites à la recherche desdits manuscrits, livres, tableaux, estampes et autres curiosités, promet au nom de Sa Majesté de lui fournir incessamment, et au plus tard dans un mois, un contrat de constitution de quatre mille livres de rente viagère sur les aides et gabelles au profit dudit sieur de Gaignières et pendant sa vie, dont les arrérages commenceront à courir du 1er janvier de la présente année 1711; plus de lui faire payer en argent comptant dans quinze jours prochains la somme de quatre mille livres; plus et de faire payer, incontinent après le décès dudit sieur de Gaignières, la somme de vingt mille livres à ceux en faveur desquels ledit sieur de Gaignières en aura disposé ou à ses héritiers ou ayant cause. Promettant, etc. Obligeant etc. Renonçant etc.

Fait et passé à Paris en la maison dudit sieur de Gaignières l'an mil sept cent onze le dix-neuvième jour de février après midi. Et, ont signé la minute des présentes demeurée à le Febvre, l'un des notaires soussignés.

M. de Gaignières au marquis de Torcy[1].

A Paris, ce 2e septembre 1711.

J'ai reçu, Monseigneur, la lettre que vous m'avez fait l'honneur de m'écrire du 29 du passé. J'aurois déjà eu celui de vous y répondre parce que je voulois en même temps vous faire mes compliments sur la mort de M. le chevalier de Maulévrier[2], dont la perte est très considérable, indépendamment de la part que vous y prenez. Je vous assure, Monseigneur, qu'en mon particulier j'y en prends une très grande.

J'ai bien des grâces à vous rendre, Monseigneur, de la bonté que vous avez de vous intéresser à ce qui me regarde; je puis vous assurer que vous ne le sauriez faire pour personne qui en ait une plus vive reconnoissance ni qui vous soit plus attaché que je vous le suis. M. le Febvre m'a dit, Monseigneur, qu'il avoit eu l'honneur de vous écrire. Mais permettez moi d'ajouter à sa lettre que l'on ne peut avoir un plus grand besoin que celui que j'ai. Faites moi s'il vous plaît la justice d'en être fortement persuadé, et que je suis avec tout le respect et la vérité possible, Monseigneur, votre très humble et très obéissant serviteur.

De Gaignières.

Arrêt du conseil d'État[3].

3 février 1714.

Vu par le Roi étant en son Conseil le contrat passé par devant le Febvre et son confrère, notaires au Châtelet de Paris, le 19 février 1711, entre le sieur marquis de Torcy, secrétaire d'État et des commandements de Sa Majesté, et François-Roger de Gaignières, par lequel ledit de Gaignières a fait don à Sa Majesté de tous les manuscrits, tant en parchemin qu'en papier, au nombre de plus de deux mille, et de tous les livres, tableaux, estampes et autres curiosités qui composent ses cabinets et galeries et qui se trouveront lui appartenir au jour de son décès, sans aucune exception ni réserve que la jouissance pendant sa vie, en considération duquel don, ledit sieur marquis de Torcy auroit promis, entre autres choses, au nom de Sa Majesté audit de Gaignières de lui fournir un contrat de constitution de 4 000lt de rente

1. Dépôt des affaires étrangères, vol. *France* 1181, fol. 186.
2. Henri Colbert, cousin de M. de Torcy, mort le 25 août.
3. Archives nationales, E 2022.

viagère sur les aides et gabelles, dont la jouissance commençoit du 1er janvier 1711 ; — ledit contrat de constitution de 4000# de rente viagère, faisant partie du million de livres créé au denier dix par édit du mois de février 1702, passé sous le nom dudit de Gaignières par les prévôt des marchands et échevins de la ville de Paris devant ledit le Febvre et son confrère le 7 mai 1711 ; — l'édit du mois de décembre 1713, par lequel Sa Majesté auroit ordonné que les rentes viagères dudit édit de février 1702 dont les capitaux auroient été portés au Trésor Royal depuis le 1er octobre 1710 ne seroient payées que sur le pied de la moitié de la jouissance portée par les contrats, à commencer du 1er juillet de l'année dernière ; — Et Sa Majesté voulant que les arrérages de ladite rente de 4000# soient payés en entier et sans difficulté audit de Gaignières, suivant et ainsi qu'il a été promis en son nom par ledit sieur marquis de Torcy ; — Ouï le rapport du sieur Desmaretz, conseiller ordinaire au conseil royal, contrôleur général des finances,

Sa Majesté, étant en son Conseil, a ordonné et ordonne, conformément audit contrat passé entre le sieur marquis de Torcy et François-Roger de Gaignières le 19 février 1711, que la rente viagère de 4000#, constituée audit de Gaignières le 7 mai audit an, lui sera payée en entier, nonobstant ce qui est porté par l'article 4 de l'édit du mois de décembre 1713, et à cet effet que le fonds des arrérages de ladite rente sera fait dans les états de distribution des rentes qui seront arrêtés au Conseil pour lui être payés sur ses simples quittances par le payeur d'icelles, auquel la dépense en sera passée et allouée sans difficulté en vertu du présent arrêt, pour l'exécution duquel toutes lettres nécessaires seront expédiées.

Phélypeaux. Desmaretz.

III

LETTRES DU DUC DU MAINE[1]

Nous donnons ci-après onze lettres du duc du Maine écrites pendant sa captivité à Doullens et pendant les premiers temps de son retour à Clagny. Elles sont extraites du troisième registre de la correspondance du prince, communiquée jadis à M. de Boislisle par M. le comte de Paris. — A leur lecture, on éprouvera peut-être quelque déception. Les plaintes répétées du prince sur sa santé, sur les incommodités de sa prison, ses protestations d'innocence et de dévouement au Régent font une impression pénible; il n'y a dans ces phrases entortillées ni grandeur, ni dignité. Dira-t-on que, sa correspondance passant sous les yeux du commandant de la citadelle, il n'était pas libre d'écrire comme il l'eût voulu? Mais alors, pourquoi les lettres écrites de Clagny, en liberté, sont-elles à peu près du même style? Le caractère du prince ne gagne pas à cette lecture, et, si l'on n'y voit pas la dissimulation outrée dont l'accuse Saint-Simon, on y trouve du moins une faiblesse, presque une veulerie, qui pourrait confirmer l'idée de son innocence dans le complot de Cellamare, parce que sa femme ne l'avait pas jugé capable d'y jouer d'autre rôle que de prêter son nom. Deux passages des lettres 1 et 8 font allusion au caractère impérieux et violent de la duchesse du Maine; au contraire, la lettre 5 montre le prince administrateur méticuleux, et même tatillon.

1. *A Mme la duchesse d'Orléans.*

« De la citadelle de Doullens, le 18 février 1719.

« Il m'est permis, Madame, d'avoir l'honneur de vous écrire en présence de M. de Favancourt, et j'en profite pour vous rendre mille très humbles actions de grâces de la dernière lettre pleine de bonté et d'amitié dont vous m'avez honoré.

« J'ai pourtant longtemps balancé si j'aurois l'honneur de vous écrire, tant parce que je ne le puis faire qu'avec un excessif serrement de cœur, que par la réflexion que je fais que, de quelques infinies bontés dont vous m'honoriez, il n'est pas possible, Madame, que les lettres d'un rebut de la nature comme moi, qui vous est aussi proche, ne vous fasse aussi beaucoup de peine; car enfin je me vois le plus malheu-

1. Ci-dessus, p. 114, note 4.

reux des hommes, dépourvu de conseil, d'amis, presque de parents, à la réserve de vous, et dans une privation totale des consolations divines et humaines. Mon innocence me soutient, et l'espérance de votre protection, entre les bras de laquelle je me jette sans cesse ; car enfin, Madame, je n'ai que vous au monde. La recherche de ma vie domestique ne découvrira que des peines continuelles et des contradictions ou des duretés qu'il me falloit souffrir jusques dans les plus petites choses, et enfin que je serois plus digne de pitié et de mépris, ou d'une jaquette[1] pour n'avoir jamais pu prendre d'autorité, que de colère, de défiance, de punition et d'indignation. Enfin vous connoîtrez que je vous ai toujours dit vrai quand je vous ai dit que j'étois le plus simple homme du monde et le plus chérissant le repos. La prison même m'est d'une sorte de douceur, quand je songe au moins que pendant que j'y suis je ne suis point exposé à de nouvelles calomnies. L'objet de mes desirs a toujours été, Madame, de n'avoir rien à faire et de vivre à la campagne fort retiré et loin de la cour. Dieu, avec qui je m'entretiens seul ici, et mon expérience du monde, se joignant aux années et à une assez grande foiblesse de corps, ne me pressent plus que de songer bien sérieusement à mon salut ; ainsi, ayant ici une partie de ce que je desire, je vivrois content, si je n'avois la douleur d'avoir encouru l'indignation de Monsieur le Régent, à qui, quoiqu'il en ait jamais pu croire, j'ai toujours été véritablement attaché par le cœur et plus soumis que personne, comme je lui en donnerois des marques encore s'il desiroit quelque chose de moi.

« Depuis deux jours, ma santé est intérieurement assez dérangée ; mais, Madame, bien loin de m'être une peine, c'est plutôt un soulagement à mes malheurs. Dieu me fait la grâce de ne vouloir point de mal à mes ennemis et de croire reconnoître que Dieu veut mon salut.

« Je m'aperçois, Madame, que cette lettre est bien longue ; je vous en demande mille pardons et la finis en recommandant encore à votre protection votre pauvre frère, qui ne peut trouver que dans l'Écriture Sainte des exemples de son malheur, de sa douleur et de sa soumission. Excusez, s'il vous plaît, ce qu'il peut y avoir de mal dans cette lettre ; car ma tête est en très mauvais ordre. »

2. *A M. le Blanc, ministre et secrétaire d'État.*

« De la citadelle de Doullens, le 1er août 1719.

« M. de Favancourt m'ayant dit, Monsieur, que Monsieur le Régent trouvoit bon que je me promenasse aux environs de Doullens, permettez-moi de vous supplier de vouloir bien faire mes très humbles remercîments à S. A. R., et l'assurer de ma très respectueuse reconnoissance. Oui, Monsieur, je connois trop parfaitement sa justice, la pénétration, la bonté et la grandeur d'âme de ce prince, pour n'y pas

1. Comme les enfants.

prendre une entière confiance, puisque sa générosité et sa compassion pour les malheureux lui ont inspiré ce premier trait de clémence et de commisération à mon égard, avant qu'il ait vu la longue lettre que j'ai pris la liberté de vous écrire, et que je vous rends grâces encore de vouloir bien lui montrer[1]. Que ne dois-je pas espérer de sa générosité, quand il aura lu la pureté de mes sentiments pour lui, mon profond respect, mon aveugle soumission, mon ardente prière et les assurances positives de mon véritable attachement. Qu'il ne se trouve point importuné, s'il vous plaît, que je les renouvelle derechef dans cette lettre; on prend plaisir à répéter ce qui remplit le cœur, et je me flatte toujours que je parviendrai à convaincre Monsieur le Régent de la sincérité de mes paroles; c'est à quoi, je vous prie, Monsieur, de daigner contribuer, vous promettant que je ne vous donnerai jamais occasion de vous repentir des bons offices que vous aurez la bonté de me rendre auprès de S. A. R., et que je m'estimerai très heureux de pouvoir vous marquer autrement que par des discours la parfaite estime et l'extrême considération avec lesquelles je suis très véritablement votre très humble serviteur. »

3. *A Madame la Princesse.*

« De la citadelle de Doullens, le 3 août 1719.

« Quoique, depuis sept mois de ma prison, Madame, j'aie été privé de l'honneur et de la consolation de recevoir de vos nouvelles, votre solide piété, la bonté de votre cœur et vos bontés pour moi me sont tellement connues, que je n'ai pas douté un moment de votre souvenir, ni de l'honneur de votre protection, le premier titre qui pouvoit m'en flatter se trouvant réuni avec celui de malheureux. Ainsi, Madame, je suis très persuadé que toutes vos représentations ont une grande part à l'adoucissement que Monsieur le Régent veut bien apporter à ma misère en me permettant de chasser autour d'ici. Je puis dire avec vérité que cela pressoit pour ma santé et pour ma tête, qui sont extrêmement affoiblies par la nature de mes disgrâces. Comme il n'est pas douteux qu'une fille ne vous soit encore plus chère qu'un gendre, ce que j'éprouve de votre attention tendre me donne bien de la confiance sur ses soins agissants pour Mme la duchesse du Maine, dont la délicatesse de la santé me met, Madame, dans de grandes inquiétudes, n'en ayant rien appris depuis que mon chirurgien m'a été envoyé, c'est à dire depuis cinq mois. Je suis pénétré de vous voir étendre vos bontés jusques sur ma fille, et de ce que vous daignez me marquer qu'on en est content au couvent. Moi et ma triste famille sentirons à jamais les obligations que nous vous avons et que je me

1. Cette lettre, remise sans doute au Régent, ne se trouve pas, malheureusement, dans les volumes du Dépôt de la guerre, ni dans ceux des Affaires étrangères.

flatte que nous vous aurons encore auprès d'un prince bon et généreux, à qui je donnerai toujours des preuves de mon attachement, et que j'en convaincrai certainement, lorsque, après qu'il aura eu la bonté de m'accorder ma liberté, il verra l'usage que j'en ferai. Honorez-moi, s'il vous plaît, Madame, de la continuation de votre amitié et de vos bons offices; faites-moi la grâce de compter sur ma parfaite reconnoissance et sur mon très profond respect. »

4. *A M. le duc d'Antin.*

« De la citadelle de Doullens, le 14 août 1719.

« Je vous suis infiniment obligé, Monsieur, de la part obligeante que vous avez la bonté de continuer de prendre à tout ce qui me regarde, malgré mon accablante disgrâce; aussi puis-je vous assurer que, quoique la goutte soit le seul mal de la vie dont je n'aie point encore éprouvé les rigueurs, je vous plains extrêmement d'en être attaqué, sentant néanmoins que je changerois très volontiers mon état contre le vôtre accompagné de cette infirmité. Pour moi, je crève de vapeurs de toutes sortes, et il n'y a point de jour que je n'en essuye encore quelque rude touche malgré deux promenades (*sic*) que j'ai faites à cheval; aussi n'attendai-je point ma guérison de ce précieux soulagement à ma captivité, où le cœur est toujours dans une violente presse, et n'en espérai-je d'autre fruit que celui de suspendre ou de ralentir le progrès d'une situation et d'une incommodité que vous connoissez assez pour la plaindre, et qui me menace à tout moment de devenir fol ou d'étouffer. Hélas, Monsieur, qu'il est facile aux gens en place et en faveur de ravir les malheureux; car, avec toute la pénétration de votre esprit, vous ne sauriez jamais vous figurer le plaisir excessif que j'ai ressenti en recevant des marques de l'honneur de votre souvenir et de votre amitié, me flattant que vous daignerez ne me pas refuser vos bons offices auprès de Monsieur le Régent, que j'ai pris la liberté d'assurer de mon attachement d'une façon bien respectueuse, bien précise et bien suffisante pour taxer d'imposture tous ceux qui auroient la noirceur de lui parler autrement de mes sentiments pour sa personne. »

5. *A M. le comte de Toulouse.*

« De la citadelle de Doullens, le 3 septembre 1719.

« Après sept mois et demi de silence, mon cher frère, le souvenir de S. A. R. Madame la duchesse d'Orléans me fait un trop sensible plaisir pour que je manque à commencer ma lettre par vous supplier de vouloir bien lui en témoigner mon extrême reconnoissance.

« Secondement, quelque vive douleur que je ressente quand j'entends parler présentement de mes affaires domestiques (auxquelles je ne puis rien de ma prison), je crois pourtant devoir rendre grâces à

S. A. R. Monsieur le Régent de la bonté qu'il a eue de permettre qu'on m'envoyât les deux états que j'ai reçus, et je vous supplie de vouloir bien m'acquitter très respectueusement de ce devoir.

« Troisièmement, quoique vous sembliez, mon cher frère, m'insinuer encore une bien longue durée de prison en me demandant pour l'arrangement de ma maison des ordres que non seulement je ne puis donner d'ici, mais qui d'ailleurs seroient après coup, et que tout cela paroisse bien rude dans le neuvième mois d'une prison telle que Dieu l'a sue, et dans le treizième d'une accablante dégradation, j'ai trop de confiance en mon innocence et en la justice ainsi qu'en la bonté de S. A. R. Monsieur le Régent pour croire qu'il rende ma prison perpétuelle et qu'il me fasse déclarer inhabile à me mêler jamais de mes affaires, et, ne sachant si tout ce qui s'est fait dans mon domestique ne s'est point fait par des ordres supérieurs, je ne puis que respecter, louer, admirer et remercier, et prier Dieu qu'il me console dans mes mortifications de toutes sortes, et dans mon aveugle soumission.

« Quatrièmement, les premières lignes des deux gros cahiers qui m'ont été envoyés m'ont sauvé la peine d'en lire davantage, voyant, à la tête du plus gros, un préambule ou un principe fondé faussement et inventé, et à la tête du second un embrouillement sur les menus-plaisirs et la garde-robe de Mme la duchesse du Maine, qu'une demi-heure de conversation avec Mme de Chambonas auroit suffi pour dissiper.

« Voici le préambule que je taxe de fausseté totale et qui plus est d'impossibilité grossièrement apparente. Je vous connois trop, mon cher frère, pour n'être pas certain que, si on vous avoit exposé toutes choses dans l'exacte vérité, il y en a auxquelles vous vous seriez opposé, què je suis ravi qui, par l'état où je suis, ne puissent m'être imputées.

TEXTE.

M. le duc du Maine, qui, dès l'année 1717, avoit fait une réforme dans sa maison, s'étoit proposé au mois de décembre 1718 d'en faire une nouvelle qui commençât au mois de janvier 1719.

NOTES.

C'est ici que j'apprends ce projet de réforme dans un temps si précis, et où j'avois l'esprit si libre. J'ai cependant toujours eu dessein de réformer, mais ce n'étoit que sur les abus, sans chasser aucun domestique, les plus jeunes étant seuls en état de servir, et les plus anciens usés au service méritant égards et reconnoissance, se contentant seulement de ne pas remplacer les inutiles qui viendroient à manquer.

Texte.	Notes.
Le projet d'une habitation commune et d'une même table avec Mme la duchesse du Maine et leurs enfants,	Cette habitation, n'étant point nouvelle, n'exige point projet nouveau ; mais, outre qu'à moins que l'établissement que j'avois fait à l'Arsenal, tandis que Mme la duchesse du Maine s'établissoit au faubourg Saint-Germain, et que les tristes scènes arrivées en dernier lieu sur l'achat de l'hôtel de Conti n'aient annoncé que nous devions être plus souvent ensemble que par le passé et que pour cet effet je dusse déranger mes repas, mes occupations et mes amusements, je ne sais avoir parlé que des repas de mes enfants, qui seroient avec Mme la duchesse du Maine ou avec moi.
le desir d'accélérer le paiement des dettes avoit fait envisager la bienséance autant que la nécessité de certains retranchements.	Je loue le desir d'accélération de paiement ; mais je ne puis approuver de le porter à un excès impossible, et je ne conviens pas que les bienséances d'une maison comme la mienne aient été observées.
Même il y avoit sur cela plusieurs mémoires disposés par les sieurs Brillon et Daugère suivant les ordres de M. le duc du Maine.	Me défiant toujours de mes lumières et menant une vie assez distraite, j'avois bien dit que je verrois volontiers des projets, mais n'en ayant vu ni dit mon avis sur aucuns, c'est comme si ils n'existoient pas.
M. le duc du Maine, consulté sur la forme que devoit avoir sa maison dans la conjoncture présente, a répondu dans un mémoire apostillé de sa main le 9 janvier 1719, qu'il falloit faire le retranchement aussi fort qu'il se pourroit *décemment,* priant M. le comte de Toulouse...	Que pouvoit dire de plus un prisonnier ignorant si ce n'est point par un ordre supérieur qu'on emploie le fer et le feu pour rogner plus diligemment ; mais on n'a pas fait assez d'attention au mot de *décemment.*

« Cela me suffit pour arrêter ma lecture du gros cahier.

« Venons pour le second cahier à l'article de la garde robe de Mme la duchesse du Maine.

Texte.	Notes.
A l'égard de Madame, il y a vingt mille livres pour ses menus-plaisirs et 22 000 livres pour sa garde-robe, vérification faite des ordonnances de paiement de l'année 1718.	Je crois me souvenir très bien que les 22 000 livres sont pour les menus-plaisirs et qu'il n'y a pour la garde robe que 18 000 livres, faisant en tout 40 000 livres, et que, si j'ai énoncé mes ordonnances autrement, je dois m'être trompé. Cependant, comme je me souviens positivement que je n'ai rien changé sur ces articles depuis que j'ai pris l'administration de mes finances, il n'y a qu'à avoir recours aux livres de Malezieu pour ces éclaircissements et à Mme de Chambonas, qui a toujours touché directement la somme affectée pour la garde-robe.
Il seroit à desirer que l'on prît quelques arrangements pour l'administration de ces fonds de 42 000 livres, d'autant plus que les créanciers personnels de Mme la duchesse du Maine, dont l'état monte présentement à plus de 120 000 livres, se présentent journellement et demandent leur dû, croyant que la conjoncture présente doit en faciliter le paiement.	Comme c'est par rapport aux dettes de Madame, dont je ne suis point tenu, que j'ai marqué qu'il ne falloit rien diminuer sur ses plaisirs et sur sa garde robe, il falloit la traiter en créancière et lui demander ses intentions, ou du moins convenir avec Mme de Chambonas, en lui remettant la somme qui d'ordinaire passe par ses mains, et dont elle doit savoir et la force et la destination de l'emploi.

« Ces deux articles ont suffi pour suspendre la lecture du second cahier, et je vous supplie, mon cher frère, en vous remerciant mille et mille fois de toutes vos peines, et par toute l'amitié que vous avez pour moi, de me sauver la douleur d'être questionné sur mes affaires, tant que je n'y pourrai vaquer.

« Je suis dans des inquiétudes mortelles sur ce que Madame la Princesse m'a mandé de la santé de Mme la duchesse du Maine, et, connoissant sa délicatesse et sa vivacité, je suis étonné qu'elle ait pu résister jusqu'à présent. Madame la Princesse me mande aussi que Mme la duchesse du Maine n'est plus enfermée dans une citadelle. Hélas ! ce traitement est bien différent du mien ; pourtant je n'en murmure point ; la volonté de Dieu soit faite ; quoique dans ce triste et malheureux séjour les petites chasses ou les promenades soient plutôt des corvées que des plaisirs, pourtant je les multiplierai le plus que je pourrai, crevant des plus affreuses vapeurs, les jours que je ne sors pas, et me sentant miner tous les jours petit à petit.

« Adieu, mon cher frère, je vous embrasse de tout mon cœur et vous suis très obligé de la part que vous prenez à mes souffrances. Mon conseil trop économique et trop peu politique doit vous être fort obligé. »

6. *A Mme la duchesse d'Orléans.*

« A la citadelle de Doullens, le 26 septembre 1719.

« Les paroles me manquent, Madame, pour vous témoigner ma reconnoissance. J'aurois grand tort, hélas! de douter de votre amitié, et la marque que vous m'auriez fait l'honneur de m'en donner en vous transportant ici eût trop agité ma foible tête pour que j'eusse pu y résister; comme j'ai raconté mon mal en détail au sieur de la Bussière, je dirai seulement en peu de mots à V. A. R. que peu s'en est fallu qu'elle n'ait perdu son malheureux frère; qu'à la réserve des convulsions, de la perte de connoissance et du secours de l'émétique, ma dernière aventure a été comme celle que j'eus à Marly, excepté encore que la réplétion ne pouvoit être soupçonnée; que j'ai eu trois foiblesses affreuses; que j'ai eu la fièvre quarante heures, et des douleurs dans le corps et dans l'estomac jusqu'à ce matin onze heures. Les humeurs, noires comme l'encre, qui me sont sorties prouvent assez la cause de mon accident, et loin de m'avoir surprises (*sic*) me font espérer que leur cause, qui n'est autre que le malheur que j'ai d'être dans la disgrâce de Monsieur le Régent, de ne point sortir de prison, et d'avoir lieu de craindre la destruction de ma famille entière, ne me sentant que l'innocence la plus parfaite, ne tardera pas à me redonner bientôt un pareil accident, dans lequel il plaira à Dieu de me faire miséricorde. Ma foiblesse affreuse qui, depuis trois mois, augmente de jour en jour, n'est pas réparée par cette touche. Dieu soit loué, Madame, et vous comble de bénédictions, ainsi que Monsieur le Régent! Je m'estimerois trop heureux si mon triste sort contribuoit à sa satisfaction, lui étant soumis et dévoué comme je le suis, et ne desirant que son contentement et de ne lui plus déplaire. Ne dédaignez pas, l'un et l'autre, Madame, les vœux d'un misérable qui, à moins de son élargissement, ne sera plus guères à charge à la terre. »

7. *A M. le comte de Toulouse.*

« De la citadelle de Doullens, le 1er novembre 1719.

« Rendez de ma part à Monsieur le Régent, je vous supplie, mon cher frère, de très-humbles actions de grâces de la bonté qu'il a eue de vous permettre de m'écrire. Je vous envoie la procuration que vous me demandez. Trop de gens sont intéressés au sort du million que j'ai sur la Ville pour que j'en sois en peine. Comme les violentes vapeurs m'étouffent quand je suis deux jours de suite sans sortir de cette citadelle, je sors depuis quinze jours quatre ou cinq fois la semaine, mais par la manière triste, lourde et inanimée dont je suis à mes petites chasses, ne voyant pas le plus souvent ou manquant ce qui vient s'arrêter à dix pas de moi, il est aisé de connoître que je ne me vais promener que pour sortir de ma prison, et que cependant, quoique je fasse, j'en porte toujours l'horreur et le fardeau dans mon esprit et sur les épaules. Les environs et le temps de ce pays sont aussi de concert pour me désoler; mais Dieu soit loué! car je suis trop à charge à la terre, à mes domestiques, à ma famille et à mes amis, pour être bien curieux de ma santé. Assurez Mme la duchesse d'Orléans de mes très humbles respects, et recevez, mon cher frère, les assurances de ma reconnoissance de la continuation de l'honneur de votre amitié pour un malheureux que la plus profonde et la plus silencieuse soumission n'empêchent point de pourrir en prison, avec la plus pure innocence et le plus parfait attachement aux intérêts de Monsieur le Régent et de toute sa royale maison. »

8. *A Madame la Princesse.*

« De la citadelle de Doullens, le 8 décembre 1719.

« Je viens, Madame, de recevoir la lettre que vous m'avez fait l'honneur de m'écrire en date du 3 de ce mois, de laquelle je ne puis vous rendre assez d'actions de grâces. Comme je sais quelle est la violence de vos rhumatismes à la tête, je suis très inquiet de savoir qu'il vous a repris, ne trouvant pas d'ailleurs extraordinaire qu'un aussi triste voyage que celui que votre charité vous a fait faire à Chalon dans cette mauvaise saison ait une telle suite. Ce que vous me faites l'honneur, Madame, de me marquer de la santé de Mme la duchesse du Maine me fait aussi une peine extrême, quoiqu'il soit étonnant qu'elle ait pu résister à un sort si contraire à celui qu'elle avoit éprouvé jusque là. Je l'ai bien plainte; mais permettez moi de le dire, je ne la reconnois guères à me plaindre, et je ne puis pas conclure autre chose de ces obligeants sentiments, auxquels je suis très sensible, sinon que ses malheurs l'ont prodigieusement changée. J'ai si cruellement éprouvé l'inutilité de mon innocence, Madame, que je ne connois plus guères l'espérance en ce monde. Je reçois néanmoins avec tout le respect possible le rayon que vous avez la bonté de m'en donner, et je n'oublierai jamais la constance avec laquelle vous n'avez pu vous rebuter de parler en ma faveur. Quoiqu'il s'en faille beaucoup que ma santé soit parfaite, je suis honteux qu'elle soit encore aussi bonne qu'elle l'est; la vie ne peut que m'être à charge et ennuyeuse dans l'affreux état où je suis réduit; ainsi (n'étoit que vous me le commandez) je n'aurois point pris la liberté de vous mander de mes nouvelles. La volonté de Dieu soit faite, Madame. Ah! dans les malheurs principalament qu'on ressent vivement le bonheur d'être chrétien! Où en serois-je sans cela? Honorez moi toujours de votre protection, et soyez, s'il vous plaît, bien persuadée de mon profond respect et de la parfaite soumission avec laquelle je souffre l'appesantissement de la main de Dieu et la durée de mes peines. »

9. *A Mme la princesse de Conti, première douairière.*

« De Clagny, le 8 janvier 1720.

« Je suis pénétré, Madame, de l'amitié que vous me faites l'honneur de me marquer dans cette conjoncture, et l'on m'a informé de la manière vive et pleine de bonté dont vous avez embrassé ma cause dans le temps qu'il y avoit le plus de générosité à parler pour moi. J'ai une impatience extrême de vous en faire mes très humbles remercîments, et je ressens par là bien vivement la peine de ne pouvoir aller moi-même savoir des nouvelles de l'état de votre santé. Mon innocence est apparemment reconnue, et cependant, après avoir été chassé d'auprès du Roi comme un mauvais laquais, et avoir subi une année bien complète d'une rude prison, je reste encore dépossédé, dégradé et exilé. Je prendrai néanmoins patience et mettrai ma confiance dans le Seigneur. Il m'est bien doux, Madame, de vous voir penser précisément comme je fais, et de remarquer en vous une protectrice qui, fondant ses bontés pour un malheureux sur des principes solides, ne laisse point de changement à appréhender à ceux qui joignent le plus profond respect à tous les sentiments qu'exigent les communications secrètes du plus illustre sang du monde.

« J'ai été bien surpris de recevoir ici des compliments de Madame la Duchesse douairière, et il me paroît que, depuis trois ou quatre ans, Madame, j'ai acheté bien cher l'honneur de son souvenir. »

10. *Au Révérend Père de Linières, jésuite, confesseur de Madame.*

« De Clagny, le 10 juillet 1720.

« Je suis trop essentiel ami, mon Révérend Père, pour que les situations les plus distrayantes sur ce qui peut arriver à tout autre que soi, m'empêchent d'être sensible aux choses qui surviennent à ceux dont le mérite et la vertu ont consolidé en moi des sentiments d'estime et d'amitié. Je dois être assez connu de vous sur ce pied-là, pour que vous n'ayez pas dû être surpris de la part que je prends à la satisfaction que vous recevez du poste important qui vient d'être donné à M. Baudry, votre neveu, et il me semble que le compliment que je vous en ai fait faire ne valoit pas un remercîment aussi magnifique que celui que vous m'avez fait; j'en ressens pourtant les termes et la politesse, mon Révérend Père, dans toute leur étendue, et je vous supplie de vouloir en être bien persuadé. Dites, je vous prie, à M. Baudry que, quoique je ne fusse pas avec lui en une intimité particulière, j'ai toujours fait un très grand cas de sa personne et que je ne serois pas embarrassé de lui en produire plusieurs témoins irréprochables; ajoutez y, s'il vous plaît, que ma joie a été des plus sincères et par rapport à lui et par rapport au public quand je l'ai vu promu à la place de lieutenant général de police, où les principes et la droiture de cœur sont plus nécessaires et plus ébranlés que dans aucun autre. Ajoutez y encore, je vous supplie, que j'ai été tellement touché de la lettre qu'il m'a écrite, que je me suis fait effort pour n'y pas répondre, et que pour m'arrêter (en y suppléant néanmoins par vous, mon Révérend Père) il ne m'a pas fallu une moindre considération que celle de la crainte de paroître trop leste, en saisissant une occasion aussi naturelle de cultiver les bonnes grâces d'un ministre auprès duquel (sur ce qui pouvoit me regarder) j'espère plus de la justice que de la faveur, acceptant cependant de tout mon cœur ses offres de services, et le priant de vouloir bien s'en souvenir pour faire valoir mon innocence dans les conjonctures favorables, et pour faire remarquer qu'elle est plus punie que les plus grands crimes. »

11. *A M. le prince de Conti.*

« De Clagny, le 5 avril 1721.

« Depuis mon retour de Doullens, Monsieur, j'ai reçu tant de marques de l'honneur de votre amitié, qu'il me semble que ce seroit paroître en douter ou en ignorer tout le prix que de tarder davantage à vous en rendre grâces moi-même et à vous supplier de me les continuer en parlant en notre faveur à Monsieur le Régent pour nous tirer d'un état qui, de son aveu, est insoutenable, et dans lequel je n'aurois pu m'attendre de rester vingt quatre heures, après avoir subi un an de prison, pendant laquelle mon innocence a été parfaitement reconnue. Je ne prendrai pas la liberté, Monsieur, de vous insinuer ce que vous pourrez dire; je vous remettrai seulement devant les yeux que, sans qu'il me soit rien imputé, nous nous trouvons dégradés, moi et mes enfants, et que, sans être ni interdit, ni criminel, ni accusé de prévarication, ni prisonnier, je suis (ce qui est sans exemple jusqu'à ce jour) dépouillé des fonctions de mes charges, que j'exerçois encore tant que je demeurois à Sceaux, avant que d'être arrêté, c'est à dire, avant que d'être justifié. D'où il résulte que mon traitement actuel est pire que celui qui m'étoit fait lorsqu'on me croyoit coupable. S'il y avoit encore le moindre soupçon sur mon compte, je ne demanderois qu'à en être instruit pour m'en laver; mais en vérité les forces humaines sont trop foibles pour supporter, après les preuves de l'innocence, les peines qu'une mort infâme prévient d'ordinaire et qui ne sont que pour les misérables convaincus des plus grands crimes. Enfin, Monsieur, songez s'il vous plaît que, à la suite d'une année entière de prison, il y a quinze mois que je languis avec respect et silence dans l'état du monde le plus affreux. Rappelez-vous en même temps ce que les princes doivent à la justice, ce que j'ai l'honneur de vous être, ainsi que les bontés dont vous m'honorez ; il n'y aura que trop de matière pour animer votre éloquence, et pour obtenir promptement le changement de notre situation. Pardonnez, Monsieur, si je deviens indiscret sur l'idée que vous m'avez donnée de votre amitié et de votre générosité. Je mesure vos sentiments à votre naissance, et mes prières à l'excès de mes disgrâces, qui néanmoins, n'abattant point le courage, ne nous rendent pas tout à fait indignes de votre protection, à laquelle je vous supplie très humblement de croire que nous conserverons à jamais la plus sincère et la plus parfaite reconnoissance. »

IV

LETTRES RELATIVES AU PROCÈS FAIT PAR LE PAPE AU CARDINAL ALBERONI[1].

Feu M. Gazier avait communiqué naguère à M. Chéruel les deux lettres qui vont suivre, qu'il avait copiées aux archives du Vatican, E 2064, *Spagna, card. Alberoni;* nous sommes heureux de pouvoir publier ici ces intéressants documents.

Le P. Daubenton au pape Clément XI.

« Très Saint Père

« Le roi m'ordonne d'avoir l'honneur de faire savoir deux choses à Votre Sainteté : la première, qu'il n'a pas fait arrêter et enfermer dans un château M. le cardinal Alberoni par la crainte qu'il a eue de blesser l'immunité ecclésiastique et de déplaire par là à Votre Sainteté, quoiqu'il eût des raisons très fortes d'en venir là, mais que Sa Majesté espère que Votre Sainteté, portée par le zèle qu'elle a pour le repos de la chrétienté, n'oubliera rien pour s'assurer de sa personne, afin qu'il ne soit plus en état de troubler par ses intrigues la tranquillité publique.

« La seconde chose, Très Saint Père, dont j'ai ordre d'informer Votre Sainteté est la suivante : quelques jours après le départ de M. le cardinal Alberoni, le roi se souvint qu'il lui avoit confié un codicille qu'il avoit fait dans sa dernière maladie, et qui étoit écrit tout entier de sa main. Sa Majesté dépêcha sur le champ un courrier pour lui redemander ce codicille. M. le cardinal écrivit lui-même au roi qu'il l'avoit déchiré. Sa Majesté se vit également offensée, ou de son mensonge, s'il ne l'avoit pas déchiré, ou de sa folle hardiesse, s'il avoit eu la témérité de déchirer une écriture si respectable et pour ainsi dire sacrée. Elle envoya un second courrier après lui pour se saisir de ses papiers. Le courrier apporta les papiers au roi, et on y trouva le codicille. Le roi se promet de l'équité de Votre Sainteté qu'elle lui fera justice de tous les attentats que ce cardinal a commis à son égard. C'est avec une extrême peine que je suis obligé par l'ordre du roi de vous faire part de choses capables de vous en faire beaucoup. »

1. Ci-dessus, p. 211, note 3.

Le duc d'Orléans, régent, au pape Clément XI.

« Très Saint Père,

« Je n'avois pas besoin de voir le mémoire envoyé par le cardinal Imperiali pour juger des justes motifs qui ont porté Votre Sainteté à demander à la république de Gênes la détention du cardinal Alberoni. Elle a voulu faire cesser le scandale que les bruits répandus contre lui ont excités, et il n'y a rien de plus convenable à la place suprême qu'elle occupe dans le monde chrétien que de vouloir entendre un membre du sacré collège sur les accusations que l'on forme contre lui, pour lui donner lieu de se justifier, s'il est innocent, ou le soumettre aux peines canoniques, s'il est coupable. Je ne puis qu'approuver les desseins de Votre Sainteté, et la générosité dont je me suis piqué à l'égard de ce cardinal, qui, pendant son ministère en Espagne, avoit eu l'imprudence de sortir des bornes de toute bienséance pour prostituer mon nom dans des écrits publics, n'empêche pas que je n'approuve le zèle de Votre Sainteté pour l'honneur de la pourpre romaine et l'édification que les prélats revêtus des premières dignités de l'Eglise doivent aux fidèles. Si Votre Sainteté a besoin, dans cette occasion, du concours du fils aîné de l'Eglise, elle trouvera dans la piété du Roi, et dans son autorité que j'exerce, les secours dont elle peut avoir besoin, que je suis toujours prêt de donner au saint-siège, pour lui faire connoître le profond respect avec lequel je suis, etc. »

Dans un bref du 15 avril 1720 adressé au roi d'Espagne, Clément XI se plaint de ce que, malgré la demande adressée par lui à la république de Gênes pour qu'on lui livrât Alberoni, arrêté à Sestri di Levante, les Génois l'aient fait remettre en liberté et lui aient permis ainsi de s'échapper. Il informe ensuite Philippe V qu'il a chargé l'archevêque de Tolède de suivre cette affaire en Espagne (Archives du Vatican).

Voici encore des extraits de lettres de M. Amelot au cardinal Gualterio relatives à Alberoni; elles sont conservées au British Museum, mss. Addit. n° 20366, fol. 17, 23, 25 et 50; nous en devons la communication à M. Gaucheron.

5 février 1720. — « On n'a pas tardé à voir les fruits de la disgrâce du cardinal Alberoni. On a appris ces jours-ci par un courrier de Madrid que le roi d'Espagne avoit souscrit à la quadruple alliance et aux articles préliminaires qui avoient été proposés. Il a mandé en même temps à Mgr le duc d'Orléans qu'il s'en remettoit entièrement à lui pour ménager ses intérêts dans tous les autres articles qui restent à régler pour donner la dernière main au traité qui doit être conclu dans un congrès entre toutes les puissances, et S. M. a donné ordre à son ambassadeur en Hollande de se conduire entièrement sur les

instructions qui lui seront envoyées par S. A. R. Ce dénouement est bien agréable et bien glorieux pour M. le duc d'Orléans, et c'est en même temps un parti très sensé que le roi prend. »

15 avril 1720. — « Pour ce qui regarde le cardinal Alberoni, il ne paroît pas que l'abus qu'il peut avoir fait de son ministère pour la guerre ou pour la paix, soit une matière pour laquelle on soit en droit de lui faire son procès à Rome, soit par le tribunal du saint-office, soit autrement, et il est à craindre que le Pape n'en sorte pas à son honneur. »

22 avril 1720. — « Si le cardinal Alberoni a trouvé moyen d'avoir des liaisons avec la cour de Vienne, ce sera pour lui le meilleur manifeste qu'il puisse publier pour sa justification et auquel S. S. aura le plus d'égard. On avoit dit ici que ce cardinal se retiroit en Suisse. »

15 juillet 1720. — « J'ai reçu la lettre de M. le cardinal Alberoni que vous aviez eu la bonté de me promettre[1]. Je vous en rends de très humbles grâces, et je serai curieux de voir successivement les deux autres que vous me faites espérer. Il me paroît que ce cardinal se défend bien, et, s'il y avoit quelque chose à lui reprocher dans l'exercice de son ministère, cela regarderoit beaucoup plus le roi d'Espagne que le Pape et l'Inquisition. J'avois déjà ouï dire à M. de Nancré, à son retour de Madrid, que le cardinal Alberoni se justifioit bien de ce qu'on lui imputoit de la rupture avec la France, et que ç'avoit été contre son avis. »

Le 29, Amelot écrit qu'il a lu les deux autres lettres, et que la dernière lui a paru « beaucoup plus foible et moins correcte que les deux autres. »

1. C'est la lettre au cardinal Paulucci indiquée ci-dessus, p. 211, note 3.

V

TESTAMENT DE LA DUCHESSE DE BOURBON[1].

Aujourd'hui treize mars mil sept dix-neuf, au mandement de Son Altesse Sérénissime très haute, très puissante et très excellente princesse Madame Marie-Anne de Bourbon, épouse de très haut, très puissant et très excellent prince Mgr Louis-Henri de Bourbon, prince du sang, surintendant de l'éducation de Sa Majesté, grand maître de sa maison, gouverneur des provinces de Bourgogne et Bresse, et chef du conseil de régence, René-Philippe Linacier et Guillaume Jame, conseillers du Roi, notaires au Châtelet de Paris, soussignés, se sont transportés au palais des Tuileries, en l'appartement de Sadite Altesse Sérénissime, ayant vue sur le jardin dudit palais, où ils ont trouvé Sadite Altesse Sérénissime au lit, malade de corps, toutefois saine d'esprit, mémoire et jugement, ainsi qu'il est apparu auxdits notaires par ses discours et entretiens, laquelle a fait son testament, qu'elle a dicté et nommé auxdits notaires ainsi qu'il s'ensuit :

Après avoir recommandé son âme à Dieu et supplié sa divine bonté de lui pardonner ses offenses, Sadite Altesse Sérénissime supplie Son Altesse Sérénissime Mme la princesse de Conti, sa mère, d'agréer le legs universel que Sadite Altesse Sérénissime fait par son présent testament de tous ses biens à Son Altesse Sérénissime Mlle de la Roche-sur-Yon, sa sœur, que Sadite Altesse Sérénissime prie de payer ses dettes exactement, et, au cas qu'il se trouvât quelque difficulté dans les comptes de ce que Sadite Altesse peut devoir, de s'en rapporter au sieur Lepage, son valet de chambre, qui en a parfaite connoissance.

Sadite Altesse Mlle de la Roche-sur-Yon aura la bonté de faire donner à la demoiselle Lepage, femme de chambre de Son Altesse testatrice, sa garde-robe en entier, tant habits, linges qu'autres hardes qui la composent, et d'avoir soin de ladite demoiselle Lepage, de son dit mari, ainsi que de la sœur de ladite demoiselle Lepage, qu'elle prie de récompenser comme elle le jugera à propos à cause des services que Sadite Altesse testatrice a reçus et reçoit d'eux depuis très longtemps.

Et, à l'égard des autres domestiques de Sadite Altesse Sérénissime, elle s'en rapporte à la discrétion et prudence de Sadite Altesse Séré-

1. Ci-dessus, p. 221. — Archives nationales, K 544, n° 27.

nissime Mlle de la Roche-sur-Yon pour les récompenser comme elle jugera à propos.

Et à l'égard de l'exécution du présent testament Sadite Altesse testatrice supplie Son Altesse Sérénissime Monseigneur le Duc d'en avoir soin.

Révoquant Sadite Altesse tous testaments et autres dispositions testamentaires qu'elle peut avoir faits avant ces présentes, auxquelles seules elle s'arrête comme étant son intention et dernière volonté.

Ce fut ainsi fait, dicté et nommé par Sadite Altesse Sérénissime testatrice auxdits notaires soussignés, et à elle par l'un d'eux, l'autre présent, relu, qu'elle a dit avoir bien entendu et y a persévéré, dans sondit appartement ci-dessus désigné, l'an et jour susdits sur les dix heures et demie du matin ; et a signé la minute des présentes demeurée audit Jame, notaire. Scellé ledit jour. (Signé) Jame.

VI

LES ENLÈVEMENTS POUR LE MISSISSIPI[1].

Relation inédite du greffier du Parlement[2].

« Ce jourd'huy lundi 29 avril 1720, après midi, la populace s'est soulevée dans différents quartiers de cette ville contre un grand nombre d'archers ou gens préposés pour prendre les vagabonds et gens sans aveu pour les faire conduire à Mississipi, parce que, sous ce prétexte, ils arrêtoient depuis quelques jours toutes sortes de personnes sans distinction, hommes, femmes, filles, garçons, et de tous âges, pour les y faire aussi conduire pour peupler le pays. Les plus considérables de ces bagarres furent dans la rue Saint-Antoine et sur le pont Notre-Dame. Il y eut huit ou dix de ces archers tués et massacrés par le peuple, qui s'armoit de tout ce qui se trouvoit, d'épées, bâtons, bûches, pavés et autres choses dont il pouvoit se servir, et il y en eut encore un plus grand nombre de blessés. Les boutiques de ces quartiers furent fermées, et l'on peut dire que tout le peuple étoit acharné contre ces gens-là, et avec raison, puisque c'étoit lui ôter la liberté publique de ne pouvoir sortir de chez soi sans être arrêté pour aller à Mississipi.

« Le peuple poussa les choses si vivement, qu'il y eut même de ces archers qui furent poursuivis et tués jusque dans les gouttières des maisons où ils croyoient se sauver. L'un d'eux, qui s'étoit sauvé dans une maison sur le pont Notre-Dame jusqu'au troisième étage, que l'on ne put jeter par les fenêtres, en fut tiré et massacré sur le pavé, et un autre étant blessé, ayant été porté à l'hôtel-Dieu pour y être pansé, les malades convalescents, qui apprirent tout cela, achevèrent de le tuer. Enfin l'on peut dire aussi que le peuple avoit raison, puisque personne n'osoit sortir pour ses affaires ou pour gagner sa vie, même les gens de métier et les domestiques, dont plusieurs avoient été arrêtés, n'étant pas en sûreté hors de chez soi. L'on a conté plusieurs histoires particulières à ce sujet, dont beaucoup sont vraies.

« L'on disoit que c'étoit M. le Blanc, secrétaire d'État pour la guerre, qui le faisoit faire par ces gens-là, à qui il donnoit dix francs pour chaque personne qu'ils prenoient, parce qu'il avoit une colonie

1. Ci-dessus, p. 258, note 2.
2. Archives nationales, reg. U 363.

à Missisipi qu'il vouloit peupler. D'autres disoient que le Système de M. Law le disoit ainsi, afin d'émouvoir le peuple à mettre le feu à la Banque pour payer tout le monde en un seul jour et qu'elle ne fût plus tenue de payer le papier, qui étoit à présent la richesse du royaume. Enfin sur le soir la bagarre finit, et le peuple se sépara.

« Le lendemain matin, 30 avril, elle recommença encore comme hier après-midi, dans la rue du Roi-de-Sicile, presque dans le même quartier de la rue Saint-Antoine, où ces archers avoient encore arrêté quelques personnes. Il y en eut encore un de tué et d'autres blessés, ainsi que dans d'autres quartiers de cette ville, et l'on disoit même que la maison de M. d'Argenson, lieutenant général de police, vieille rue du Temple, étoit comme assiégée par la populace.

« L'on disoit tout bas que c'étoit par ordre du Roi, et que l'on ne vouloit pas que le Parlement s'en mêlât, ce qui n'est pas croyable, puisque M. le maréchal de Villeroy, passant dans les rues, avoit dit tout haut au peuple que ce n'étoit pas l'intention du Roi que l'on arrêtât ainsi toutes sortes de personnes sans en faire distinction, mais seulement les vagabonds et gens sans aveu.

« L'après-midi fut un peu plus calme que le matin, et il n'y eut pas un grand fracas. »

VII

CONFÉRENCE ENTRE LE RÉGENT ET LES COMMISSAIRES DU PARLEMENT[1] (8 juin 1720).

« Du lundi 10e jour de juin 1720, du matin.

« Ce jour... toutes les chambres ayant été assemblées... M. le premier président a récité à la cour que Messieurs les députés nommés le 27e du mois dernier et lui, ayant été avertis de la part de M. le duc d'Orléans, s'étoient rendus samedi dernier au Palais-Royal sur les trois heures de relevée ; que, ayant été introduits dans le cabinet de M. le duc d'Orléans, où ils avoient eu le plaisir de trouver M. le Chancelier, M. le duc d'Orléans, accompagné de M. le duc de Chartres, de M. le duc de Bourbon, de mondit sieur le Chancelier, du sieur le Peletier des Forts et du sieur de la Vrillière, secrétaire d'État, les avoit reçus avec toutes les démonstrations de confiance imaginables ; — qu'il leur avoit donné lecture d'un édit de création de rentes destinées à retirer une partie du papier répandu dans le public par le remboursement des anciennes rentes, et que, sur les difficultés qu'ils avoient eu l'honneur de lui proposer, il avoit trouvé bon que l'édit fut non seulement réformé, mais refait en son entier, quoiqu'il fût déjà scellé ; — qu'une partie des difficultés se réduisoit à ce que le premier édit ne portoit création que d'une partie des rentes qu'on avoit intention de rétablir, ce qui auroit pu mettre quelque différence entre les rentiers par la différente date des créations, à ce qu'il y avoit quelques expressions dont la Compagnie leur paroissoit pouvoir craindre qu'on n'inférât une approbation de sa part de ce qu'elle n'avoit jamais approuvé, et au denier auquel les rentes étoient rétablies ; — que la facilité infinie avec laquelle on s'étoit prêté sur les deux premiers points ne pouvoit que faire espérer à la Compagnie de trouver des dispositions très favorables d'obtenir pour le bien public tout ce qui sera praticable dans la situation présente ; — que, pour le denier auquel les nouvelles rentes étoient fixées par l'édit, Messieurs les députés avoient fait toutes les instances dont étoient capables des personnes de leur zèle, de leur fermeté et de leurs lumières, mais que

1. Archives nationales, registre du Parlement, X1A 8438, fol. 39 vo. — Ci-dessus, p. 336, note 2.

M. le duc d'Orléans, après s'être donné la peine de leur exposer lui-même l'état des affaires, leur avoit marqué qu'il croyoit impossible d'acquitter les rentes à un denier plus fort, ajoutant qu'il valoit mieux les acquitter fidèlement que de flatter le public de l'espérance de ce qu'on ne pourroit exécuter, et promettant qu'elles ne souffriroient aucune diminution du denier auquel elles seroient fixées par l'édit; — que, dans le cours de la conversation, on avoit agité presque toutes les matières qui intéressent le public dans l'état présent des finances, et que M. le duc d'Orléans y étoit entré de la manière du monde la plus aisée et la plus capable de mettre en une entière liberté de parler; — que, sur la crainte qu'on lui avoit marqué qui se répandoit qu'on ne pensât à augmenter le prix des monnoies, il avoit assuré qu'il n'en seroit pas question, et marqué qu'il seroit plutôt diminué qu'augmenté; — que, sur l'embarras que le commerce souffre de ce qu'on ne change plus ce genre de billets nommés de banque, dont la cour n'a jamais approuvé l'établissement au nom du Roi, mais qui se trouve de fait le principal lien du commerce dans le moment présent, et sur le point encore plus capital du grand nombre de ces billets répandus dans le public, dont la présente création de rentes ne consommeroit qu'une partie, il avoit assuré qu'on couperoit ceux de dix mille et de mille livres en billets de moindre valeur, et qu'on acquitteroit au porteur ceux de cent et de dix livres, et avoit communiqué des vues pour retirer et brûler la plus grande partie du restant desdits billets; en sorte qu'il n'en demeurât dans le commerce que le nombre absolument nécessaire pour entretenir la circulation jusqu'à ce que l'argent reparût en une abondance suffisante, ajoutant que ce reste seroit changé de nature et converti en billets de nouvelle fabrique en nombre fixe et d'une valeur invariable, dont le tableau seroit en l'hôtel de ville de Paris et dont le détail seroit sous la jurisdiction du prévôt des marchands, et par conséquent sous celle de la cour, et même confié immédiatement à la cour, si elle le jugeoit à propos; — enfin qu'il avoit assuré qu'on pourvoiroit aux désordres causés par le commerce public du papier et par la difficulté d'aborder au lieu où se fait la distribution des billets; — qu'en un mot il ne s'étoit rien passé dans cette conférence qui ne dût être infiniment sensible à la cour, tant par la manière de traiter à son égard que par les espérances prochaines qu'elle pouvoit en concevoir pour le bien public. »

VIII

LAW ET LES FRÈRES PARIS[1].

(*Extrait des Mémoires inédits de Paris de la Montagne.*)

Claude Paris de la Montagne, le second des quatre frères Paris, écrivit en 1729 un *Discours à ses enfants pour les instruire de sa conduite et de celle de ses frères dans les principales matières du gouvernement où ils ont participé.* La minute originale de ce document, véritables mémoires d'un financier qui joua un rôle important dans la première partie du règne de Louis XV, est conservée aux Archives nationales sous la cote KK 1005D, et l'on en connaît diverses copies. Cette minute est un registre de 298 pages, auquel on a joint une table alphabétique des événements rapportés et des matières traitées; mais cette table doit appartenir à une des copies du « Discours »; car les pages auxquelles elle renvoie ne sont pas celles de la minute, qui n'a reçu d'ailleurs de pagination qu'à l'époque moderne. Le marquis de Luchet s'en est servi dans son *Histoire de MM. Paris* (1776). — Nous extrayons de ces Mémoires le chapitre VIII (p. 121 à 133 de l'original), qui a trait aux rapports des quatre frères avec Law, auquel ils firent toujours une opposition irréductible, qui se termina par leur exil en juin 1720. Saint-Simon, qui ne les aimait guère, comme tous les financiers en général, a mentionné leur disgrâce (ci-dessus, p. 337), non sans satisfaction.

« Le sieur Law, écossois, qui n'avoit fait d'autre métier que celui de joueur et d'aventurier, s'étant introduit auprès de Mgr le duc d'Orléans, lui donna de grandes idées de lui par les premiers projets qu'il lui présenta. Il ne s'agissoit encore que de l'établissement d'une banque, qui devoit multiplier la circulation et faciliter les remises et les transports de deniers, et le sieur Law posoit pour principe dans son mémoire que tout homme qui faisoit son billet sans avoir l'argent dans la caisse étoit digne de mort, et que pareillement celui qui touchoit aux monnoies méritoit la même peine. Ce projet, fondé sur ces deux principes, bien différents de ce que la France a éprouvé depuis pour son malheur, fut rapporté au Conseil et, après plusieurs débats, fut enfin agréé. On créa des actions en billets de l'État pour servir de caution à la banque, et l'on fit des billets de banque en écus

1. Ci-dessus, p. 337, note 3.

du poids et du titre du jour. Il n'y avoit encore là-dedans rien de contraire aux lois du royaume. Mgr le duc d'Orléans, qui vouloit donner du crédit à cet établissement, desira que nous y prissions part en nous chargeant d'un certain nombre d'actions. Nous obéimes, et cela nous fit trouver deux fois aux assemblées de la banque, où présidoit ce prince, et nous mit en quelque relation avec le sieur Law.

« Quelque temps après, le sieur Law établit, par l'autorité du gouvernement, une compagnie de commerce sous le nom de Compagnie d'Occident et créa d'autres actions que celles de la banque. Cette multiplicité d'établissements nous parut suspecte, aussi bien que les offres immenses que nous fit le sieur Law, si nous voulions nous attacher à ses projets. Mais, comme on ne doit jamais se déterminer pour ou contre une chose sans la connoître à fond, nous résolûmes de faire une étude particulière du sieur Law et de ses desseins, et il ne fut pas longtemps sans nous faire apercevoir lui-même qu'il étoit un homme très dangereux.

« Il venoit d'obtenir l'adjudication de la ferme du tabac à la Compagnie d'Occident, par la résiliation du bail du fermier, et mon frère du Verney, avec MM. Barré et la Roche Céri (?), qui étoient cautions du bail résilié, et M. Berger, avoient été nommés par arrêt du Conseil pour faire la régie de cette ferme au profit de la Compagnie d'Occident, qui devoit en prendre possession au 1er octobre 1718, lorsque le sieur Law, non content de cette réunion par un simple bail, voulut, au mois de septembre de la même année, affecter à perpétuité la ferme du tabac à la Compagnie d'Occident, en remettant au Roi les cent millions de billets de l'État qui avoient été retirés par cette compagnie et convertis en actions. Il falloit, pour y parvenir, faire connoître par un calcul l'avantage réciproque que le Roi et la Compagnie trouveroient dans cette opération. Le sieur Law en chargea mon frère, qui le fit avec la fidélité qu'il devoit; mais, comme il ne résultoit de ce calcul qu'un bénéfice de vingt-cinq millions pour le Roi et de seize millions pour la Compagnie pendant le cours de vingt-cinq années, cet objet parut trop foible au sieur Law pour déterminer Mgr le duc d'Orléans et la Compagnie en faveur de la proposition. Il fit donc un autre calcul, qui présentoit deux cent seize millions de bénéfice pour la Compagnie, et il le communiqua ensuite à mon frère du Verney, en lui disant que Mgr le duc d'Orléans, à qui il l'avoit remis, en avoit paru fort content. Mon frère en témoigna de la surprise et lui démontra la fausseté de son calcul. Le sieur Law lui répondit seulement qu'il étoit un mauvais politique et qu'il ne falloit pas toujours dire aux princes la vérité.

« Ces mots, proférés à la suite d'un acte infidèle, nous démasquèrent entièrement le personnage. Nous délibérâmes si nous découvririons à S. A. R. cette circonstance; mais, la prévention du prince en faveur du sieur Law nous ayant paru trop forte et même insurmontable, nous conclûmes que ce seroit nous exposer inutilement et qu'il falloit seulement nous retirer de tout commerce avec le sieur Law et dénouer insensiblement avec lui. Nous fûmes confirmés dans le même sentiment par la proposition qu'il nous fit faire dans le même temps de consentir que le bail des fermes sous le nom d'Aimard Lambert fût réuni à la Compagnie d'Occident, et par un autre événement qui nous donna aussi mauvaise opinion de son habileté que nous l'avions de sa probité.

« Il proposa à l'assemblée de la Compagnie d'Occident, à laquelle assistèrent les régisseurs nommés pour l'exploitation de la ferme du tabac, de la convertir en droits d'entrée, de supprimer la vente exclusive du tabac et de le rendre marchand. M. de la Roche-Céri et mon frère du Verney s'y opposèrent, persuadés que ce seroit perdre tous les produits de la ferme. Leur opposition irrita contre eux le sieur Law, qui employa jusqu'aux menaces pour les intimider, mais en vain. Il se tint le 30 septembre 1718 une autre assemblée où chacun devoit donner son avis par écrit et signé. Les quatre régisseurs opinèrent contre le changement qu'on vouloit introduire. Le sieur Law, courroucé de plus en plus, s'en prit à mon frère, en sorte qu'ils eurent ensemble des paroles fort vives ; mais aucun des quatre ne voulut changer d'avis, parce qu'ils sentoient une vérité que les suites ont prouvée, que cette ferme convertie en droit produiroit cinq cent mille livres moins qu'elle ne coûteroit de frais, indépendamment du préjudice qui s'en ensuivroit lorsqu'on voudroit la rétablir, et c'est ce qui est arrivé : car, en 1721, quand on fut obligé de remettre le tabac en ferme, il fallut l'adjuger à deux millions et demi pour les deux premières années et à trois millions et demi pour la troisième, à cause des grandes provisions que les marchands avoient faites de tabac, frauduleusement pour la plupart, pendant que le commerce en avoit été libre.

« Dans la même assemblée, les quatre régisseurs désignés demandèrent à se retirer, et le sieur Law leur en refusa la permission. Ils allèrent le lendemain chez lui pour réitérer leur demande, et ce fut encore inutilement. Quelques jours après, ils lui écrivirent dans la même intention, et enfin cette grâce leur fut accordée, avec un arrêt du Conseil qui les déchargea de leur engagement, parce qu'ils avoient signé le bail de la ferme du tabac en qualité de cautions.

« Ce fut presque dans le même temps que la banque générale fut convertie en Banque royale et les billets du poids et titre du jour en billets de valeur numérale, sources funestes de tous les désordres que nous avons vus. Nous ne doutâmes plus alors que les billets ne fussent multipliés à l'infini, et que les monnoies n'essuyassent les plus rudes variations et peut-être pis encore, enfin que la calamité publique ne fût portée à l'extrémité. Nous retirâmes les quarante-cinq mille livres de fonds que nous avions mis dans la Banque, et nous n'eûmes plus aucune communication avec le sieur Law.

« Deux circonstances que nous apprimes contribuèrent encore à nous éclairer sur son malheureux Système; il faut que je vous les dise : elles sont dignes de curiosité. Nous sûmes, par une voie indirecte, que, en courant le monde, il s'étoit arrêté à la cour de Piémont et qu'il étoit parvenu jusqu'à communiquer au roi de Sardaigne ses vastes desseins; que ce prince, ardent à s'instruire, lui avoit donné audience, mais que, également habile à distinguer le bien du mal, il lui avoit ordonné, après avoir connu toute l'horreur de ses idées, de sortir de ses États dans vingt-quatre heures, faute de quoi il le feroit pendre. La réputation de ce prince et sa grande capacité, qui nous étoit connue parce que nous avions eu l'honneur de traiter une affaire avec lui en 1692, nous fit augurer que le système du sieur Law devoit être bien pernicieux, puisque le plus grand homme du siècle l'avoit craint comme la contagion.

« A cette découverte s'en joignit une autre. Nous apprîmes que le sieur Law étoit intime ami du baron de Gœrtz, qui jouoit alors en Suède un rôle semblable à celui que le sieur Law se préparoit en France. Nous employâmes nos correspondants pour être informés à fond des opérations que le baron de Gœrtz avoit faites et continuoit en Suède. Nous en vînmes à bout, et, par la comparaison que nous en fîmes avec celles que le sieur Law avoit entamées dans le royaume, nous reconnûmes sans peine que c'étoit le même projet, déguisé par quelques changements de nom et de forme pour l'adapter au génie des deux nations.

« Je ne quitterai point l'article du baron de Gœrtz sans vous apprendre sa fin, quoique l'ordre des temps ne m'y conduise pas tout à fait. Il avoit borné le cours des monnoies en Suède à celles de cuivre, et supprimé l'or et l'argent, avec défenses aux sujets d'en garder ni d'en déposer chez l'étranger, sous peines de confiscation et pour la noblesse de dégradation. Il avoit porté les monnoies de cuivre comme de quatre livres à trente-deux livres, d'où, après les avoir redescendues, il les avoit remarquées et rendues sur le même pied de trente-deux livres. Le roi de Suède, qui le protégeoit, fut tué par son imprudence à l'attaque d'une place en Norvège; la régence de Suède fit arrêter aussitôt le baron de Gœrtz, qui fut condamné à perdre la tête et exécuté.

« Des traits si ressemblants avec ceux du système du sieur Law achevèrent de nous persuader que le royaume étoit en grand péril. Mais nous n'osions nous en expliquer, dans la crainte que le prince Régent n'eût des raisons personnelles pour appuyer les nouvelles opérations, et parce que le vertige s'étoit emparé de presque tous les esprits en faveur d'un cruel Système, qui couvroit de fleurs les bords du précipice et qui menoit à la misère par l'abondance, en sorte que, si nous l'avions attaqué, nous aurions révolté tout le monde contre nous. Quelle étrange situation que la nôtre de voir les maux de son pays et de ne rien oser; car notre perte auroit été le prix d'un seul mot hasardé pour le bien public. Nous résolûmes donc tous quatre de nous observer attentivement dans nos discours et de ne jamais parler du Système, de prendre des mesures sages pour sauver notre bien du naufrage général qui nous paroissoit inévitable et prochain, et de mépriser constamment les fortunes immenses que nous offroit souvent le sieur Law pour nous attirer à lui.

« Pendant ce passage, nous ne relâchâmes rien de ces trois maximes, et les sollicitations du sieur Law et de ses partisans, réitérées jusque dans notre exil même, ne purent rien gagner sur nous. Je n'en rapporterai qu'un exemple. Lorsque le bail de Lambert fut supprimé, il eut à cœur de nous faire suivre la régie des fermes comme directeurs de la Compagnie des Indes, et il crut nous tenter en nous ouvrant tous ses trésors. Il nous fit proposer cinq cents actions à chacun, c'est à dire vingt millions pour nous quatre, biens fictifs à la vérité, mais qu'il nous eût été facile de rendre effectifs. Nous demeurâmes inébranlables à ses offres, et, piqué au vif de notre résistance, il déploya sur nous toute sa haine. Comme il s'étoit attaché beaucoup de gens à la cour et à la ville par les grandes libéralités qu'il avoit fait du bien public, il n'eut pas de peine à nous rendre odieux. A mesure que sa machine se détraquoit, il en remettoit la faute sur nous en nous accusant de fronder ses opérations et de travailler à leur ruine. Cette idée, quoique fausse, étoit reçue du public, et, quoique glorieuse pour nous, elle nous faisoit peine parce qu'elle nous mettoit en péril. Il animoit sans cesse à notre perte Mgr le duc d'Orléans ; mais ce prince, plus éclairé que les autres hommes et mieux instruit du fond des affaires, ne se rendoit pas à ses instances. Il sentoit bien que nous avions raison de ne pas vouloir nous immiscer du Système, qu'il étoit insoutenable et qu'il tendoit à sa chute. Le public s'en aperçut aussi peu de temps après, mais trop tard, principalement pour un très grand nombre de familles dont la quatrième génération en gardera le triste souvenir par le sentiment de ses maux.

« Enfin, au mois de mai 1720, Mgr le duc d'Orléans, assiégé de tous côtés par les besoins et voyant tout en confusion, une grande partie des sujets ruinés et au désespoir, et les remèdes presque impraticables, découvrit ses inquiétudes au sieur Law, qui ne lui donna pour le calmer que des raisons vagues et éloignées de toute vraisemblance. Ce prince, qui étoit doué d'une grande pénétration et qui sentoit qu'il n'étoit plus temps de se repaître de fausses idées, crut trouver des ressources plus solides dans mon frère aîné, et le manda pour lui expliquer de bonne foi le sujet de ses inquiétudes. Il lui ordonna de lui dire naturellement sa pensée sur la conjoncture présente, et d'imaginer par quel expédient on pourroit tirer l'État du pas glissant et dangereux où il se trouvoit. Mon frère comprit bien qu'il n'y avoit point de remède à proposer qu'en découvrant l'excès du mal, parce qu'il falloit proportionner l'un à l'autre. Il vit bien aussi que, s'il peignoit l'état affreux des affaires comme une suite des opérations immodérées du sieur Law, ce tableau effrayeroit le prince, qu'il en transpireroit quelque chose, et que le sieur Law et ses adhérents ne manqueroient pas de s'en venger. C'est pourquoi il parla sur la situation actuelle avec beaucoup de ménagement et se retira.

« Mgr le duc d'Orléans témoigna ensuite à M. de Nocé qu'il n'étoit pas content de cette conférence, et le chargea de dire à mon frère qu'il vouloit qu'il s'expliquât naïvement et qu'il dît son opinion sans réserve, avec assurance qu'il ne seroit pas compromis et que personne n'en seroit instruit. Mon frère, se voyant forcé d'obéir, fit un mémoire, par lequel il démontroit à S. A. R. que, en moins de dix-huit mois la dette du Roi et de l'État étoit accrue d'environ huit pour un, et il proposoit l'abandonnement du Système et différents moyens pour réparer les maux, qui véritablement étoient fort grands alors, mais qui le furent davantage au mois de décembre suivant, parce que, dans l'intervalle et même en deux mois de temps, on avoit dissipé des fonds considérables qu'il y avoit dans les Monnoies. Mon frère porta ce mémoire à Mgr le Régent, qui avoit promis à M. de Nocé de le rendre sur le champ et qui néanmoins le garda en assurant à mon frère qu'il le lui renvoierait, ce qu'il exécuta le jour même, mais après en avoir fait tirer copie. Il la communiqua le lendemain au sieur Law, sans lui avouer de qui il tenoit l'ouvrage; mais le sieur Law, qui avoit su que mon frère avoit eu deux audiences de S. A. R., n'eut pas de peine à connoître qu'il en étoit l'auteur, et pour lors il redoubla ses efforts pour nous faire disgracier. Il agit lui-même et fit agir ses partisans auprès de Mgr le duc d'Orléans, afin qu'il nous éloignât, parce que, disoient-ils, nous traversions les opérations du Système, dont le succès seroit infaillible en notre absence. Le prince tint ferme contre eux, et le sieur Law, pour dernière ressource, fit sa manœuvre auprès de Mgr le duc de Bourbon pour l'engager à demander à Mgr le Régent notre exil. Mgr le Duc, de qui nous n'avions jamais eu l'honneur d'approcher, qui avoit alors peu d'expérience dans les affaires, et qui ne savoit pas l'état affreux où elles étoient, tant par rapport au service du Roi que relativement aux sujets, fut séduit par les inspirations du sieur Law, et demanda notre exil, parce qu'il le regardoit comme un bien nécessaire. Mgr le duc d'Orléans le refusa, en disant qu'il n'y avoit point de reproches légitimes à nous faire et que nous étions d'honnêtes gens et de grands travailleurs, qui avions toujours bien servi le Roi, et dont il étoit parfaitement satisfait. Le sieur Law, que tant de résistance anima de plus en plus, fit tant qu'il détermina Mgr le Duc à faire une nouvelle tentative et à demander notre éloignement comme une grâce personnelle, qu'il se flattoit que l'on ne lui refuseroit pas. Mgr le Régent s'y opposa longtemps; mais enfin, par condescendance pour le prince, il céda à ses vives instances sur le seul principe de la personnalité qu'il y faisoit entrer, et cela est si vrai que, en lui accordant sa demande, il lui dit: « Monsieur, vous « exigez de moi une chose injuste; car ces gens-là ont toujours bien « servi, et, loin de mériter l'exil, ils seroient dignes de récompense,

« et vous me faites faire sur moi-même une grande violence pour me « rendre à vos instances. » Ces paroles ne firent pas alors grande impression sur Mgr le Duc; mais il s'en est bien souvenu depuis et en a bien connu la vérité. Le sieur Law fit expédier aussitôt des lettres de cachet, et telle fut la cause de notre exil au mois de juin 1720.....

« Nous devions être tous quatre dispersés en Normandie, en Flandres, en Bretagne et en Dauphiné, et l'ordre que reçut M. de la Vrillière pour l'expédition des lettres de cachet le portoit ainsi. Ce ministre, qui avoit de l'amitié pour nous, fut touché de voir la séparation de quatre frères qui avoient toujours été fortement unis et qui n'avoient jamais eu qu'une habitation et un seul ménage; il crut contribuer à un acte de justice et rendre un office d'ami que de faire une représentation là-dessus à Mgr le Régent. Il alla donc le trouver de son pur mouvement, et le pria de vouloir bien, si l'État n'y étoit pas intéressé, nous envoyer tous quatre ensemble en Dauphiné, notre pays natal. Ce prince y consentit d'abord, en confirmant à M. de la Vrillière qu'il avoit lieu d'être content de nos services et que c'étoit avec beaucoup de peine qu'il avoit donné son consentement à notre exil. Cet acte d'humanité, que nous n'avons pas retrouvé dans notre seconde disgrâce, nous persuada qu'effectivement Mgr le Régent n'avoit point d'indisposition contre nous, outre qu'il nous en avoit donné une grande marque peu de temps auparavant par les lettres de noblesse qui nous avoient été accordées au mois de janvier et qui font mention de nos plus importants services, récompense honorable dont il y a peu d'exemples pour des personnes de notre état. Le bon office que M. de la Vrillière nous avoit rendu si gracieusement nous toucha d'une reconnoissance éternelle.....

« Nous ne pensions guère assurément aux affaires publiques, lorsque les ordres du Roi nous furent envoyés pour notre exil. Mon frère aîné, qui étoit seul à Paris, devoit partir volontairement au premier jour pour me venir joindre en Dauphiné, où je m'étois rendu pour mes affaires particulières. Du Verney s'étoit retiré depuis trois mois à Villebon, et Montmartel à Antony. Nous avions cru par cette conduite donner moins de prise sur nous à nos ennemis. Mais enfin leur persécution nous réunit tous quatre en Dauphiné, où nous restâmes jusqu'au mois d'octobre. La peste, qui s'étoit déclarée en Provence dès celui de juin, nous chassa de ce lieu, et Mgr le Régent nous permit, à moi de me retirer à Saint-Genis en Lyonnois, à Montmartel de venir à trente lieues de Paris, et à mon frère aîné aussi bien qu'à du Verney d'aller à Sampigny en Lorraine, le tout sans limitation de temps et sans exiger de cautions, comme on en a demandé dans ce dernier exil à mon frère aîné. Nous aurions fort desiré pour le bien du royaume que les suites du système de Law nous eussent moins justifié de n'avoir pas voulu l'adopter. »

ADDITIONS ET CORRECTIONS

Page 1, note 1. M. Gaucheron a bien voulu nous communiquer des extraits de lettres adressées par M. Amelot et par l'abbé Tamisier au cardinal Gualterio, à propos de l'agiotage occasionné par le Système de Law. Amelot écrit (British Museum, ms. Addit. 20365), le 23 octobre 1719 : « On ne parle plus, Dieu merci ! de la Constitution depuis quelque temps. Tout le monde est si terriblement occupé des actions sur le Mississipi qu'on ne songe plus à autre chose. » — Le 4 décembre : « Les affaires d'argent sont toujours dans un furieux mouvement, et encore plus celles du papier, qui vaut aujourd'hui beaucoup mieux que de l'argent. » — Le 18 décembre, au sujet du bruit de propositions faites à l'Empereur par le roi d'Espagne : « Cette matière, quoique bien importante, occupe beaucoup moins le public que les actions sur le Mississipi, qui jettent les intéressés dans de furieuses alarmes, lorsqu'elles baissent, et qui relèvent leurs espérances lorsqu'elles haussent. Les effets que cela produit ne se peuvent exprimer. M. Law, principal moteur de toute cette machine, a fait depuis peu abjuration et paroît à la messe, les fêtes et dimanches, à Saint-Roch, sa paroisse. » — L'abbé Tamisier écrivait de son côté au cardinal dès le 28 août 1719 (ms. Addit. 20376) : « Le rétablissement des finances du Roi se perfectionne de jour en jour par l'intelligence supérieure de M. Law, anglois. Cet homme, qui étoit il y a deux ans l'objet de l'horreur du Parlement et du public, est regardé aujourd'hui comme le restaurateur du commerce et des finances. Par la refonte générale des monnoies, par l'établissement de la Banque royale et par la réunion des deux Compagnies d'Orient et d'Occident, il a trouvé le moyen de donner un si grand crédit aux billets de cette banque et aux actions de cette compagnie, que le public préfère tous ces papiers à l'argent en espèces, qu'on peut dire à présent être quasi entièrement tout ès mains du Roi. La valeur de ces actions, qui, dans le commencement n'ont été acquises qu'en billets de l'État et dont tout le monde se méfioit et n'en vouloit aucune, est devenue à un si haut point que, depuis trois mois, il y a des centaines de personnes qui ont fait une fortune immense, ayant gagné six fois plus que ce que leur avoit coûté l'action qu'ils ont acquise..... Tous nos anciens ministres de finances ouvrent les yeux et baissent la tête, et la réalité des faits que l'on voit les oblige d'avouer que M. Law a un génie supérieur... Il a promis qu'au 1er janvier 1721 le Roi n'aura plus un sol de dettes, que le courant de la dépense de S. M. sera payé exactement et qu'elle trouvera encore cinquante millions d'avance dans ses coffres à sa majorité. Les effets commencent à suivre sa promesse; car le Roi acquitte effectivement bien des dettes arriérées, et on fait continuellement de nouveaux fonds pour satisfaire à tout. » — Le 25 septembre : « Tout le public n'est enthousiasmé et occupé que des actions de la Compagnie des Indes. Le fonds réel qui n'est que de cinq cents francs pour chacune est monté présentement à neuf fois au-dessus de sa valeur, c'est-à-dire qu'une action qui a coûté dans le commencement cinq cents livres vaut présentement cinq mille francs. La fureur et la prévention sont si grandes là-dessus que ce n'est plus que par grâce et par faveur qu'on parvient à être préféré pour acquérir des pareilles nouvelles actions qui ont été créées. » — Le 23 octobre : « Tout le monde n'est attentif et empressé qu'à discourir des actions sur la Compagnie des Indes. La vérité est que la chose est généralement intéressante, puisque les biens et la fortune des particuliers y sont présentement attachés et qu'excepté ceux qui possèdent des terres et des maisons, toute autre sorte de nature de biens va devenir commune avec le sort de cette Compagnie. » — Le 11 décembre : « Tout est venu et augmenté ici à un prix si cher pour les nécessités de la vie que... on paie quasi au double de plus qu'on ne faisoit auparavant les choses dont on a besoin pour l'entretien. Le grand nombre de gens qui ont gagné excessivement sur ce commerce des actions, et dont plusieurs étoient des misérables, mettent la cherté et pour ainsi dire la disette dans toutes les marchandises par le grand achat qu'ils en font et par le prix excessif qu'ils les payent avec un argent qui ne leur a pas coûté beaucoup de peine à acquérir et qu'ils ont gagné dans peu de mois. » — Enfin le 8 janvier 1720 : « M. Law prétend dans trois ou quatre mois d'ici de réduire le change au pair avec les pays étrangers par la grandeur de richesse et de crédit où il fera parvenir la Banque. Cet homme a un si prodigieux génie pour le commerce et les finances et a déjà tant fait de miracles sur cette matière qu'il faut l'en croire et s'en rapporter à lui. »

Page 1, note 2. Le comte d'Albert écrivait au Régent le 14 septembre 1719 (Affaires étrangères, vol. *France* 1238, fol. 172-173) : « Dans toute la journée d'hier il ne me fut pas possible de parler à Votre Altesse Royale. J'éprouvai la même impossibilité près de M. Law, ce qui me fit prendre le parti de lui écrire, et de lui demander pour S. A. É. de Bavière cinq cent mille livres d'actions nouvelles sous mon nom, parce qu'il ne convient pas que ce soit sous celui de l'Électeur... »

Page 2, note 4. Il existe dans les minutes de la correspondance du contrôleur général Chamillart (Archives nationales, G7 10) une lettre du 10 janvier 1706 adressée à M. Eustache de Rotrou, subdélégué de l'intendant de Paris pour l'élection de Dreux, qui nous fait connaître que l'abbé de Tencin possédait un prieuré près de cette ville. En voici le texte : « M. l'abbé de Tencin, aux intérêts duquel je prends beaucoup de part, a le prieuré de Puisy[1], à une demi-lieue de Dreux, dont il voudroit affermer le revenu. Comme il ne connoît personne en ce pays-là, il m'a engagé de vous écrire pour vous prier de lui indiquer quelqu'un qui voulût s'en charger, et dont il pût être content. Vous me ferez un sensible plaisir de rendre sur cela tous les bons offices qui dépendront de vous à M. l'abbé de Tencin. »

Page 9, note 2. Alors qu'elle n'était pas encore relevée de ses vœux, Mme de Tencin s'occupait déjà d'assurer son avenir matériel : le 31 mai 1712, elle écrivait au premier commis du contrôleur général la lettre suivante, dont nous respectons l'orthographe (Archives nationales, carton G[7] 583) : « jay cru uous auoir expliqué monsieur les raison qui mempesche de uous enuoyer le mémoire des billest, il sont tous de lextraordinaire des guerre mais comme je suis dans le dessin den prandre ancor pour quelque argeau si je pouuois obtenir de mr des marest la grace de les mectre a fon perdu je crois quil nest pas a propo de luy presanter le memoire de ceux que iay déja, jespere de uous monsieur que uous uoudrés bien prandre un tens fauorable pour luy parler de mon afaire, je scay bien que cet une grace que ce que nous luy demandon, aussi ma sœur la contera telle au nombre de celle quelle a receu de luy, les bontés quil a tousjour eu pour elle la mecte an droit den attendre de nouuelles, que uous disray je monsieur pour mon conte, il faudra ancor que ma sœur ce charge de uous remercier de la peine que uous uoulés bien uous donner, ce nest que sou ses ospice que je prand la liberte de uous angajer a faire cette petite negossiassion pres de mr desmarest, on ne peut rien ajouter a la parfaite considerassion auec laquelle je suis monsieur uostre tres humble et tres obeissante seruante Tencin. — ma sœur me charge de uous faire bien des compliments pour elle. — a paris ce 31 mai [1712]. » *Adresse :* A Monsieur Monsieur Cloistriés premier Commis de monsieur desmarest A Versaille. » — Sur une feuille jointe le premier commis a écrit : « Mme de Ferriol ayant à disposer en faveur de Mme sa sœur d'une somme de trente mille livres en billets de subsistance, elle supplie Monseigneur d'accorder un ordre pour convertir ces billets en un contrat de rente viagère sur l'hôtel de ville. » — Un *n* mis en marge peut faire penser que la demande fut rejetée.

Page 11, note 2. Voici les renseignements curieux que notait sur son registre particulier le greffier du Parlement à propos du procès de l'abbé de Tencin (Archives nationales, U 364 : « Du jeudi 20 mars 1721, du matin..... Messieurs ont été à la buvette, et peu de temps après sont retournés à la grande audience jusqu'à onze heures sonnées. Cause de l'abbé Tencin, homme si renommé par la conver-

1. Ce doit être Muzy.

sion qu'il a faite du misérable Law, qui fait aujourd'hui la misère de tout le royaume, plaidée, dont Me Julien de Prunay, avocat, a fait le portrait ainsi que de son neveu, à qui il avoit résigné le bénéfice dont il étoit question. Il a parlé du système nouveau dont il se servoit pour avoir les bénéfices et des miracles qui se sont faits dans ces derniers temps par rapport à la conversion de Law, qu'il a traité de prosélyte sans le nommer. Sont survenus, l'audience commencée, MM. les ducs de Brissac et de Roannois, qui ont pris leurs places à l'ordinaire. »

Du jeudi 27 mars : « ....L'audience ouverte, ...la cause de M. l'abbé de Tencin, commencée jeudi dernier, a été continuée. Me Julien de Prunay, avocat, continuant son plaidoyer, a marqué encore plusieurs traits fort vifs contre l'abbé de Tencin sur son système au sujet du bénéfice dont il s'agissoit, et contre son neveu, qui ne rapportoit aucunes preuves de sa cléricature, dont il a dit qu'il en pourroit faire aussi un nouveau prosélyte.

« Me Aubry, avocat, a répliqué ensuite fort sagement pour ledit abbé de Tencin, et s'est fort récrié contre la plaidoirie qui avoit été faite contre lui, avec beaucoup de chaleur, qui donnoit même une scène au public, et, comme l'heure a sonné sans qu'il ait fini, la cause a été continuée à la huitaine.

« Étoient dans la lanterne de la cheminée M. le bailli de Mesmes, ambassadeur de Malte, frère de M. le premier président, une autre personne de condition, M. l'abbé Anselme, fameux prédicateur, et M. de Gaufridi, avocat général du parlement d'Aix. » Le greffier ajoute que les ducs de Sully, de Brissac, de Richelieu, de la Rochefoucauld, de la Meilleraye, de Villeroy, de Roannois et de Nivernois étaient présents sur leur banc, et que les conseillers d'honneur, maîtres des requêtes et conseillers laïques étaient si nombreux qu'il fallut leur mettre un banc doublé devant celui des pairs. »

Du jeudi 3 avril 1721 : « Ce jour... la petite audience a été tenue jusqu'à neuf heures et demie passées, pendant laquelle M. le prince de Conti est venu, et, sans prendre sa place, est allé à la buvette.... suivi de MM. les ducs de Brissac et de Roannois. Il a été ensuite au cabinet de M. le greffier où étoient MM. les ducs de Sully, de la Rochefoucauld et de la Meilleraye, et, après la levée de la petite audience, il est retourné à la buvette avec Messieurs, suivi de Messieurs les pairs pour y assister à la grande audience, à laquelle la cause de l'abbé de Tencin pour un bénéfice devoit être jugée ce jourd'hui. Messieurs ont pris leurs places ordinaires ; M. le prince de Conti a pris la sienne.... et Messieurs les pairs, conseillers d'honneur, maîtres des requêtes et conseillers laïcs les leurs sur le banc ordinaire et sur un banc doublé, étant en assez grand nombre.

« L'audience ouverte, ... Aubry, avocat, a achevé de répliquer pour ledit sieur abbé de Tencin ; Chevalier pour de Tencin, son neveu, a employé ce qu'avoit dit Aubry, et Julien de Prunay a répliqué pour le sieur abbé de Veissière, qui a encore réjoui les auditeurs au sujet dudit abbé de Tencin, et de son neveu, qui se disoit clerc tonsuré, depuis lieutenant dans le régiment d'Orléans, et à présent chevalier de Malte, parti depuis deux mois pour faire ses caravanes. M. de Lamoignon, avocat général, a parlé ensuite environ une heure et conclu contre ledit abbé de Tencin. M. le premier président a pris les avis de MM. les présidents et conseillers clercs sur le même banc, de MM. les ducs de Brissac, de la Meilleraye et de Roannois, qui étoient des juges, des conseillers d'honneur, maîtres des requêtes et conseillers laïcs à l'ordinaire et a prononcé l'arrêt suivant les conclusions de l'avocat général, et la cour s'est levée sur les onze heures et demie. ....Je dirai en passant que c'étoit une joie pour tous les auditeurs, qui étoient en grand nombre, que ledit sieur abbé de Tencin ait perdu sa cause, et je crois qu'elle sera universelle. Mme de Seignelay, Mme de Courtenvaux et Mme la marquise de Villeroy étoient dans la lanterne de la cheminée et ont eu plus de plaisir qu'au sermon. »

Page 75, note 3. L'abbé de la Fare-Lopis adressa la lettre suivante en 1733 à un correspondant qui n'est pas indiqué, mais qui devait être haut placé, probablement un secrétaire d'État. L'original en existe à Nantes, au Musée Dobré : « A Paris, rue Taranne, ce 12 novembre 1733. — Monsieur, J'ai l'honneur de vous demander votre attache pour solliciter une place à l'Académie françoise, et votre protection pour l'obtenir. Vous êtes le Mécène du temps ; je vous dois le succès qu'eut autrefois mon panégyrique de saint Louis. Depuis ce temps, je n'ai pas cessé de compter sur vos bontés, et j'ai toujours plus ambitionné qu'espéré de m'en rendre digne. Je vous supplie de m'honorer ici de votre suffrage et de votre appui. Je ne négligerai aucune occasion de vous en marquer ma reconnoissance. J'ai l'honneur d'être avec beaucoup de respect, Monsieur, votre très humble et très obéissant serviteur. L'ABBÉ DE LA FARE-LOPÈS. »

Page 92, note 1. Dès qu'il apprit la disgrâce du cardinal, M. d'Adoncourt, lieutenant de Roi à Bayonne, s'empressa d'en avertir Dubois par une lettre du 16 décembre (Affaires étrangères, vol. *Espagne* 292, fol. 364) : « Il est sorti de Madrid le 11, disait-il, conduit par des soldats. Il va à Barcelone s'embarquer dans une galère pour l'Italie. C'est la reine (douairière) qui m'a dit cela elle-même, et qu'on lui mande que M. le duc de Parme avoit eu beaucoup de part à cette aventure. »

Page 118, note 2. Léon de Montmorency, baron de Fosseux, chef de la branche aînée de cette maison, était né le 31 octobre 1664 ; d'abord page de la chambre du Roi (1679), il eut une compagnie au régiment du Roi-infanterie et la lieutenance générale du pays Chartrain en décembre 1686 ; en mars 1693, il fut nommé colonel du régiment de Forez (*Dangeau*, tome IV, p. 248 ; *Sourches*, tome IV, p. 169), dont il se démit en quittant le service en janvier 1704 ; il mourut le 20 mars 1750, ayant perdu sa femme huit jours avant, le 12 mars (*Gazette*, p. 136). Son mariage avait été célébré le 27 novembre

1697, et non en juin, comme on l'a dit; le contrat, du 22, est aux Archives nationales Y 270, fol. 323 v°.

Page 217, note 4. Le duc de Beauvillier écrivait à Louville le 26 septembre 1703 (post-scriptum ajouté à une lettre du 25 septembre : archives du château de Saint-Aignan-sur-Cher) : « En finissant ce billet, je crois vous devoir mander que le Roi a été averti, il y a plus de six mois, [qu'on] pourroit avoir en vue d'ôter la place de confesseur du roi d'Espagne aux Jésuites pour la rendre aux Dominicains, que le P. Cloche, général de ces derniers, étoit fort ami de Mme la princesse des Ursins et du duc de Medina-Celi et avoit même travaillé à les réunir. Cela joint à ce qui arriva à Bayonne, et que je peux vous avoir dit, exige de votre part une grande attention sur les démarches que vous ferez. Le fait de Bayonne est que M. le duc de Noailles y lut au roi Catholique une lettre du P. Cloche, qui représentoit fortement le tort qu'on avoit fait à son ordre en cessant d'y choisir un confesseur et en proposoit un de qui il disoit mille biens. Cela ne pouvoit produire un effet qu'en ôtant le P. Daubenton de sa place. M. le maréchal de Noailles ne put s'empêcher de montrer cette lettre ; mais, sans mauvaise finesse, il le fit devant le duc d'Harcourt et moi. Vous m'avez mandé que ce dernier avoit dit publiquement que, s'il étoit tombé malade quinze jours plus tard, le Père n'étoit plus confesseur. Tout le parti janséniste espéroit beaucoup de son appui. Ces notions, qui sont pour vous seul, vous feront mieux sentir la délicatesse du parti à prendre, et que j'ai bien besoin d'être rassuré par rapport à l'avenir dans un fait si important au bien de l'Église. Je ne décide pas que le P. Cloche ni tous les Dominicains soient jansénistes ; le jugement seroit trop téméraire. Mais les jansénistes se disent à présent simples thomistes, et, pendant qu'ils cachent ainsi leurs vrais sentiments et s'expliquent bien différemment de M. Pascal, qui tourne le thomisme en ridicule en une de ses *Lettres provinciales*, il est trop certain que plusieurs dominicains de simples thomistes ont passé plus loin et sont entrés dans les vrais sentiments des jansénistes, à quoi leurs querelles particulières avec les Jésuites ont pu contribuer, n'étant que trop vrai aussi que l'humanité se glisse dans les meilleures choses. »

Page 233, note 2. Deux lettres de M. Hervieu de Mellac, capitaine au régiment de Champagne, écrites au contrôleur général le 4 novembre 1712 sont dans le carton G⁷ 585 des Archives nationales.

Page 247, note 2. On a dit dans le tome V, p. 36, que le nom de rote venait d'une sorte de roulement des affaires entre les trois bureaux. L'opinion qui prévaut actuellement est que ce nom tire son origine du pavage en forme de roue de la salle où se tenait ce tribunal. On en peut rapprocher les noms de « parquet » appliqué au ministère public d'une cour de justice ; d' « échiquier », désignant des tribunaux anglais et normands et venant du tapis à carrés noirs et blancs qui couvrait la table des séances ; de « table de marbre » pour la juridiction de l'Amirauté ; etc.

Page 251, note 5. L'abbé Tamisier écrivait le 16 septembre 1720 au cardinal Gualterio (British Museum, ms. Addit. 20377, fol. 96, communication de M. Gaucheron) : « La cherté augmente de plus en plus, et, pour peu que cela dure, l'état médiocre est absolument réduit à l'extrémité. Il n'y auroit que les gens qui sont riches en terres, ceux qui ont beaucoup gagné au Mississipi, l'ouvrier et le marchand, qui se font bien payer, qui pussent vivre dorénavant ; mais le gentilhomme, l'homme de robe, et le bourgeois qui ne vivoit que de son revenu, ne pourroient plus absolument se soutenir. » — A la fin de 1719 les « pauvres facteurs du bureau de la grande poste » adressent un placet au Régent pour obtenir une augmentation de salaire à cause de la cherté de la vie, ne touchant « pour toutes choses que vingt livres par mois, à raison de treize sols quatre deniers par jour » (Affaires étrangères, vol. *France* 1239, fol. 149).

Page 254, note 2. Le greffier du Parlement nota minutieusement dans son registre particulier tous les incidents de la maladie du premier président de Mesmes (Archives nationales, U 362). C'est le 17 mars 1719 qu'il mentionne pour la première fois que, ce magistrat s'étant trouvé « indisposé », le président d'Aligre a présidé à sa place. L'indisposition continuant et M. de Mesmes n'étant pas venu au Palais depuis le 16 mars, la mercuriale de Pâques n'a pu avoir lieu le 19 avril. Le 30, il écrit : « M. le premier président est parti de cette ville de Paris pour aller coucher en son château de Cramayel et de là aller aux eaux de Vichy et de Bourbon pour sa parfaite guérison. Dieu le veuille, et que ce digne magistrat revienne au plus tôt en parfaite santé ! » Le 14 mai : « Nouvelles sont arrivées que mercredi dernier, 10e du présent mois, M. le premier président étoit arrivé à Vichy en bonne santé ; que cependant, après son arrivée, il avoit eu un accès de fièvre par la fatigue du chemin, et son hoquet pendant près de trois heures ; mais que, après avoir bien dormi, il s'étoit trouvé à son ordinaire et en bonne santé ; que le vendredi suivant il devoit être saigné, et prendre les eaux le lendemain samedi et le dimanche, qui est aujourd'hui, et le lendemain lundi être purgé. » D'autres nouvelles sont enregistrées le 23 et 27 mai, 9 et 17 juin. Le 1er juillet, il écrit : « Nouvelles arrivées de Bourbonne (*sic*) que M. le premier président continuoit de prendre les eaux et la douche, qu'elles faisoient merveilles, et qu'il étoit, grâces à Dieu ! en parfaite santé ; qu'il en repartiroit les premiers jours de ce mois pour revenir chez lui à Cramayel, pour s'y reposer quelques jours, et ensuite à Paris. » Puis le 14 : « Ce jourd'hui, toutes les chambres étant assemblées, sur la proposition faite à la Compagnie par M. Gilbert, président en la deuxième chambre des Enquêtes, il a été député l'un des secrétaires de la cour vers M. le premier président, qui étoit de retour depuis peu de jours des eaux de Vichy et de Bourbon en son château de Cramayel en Brie, pour lui faire compliment au nom et de la part de la cour sur son retour et sa meilleure santé. » Le secrétaire, Jean-Étienne Ysabeau, rendit compte de sa mission le 21 juillet devant toutes les chambres. Enfin, le 5 août, le retour de M. de Mesmes dans son hôtel de Paris est noté avec détails ; mais ce ne fut que le 19 qu'il revint siéger au Palais. Sa santé était cependant assez ébranlée, et, comme nous l'avons dit, on parlait dans le public de sa démission : « Le dimanche 21 janvier 1720 et jours suivants, il s'est répandu un faux bruit par toute cette ville, et même chez grand nombre de personnes de la première condition, ainsi qu'au Palais, que M. le premier président avoit donné sa démission, que M. le président Potier de Novion, second président, avoit été nommé premier président en sa place, et qu'il avoit vendu sa charge à M. Doublet, conseiller de la grand chambre, pour M. Doublet, son fils, conseiller au Parlement en survivance, et, quelqûes jours après, que c'étoit M. de Tencin, président au parlement de Provence, frère de M. l'abbé de Tencin, grand vicaire de M. l'archevêque de Sens, qui avoit reçu l'abjuration de M. Law, aujourd'hui contrôleur général des finances. Cependant, sur ce faux bruit, le mardi 23 dudit mois, M. de Novion fils, conseiller au Parlement, voyant que M. le président son père recevoit un grand nombre de visites pour lui faire compliment sur sa nouvelle dignité, même des cordons bleus et grand nombre de personnes de condition, à qui il disoit qu'il n'en étoit rien et qu'il n'en avoit ouï parler aucunement, fit prier M. le premier président de lui permettre de le venir voir apparemment à ce sujet, ce qu'il fit sur les trois heures après midi que le rendez-vous lui fut donné. Comme tous Messieurs de la grand chambre et toute la Compagnie témoignoient être très fâchés, ainsi que tout le public, que M. le premier président quittât, ils lui firent dire par Dufranc fils, l'un des principaux commis au greffe, la douleur que chacun en avoit, et le prier de leur part de les rassurer sur ce qui en étoit. Sur quoi il leur fit dire qu'il n'en étoit rien du tout, et qu'il les remercioit tres humblement, ce qui causa avec raison une grande joie à tous. » (Registre U 363).

Page 254, note 7. En présentant au Roi les remontrances du Parlement le 17 avril, le président d'Aligre lui dit : « Sire, votre Parlement paroît aujourd'hui aux pieds de Votre Majesté pour avoir l'honneur de lui présenter les très humbles, les très respectueuses et les très soumises remontrances que le service de Votre Majesté, la gloire de son règne et le soulagement de ses sujets l'obligent de lui faire sur les conséquences de l'édit que Votre Majesté lui a envoyé pour la fixation du denier des rentes constituées. En vous laissant, Sire, nos réflexions par écrit, nous supplions très humblement Votre Majesté de les regarder comme une marque de l'attachement inviolable de son Parlement pour sa personne sacrée et de la confiance qu'il a aux grandes lumières du prince dépositaire de votre autorité. » Tel est le texte exact ; mais une note postérieure du greffier dit qu'il faudra supprimer l'épithète *très soumises*. Une autre nous apprend que les conseillers Pucelle, Menguy et de Vienne avaient été chargés de faire chacun un projet, et que ce fut celui du second qui fut définitivement choisi (Archives nationales, U 363). Voyez aussi dans le même recueil une note du greffier sur un court entretien que le premier président, revenu de sa maison de campagne, aurait eu le 20 avril avec le Régent, au sujet des remontrances.

Pages 266, note 2, et 267, note 1. Mme de Chevry adressa le 26 août 1712 au contrôleur général un placet accompagné d'une lettre, qui ne témoignent pas par leur orthographe en faveur de l'éducation qu'elle avait reçue (Archives nationales, G[7] 584) : « Monsieur, se n'es iamais qua la dernyere nesesité que ie pran la lyberté de uous ainportuner. ié un bezoint tres pressant darjen. Mr de Chevry an mourant ma lessé boucoup dafére dont iorait bien de la paine a sorty si uous naués monsieur la bonté de me fere payyer un année de ma pansyon. aux mois de 7bre y man sera deut trois année. si uous uoullés bien me fere la grace de ranuoyer mon plaset a m[r] de rebourgs ie uous an serait tres obligé. ie suis auec respec monsieur vostre tres heumble et tres obeissante seruante DE BEAUMONT DE CHEURY, A paris ce 26 d'out 1712. » A la lettre est joint le placet suivant : « A monsieur de marais. monsieur, m[e] de Cheury uous suplie tres heumblement dauoirs la bonté de fere mettre seus léta de distrisbusyon sa pansyon de lannée de 1710 escheu le 8 7bre de la maisme année. elle uous an sera monsieur tres obligée. s'es seus m[r] de montargis quelle est. » Voyez aussi les lettres antérieures indiquées ci-dessus, p. 266, note 3, et des lettres postérieures, 9 décembre 1711, 11 mars et 20 octobre 1712, 1er juin 1714 et 23 juillet 1715 dans les cartons G[7] 581, 582, 584, 592 et 598.

Page 290, note 2. On écrivait de Londres à la *Gazette d'Amsterdam* le 7 mai : « Samedi dernier, on observa selon la coutume la fête de saint Georges, ancien patron du royaume. Ce jour-là sera à l'avenir très remarquable par l'heureux événement de la réconciliation du prince de Galles avec le roi son père, qui fait à présent le sujet de la joie publique et comble les desirs de tous les bien intentionnés. On dit que les comtes de Sunderland et de Stanhope, appuyés de la duchesse de Kendale, du baron de Bernstorf et du grand maréchal de Hanovre ont aplani toutes les difficultés du côté de S. M., et que le duc de Devonshire, le comte de Cowper, le vicomte de Townshend, M. Compton, orateur de la Chambre des communes et MM. Robert Walpole et Methuen ont ménagé les intérêts du prince. Quoi qu'il en soit, après que Mylord Townshend et M. Walpole eurent été samedi en conférence avec les comtes de Sunderland et de Stanhope, et que ces deux derniers eurent fait leur rapport au roi, le lord Lumley porta à S. M. une lettre du prince, par laquelle il prioit S. M. de lui faire savoir si elle auroit pour agréable qu'il allât lui rendre ses devoirs. Sur quoi le roi envoya M. Craggs au prince pour lui dire qu'il l'attendroit incessamment. S. A. R. se rendit d'abord au palais de Saint-James, et, ayant été introduite par le gentilhomme de la chambre dans le cabinet du roi, elle fit ses soumissions à S. M. de la manière dont on étoit convenu, et, après un entretien d'une demi-heure, elle alla voir les princesses ses filles. Le roi fit alors appeler le duc de Montagu, capitaine des gardes du corps, et les officiers des hallebardiers et des gardes à pied, et leur ordonna de rendre à S. A. R. les honneurs du palais et de la reconduire chez elle, ce qui fut exécuté : la garde, qui n'avoit fait aucun mouvement à son arrivée, se mit alors sous les armes, les tambours appelant, et six hallebardiers de la garde l'accompagnèrent jusqu'à sa maison de Lesterfields. Sur les six heures du soir, une compagnie des gardes se rendit aussi par ordre du roi à la maison de Lesterfields, et le commandant détacha d'abord des sentinelles pour faire la garde à toutes les portes de la maison de S. A. R. Cela se passa aux acclamations d'un grand nombre de peuple, à qui on distribua plusieurs barriques de bière, et, vers les neuf heures, il y eut des feux de joie, des illuminations, et autres marques de réjouissance. Le lendemain au matin, dimanche, le duc de Devonshire, le comte de Cowper, le vicomte de Townshend et MM. Methuen et Walpole eurent l'honneur de baiser la main du roi, et, S. M. ayant nommé le duc de Devonshire pour porter devant elle l'épée de cérémonie, elle se rendit à la chapelle, accompagnée du prince de Galles. A l'issue du service divin, S. M. tint cercle selon la coutume, et, depuis son avènement à la couronne, la cour n'a jamais été si nombreuse, ni si remplie de joie. L'après-midi, le prince retourna à la cour avec la princesse son épouse, et LL. AA. RR. eurent un long entretien avec le roi dans un des appartements des jeunes princesses. »

Page 293, note 4. Ce furent les difficultés sans cesse renaissantes à propos de la constitution *Unigenitus*, qui firent que Massei n'eut la qualité de nonce qu'en 1722 et resta simple gérant jusqu'à cette époque. M. Amelot écrivait le 3 février 1721 au cardinal Gualterio (British Museum, ms. Addit. 20 366, fol. 92, communication de M. Gaucheron) : « On étoit persuadé ici que M. Massei recevroit dans peu le titre et les pouvoirs de nonce de S. S. ; je lui en demandai des nouvelles. Il me dit qu'il n'en étoit rien, et que le Pape vouloit qu'il retournât auprès de lui. J'en ai été surpris, ne doutant presque pas que cela n'arrivât au premier jour. Si les affaires sur la Constitution se tournent à Rome aussi mal que vous paroissez l'appréhender et que S. S. fasse quelque démarche d'éclat contre notre accommodement de France, un nonce du pape n'y seroit pas trop agréablement. L'Église sera bien à plaindre si le Pape se livre aux conseils impétueux de M. le cardinal Fabroni et de ses semblables. Je ne ferai point d'usage de ce que Votre Éminence a la bonté de me confier là-dessus ; mais, si le mal arrive, je ne pourrai m'empêcher d'en être très fâché contre votre étrange politique romaine. »

Page 311, note 2. Il y a dans le fonds du Contrôle général aux Archives nationales quatre lettres de Mme de Coëtquen : une dans le carton G[7] 552, qui doit être de 1696 ou environ, une de 1705 dans le carton G[7] 642, une de 1708 dans G[7] 562, et une de la fin de juin 1711 dans G⁷ 579. Nous donnons le texte de la troisième en en conservant l'orthographe : « Vous mauez marqué Monsieur tant dhonesté et de bontez dans les afaires que jay eü deuent uous, que jespere que uous uoudrés bien reseuoir mon compliment sur le choix que le Roy uien de faire de uous pour la place de controleur général, qui estoit si justement aguisse a uos seruices et a ceux de uos proche dont uous rempliray dignement la place, de toutes les personnes qui uous marque leurs joye il ni en a point qui uous honore ni qui soit plus sincerement monsieur que je suis vostre tres humble et tres obeisante seruante. M. CHABOT DE ROHAN DOUAIRIERE DE COESQUEN. — a la visitation de renne le 26 feurier (1708). »

Page 319, note 4. M. Amelot écrivait, le 3 juin, au cardinal Gualterio (British Museum, ms. Addit. 20 366, fol. 37, communication de M. Gaucheron) : « M. Law, depuis mercredi 29 mai, n'est plus contrôleur général, et il a paru d'abord que sa disgrâce iroit plus loin. Cela a balancé pendant quelques jours ; mais l'on vient d'apprendre qu'il est rétabli dans la confiance de Mgr le Régent et qu'il aura, quoique sans aucun titre, le principal soin de la Banque et de la Compagnie des Indes. S. A. R. a pris aussi des arrangements touchant les billets de banque et les actions de la Compagnie que l'on ne sait point encore au juste, la résolution n'ayant été déclarée que cet après-midi sur les cinq heures. » — Le même jour, l'abbé Tamisier écrivait au même (*Ibidem*, ms. Add. 20 376, fol. 498) : « On ne sait pas encore bien sûrement quel sera le sort de M. Law ; mais les apparences ne sont pas trop favorables pour lui. Il y a une si grande et puissante brigue déclarée contre lui, qu'il paroît bien malaisé qu'il puisse se soutenir. Il a cependant quelques bons amis, qui lui ont beaucoup d'obligations et qui agissent de leur mieux ; on dit même que Monsieur le Duc le protège fortement. »

TABLES

I

TABLE DES SOMMAIRES

QUI SONT EN MARGE DU MANUSCRIT AUTOGRAPHE

1719 (suite).

II

TABLE ALPHABETIQUE

DES NOMS PROPRES

ET DES MOTS OU LOCUTIONS ANNOTÉS DANS LES *MÉMOIRES*.

N. B. Nous donnons en italique l'orthographe de Saint-Simon, lorsqu'elle diffère de celle que nous avons adoptée.

Le chiffre de la page où se trouve la note principale relative à chaque mot est marqué d'un astérisque.

L'indication (Add.) renvoie aux Additions et Corrections.

A

C

D

E

F

G

H

I

J

K

L

N

O

P

Q

R

T

U

V

W

Z

III

TABLE DE L'APPENDICE

PREMIÈRE PARTIE

ADDITIONS DE SAINT-SIMON AU *JOURNAL DE DANGEAU*.

(Les chiffres placés entre parenthèses renvoient au passage des *Mémoires* qui correspond à l'Addition.)

SECONDE PARTIE

I

II

III

IV

V

VI

VII

VIII

TABLE DES MATIÈRES

CONTENUES DANS LE TRENTE-SEPTIÈME VOLUME.

FIN DU TOME TRENTE-SEPTIÈME.

CHARTRES. — IMPRIMERIE DURAND, RUE FULBERT (9-1925).

www.ingramcontent.com/pod-product-compliance
Ingram Content Group UK Ltd.
Pitfield, Milton Keynes, MK11 3LW, UK
UKHW021901260726
13966UKWH00006B/119